utb 4946

Eine Arbeitsgemeinschaft der Verlage

W. Bertelsmann Verlag · Bielefeld
Böhlau Verlag · Wien · Köln · Weimar
Verlag Barbara Budrich · Opladen · Toronto
facultas · Wien
Wilhelm Fink · Paderborn
A. Francke Verlag · Tübingen
Haupt Verlag · Bern
Verlag Julius Klinkhardt · Bad Heilbrunn
Mohr Siebeck · Tübingen
Ernst Reinhardt Verlag · München
Ferdinand Schöningh · Paderborn
Eugen Ulmer Verlag · Stuttgart
UVK Verlagsgesellschaft · Konstanz, mit UVK/Lucius · München
Vandenhoeck & Ruprecht · Göttingen
Waxmann · Münster · New York

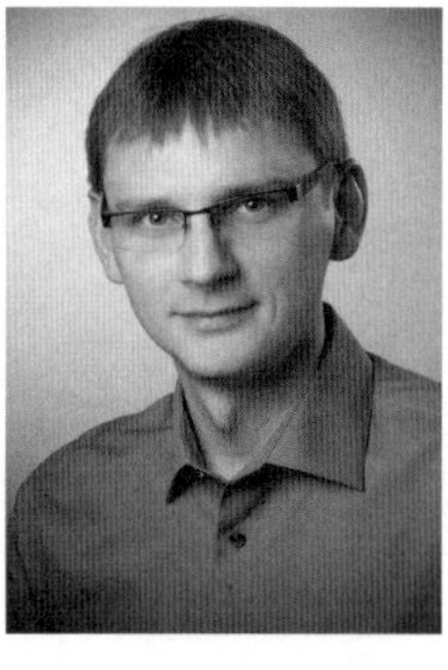

Dr. *Markus Spreer* ist Sprachheilpädagoge und lehrt als Juniorprofessor für Pädagogische Prävention von Entwicklungsbeeinträchtigungen und Frühförderung an der Universität Leipzig.

Markus Spreer

Diagnostik von Sprach- und Kommunikationsstörungen im Kindesalter

Methoden und Verfahren

Mit Online-Datenbank

Mit 11 Abbildungen und 20 Tabellen

Mit Beiträgen von Bettina Achhammer, Anke Buschmann, Susanne Cook, Agnes Groba, Marita Konerding, Thomas Lachmann, Steffi Sachse, Claudia Steinbrink

Ernst Reinhardt Verlag München

Hinweis
Die Wiedergabe von Gebrauchsnamen, Handelsnamen, Warenbezeichnungen usw. in diesem Werk berechtigt auch ohne besondere Kennzeichnungen nicht zu der Annahme, dass solche Namen im Sinne der Warenzeichen- und Markenschutz-Gesetzgebung als frei zu betrachten wären und daher von jedermann benutzt werden dürften.

Bibliografische Information der Deutschen Nationalbibliothek
Die Deutsche Nationalbibliothek verzeichnet diese Publikation in der Deutschen Nationalbibliografie; detaillierte bibliografische Daten sind im Internet über <http://dnb.d-nb.de> abrufbar.

UTB-Band-Nr.: 4946
ISBN 978-3-8252-4946-5

Printed in Germany
Einbandgestaltung: Atelier Reichert, Stuttgart
Cover unter Verwendung eines Fotos von © iStock.com/calvindexter
Satz: ew print & medien service GmbH

Ernst Reinhardt Verlag, Kemnatenstr. 46, D-80639 München
Net: www.reinhardt-verlag.de E-Mail: info@reinhardt-verlag.de

Inhalt

Vorwort

Die Diagnostik im Bereich Sprache und Kommunikation weist eine hohe Komplexität auf, die durch die Interdependenz sozialer, kognitiver und linguistischer Funktionen entsteht. Im Sinne der International Classification of Functioning, Disability and Health (ICF) muss der Diagnostiker in der Lage sein, nicht nur die Funktionsebene zu prüfen (wofür fundierte Kenntnisse über Sprache, Sprechen, Stimme, Schlucken und Kommunikation notwendig sind), sondern ebenso Aspekte der Aktivität/Partizipation sowie Umwelt- und personelle Faktoren einzubeziehen.

Die mit dieser Betrachtungsweise verfolgten Zielstellungen der Prävention, der Indikation eines Therapie-/Unterstützungsbedarfs, der differenzierten Interventionsplanung und/oder der Verlaufskontrolle und Evaluation führen zu ganz unterschiedlichen Fragestellungen, die in ein individuelles, hypothesengeleitetes Vorgehen münden. Für diesen diagnostischen Prozess stehen vielfältige methodische Vorgehensweisen und eine fast unüberschaubare Anzahl diagnostischer Verfahren unterschiedlicher Güte zur Verfügung.

Das vorliegende Lehrbuch hat das erklärte Ziel, Studierenden und Dozierenden der Sprachheilpädagogik, der Logopädie, der Sprachtherapie und sowie allen weiteren Berufsgruppen, die mit Kindern mit sprachlichen Beeinträchtigungen arbeiten, einen umfassenden Überblick zu diesen Inhaltsbereichen und damit zur Diagnostik von Sprach- und Kommunikationsstörungen im Kindesalter zur Verfügung zu stellen. Hierbei werden nicht nur solche Einschränkungen mit einer hohen Prävalenzrate – die (Schrift-)Spracherwerbsstörungen – thematisiert, sondern ganz gezielt die Bandbreite möglicher sprachlicher Beeinträchtigungen unter dem Fokus „Diagnostik“ besprochen. Dabei werden immer wieder gezielt Bezüge zu anderen Entwicklungsbereichen hergestellt, da der Erwerb sprachlicher Kompetenzen nicht als isolierter Vorgang, sondern stets als Teil der kindlichen Gesamtentwicklung zu verstehen ist.

Ich freue mich, dass ich ausgewiesene Experten gewinnen konnte, die mit ihrer Expertise in den Bereichen Früherfassung, Schriftsprache, Mehrsprachigkeit, Redefluss und Stimme den jeweils aktuellen Erkenntnisstand einbringen.

Hervorzuheben ist die neu erstellte Datenbank, die parallel zur Buchpublikation online nutzbar ist. Sie bietet die Möglichkeit, für eine bestimmte Fragestellung potentiell einsetzbare diagnostische Verfahren gezielt zu ermitteln.

Aufgrund der besseren Lesbarkeit wird in diesem Lehrbuch bei Personenbezeichnungen die männliche Form verwendet. Selbstverständlich sind damit beide Geschlechter und somit Lehrerinnen und Lehrer, Schülerinnen und Schüler, Therapeutinnen und Therapeuten etc. gemeint. Beide Geschlechter sind jeweils mitzudenken.

Leipzig, im Dezember 2017

Markus Spreer

1 Diagnostisches Handeln im Entwicklungsbereich Sprache

1.1 Aufgaben und Ziele

Die Diagnostik stellt ein zentrales Aufgabengebiet in den Anwendungsbereichen der Disziplinen Medizin, Psychologie und Pädagogik dar. So ist ein professionelles diagnostisches Handeln der Fachkräfte in den Arbeitsbereichen (frühkindliche) Bildung und medizinisch-therapeutische Intervention bereits in der Ausbildung grundzulegen und stetig qualitätssichernd zu erweitern und zu evaluieren. Dabei sind die diagnostischen Aufgaben vor dem Hintergrund möglicher Zielstellungen höchst different und sollen zunächst in ihrer möglichen Bandbreite beschrieben werden. Der Begriff Diagnostik bezieht sich auf den Vorgang der Zuordnung, Unterscheidung und Beurteilung, wobei der Prozess des „Durchschauens" (‚dia') das Erkennen (‚gnosis') des dahinter Liegenden einbezieht" (Grohnfeldt 2009, 17).

Diagnostik hat keinen Selbstzweck. Die mit ihr verfolgten Zielstellungen sind die Prävention (vgl. Kap. 1.1.3), die Indikation eines Therapie-/Unterstützungsbedarfs und die Grundlage der Interventionsplanung (vgl. Kap. 1.1.4) sowie die Verlaufskontrolle und Evaluation (vgl. Kap. 1.1.5).

Kany/Schöler (2009) konstatieren, dass sich diagnostische Fragen auf notwendige Informationen zum Entwicklungs- und Leistungsstand eines Kindes konzentrieren, u. a.:

Fragestellungen der Diagnostik

- *„ob sich das Kind altersgemäß entwickelt,*
- *ob die Leistungs-, Persönlichkeits-, und sozioemotionale Entwicklung im Einklang verläuft (Synchronizität),*
- *ob ein Verdacht auf eine Störung in einem Bereich besteht,*
- *worauf Auffälligkeiten oder Schwächen zurückzuführen sind: Liegt es an eingeschränkten Entwicklungsbedingungen oder basaleren Beeinträchtigungen,*
- *wie die Aussichten für die weitere Entwicklung sind (Prognose)" (Kany/Schöler 2009, 72).*

Als zentrale Aufgaben pädagogischer Diagnostik im Rahmen des Förderschwerpunkts Sprache formuliert von Knebel in Anlehnung an die Ausführungen von von Knebel/Schuck (2007, 476) die...

> *„Analyse des Erwerbs und Gebrauchs von Sprache durch einen Menschen unter den (mitunter erschwerenden) Bedingungen seiner selbst und seiner Lebenswelt unter der Zielsetzung einer Optimierung von Bildungs- und Erziehungsprozessen, die auf eine Erweiterung lebensweltlicher (nicht allein sprachlicher) Handlungsmöglichkeiten des Betroffenen ausgerichtet sind" (von Knebel 2012, 524).*

sprachheilpädagogische und sprachtherapeutische Diagnostik

Diese *sprachheilpädagogische Diagnostik* weist dabei eine hohe Schnittmenge mit der *sprachtherapeutischen Diagnostik* auf, da beide Felder Bezüge zu den Bereichen Linguistik, Soziologie und Psychologie aufweisen, die medizinischen und pädagogischen Anteile jedoch unterschiedlich stark akzentuiert sind (Berg 2007, 342).

Die zur Beschreibung der Fähigkeiten auf den einzelnen Sprachebenen konstruierten Verfahren bedienen in Konsequenz ihrer Zielstellung i. d. R. auch *nur* die Erfassung sprachlicher Fähigkeiten/Funktionen beim Kind. „Diese müssen gemäß der ICF (DIMDI 2005) durch die Analyse von Ressourcen und Beschränkungen in den Bereichen Kommunikation/soziale Interaktion (Aktivitäten), durch Beantwortung von Fragen zur Teilhabe/Partizipation sowie durch die Erfassung umwelt- und personenbezogener Faktoren ergänzt werden“ (Spreer 2016, 126).

ICF als Bezugssystem

Die Weltgesundheitsorganisation WHO hat bereits 2001 die „International Classification of Functioning, Disability and Health“ (ICF) verabschiedet, die in einer deutschen Version unter dem Titel „Internationale Klassifikation der Funktionsfähigkeit, Behinderung und Gesundheit“ verfügbar ist (DIMDI 2005).

Ressourcenorientierung

Die ICF als ressourcenorientiertes, individuums- und alltagsbezogenes Klassifikationssystem vereint in sich sämtliche Aspekte funktionaler Gesundheit (Grötzbach/Iven 2009). Es basiert auf einem bio-psycho-sozialen Modell von Gesundheit und Krankheit und bietet eine umfassende Beschreibung der jeweiligen Situation eines Kindes. Nicht nur die Funktionsebene (*Körperfunktionen und -strukturen*), sondern auch Rahmenbedingungen in Form von Umweltfaktoren werden explizit in die Zusammenstellung einbezogen (vgl. Abb. 1).

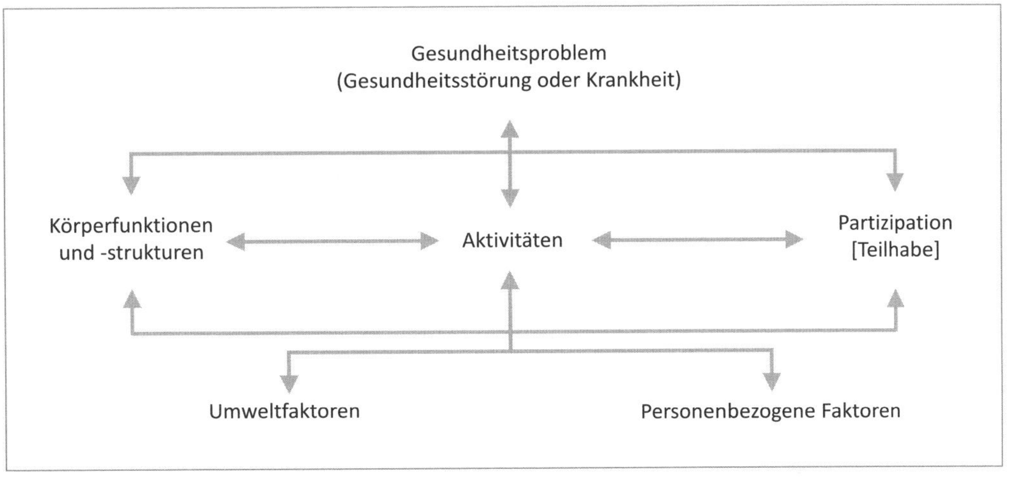

Abb. 1: Wechselwirkungen der verschiedenen Komponenten von Gesundheit der ICF (WHO, DIMDI 2005)

ICF-CY

ICF-CY berücksichtigt Bedingungen kindlicher Lebenswelten

Um auch die Aspekte kindlicher Lebenswelten, der Entwicklungsdynamik sowie der Erziehungs- und Bildungseinflüsse bei Kindern ausreichend berücksichtigen zu können, hat eine internationale Expertengruppe der WHO die „International Classification of Functioning, Disability and Health, Children and Youth Version ICF-CY" (Hollenweger/Kraus de Camargo 2012) veröffentlicht (Grötzbach/Iven 2009). Diese findet Anwendung bei Kindern ab der Geburt bis hin zum Erwachsenenalter, greift die Entwicklungsprozesse sowie die Lern- und Lebensbedingungen von Kindern und Jugendlichen auf, formuliert dabei entwicklungsspezifische Kontextfaktoren und beachtet vor allem die im Kindes- und Jugendalter typischen Aspekte der Partizipation (Grötzbach/Iven 2009).

Die ICF und die ICF-CY sollen dabei nicht als neues, differenziertes Klassifikationssystem verstanden werden, sondern dienen dazu, einen anderen Blick auf die vorliegenden Störungen und festgestellten Einschränkungen/Behinderungen zu ermöglichen. Die Ausführungen der folgenden Kapitel zu einzelnen sprachlichen Beeinträchtigungen versuchen diese Sichtweise der ICF bereits zu berücksichtigen. Dies beginnt bei jeder Anamnese, in welcher der Diagnostiker beispielsweise auch nach den Auswirkungen eingeschränkter sprachlicher Fähigkeiten auf alltägliche Bedingungen fragt und subjektiv gefühlte Einschränkungen, neben der objektiv feststellbaren Störung, mit aufnimmt (Grötzbach/Iven 2009).

Die folgenden Kap. 1.1.1 und 1.1.2 fokussieren die unterschiedlichen Schwerpunktsetzungen in den Aufgabenstellungen von sprachheilpädagogischer und logopädischer/sprachtherapeutischer Diagnostik.

1.1.1 Schwerpunkt: sprachheilpädagogische Diagnostik

Diagnostik ist grundlegender Bestandteil der Arbeit von Lehrkräften in Schulen. Unterschiedlich ist allerdings, welche Formen von Diagnostik hierbei zum Einsatz kommen. Die *Lernfortschrittsdiagnostik* beispielsweise wird von allen Lehrkräften durchgeführt und ist von einer *Lernleistungs- und allgemeinen Entwicklungsdiagnostik* abzugrenzen, die auch eine Kind-Umfeld-Analyse beinhaltet und i. d. R. von Sonderpädagogen durchgeführt wird. Eine spezifische *Sprachdiagnostik* wird dann wiederum von Sprachheilpädagogen realisiert (Sonderpädagogen mit einer spezifischen Ausbildung im Bereich Sprache und Kommunikation). Für einen Überblick über die Diagnostik schulischer Lern- und Leistungsschwierigkeiten sei auf Kany/Schöler (2009) verwiesen.

Sprache als Teil der Gesamtentwicklung

Eine Zusammenstellung von Inhalten einer sprachheilpädagogischen Diagnostik liefert Berg (2007, 69), wobei beachtet werden muss, mit welcher Zielstellung diagnostisch gearbeitet wird, da dies natürlich Auswirkung auf die Zusammenstellung der entsprechend relevanten Aspekte hat. Im Mittelpunkt stehen die sprachlich-kommunikativen Fähigkeiten, wobei hier auf die Sprach- und Kommunikationsfähigkeit als umfassendere Kompetenz abgehoben wird. Ein singuläres Betrachten einer einzelnen Sprachebene würde deren verschränkte Entwicklung negieren. Für ein umfassendes Bild der Fähigkeiten des Kindes ist auf das Multiperformanzprinzip zu achten, die Überprüfung sowohl der Sprachproduktion (Modalitäten Kodieren, Rekonstruieren) als auch des Sprachverständnisses (Modalität Dekodieren) und der Reflexion (Berg 2007, 69). Dabei sind die sprachlich-kommunikativen Fähigkeiten nicht losgelöst von der Gesamtentwicklung des Kindes zu betrachten. Vielmehr sind diese verwoben mit den Entwicklungsbereichen Motorik, Sensorik, Kognition, sozial-emotionale Entwicklung (vgl. hierzu auch Kap. 12). Diese Entwicklungsprozesse eines jeden Kindes sind eingebettet in den Kontext der Bildungs- und Erziehungsprozesse, der Kompetenzentwicklung, der Sozialisation und der Individuation – in den jeweiligen familiären, institutionellen (Schule, Kita) und gesellschaftlichen Kontexten (Berg 2007). Dieser Kontext wird im Sinne der ICF ebenfalls als Inhalt in die diagnostische Arbeit einbezogen, beispielsweise wenn es zu ermitteln gilt, wie ein mehrsprachig aufwachsendes Kind mit welchen Kommunikationspartnern in der Familie in welchen Sprachen spricht und wie sich der Kontakt zur Zweitsprache Deutsch im Alltag gestaltet.

1.1.2 Schwerpunkt: logopädische/sprachtherapeutische Diagnostik

> *„Aus der Indikation zur Sprachtherapie allein sind weder das individuelle funktionelle Bedingungsgefüge noch entsprechende Therapieschwerpunkte und -ziele ableitbar. Hierzu bedarf es einer Feindiagnostik, die meist vom Sprachtherapeuten vorgenommen wird […]" (Glück 2013a, 115).*

In § 34 der Heilmittelrichtlinien heißt es: „Vor der Erstverordnung einer Stimm-, Sprech- und/oder Sprachtherapie ist eine Eingangsdiagnostik notwendig" (GBA 2011b). In der Leitlinie zur Diagnostik von Sprachentwicklungsstörungen ist festgehalten, dass in interdisziplinären Praxis-Teams, beispielsweise in Sozialpädiatrischen Zentren (SPZ), phoniatrisch und pädaudiologischen oder kinder- und jugendpsychiatrischen Kliniken und anderen auf Sprachentwicklungsdiagnostik spezialisierten Einrichtungen die diagnostischen Aufgaben auf Ärzte, Psychologen und Sprachtherapeuten/Logopäden verteilt sind (AWMF 2011, 46).

„Vier-Augen-Diagnostik"

In der Leitlinie heißt es weiter, dass es „erstrebenswert ist", dass für die „Sprachentwicklungsdiagnostik außerhalb solcher interdisziplinärer Einrichtungen Kooperationen zwischen ärztlichen, psychologischen und sprachtherapeutischen/logopädischen Praxen erfolgen", die eine „ähnliche Aufgabenverteilung" ermöglichen (AWMF 2011, 46). Explizit verwiesen wird dabei auf die „Vier-Augen-Diagnostik" (Sachverständigenrat zur Begutachtung der Entwicklung im Gesundheitswesen 2007). Glück empfiehlt diesbezüglich, den Rahmen für eine regelhafte kooperative Diagnostik zu schaffen, beispielsweise „durch eine Verordnung zur Befundung" (Glück 2013a, 117) und somit vielfach improvisierte Prozesse strukturell zu sichern.

Bei vorliegender Indikation für eine Sprachtherapie wird ein weiterer diagnostischer Schritt notwendig (Glück 2013a):

> *„Mit einer detaillierten Beschreibung der sprachlichen Fähigkeiten werden die Ergebnisse der Klassifikationsdiagnostik bestätigt oder modifiziert, wird eine Datenbaseline zur Beurteilung von Veränderungen gewonnen, werden therapeutische Feinziele abgeleitet und die Verfahren für die spätere evaluative Diagnostik festgelegt" (Glück 2013a, 111).*

Glück formuliert weiter, dass die in der Statusdiagnostik gewonnenen Informationen therapiebegleitend ergänzt werden. So gilt es, die Ziele und die dafür eingesetzten Methoden im therapeutischen Prozess an die sich verändernden Lernvoraussetzungen anzupassen (Glück 2013a). In Zwischenschritten können so Entwicklungsfortschritte erfasst und die Angemessenheit der gewählten Ziele und eingesetzten Methoden beurteilt werden. Auch die evaluative Abschlussdiagnostik zum (vorläufigen) Abschluss einer Therapie kann wiederum durch den Sprachtherapeuten oder vom Arzt durchgeführt werden (Glück 2013a, 117).

Schrey-Dern (2006) formuliert als Zielstellung logopädischer Diagnostik folgende Aspekte:

- *„Erfassen des Sprach- und Sprechverhaltens des Kindes*
- *Erfassen begleitender (nichtsprachlicher) Fähigkeiten bzw. Störungen*
- *Erkennen von Abweichungen von der Norm (z. B. hinsichtlich des Sprachentwicklungsverlaufs)*
- *Entwickeln von Hypothesen über Bedingungsfaktoren für die Störung*
- *Einschätzen von Behandlungsbedürftigkeit*
- *Ableiten von Beratungs- und Therapieschwerpunkten*
- *Beurteilen der Effektivität von Therapiemaßnahmen" (Schrey-Dern 2006, 21)*

Dabei werden unterschiedliche Aufgaben im Bereich der sprachtherapeutischen Diagnostik sichtbar: Die Erfassung der (nicht-)sprachlichen Fähigkeiten eines Kindes (als Grundlage für eine entsprechende Interventionsplanung), die sich daraus ergebende Indikation eines Therapie-/Unterstützungsbedarfs und die Evaluation von durchgeführten Therapiemaßnahmen.

1.1.3 Zielstellung: Prävention

Die Aufgabenbereiche Diagnostik und Prävention (und Evaluation) stehen in einer engen Wechselbeziehung, wobei die Diagnostik eine wesentliche Voraussetzung für präventive Maßnahmen darstellt (Grohnfeldt 2009). Terminologisch muss man an dieser Stelle allerdings deutlich die verschiedenen Formen der Prävention mit ihren jeweiligen Zielstellungen unterscheiden (Caplan 1964). Erst so wird deutlich, dass die Prävention auch ein zentrales Ziel diagnostischen Handelns im Bereich Sprache darstellt. In Anlehnung an Caplan (1964) unterscheidet man Maßnahmen der primären, sekundären und tertiären Prävention, die im Folgenden skizziert werden. Die Unterscheidung zwischen den einzelnen Formen kann im Zweifelsfall schwierig sein, da die Abgrenzung nicht immer trennscharf vorgenommen werden kann, Übergänge zwischen den Formen können als fließend angenommen werden.

Universelle, primäre Prävention: Unter diesem Terminus werden Maßnahmen subsummiert, die alle Kinder erreichen. Hier ließen sich beispielsweise die sogenannten U-Untersuchungen U1 bis U11 zuordnen, bei denen in regelmäßigen Abständen vom Kinderarzt der Entwicklungsstand in allen relevanten Bereichen überprüft wird.
Sekundäre Prävention: Diese Form der Prävention nimmt eine formierte Teilpopulation in den Blick, die als Risikogruppe gilt, beispielsweise für die Ausbildung einer sprachlichen Beeinträchtigung. So ist es angezeigt, um etwa für die Risikogruppe der „late talkers" entsprechende Unterstützungsmaßnahmen vorzuhalten. Dafür ist es allerdings notwendig, die Gruppe an Kindern entsprechend diagnostisch zu erfassen (z. B. mit dem SBE-2-KT oder dem ELFRA).
Tertiäre Prävention: Die tertiäre Prävention beinhaltet spezifische Unterstützungsangebote bei manifesten Störungen, u. a. auch zur Vermeidung von Begleit- und Folgestörungen. Für den Bereich der Diagnostik lassen sich Überprüfungen im Sinne der Evaluation von Therapiemaßnahmen genauso zu diesem Bereich zählen wie die Erfassung möglicher Einschränkungen in anderen Entwicklungsbereichen. Diese können aus einer primär sprachlichen Beeinträchtigung erwachsen, bzw. können Einschränkungen auf einer sprachlichen Ebene (z. B. Lexik-Semantik) in der Folge auch zu Einschränkungen auf einer anderen Ebene führen (z. B. Kommunikation-Pragmatik).

In Abgrenzung zu dieser Klassifikation formuliert Gordon (1983) die Einteilung in universelle, selektive bzw. indizierte Präventionsmaßnahmen und schließt dabei tertiäre Maßnahmen im Sinne Caplans (1964) aus. Die Verwendung des Begriffs „Tertiäre Prävention" in der Praxis entspricht aber der Überlappung von Prävention und Behandlung (treatment) (Hartke/Diehl 2013).

Wenn wir demnach von der Prävention als Zielstellung diagnostischen Handelns sprechen, wird dabei vorwiegend die universelle und selektive Prävention in den Blick genommen. Dazu gehören beispielsweise die kinderärztlichen U-Untersuchungen, die präventiv sprachliche Fähigkeiten in den Blick nehmen (vgl. Kap. 5.1), oder auch die bundesweit eingeführten Sprachstandserhebungen bei Kindern (in Kindertagesstätten, vgl. Kap. 4.4).

1.1.4 Zielstellung: Indikation eines Therapie-/Unterstützungsbedarfs und Grundlage der Interventionsplanung

Die Zielstellung der Indikation ist i. d. R. mit der sich anschließenden Zurverfügungstellung von Ressourcen im Bereich der Intervention verbunden. So sind vorhandene Symptome so gut wie möglich einzuordnen und ggf. Störungsschwerpunkte zu ermitteln (AWMF 2011).

Indikation einer Sprachtherapie

Im Bereich der Sprachtherapie rechtfertigt die Indikation einer Therapie gleichzeitig die Zuweisung einer entsprechenden Heilmittelverordnung „Sprachtherapie". Diese kann vom Kinderarzt oder HNO-Arzt/Phoniater ausgestellt werden. Über die Indikation für eine sprachtherapeutische Behandlung wird im besten Falle über ein Diagnostikschema entschieden, wie dies beispielsweise mit der *Interdisziplinären S2k-Leitlinie zur Diagnostik von Sprachentwicklungsstörungen (SES)* (AWMF 2011) vorliegt. Diese Diagnostik bis hin zur Ausstellung einer Heilmittelverordnung mit Diagnoseschlüssel und Spezifizierung der Therapieziele beinhaltet festgelegte Kriterien, anhand derer die spezifischen Fähigkeiten und Fertigkeiten des jeweiligen Kindes eingeschätzt werden. Glück (2013a) argumentiert, dass aus der Indikation zur Sprachtherapie allein weder das individuelle funktionelle Bedingungsgefüge noch entsprechende Therapieschwerpunkte und -ziele ableitbar sind, sondern erst nach einer entsprechenden Feindiagnostik. Die differenzierte Erfassung der individuellen Fähigkeiten und Fertigkeiten, Stärken und Schwächen eines Kindes erfolgt somit häufig erst nach der Indikationsstellung durch den Arzt.

Feststellung eines sonderpädagogischen Förderbedarfs

Im Bildungsbereich (Schule) ist eine analoge „Zuweisung" von spezifischen Unterstützungsmaßnahmen für das jeweilige Kind zu finden. Dies wird im Sinne der KMK-Empfehlungen als „sonderpädagogischer Förderbedarf im Bereich Sprache" oder beispielsweise als „sonderpädagogischer Unterstützungs- und Beratungsbedarf" formuliert (KMK 1998). Der Zugang zu einer Unterstützung, die dem einzelnen Kind zu Gute kommt, ist in den einzelnen Bundesländern deutlich unterschiedlich geregelt. Neben niederschwelligen Unterstützungsangeboten in einigen Bundesländern auf der einen Seite gibt es auch Bundesländer, bei denen erst dann, wenn der Diagnostikprozess vollständig durchlaufen wurde und ein entsprechendes sonderpädagogisches Gutachten diesen Bedarf für ein individuelles Kind dokumentiert und begründet hat, spezifische Unterstützungsmaßnahmen durch entsprechende Fachkräfte realisiert werden können (z. B. Sprachheilpädagogen).

Förder-/Therapieplanung

Im Rahmen dieses Diagnostikprozesses werden differenzierte Informationen zusammengetragen, die nicht nur über eine Indikation entscheiden, sondern gleichzeitig vielfältige Informationen über das angezeigte methodische Vorgehen im Rahmen der sich anschließenden Unterstützung (Förderung/Therapie) bereitstellen. Im Kontext der Diagnostik im schulischen Setting beinhaltet die gutachterliche Zusammenstellung bereits entsprechende Fördervorschläge und somit wichtige Aspekte für die Förder-/Interventionsplanung (vgl. Kap. 2.2.2).

Diese Ausrichtung prägt bereits das gewählte diagnostische Vorgehen, das explizit auf die Generierung von spezifischen Ansatzpunkten für die Förderung hin ausgerichtet ist und im Bildungskontext unter dem Terminus „Förderdiagnostik" thematisiert wird. Somit sollen nicht nur derartige diagnostische Methoden und Verfahren zum Einsatz kommen, die das Vorhandensein einer z. B. „Umschriebenen Sprachentwicklungsstörung (USES)" bestätigen, sondern auch jene, die über qualitative Analysen bereits Ansatzpunkte für eine Intervention liefern. Beispielhaft ist hier der WWT 6–10 (Glück 2011) zu nennen, der neben einer Einordnung der Ergebnisse eines Kindes zur Altersvergleichsgruppe über die qualitative Analyse differenzierte Aussagen beispielsweise zu den Bewältigungsstrategien des Kindes zulässt.

Schöler (2008) verweist in diesem Zusammenhang auf die Gefährlichkeit des Begriffes „Förderdiagnostik" und mahnt, dass sog. „förderdiagnostische" Verfahren nicht die zunächst notwendige Diagnose ersetzen (vgl. auch Kany/Schöler 2009).

1.1.5 Zielstellung: Verlaufskontrolle und Evaluation

Die diagnostische Erfassung der Fähigkeiten des Kindes wird als Grundlage für die Planung einer individuellen Förderung/Therapie genutzt. Um zu überprüfen, ob die dabei ausgewählten Therapieinhalte und -ziele und die dabei verwendeten Methoden nach einem gewissen Interventionszeitraum das jeweilige Kind noch optimal unterstützen, wird Diagnostik als Verlaufskontrolle implementiert. Dieser auch als Re-Diagnostik bezeichnete Prozess ermöglicht im Anschluss eine ggf. notwendige Adaption der Interventionsinhalte, -ziele und/oder -methoden.

Evaluation des Therapieerfolgs

Im Sinne evidenzbasierten Arbeitens kann als weiteres, grundsätzliches Ziel des Diagnostizierens die Überprüfung und das Erbringen eines Nachweises über den Therapieerfolg angesehen werden (Beushausen/Grötzbach 2011). Die Evaluation von Interventionsmaßnahmen ist somit ebenfalls eine mögliche Zielstellung diagnostischen Vorgehens. Insbesondere im Forschungskontext wird die Nachkontrolle zur Stabilität des Therapieerfolgs nach einem therapiefreien Intervall diagnostisch erfasst (follow up). In Bezug auf die ICF kann sich die Evaluation auch auf die Partizipation, das persönliche Wohlbefinden oder andere outcome-Maße beziehen.

1.2 Diagnostisches Handeln und professionelle Expertise

Sprachheilpädagogische Diagnostik ist zunächst einmal *Diagnostik*, bedient sich gleicher Methoden und hat somit auch die an sie gestellten Kriterien zu erfüllen. Somit gilt auch für die Sprachdiagnostik als professioneller Erkenntnis- und Entscheidungsprozess die folgende Anforderung: Sie „[...] verlangt den Einsatz wissenschaftlich begründeter Vorgehensweisen und Verfahren durch besonders befähigte Personen – die oder den Diagnostiker(in)“ (Glück 2013a, 106).

Als „Experte“, so Beushausen (2013, 30ff.), bringt eine Person interpersonelle Fähigkeiten (soziale Kompetenz, kommunikative Kompetenz), professionelle Fähigkeiten (berufsspezifisch – als Therapeut, Lehrkraft), problemlösende Fähigkeiten, technische Fähigkeiten (das besondere Wissen einer Disziplin) und die Fähigkeit zur Integration von Wissen und Erfahrung mit und „[...] zeichnet sich durch das bewusste und zielgerichtete Anwenden von spezialisiertem Wissen und Kenntnissen aus.“ (Beushausen 2013, 29) (bei Beushausen 2013 sind diese Fähigkeiten und ihre Entwicklung ausführlich dargestellt). Das Kennen und der Einsatz von Diagnostikverfahren lässt sich demnach den technischen Fähigkeiten zuordnen, wobei Experten in allen diesen Bereichen außergewöhnliche Leistungen zeigen (Beushausen 2013, 30).

Von Knebel (2007, 1082) beschreibt als eine von zehn Qualitätsmerkmalen sprachbehindertenpädagogischer Professionalität die *sprachdiagnostische Fun-*

dierung. Diese umfasst sowohl konzeptionelles Grundlagenwissen (Welche Daten sind mit welcher Zielstellung zu erheben?) als auch methodisches Handlungswissen (Wie können diese Daten erhoben und beurteilt werden?).

Die Diagnostik im Bereich Sprache und Kommunikation weist dabei eine hohe Komplexität auf, die durch die wechselseitige Abhängigkeit sozialer, kognitiver und linguistischer Funktionen entsteht. Im Sinne der ICF müssen Diagnostiker in der Lage sein, nicht nur die Funktionsebene zu prüfen, sondern ebenso Aktivität/Partizipation sowie Umwelt- und personelle Faktoren einzubeziehen. Nach Glück (in Vorb.) sind folgende Bereiche zu prüfen, welche die Komplexität des Gefüges deutlich machen:

- hypothesengeleitete Prüfung der linguistischen Strukturebenen: phonetisch-phonologische, syntaktisch-morphologische, semantisch-lexikalische und pragmatisch-kommunikative Ebene
- Erfassung der Laut- und Schriftsprache
- Prüfung verschiedener Modalitäten (Produktion, Rezeption, Reproduktion und Reflexion)
- Erfassung der Interaktion der (eingeschränkten) sprachlichen Kompetenzen mit Bildungsanforderungen
- Abklärung sprachbasaler Voraussetzungen (insbes. periphere und zentral auditive Verarbeitung und Wahrnehmung, kognitive Basisprozesse)
- Erfassung stützender oder hemmender Umweltfaktoren

Die Voraussetzung für eine professionelle sprachdiagnostische Tätigkeit ist nicht nur das Wissen über Sprache, Sprechen, Stimme, Schlucken und Kommunikation, sondern auch fundiertes Grundlagenwissen der Bezugsdisziplinen Medizin (anatomisch-physiologische Grundlagen zu Artikulation und Wahrnehmung), Neurolinguistik (Sprachverarbeitung und -produktion), Psychologie (Sprachentwicklung und kognitive Entwicklung), Linguistik, Soziologie und Pädagogik.

Die Tätigkeit von Diagnostikern hat gutachterlichen Stellenwert und verwaltungsrechtliche Konsequenzen (SMK 2005). Dies schließt die in diesem Rahmen getätigten Empfehlungen zur Art und zum Umfang der Förderung ein und greift so ggf. in entscheidendem Maße in die Lebensperspektive von Kindern und Jugendlichen ein (SMK 2005).

1.3 Notwendigkeit eines interdisziplinären Vorgehens

Kinder mit Sprachstörungen werden im Bildungssystem, im Gesundheitssystem und/oder via Komplexleistung nach den Sozialgesetzbüchern SBG IX (neu)/ Bundesteilhabegesetz (BTHG) und SGB XII in sprachtherapeutischen Praxen, (interdisziplinären) Frühförderstellen, Sozialpädiatrischen Zentren, heilpädagogischen Kitas und/oder durch sonderpädagogische Unterstützung im Unterricht in verschiedenen schulischen Settings versorgt (Sallat/Siegmüller 2016).

> *„Die diagnostischen Aufgaben in interdisziplinären Praxis-Teams [...] verteilen sich über Ärzte, Psychologen und Sprachtherapeuten/Logopäden. Erstrebenswert ist, dass für die Sprachentwicklungsdiagnostik außerhalb solcher interdisziplinärer Einrichtungen Kooperationen zwischen ärztlichen, psychologischen und sprachtherapeutischen/logopädischen Praxen erfolgen, die eine ähnliche Aufgabenverteilung ermöglichen („Vier-Augen-Diagnostik"; Sachverständigenrat zur Begutachtung der Entwicklung im Gesundheitswesen 2007)" (AWMF 2011, 46).*

Für die sprachheilpädagogische Diagnostik wird in der Empfehlung der Kultusministerkonferenz (KMK 1998) eine interdisziplinäre Diagnostik zum Verständnis der sprachlichen Beeinträchtigung und zur Planung von abgestimmten Förderintentionen als hilfreich erachtet, wobei neben den sonderpädagogischen Lehrkräften „[...] z. B. auch Ärztinnen und Ärzte aus verschiedenen Fachgebieten wie Hals-Nasen-Ohren-Heilkunde, Phoniatrie, Neurologie, Kieferorthopädie, Pädiatrie, Psychologinnen und Psychologen sowie Vertreterinnen und Vertreter medizinisch-therapeutischer und sozialer Dienste beteiligt sein [können]" (KMK 1998, 7).

Die Disziplinen Logopädie/akademische Sprachtherapie und die Sprachheilpädagogik gelten als sog. Integrationswissenschaften, die u. a. aus den Bereichen Medizin, Pädagogik, Linguistik und Psychologie Kenntnisse hinzuziehen (Grohnfeldt 2016).

Diagnostik im Bereich Sprache und Kommunikation erfolgt aufgrund der vielfältigen Aufgaben im Feld Sprache – Sprechen – Stimme – Schlucken i. d. R. interdisziplinär. Es ist notwendig, die Expertise unterschiedlicher Bezugsdisziplinen in den diagnostischen Prozess einzubeziehen.

Medizin – Pädiatrie

Dies betrifft zum einen natürlich den Bereich der Medizin. Gerade Pädiater sind im Rahmen der Risikoabschätzung im Hinblick auf die weitere Entwicklung eines Kindes und somit des „Krankheitswerts" von Sprach(entwicklungs)störungen verantwortlich (Sallat/Siegmüller 2016, 252). Die Einbettung der Symptomatik in die Gesamtentwicklung des Kindes (inkl. der Abgrenzung zu anderen Entwicklungsstörungen), die Verordnung von Therapiemaßnahmen (ambulant/stationär) und nicht zuletzt die Diagnosestellung für den Bereich der Frühförderung wird im Bereich der Medizin verantwortet (Sallat/Siegmüller 2016, 252).

Medizin – Phoniatrie/HNO

Der Bereich der Phoniatrie/Pädaudiologie beschäftigt sich explizit mit den Ursachen, der Diagnostik und natürlich der Intervention bei Stimm-, Sprech- und Sprachstörungen. So steht er für (differential-)diagnostische Fragestellungen, z. B. via Audiometrie. Natürlich fallen beispielsweise auch die Diagnostik im Kontext der Versorgung mit Cochlea-Implantaten (CI) und bei Schluckstörungen in den Bereich der HNO.

Linguistik

Die notwendige linguistische Expertise wird durch die diagnostischen Fachkräfte immanent eingebracht und sollte unbedingt abgesichert werden. Dies betrifft die gezielte Auswahl und Bewertung der Güte eingesetzter diagnostischer Verfahren ebenso wie die qualitative Analyse von Spontansprachdaten des Kindes.

Psychologie

Die Einbeziehung psychologischer Expertise wird notwendig, wenn dies eine vorliegende Primärbeeinträchtigung notwendig macht und/oder falls die sprachliche Beeinträchtigung als Begleitsymptomatik bereits im Bereich der sozial-emotionalen Entwicklung des Kindes entsprechende diagnostische Aufgabenstellungen erzeugt.

„Die mehrschrittige interdisziplinäre Diagnostik erfordert eine sinnvolle Kooperation zwischen den beteiligten Berufsgruppen" (AWMF 2011, 46). Diese ist bislang vor allem in entsprechend strukturell aufgestellten Einrichtungen möglich (interdisziplinäre Frühförderstellen, Sozialpädiatrische Zentren). Sallat/Siegmüller (2016) proklamieren mit ihrer *Gegenstandszentrierung* einen Gegenpol zur *Institutionszentrierung*, die bislang als ein möglicher Grund für fehlende Kooperationen angesehen wird. Sie lehnen sich dabei an das Mehrperspektivenmodell für interdisziplinäre Diagnostik gemäß von Knebel (2012) an.

Bezogen auf die gewünschte Interdisziplinarität im pädagogischen Handlungsfeld mahnt von Knebel (2012, 527), dass „fachfremde Erkenntnisse nicht ungeachtet ihrer Herkunft und ohne Anpassung an die sprachbehindertenpädagogischen Verwendungsinteressen importiert werden, weil dadurch das ursprünglich pädagogische Anliegen von Diagnostik und Förderung aus dem Blickfeld zu geraten droht." Es geht daher um die unverzichtbare Bezugnahme, ausgehend von einem „klar definierten und theoretisch fundierten pädagogischen Standpunkt „Sprachheilpädagogik" (von Knebel 2012, 527).

2 Diagnostisches Vorgehen

Das diagnostische Vorgehen ist zunächst als Prozess zu kennzeichnen, als Abfolge einzelner Maßnahmen, die zur Gewinnung diagnostisch relevanter Informationen führen (Schmidt-Atzert/Amelang 2012). Dafür kommen unterschiedliche Methoden zum Einsatz (Beobachtung, Befragung, Elizitationsverfahren), um die diagnostische(n) Fragestellung(en) zu beantworten (vgl. Kap. 3). Zur diagnostischen Expertise gehört im Rahmen eines hypothesengeleiteten Vorgehens die Auswahl der verwendenden Methoden und Verfahren genauso, wie deren professionelle Durchführung, Auswertung und Interpretation.

Die Beschreibung der spezifischen Gestaltung des diagnostischen Prozesses im Kontext von Förder- und Therapieplanung (Kap. 2.1) wird ergänzt durch Ausführungen zur Diagnostik im Kontext schulischer, sprachheilpädagogischer Förderung (Kap. 2.2) und zur Diagnostik in der sprachtherapeutischen Praxis (Kap. 2.3). Abschließend werden ethische und rechtliche Grundlagen vorgestellt (Kap. 2.4).

2.1 Der diagnostische Prozess im Kontext von Förder- und Therapieplanung

> *„Beim Diagnostizieren handelt es sich nicht um einen einmaligen Akt, sondern um ein komplexes, mehrstufiges Vorgehen mit möglichen Rückkopplungsschleifen" (Hesse/Latzko 2017, 63).*

Der diagnostische Prozess ist nicht mit einem linearen Vorgehen gleichzusetzen. Durch das hypothesengeleitete Vorgehen kommt es zu Rückkopplungsschleifen. Es werden Hypothesen geprüft, ggf. verworfen und wiederum neue Hypothesen aufgestellt und verifiziert/falsifiziert. Dieses professionelle Vorgehen geschieht systematisch und schrittweise (Hesse/Latzko 2017).

Hesse und Latzko (2017, 64) beschreiben den diagnostischen Prozess in Anlehnung an Lukesch (1998) in einem Ablaufmodell, an dessen Beginn ein *Problem* und die daraus resultierende *Fragestellung* steht. Die sich anschließende *Hypothesenbildung* mit *Feststellungs- und Erklärungshypothesen* führt in der Folge zur *Auswahl der Methoden* für die anschließende *Hypothesenprüfung*. Das *diagnostische Urteil (Diagnose)* am Ende dieses Prozesses führt – je nach Zielstellung, Auftrag oder Setting zu einer ggf. angezeigten Förderung oder Therapie bzw. einer Beratung. Es kann im Anschluss an die Diagnose auch ein Gutachten erstellt werden (z. B. sonderpädagogisches Gutachten – vgl. Kapitel 2.2.2). Dieser Prozess ist aber, wie bereits angemerkt, keine „Einbahnstraße", sondern es kann sein, dass das Ziel der Beantwortung der Fragestellung erst nach Rückkopplungsschleifen und somit ggf. mehreren Durchgängen der Informationsgewinnung erreicht wird (Schmidt-Atzert/Amelang 2012, 390).

Eine derartige Rückkopplungsschleife ist beispielsweise auch im diagnostischen Algorithmus zu Sprachentwicklungsstörungen in der AWMF-Leitlinie zu USES berücksichtigt. „Auch nach der Diagnose USES sichert eine Rückkoppelungsschleife – z. B. bei ausbleibendem Therapieerfolg – die Möglichkeit zur erneuten Differenzialdiagnostik“ (AWMF 2011, 49).

In Anlehnung an Berg (2007, 68) stellt Abbildung 2 in ähnlicher Weise den *diagnostischen Prozess im Bereich Sprache* dar.

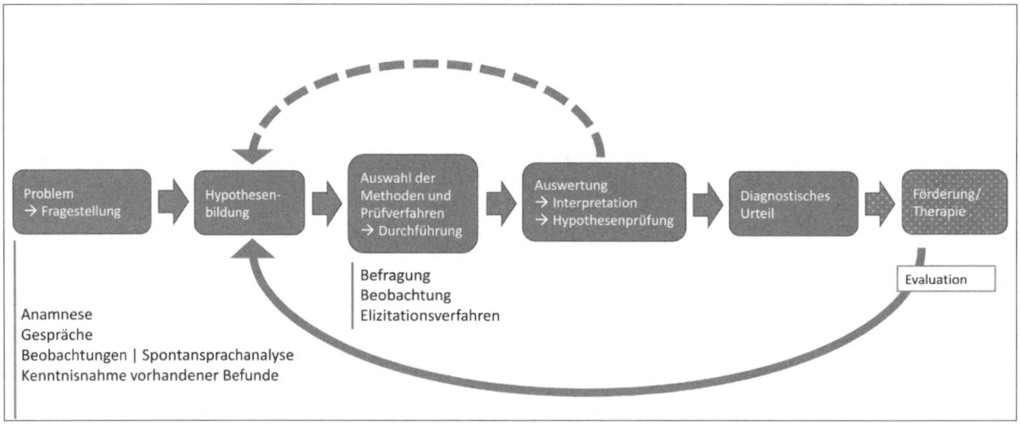

Abb. 2: Diagnostischer Prozess im Bereich Sprache

2.2 Diagnostik im Kontext schulischer, sprachheilpädagogischer Förderung

Unterricht mit Kindern mit Förderbedarf im Bereich Sprache und Kommunikation ist als „diagnosegeleiteter Prozess“ (von Knebel 2007) zu verstehen, der potentielle (Sprach-)Barrieren identifiziert, um in der Folge eine uneingeschränkte sprachliche Bildung zu ermöglichen. Für eine professionelle, spezifische Unterstützung/Förderung ist es deshalb notwendig, den aktuellen, individuellen sprachlichen Entwicklungsstand und die spezifischen Bedingungen des Erwerbs sprachlicher Strukturen eines Kindes zu kennen (Wissen zur Lernausgangslage). Eine Diagnostik, die dieser Zielstellung folgt, liefert spezifische Ansatzpunkte, um Lernen – unabhängig vom Förderort – optimiert zu gestalten (Reber 2012).

> *„Wir praktizieren Diagnostik um der Förderung willen. Es geht darum, Fördermaßnahmen für Schülerinnen und Schüler an unterschiedlichen Förderorten zu entwickeln, um sie möglichst optimal in ihrer Lernentwicklung zu begleiten und zu unterstützen“ (Heimlich et al. 2013, 4).*

Die diagnostische Erfassung von sprachlichen Fähigkeiten im schulischen Kontext übernehmen i. d. R. Sprachheilpädagogen – Sonderpädagogen, die für den Förderschwerpunkt Sprache und Kommunikation spezifisch ausgebildet sind. Auf der Grundlage der Empfehlungen der Kultusministerkonferenz zum Förderschwerpunkt Sprache und Kommunikation (KMK 1998) hat ihre diagnostische Tätigkeit die Aufgabe, „[…] Art und Umfang des sonderpädagogischen Förderbedarfs auf der Basis einer Kind-Umfeld-Analyse zu erheben. Dabei werden insbesondere die sprachlichen Handlungskompetenzen des Kindes vor dem Hintergrund seiner persönlichen Lebenssituation und der schulischen Anforderungen beschrieben, pädagogisch interpretiert und als spezifisches Förderbedürfnis ausgewiesen“ (KMK 1998, 6).

Exkurs Kind-Umfeld-Analyse: Die Kind-Umfeld-Analyse wurde u. a. von Sander und Hildeschmidt im Kontext der Etablierung schulischer Integration von Schülern mit Unterstützungsbedarf entwickelt (Hildeschmidt/Sander 1993). Sie versteht sich als breiter Ansatz, der sich von einer allein kindzentrierten Diagnostik abhebt und auch relevante Umwelteinflüsse (personelle und materielle Gegebenheiten) erfasst sowie hemmende und förderliche Bedingungen in der Schule und in schulrelevanten Umfeldern analysiert (Bundschuh/Winkler 2014, 350). Diese Aspekte finden sich heute auch in der ICF (DIMDI 2005). Somit steht nicht nur das Kind mit seinen Verhaltensmerkmalen im Fokus, sondern auch das Zusammenspiel von Personen und materialen Bedingungen in dem System, zu dem das Kind gehört (Bundschuh/Winkler 2014, 350). So bringt eine biographisch angelegte Kind-Umfeld-Analyse zum Ausdruck, „[…] dass und wie die jeweilige Umwelt als Variationsquelle und Einflussfaktor der sprachlichen Entwicklung der Einzelnen in der Perspektive der Entwicklung ihrer sprachlichen Handlungsfähigkeit qualifiziert ist“ (Welling 2007, 970).

Reber/Schönauer-Schneider (2014) formulieren hierzu ein trichterförmiges Vorgehen. Ausgangspunkt sind gezielte Beobachtungen der spontansprachlichen Äußerungen der Schüler im Schulalltag, die zu ersten Hypothesen über Stärken und Schwächen im Bereich der sprachlichen Fähigkeiten führen. Soweit dies möglich ist, können im Anschluss Gruppenüberprüfungsverfahren zum Einsatz kommen, wie sie beispielsweise für den Bereich Sprachverständnis mit dem MSVK (Elben/Lohaus 2000) vorliegen, welche die Erstellung eines Klassenprofils für bestimmte sprachliche Bereiche ermöglichen (Reber/Schönauer-Schneider 2014). Dies ergänzend werden kriteriengeleitete Schülerbeobachtungen angestellt, die hypothesengeleitet bestimmte Aspekte in den Blick nehmen. Hierzu liegen Checklisten und Beobachtungsraster unterschiedlicher Qualität vor. Hieraus kann es sich in der Folge ergeben, dass die Lehrkraft anhand dieser zusammengestellten Vorinformationen spezielle Diagnostikverfahren für die Einzeltestung einsetzt (vgl. auch Abb. 3).

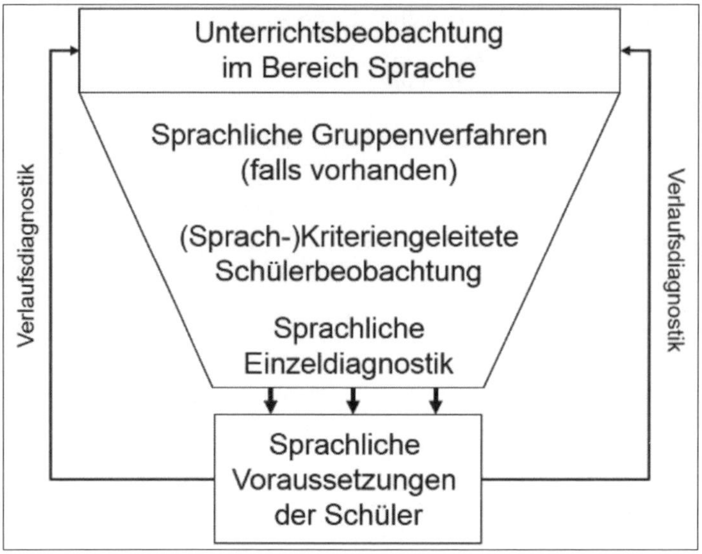

Abb. 3: Diagnostisches Vorgehen zur Erfassung der sprachlichen Voraussetzungen im Unterricht (Reber/Schönauer-Schneider 2014, 23)

2.2.1 Spezifische Herausforderungen in der inklusiven Schule

In inklusiven schulischen Settings sind, je nach administrativen Rahmenbedingungen und Vorgaben, unterschiedliche Handlungsträger mit unterschiedlichen Aufgabenstellungen im Bereich der Diagnostik betraut. Als Grundlage des Unterrichts verweisen die Empfehlungen der KMK zur inklusiven Bildung von Kindern und Jugendlichen mit Behinderungen in Schulen (KMK 2011) explizit auf eine den Lernprozess begleitende, pädagogische Diagnostik, wobei diese im Team von Lehrern mit unterschiedlichen Lehrämtern und Ausbildungen gemeinsam durchgeführt und verantwortet werden kann (KMK 2011, 19).

So sind Regel- und/oder Sonderschullehrkräfte in ihrer Funktion als Lehrkraft oder direkt als sogenannte Diagnostiklehrer oder Diagnostikteams mit diagnostischen Fragen betraut. Dabei werden häufig über kriteriengeleitete Beobachtungen und vorwiegend Gruppenüberprüfungsverfahren zunächst diejenigen Kinder erfasst, die einer Förderung bedürfen, welche über Sprachfördermaßnahmen im Regelunterricht hinausgeht. Die differenzierte Feststellung des sprachlichen Leistungsstandes bzw. des sonderpädagogischen Förderbedarfs und die sich daraus ergebende Erstellung von Förderplänen übernehmen dann in der Regel Sprachheillehrer als „case manager" (Reber 2012, 268f.). Hoffmann/Böhme (2017) konnten zeigen, dass an Grundschulen nur ein geringer Anteil von Schülern mit sprachlichem Förderbedarf korrekt identifiziert wird (geringe Sensitivität) – Kinder ohne Förderbedarf werden allerdings sehr zuverlässig erkannt (hohe Spezifität). Ausschlaggebend hierfür ist vor allem die Güte der Informationsquellen. Zur

Optimierung der Klassifikationsgüte wird eine mehrmalige Überprüfung mit sprachdiagnostischen Verfahren empfohlen, „[...] um Kinder mit ausgeprägtem Unterstützungsbedarf im sprachlichen Bereich möglichst zuverlässig zu identifizieren und anschließend in geeigneter Weise fördern zu können“ (Hoffmann/Böhme 2017, 146).

In unterschiedlichen Aufgabenbereichen des inklusiven Settings kommen unterschiedliche diagnostische Methoden und Verfahren zum Einsatz. Das „Messen“, d. h. die direkte Erhebung sprachlicher Fähigkeiten des Kindes, stellt neben der Beobachtung und Befragung eine der möglichen diagnostischen Methoden dar (vgl. Kap. 3). Die Lern- und Entwicklungsmöglichkeiten der Kinder werden mit Hilfe dieser Methoden, durch Beobachtung, Interaktionen und Analysen im Sinne einer zyklischen Diagnostik fortwährend überprüft (Ziemen 2016).

> *„In einer inklusiven Diagnostik geht es also um ein Bewahren sonderpädagogischer Kompetenzen und um den Einbezug der Regelpädagogik und der dort gewonnenen Daten in Bezug auf das System Schüler in den gesamtdiagnostischen Prozess“ (Schäfer/Rittmeyer 2015, 109).*

Ziemen (2016) formuliert Aspekte zum Verständnis von Diagnostik „mit Blick auf Inklusion“. Demnach versteht sich Diagnostik [...]

- *„im Interesse und unter Berücksichtigung der Perspektiven der Kinder [...];*
- *lernbegleitend, entwicklungsunterstützend und kompetenzorientiert;*
- *analysierend und hypothesenbildend und –prüfend mit dem Ziel des Verstehens bzw. des Erklärens;*
- *dialogisch mit den Kindern [...]; Eltern und Bezugspersonen;*
- *ggf. interdisziplinär;*
- *orientierend auf das Schaffen eines sozialen Möglichkeitsraumes für Entwicklung und Lernen“ (Ziemen 2016, 47).*

Gegenwärtig erfolgt eine breite Diskussion der diagnostischen Ausrichtung im Kontext sich wandelnder Bildungssettings in Richtung Inklusion. An dieser Stelle sei beispielhaft auf die zukunftsweisenden Diskussionen in folgenden Publikationen verwiesen:

Amrhein, B. (Hrsg.) (2016): Diagnostik im Kontext inklusiver Bildung. Theorien, Ambivalenzen, Akteure, Konzepte. Julius Klinkhardt, Bad Heilbrunn

Lindmeier, C., Weiß, H. (Hrsg.) (2017): Pädagogische Professionalität im Spannungsfeld von sonderpädagogischer Förderung und inklusiver Bildung. Sonderpädagogische Förderung heute, Beiheft 1, Beltz Juventa, Weinheim

Schäfer, H., Rittmeyer, C. (Hrsg.) (2015): Handbuch inklusive Diagnostik. Beltz, Weinheim/Basel

Diagnostikverfahren für die orientierende Einschätzung sprachlicher Leistungen durch Regel- und Sonderpädagogen im Klassenkontext

In inklusiven Settings stehen Regelschullehrkräfte vor der Aufgabe, die Heterogenität der Schülerschaft im Unterricht zu berücksichtigen. Eine Grundlage dafür ist die Kenntnis der (sprachlichen) Voraussetzungen der Kinder im Sinne von Lernausgangslagen. Gerade für den Übergang von der Kita in die Grundschule existiert eine Vielzahl von Verfahren, die in ganz unterschiedlicher Qualität (vorwiegend als informelle Verfahren) mittels unterschiedlicher diagnostischer Methoden die Lernvoraussetzungen der Kinder in verschiedenen Entwicklungsbereichen in Einzel- und/oder Gruppensituationen ermitteln. Auch für Kinder im Grundschulalter liegen Beobachtungs- und Einschätzungsbögen bzw. Diagnosematerialien vor, die zu diesem Zweck von Regel- und Sonderpädagogen bevorzugt in Gruppensituationen eingesetzt werden können. Es muss an dieser Stelle allerdings nochmals explizit auf die häufig beschränkte Aussagekraft dieser Verfahren hingewiesen werden. Kinder, die anhand dieser Verfahren einen „auffälligen Sprachentwicklungsstand" zugeschrieben bekommen, sollten unbedingt im Anschluss eine spezifischere Diagnostik durch entsprechende Fachkräfte durchlaufen. Wer dies mit wessen Weisung durchführt ist vom Zeitpunkt der Erhebung, vom Kostenträger und weiteren administrativen Vorgaben abhängig.

Folgende Verfahren kommen hierbei als Einzel und/oder Gruppenüberprüfung beispielsweise zum Einsatz (Spreer 2013):

- Die Diagnostischen Einschätzskalen (DES) zur Beurteilung des Entwicklungsstandes und der Schulfähigkeit (Barth 2012)
- Sprachförderung: Die Fitness-Probe (Günther 2003)
- Beurteilen – Beraten – Fördern (Heuer 2008)
- Marburger Sprach-Screening (MSS). Ein Sprachprüfverfahren für Kindergarten und Schule (Holler-Zittlau et al. 2017)
- Deutsch als Zweitsprache – Sprache gezielt fördern. Einstufungshilfen (Kehbel et al. 2011)
- Sprachkompetenz fördern in Kindergarten, Vorschule und Schuleingangsklassen (Marx et al. 2006)
- Kriterien für Unterrichtsbeobachtungen im Bereich Sprache (Reber/Schönauer-Schneider 2014)

Diagnostikverfahren für die spezifische Diagnostik durch Sonderpädagogen im Bereich Sprache und Kommunikation

Sonderpädagogen übernehmen in inklusiven Settings unterschiedliche diagnostische Aufgaben. Je nach Altersgruppe der Kinder kommen neben Screenings Materialien zum Einsatz, die als standardisierte und normierte Verfahren die Grundlage für eine Indikation einer Intervention und deren differenzierte Planung darstellen. Die Ergebnisse zielen somit auf die Ermittlung der individuellen Notwendigkeit von spezifischen Fördermaßnahmen und deren Evaluation, z. B. auch in Form der Beratung unterschiedlicher Lehrkräfte bei der Umsetzung von Unterstützungsmaßnahmen. Welche Verfahren durch welche Fachkräfte mit welcher notwendigen Expertise durchgeführt werden, ist in den verschiedenen Bundesländern und Settings unterschiedlich geregelt. Erweitert werden diese grundlegenden Kompetenzen der Erstausbildung durch spezifische Fort- und Weiterbildungsmaßnahmen, die teilweise sogar spezifisch für einzelne Verfahren angeboten werden.

Die entsprechenden zur Verfügung stehenden diagnostischen Verfahren sind in den verschiedenen Kapiteln in diesem Buch beschrieben und auch über die e-Verfahrensbeschreibung recherchierbar (s. Anhang, Erläuterungen zur Online-Datenbank).

2.2.2 Das sonderpädagogische Gutachten

Am Ende des diagnostischen Prozesses kann eine Erstellung eines Gutachtens notwendig werden. Dies trifft – je nach Bundesland – im Bildungsbereich auch auf den Bereich der Förder- bzw. Sonderpädagogik zu. Wie ein derartiges Gutachten aussieht und welchen qualitativen und quantitativen Ansprüchen es genügen muss, ist sehr unterschiedlich geregelt. Dies betrifft zum einen wiederum die Frage der formalen Vorgaben, die in verschiedenen Bundesländern beispielsweise durch Formatvorlagen zur Erstellung geklärt wird, zum anderen aber auch die Frage- und Problemstellung, die ebenfalls zu formalen oder inhaltlichen Unterschieden führen kann (Bundschuh/Winkler 2014). So wird sich ein Erstgutachten zur „Feststellung des sonderpädagogischen Förderbedarfs“ von einem „Fortschreibungsgutachten“ unterscheiden, das bereits inhaltlich ganz andere Anforderungen mit sich bringt.

Es kann an dieser Stelle also kein allgemein gültiger Vorschlag formuliert werden. Bundschuh/Winkler (2014) legen Strukturierungshilfen zur förderdiagnostischen Gutachtenerstellung unter besonderer Berücksichtigung der Kompetenzorientierung vor. Dieser Strukturierungsvorschlag ist wie folgt gegliedert und im Original noch deutlich mit Hinweisen und möglichen Inhaltsaspekten untersetzt (Bundschuh/Winkler 2014, 390ff.):

1. *„Situation, Untersuchungsanlass, Fragestellung, Untersuchungsbedingungen*
2. *Kennzeichnung der bisherigen Entwicklungsumstände (Lebenslauf und Umweltdaten, Kurzangabe früherer Untersuchungsergebnisse; jeweils Quellenangabe)*
3. *Auswahl der diagnostischen Verfahren [M. S.: begründet; Orientierung an der besonderen Problem- oder Fragestellung]*
4. *Darstellung der Ergebnisse [M. S.: in objektiver Form, ohne Interpretation!]*
5. *Diskussion und Interpretation der Ergebnisse*
6. *Zusammenfassung wichtiger Untersuchungsergebnisse*
7. *Beantwortung der Fragestellung*
8. *Förderungsvorschläge*
9. *Beratung, Intervention, Therapie*
10. *Konkretisierung der Unterstützung sowie der Förderungsvorschläge“*

In welcher Form das Gutachten zu erstellen ist, ist in den einzelnen Bundesländern unterschiedlich geregelt. Hierzu liegen entsprechende Handreichungen bzw. (elektronische) Formulare vor. Gemeinsam ist diesen verschiedenen Umsetzungsformen

- ein hypothesengeleitetes Vorgehen gemäß der Fragestellung mit formulierten, überprüfbaren Hypothesen,
- die Angabe der Quellen der in den anamnestischen Angaben zusammengestellten Informationen,
- eine begründete Auswahl eingesetzter diagnostischer Methoden und Verfahren,
- eine Trennung zwischen Ergebnisdarstellung und der sich anschließenden Interpretation.

Ausführungen zur Erstellung eines sprachheilpädagogischen Gutachtens sind in der Literatur kaum zu finden. Bei Schoor (2009) sowie Kany/Schöler (2009) sind Angaben zu formalen Aspekten sowie zur inhaltlichen Struktur aufgeführt.

Von Knebel (2015, 382) argumentiert, dass, wenn im Hinblick auf die inklusive Schule die notwendigen Ressourcen bereitstünden, die Erstellung eines sonderpädagogischen Gutachtens und die damit verbundene Verwaltungsentscheidung durch einen differenzierten Förderplan ersetzt werden könnte. „Die sonderpädagogische Fachkraft könnte sich auf der Basis qualitativer Analyseverfahren ganz einer diagnostikbasierten Förderplanung widmen und herausarbeiten, wer von den Beteiligten auf der Grundlage welcher Kompetenzen welchen Beitrag zur Förderung leisten kann“ (von Knebel 2015, 382). Gegenwärtig sind die Ressourcenzuweisungen jedoch häufig noch an das entsprechende Gutachten gebunden.

2.3 Diagnostik in der sprachtherapeutischen Praxis

Flossmann/Tockuss stellten 1994 ein Ablaufschema zur logopädischen Befunderhebung bei Sprach- und Sprechstörungen vor, dass in seinen zentralen Bestandteilen auch noch bei Schrey-Dern (2006) zu finden ist:

1. Anamnese
2. Freie Spiel- und/oder Gesprächssituation
3. Spontansprachanalyse
4. Einsatz standardisierter/informeller Prüfverfahren zur Einschätzung des (nicht) sprachlichen Entwicklungsstandes sowie Analyse der Eltern-Kind-Interaktion
5. Zusammenfassung der Ergebnisse im logopädischen Befund (Flossmann/Tockuss 1994, 4; Schrey-Dern 2006, 22)

In Analogie dazu formuliert auch der Deutsche Bundesverband für Logopädie e.V. (dbl) in seinem „Logopädischen Diagnostikstandard bei Kindern (logopädisches Störungsbild in einem oder mehreren Bereichen)“ folgenden Algorithmus:

> *„Verordnung durch den Kinderarzt und Klärung der spezifischen Fragestellung (z. B. Stottern, Heiserkeit, schlecht zu verstehende Sprache, Ernährung ...) ergibt einen Verdacht auf ein logopädisches Störungsbild*
> *→ Anamnese mit Bezugspersonen/Eltern, ggf. sozialem Umfeld, Kindergarten, Schule. Das Gespräch baut auf den bereits vorliegenden Befunden auf Beobachtungen im Kontakt mit dem Patienten*
> *→ Klinische Beobachtungen des Kindes (in einer natürlichen, lautsprachanregenden Spielsituation); Analyse der Spontansprache unter Berücksichtigung der jeweiligen Fragestellung*
> *→ Bei entsprechender Indikation folgt eine störungsspezifische Diagnostik in einem oder mehreren Bereichen mit standardisierten und/oder informellen Prüfverfahren*
> *→ Nach Abschluss der logopädischen Befunderhebung inkl. Auswertung der Ergebnisse folgen:*
> - *Dokumentation der Befundergebnisse*
> - *ggf. Aufstellung einer logopädischen Diagnose*
> - *Rückmeldung der logopädischen Diagnose an den verordnenden (behandelnden) Arzt bzw. weitere Berufsgruppen*
> - *ggf. Aufklärungs- bzw. Beratungsgespräch mit den Bezugspersonen/Eltern*
> - *Klärung des weiteren Procedere (z. B. Therapieindikation, weitere interdisziplinäre Diagnostik etc.)“ (dbl 2014, 1).*

Die konkrete Umsetzung dessen ist jedoch häufig abhängig von den gegebenen Rahmenbedingungen, z. B.:

- Liegen bereits Befunde/Gutachten vor und besteht eine entsprechende Schweigepflichtsentbindung für die diagnostizierende Person?
- Welche Unterlagen liegen bereits vor dem ersten Anamnesegespräch vor bzw. sind erst noch einzuholen?
- In welcher Form ist es möglich, mit anderen Kooperationspartnern Rücksprache zu halten (SPZ, Ergotherapie, etc.)?
- Welcher Zeitraum steht für diagnostische Fragen zur Verfügung?
- Welche diagnostischen Materialien sind der diagnostizierenden Person zugänglich und inwiefern ist sie mit den Materialien vertraut?

In einer multizentrischen Studie, in der die sprachtherapeutische Dokumentation von 502 Kindern retrospektiv analysiert wurde, konnten de Langen-Müller/Hielscher-Fastabend (2007) Daten zur Diagnostik im Rahmen der Sprachtherapie vorlegen (die Informationen beziehen sich auf Kinder von 0 bis 16 Jahren und auf einen Behandlungsbeginn zwischen 2000 und 2005). So verwendeten die Sprachtherapeuten durchschnittlich 3,45 Behandlungseinheiten für ihre Diagnosestellung (SD=2,53). Die hohe Variation der Dauer (0,5 Einheiten bis zu 17 Einheiten je Kind) wurde über die spezifische therapiebegleitende Diagnostik begründet. 43,4 % aller Kinder wurden mit einer oder zwei Einheiten diagnostiziert. Nach den Diagnosekategorien aufgeschlüsselt zeigt sich, dass eher weniger Sitzungen bei leichten Aussprachestörungen (in Verbindung mit myofunktionellen

Störungen) oder Redeflussstörungen verwendet werden (de Langen-Müller/Hielscher-Fastabend 2007). Die verwendeten Methoden decken die Bandbreite des Möglichen ab und reichen von Tests über standardisierte Screenings bis hin zu informellen Beobachtungen. Für die Eingangsdiagnostik werden bei 44,4 % der Kinder häufig zwei unterschiedliche Quellen verwendet, häufig auch noch mehr. Natürlich muss man darauf hinweisen, dass die Quantität der eingesetzten Methoden/Verfahren kein Qualitätsmerkmal per se ist, sondern Methoden je nach Datenlage hypothesengeleitet ausgewählt werden sollten.

2.4 Ethische und rechtliche Aspekte

Das diagnostische Handeln ist an grundlegende ethische Prinzipien und im Kontext der jeweiligen Aufgabenstellung und der betreffenden Berufsgruppe(n) an rechtliche Rahmenbedingungen gebunden.

Ethik der Diagnostik

Jegliches pädagogisches Handeln hat auf der Basis ethischer Grundsätze zu erfolgen – dies gilt auch für das Handlungsfeld der sprachheilpädagogischen/sprachtherapeutischen Diagnostik (Lüdtke/Stitzinger 2015). Die Autoren sehen in Deutschland hinsichtlich einer expliziten ethischen Grundlegung unseres Faches jedoch „noch viel Handlungsbedarf“ (Lüdtke/Stitzinger 2015, 78) und verweisen auf den „Code of Ethics“ der American Speech-Language-Hearing Association (ASHA 2016) als Instrument zur Selbstreflexion der Speech Language Pathologists.

In einer der wenigen deutschsprachigen Publikationen zu diesem Thema formuliert Schulz (2011, 148f.) ethische Aspekte der sprachtherapeutischen Diagnostik und mögliche ethisch-moralische Konflikte:

1. Beachtung des Unterschieds zwischen der „alltäglichen Diagnostik“, dem gegenseitigen Einschätzen von Menschen anhand weniger beobachtbarer Merkmale und einer „wissenschaftlichen Diagnose“, die einen Objektivitätsanspruch erhebt
2. Die durch sprachtherapeutische Experten präsentierten Diagnosen werden für wahr und wichtig gehalten (Schulz 2011, 148). Die testtheoretischen Hintergründe eingesetzter Verfahren (sowie die theorieimmanenten Hintergrundannahmen zur Konstruktion der Verfahren) bleiben dabei aber häufig ebenso wenig reflektiert wie das Verhältnis zwischen Diagnostizierten und Diagnostizierenden.
3. Der Normwert als Vergleichsmaßstab in Diagnostikverfahren dokumentiert für das jeweilige Kind die Abweichung von der Vergleichsgruppe (i. d. R. die Gruppe der Gleichaltrigen) in einem Fähigkeitsbereich. „Hier schleicht sich unter dem Deckmantel vermeintlich deskriptiver, statistisch-quantitativer Objektivität das Normative, das Präskriptive, Werthafte unbemerkt ein“ (Schulz 2011, 149).

„Die Therapeutin nimmt die Diagnostik und die daraus folgende Diagnose als eine ethisch relevante Situation wahr, in der verschiedene Interessen und Normen aufeinanderstoßen. Weil sie über genügend reflektiertes Wissen (Fachkompetenz) bezüglich der Diagnoseverfahren verfügt, kann sie den Nutzen gegen die Problematiken abwägen" (Schulz 2011, 150).

Rechtliche Grundlagen der Diagnostik

Die Intervention – beispielsweise bei Kindern mit Sprachstörungen – findet aktuell in unterschiedlichen Systemen statt: dem Bildungssystem, dem Gesundheitssystem und im Rahmen von Komplexleistungen nach den Sozialgesetzbüchern SGB IX (neu)/Bundesteilhabegesetz (BTHG) und SGB XII (Sallat/Siegmüller 2016). Die ärztliche Diagnostik bei Stimm-, Sprech-, Sprach- und Schluckstörungen und somit die Voraussetzung für das Erbringen des Heilmittels Sprachtherapie ist in der Heilmittel-Richtlinie (HeilM-RL) (GBA 2011b) geregelt.

Das diagnostische Handeln geschieht stets im jeweiligen rechtlichen Rahmen. So regelt die Gesetzgebung eines jeden Bundeslandes beispielsweise, ob und in welcher Form eine sprachheilpädagogische Diagnostik im Kontext Schule durchgeführt wird und ggf. auch, welche Methoden und Verfahren dabei von wem eingesetzt werden. Weiterhin wird der Einbezug weiterer Professionen, des Kindes und der Eltern geregelt. Die jeweiligen rechtlichen Rahmenbedingungen legen dabei auch die Zuständigkeiten für das diagnostische Handeln fest. Bei der Dokumentation personenbezogener Daten sind jeweils sozial-, straf- und datenschutzrechtliche Vorgaben zu beachten. Insbesondere dem Datenschutz ist Rechnung zu tragen. Bei Audio- und Videoaufnahmen des Kindes muss grundsätzlich eine schriftliche Einwilligung der Personensorgeberechtigten vorliegen. Im Kontext der (interdisziplinären) diagnostischen Tätigkeit spielt vor allem die Schweigepflichtsentbindung eine große Rolle, die für die entsprechenden Professionen/Personen einzuholen ist.

3 Diagnostische Methoden für die Erfassung sprachlicher Fähigkeiten

Von Steffi Sachse und Markus Spreer

Jede Diagnostik beginnt mit einer spezifischen Fragestellung, die im Rahmen eines diagnostischen Prozesses zu beantworten ist (vgl. Kap. 2). Dafür stehen drei übergeordnete Gruppen von diagnostischen Methoden zur Verfügung, die im Rahmen der Beantwortung einer diagnostischen Fragestellung in der Regel alle zum Einsatz kommen: Methoden der *Befragung*, der *Beobachtung* sowie *Elizitationsmethoden*, die überwiegend in den Bereich der Testdiagnostik fallen.

Im Folgenden wird nach einigen allgemeinen diagnostischen Vorüberlegungen und Grundlagen ein Überblick über diese drei Methodengruppen für die Erfassung sprachlicher Leistungen gegeben (im Kapitel zur Beobachtung finden sich dabei auch differenzierte Informationen zur Analyse von Spontansprachdaten). Dabei beschränken wir uns auf eine grobe Einführung in diese Methoden, die v. a. Bezüge zur Sprachdiagnostik herstellen soll, und verweisen für eine allgemeine Einführung in Grundkonzepte der Diagnostik auf einschlägige Basisliteratur (Krohne/Hock 2015; Ziegler/Bühner 2012).

Spezielle, methodische Untersetzungen zur Beantwortung diagnostischer Fragestellungen, die sich auf bestimmte Störungsbilder oder die einzelnen sprachlichen Ebenen beziehen, werden in den einzelnen Kapiteln gesondert dargestellt.

3.1 Grundlagen

3.1.1 Messung von Eigenschaften

Indirekte Messungen

Psychische Eigenschaften, zu denen auch sprachliche Fähigkeiten gehören, lassen sich nicht direkt messen, sondern werden indirekt erfasst. Dabei werden bestimmten Merkmalsausprägungen Wertausprägungen zugeordnet. Dies kann im Rahmen von Beobachtungen, Testverfahren oder auch bei Befragungsmethoden (z. B. Interviews) der Fall sein. Die in einem diagnostischen Prozess vorgenommenen Messungen erfolgen dabei auf unterschiedlichen Skalenniveaus, deren Kenntnis wichtig ist, um Ergebnisse angemessen interpretieren zu können.

Skalenniveaus

Nominalskala: Werden Merkmale anhand einer Nominalskala gemessen, so handelt es sich um Daten, die in keine natürliche Reihenfolge gebracht werden können. Hierbei lässt sich lediglich feststellen, ob zwei Einheiten die gleiche Merkmalsausprägung aufweisen (z. B. Geschlecht „männlich“ oder „weiblich“; Redeunflüssigkeit „vorhanden“ oder „nicht vorhanden“; Kind wächst mehrsprachig auf „ja“ oder „nein“). Als Maß der zentralen Tendenz lässt sich der Modalwert (häufigster Wert) ermitteln.

Ordinalskala/Rangskala: Ordinalskalierte Daten hingegen lassen sich hierarchisch ordnen, allerdings sind die Abstände zwischen den einzelnen Werten nicht quantifizierbar. Die Daten lassen sich jedoch anhand der Relationen „größer/kleiner" ordnen. Das Maß der zentralen Tendenz ordinalskalierter Daten ist der Median. Beispiele für diese Skala sind Schulnoten, Ratings von z. B. sprachlichen Verhaltensweisen („Kind hält Blickkontakt" mit den Ausprägungen „nie" „selten" „meistens" „immer") oder auch Prozentränge, die in normierten Testverfahren angegeben werden.

Intervallskala: Bei intervallskalierten Daten findet man über das ordinalskalierte Niveau hinaus nicht nur die „größer/kleiner"-Relation, sondern auch die Gleichheit von Differenzen zwischen den Messwerten. Somit lässt sich für diese Werte als Maß der zentralen Tendenz das arithmetische Mittel (mathematischer Durchschnitt) berechnen, beispielsweise für Intelligenzquotienten oder T-Werte von (Sprach-)Testverfahren.

Verhältnisskala: Über die intervallskalierten Daten hinausgehend weisen verhältnisskalierte Daten nicht nur die Gleichheit von Differenzen, sondern auch die Gleichheit von Verhältnissen auf. Die Verhältnisskala hat einen natürlichen Nullpunkt. Das wiederum ermittelbare arithmetische Mittel kommt so beispielsweise für Längen- oder Gewichtsmaße zum Einsatz (Hesse/Latzko 2017, 69).

3.1.2 Normorientierung – Normierung

Bezugsnormen

„Diagnostizieren heißt Vergleichen" (Kany/Schöler 2009, 49). Im Rahmen einer jeden Diagnostik erfolgen Vergleiche auf unterschiedlichen Ebenen. Für die Interpretation der gewonnenen diagnostischen Informationen ist dabei immer eine Orientierung an Normen notwendig. Diese „Bezugsnormen" erlauben z. B. die Einordnung einer gemessenen Fähigkeit als über- oder unterdurchschnittlich, das Einstufen eines bestimmten beobachteten Verhaltens als altersgerecht oder nicht altersgerecht, die Beurteilung eines Lernfortschritts eines Kindes in einem bestimmten Bereich oder Aussagen über das Erreichen eines definierten Ziels. Dabei geht es zunächst nicht um die Bewertung eines bestimmten Verhaltens (was der Alltagsbegriff von Norm oder Normalität nahelegen könnte), sondern um eine möglichst neutrale Zustandsbeschreibung.

Folgende drei Gruppen von Bezugsnormen können unterschieden werden:

- Soziale Bezugsnorm
- Kriteriale/sachliche Bezugsnorm
- Individuelle Bezugsnorm

Erfolgt ein Vergleich mit einer **sozialen Bezugsnorm** wird das Ergebnis des Einzelfalls (also des zu begutachtenden Kindes) in Relation zu einer bestimmten Bezugsgruppe gesetzt. Je nach Fragestellung oder Verfahren ist dies z. B. die Gruppe aller fünfjährigen Kinder oder die Gruppe aller Drittklässler.

Die **kriteriale Norm** bezieht sich auf den Vergleich eines individuellen Ergebnisses mit einem von außen gesetzten Kriterium. Dies wäre z. B. im schulischen Kontext ein bestimmtes, definiertes Lernziel oder ein bestimmtes Sprachniveau, das eine Person erreichen muss, um z. B. zu einer Ausbildung zugelassen zu werden.

Die **individuelle Bezugsnorm** vergleicht die Leistungen einer Person mit den früheren Leistungen derselben Person. Im Rahmen einer Verlaufsdiagnostik (innerhalb eines therapeutischen Vorgehens) wäre dies z. B. der Vergleich mit bestimmten morphologischen Leistungen zu einem oder mehreren Zeitpunkten vor Beginn und während der Therapie.

Das Bereitstellen geeigneter Normen ist nicht immer einfach und bleibt in manchen Bereichen eine große Herausforderung. So ist es z. B. immer wieder Gegenstand von Diskussionen, welche Bezugsgruppen geeignete soziale Vergleichsgruppen für mehrsprachige Kinder sind.

Im Rahmen der Diagnostik ist es abhängig von der Fragestellung, welche Bezugsnorm verwendet wird. Es kann auch sinnvoll sein, unterschiedliche Normen anzuwenden und diese Vergleiche dann entsprechend zu interpretieren. So ist beispielsweise eine alleinige Fokussierung auf eine individuelle Bezugsnorm ohne den Bezug zur sozialen Norm an irgendeiner Stelle des diagnostischen Prozesses wenig zielführend.

Normorientierung von Verfahren

Um die Einordnung des Ergebnisses eines Testverfahrens oder auch eines Beobachtungsverfahrens vorzunehmen, ist eine sogenannte Normierung des Verfahrens notwendig. Dabei wird ein individuelles Testergebnis mit denen einer sozialen Bezugsgruppe verglichen. Benennt ein Kind beispielsweise in einem aktiven Wortschatztest 35 von 60 Wörtern richtig, sagt dieser sogenannte Rohwert allein nichts aus. Bei einem dreijährigen Kind könnte dieser Wert z. B. auf ein überdurchschnittliches Ergebnis hindeuten, während er bei einem vierjährigen gerade noch als altersgerecht einzustufen wäre. Die Rohwerte müssen also in Werte transformiert werden, die eine Einordnung des individuellen Testergebnisses in Bezug auf eine Vergleichsgruppe (z. B. die Gruppe der vierjährigen Kinder) ermöglichen. Damit werden auch Vergleiche von Testergebnissen unterschiedlicher Testverfahren oder einzelner Untertests möglich.

Um solche Vergleichswerte zu erhalten, wird ein Verfahren (das zunächst den im nächsten Abschnitt beschriebenen Gütekriterien genügen muss) normiert. In den meisten Fällen bedeutet dies, dass die Aufgaben (sog. „Items“) eines Tests einer repräsentativen Gruppe (z. B. von dreijährigen Kindern) vorgelegt werden. Stellt man die erzielten Ergebnisse dieser Gruppe von Kindern als Häufigkeitsverteilung dar, summiert man also auf, welche Rohwerte wie oft von den Kindern erzielt wurden, ähnelt diese Verteilung für die Messung unterschiedlicher (sprachlicher) Merkmale einer sogenannten „Normalverteilung“.

Normalverteilung

Diese ist dadurch gekennzeichnet, dass sich die meisten Werte um einen Mittelwert herum verteilen. Der mittlere Wert kommt dabei am häufigsten vor. Etwa zwei Drittel aller erzielten Werte liegen innerhalb einer Standardabweichung (engl. standard deviation, SD) um den Mittelwert herum. In Abbildung 4 wird dies deutlich: 68 % der Messwerte befinden sich in diesem Bereich, der deshalb auch als engerer *Durchschnittsbereich* bezeichnet wird. Werte oberhalb der Grenze von einer Standardabweichung werden als überdurchschnittlich, Werte unterhalb als unterdurchschnittlich beschrieben. Liegt ein Kind mit seiner erzielten Leistung beispielsweise in einem Wortschatztest eine Standardabweichung unterhalb des Mittelwertes, so bedeutet dies, dass 16 % aller Kinder der Normgruppe (z. B. der vierjährigen Kinder) schlechter als dieses Kind, insgesamt 84 % aller Kinder besser als das Kind abschneiden. Liegt der Wert eines Kindes zwei Standardabweichungen unter dem Durchschnitt, so sind nur noch 2 % aller Kinder schlechter beim Bewältigen der Anforderungen des jeweiligen Tests.

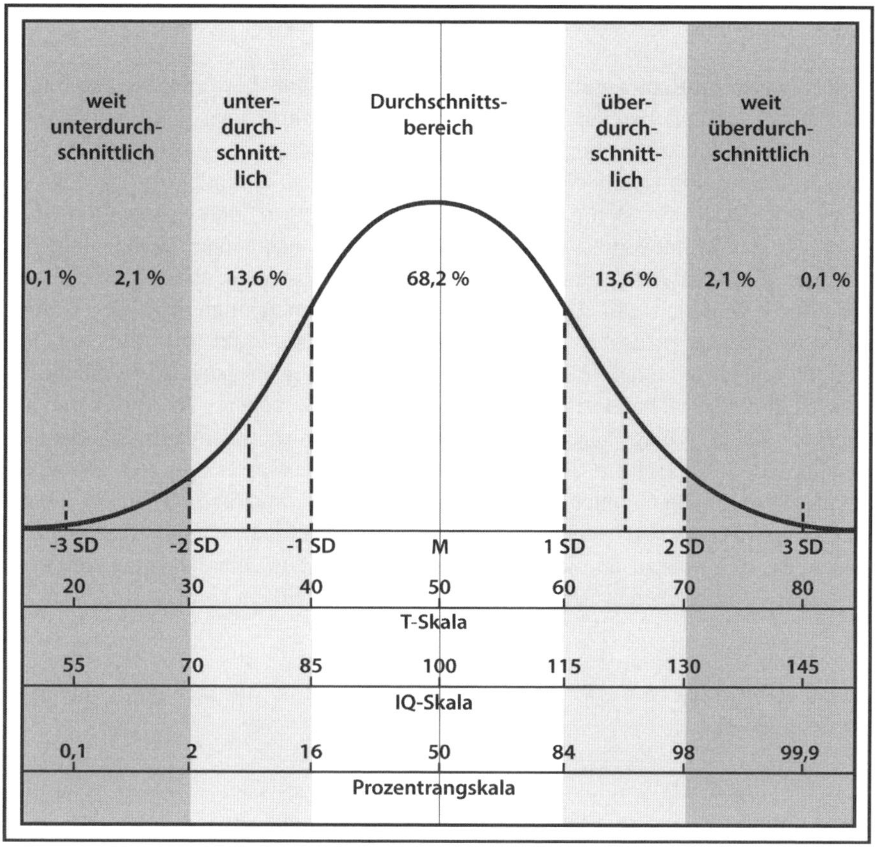

Abb. 4: Normalverteilung

Normskalen

Um die Leistung eines Kindes in einem Test beschreiben und einordnen zu können, werden die Rohwerte anhand von Tabellen im Manual eines Testverfahrens oder mit Hilfe eines Auswertungsprogramms in allgemein gebräuchliche Normwerte umgewandelt. Die gebräuchlichsten Normskalen sind die T-Wert-Skala (mit einem Mittelwert von 50 und einer Standardabweichung von 10) sowie die IQ-Skala (mit einem Mittelwert von 100 und einer Standardabweichung von 15). Diese Normwerte können bei Bedarf (wenn z. B. das Ergebnis eines Sprachtests mit dem eines Intelligenztests verglichen werden soll) problemlos ineinander überführt werden. In Bezug auf die T-Wert-Skala bedeutet beispielsweise ein Wert von 60, dass dieser eine Standardabweichung oberhalb des Mittelwertes liegt und nur noch ca. 16 % der Kinder der Vergleichsgruppe noch bessere Werte erzielen. Für eine Einordnung dahingehend, welcher Prozentsatz der Kinder in einem speziellen Test besser oder schlechter als das individuelle Kind abschneidet, können außerdem Prozentränge genutzt werden: ein Prozentrang von 7 bedeutet dabei, dass 7 % der Kinder schlechter als dieses, bzw. 93 % der Kinder der Bezugsgruppe die Anforderungen des jeweiligen Tests besser bewältigen konnten. Entspricht die Verteilung der Testwerte in der Normierungsstichprobe keiner Normalverteilung, können ausschließlich Prozentränge angegeben werden.

Welche Werte im Rahmen einer Diagnostik als „auffällig“ bewertet werden, ist abhängig von Definitionen für bestimmte Störungen, immer aber das Ergebnis von sozialen Übereinkünften. Im Rahmen einer medizinischen Diagnostik werden beispielsweise nur sehr seltene Werte als auffällig gewertet – befindet sich die Körpergröße eines Kindes z. B. im Bereich von mehr als zwei Standardabweichungen unterhalb des Mittelwertes, würde dies als ernst zu nehmende Abweichung bezeichnet. Viele Testverfahren im Rahmen der Sprachdiagnostik sprechen schon von auffälligen Werten, wenn diese eine Standardabweichung unterhalb des Durchschnittswertes liegen. Dabei sollte man sich allerdings gewahr sein, dass dies auf 16 % und damit auf einen relativ großen Anteil aller Kinder zutrifft. Die diagnostische Leitlinie zur Diagnostik von umschriebenen Sprachentwicklungsstörungen (AWMF 2011) schlägt ein Abweichungskriterium von eineinhalb Standardabweichungen vor: Liegt die Leistung in einem Sprachtest unterhalb von eineinhalb Standardabweichungen unter dem Mittelwert (also z. B. unterhalb von einem T-Wert von 35) spricht man von bedeutsam abweichenden sprachlichen Minderleistungen in diesem Bereich, was zusammen mit anderen Ein- und Ausschlusskriterien zur Diagnose einer umschriebenen Sprachentwicklungsstörung führen kann (s. Kap. 4).

Die Rekrutierung einer geeigneten Normierungsgruppe sowie das Bereitstellen entsprechender Normwerte ist nicht banal und stellt oftmals große Herausforderungen dar:

Normen sind nichts Unumstößliches, sie sind z. B. **gesellschaftlichen Veränderungen** unterworfen. Sich verändernde Lebensgewohnheiten von Menschen, beispielsweise Leseverhalten im Zusammenhang mit elektronischen Medien, ein gestiegener Lebensstandard etc. können zu einer Veränderung der mittleren sprachlichen Leistungen der Bezugsgruppe führen. Was vor 10 Jahren im statistischen Sinne „normal“ war, könnte heute als leicht auffällig gelten. Im sprachlichen Bereich sind Syntax, Morphologie oder Phonologie weniger Schwankungen unterworfen als Wortschatz oder bestimmte pragmatische Fähigkeiten. In der Konsequenz bedeutet dies, das Testverfahren immer wieder neu normiert werden müssen bzw. die Gültigkeit der bestehenden Normen überprüft werden muss.

Normgruppen müssen ausreichend **groß** und **repräsentativ** sein (keine spezielle soziale Auswahl, keine ausschließlich regionale Sprechergruppe, etc.).

Normen für mehrsprachig aufwachsende Kinder

Eine besondere Herausforderung an die Auswahl geeigneter Normierungsgruppen stellt **Mehrsprachigkeit** dar. Es wurde und wird viel darüber diskutiert, welche Bezugsgruppe hier angemessen wäre (Rinker/Sachse 2009). Derzeit zur Verfügung stehende Testverfahren gehen sehr unterschiedlich mit dem Phänomen Mehrsprachigkeit um: So argumentiert Petermann (2016) im SET 3–5, dass ein bestimmter Prozentsatz (bis zu 30 %) der Kinder in Deutschland derzeit mit mehr als einer Sprache aufwächst und deshalb dieser Fall als „normal" zu betrachten ist. Dementsprechend sind mehrsprachige Kinder in der Normierungsgruppe enthalten. Andere Verfahren stellen Normen ausschließlich für einsprachig deutsche Kinder dar. Dies erlaubt den Vergleich der Leistung und v. a. der Leistungsentwicklung eines mehrsprachigen Kindes im Vergleich zu monolingual deutsch aufwachsenden Kindern. Wiederum andere Verfahren versuchen Normwerte speziell für die Gruppe der mehrsprachigen Kinder zur Verfügung zu stellen. Dabei soll die Leistung eines Kindes verglichen werden mit einer Gruppe von Kindern, die z. B. seit einem ähnlich langen Zeitraum Kontakt mit der deutschen Sprache hatte. Streng genommen müssten dann aber Normwerte für alle Sprechergruppen und alle Konstellationen von Mehrsprachigkeit aufgestellt werden. Insgesamt erfordert Sprachdiagnostik mit mehrsprachigen Kindern demnach einen sehr reflektierten Umgang mit möglichen Vergleichsgruppen und der Interpretation der Normwerte im Einzelfall. Ausführliche Überlegungen dazu finden sich in Kap. 11.

3.1.3 Gütekriterien

Eine indirekte Messung von Eigenschaften, im vorliegenden Fall also die Messung sprachlicher Leistungen, gelingt nur, wenn ein Verfahren bestimmten Kriterien, den sogenannten „Gütekriterien" genügt. Man unterscheidet die Hauptgütekriterien Objektivität, Reliabilität und Validität sowie Nebengütekriterien wie Ökonomie, Testfairness oder die Normierung.

Objektivität

Die Objektivität eines Testverfahrens beschreibt die Unabhängigkeit eines Testergebnisses vom Testleiter und äußeren Umgebungsbedingungen. Diese Unabhängigkeit vom Beobachter bezieht sich auf verschiedene Bereiche – die Durchführung, die Auswertung und die Interpretation. Berichtet werden sollte die Durchführungsobjektivität, die über eine exakte Beschreibung der Testdurchführung (u. a. genaue, eindeutige Formulierung der Aufgabenstellung, Angabe erlaubter Nachfragen) erreicht wird. Zum anderen ist die Auswertungsobjektivität sicherzustellen. Dafür ist beispielsweise bei einem Wortschatztest sehr detailliert anzugeben, welche Antworten des Kindes auf welche Art und Weise zu werten sind (wenn z. B. Synonyme für Wörter genannt werden). Die Auswertungsobjektivität kann auch berechnet werden, indem beispielsweise unterschiedliche Personen Testprotokolle einer Stichprobe auswerten und mit einem statistischen Maß der Grad der Übereinstimmung zwischen den beiden Auswertern ermittelt wird. Für die Interpretationsobjektivität sollte ein Test angeben, ab welchen Testwerten bspw. von einer sprachlichen Auffälligkeit oder Störung auszugehen ist.

Damit soll sichergestellt werden, dass unterschiedliche Diagnostiker das gleiche Testergebnis auch in gleicher Weise werten und interpretieren.

Reliabilität Die Reliabilität eines Verfahrens bezieht sich auf dessen Zuverlässigkeit. Ein hoch reliabler Test würde ein und dieselbe Leistung (z. B. die grammatischen Fähigkeiten eines speziellen Kindes) an zwei aufeinander folgenden Tagen exakt gleich quantifizieren. Reliabilität beschreibt also, inwieweit es gelingt, die zu messende Eigenschaft stabil und z. B. unabhängig von der jeweiligen Tagesform etc. zu messen. Obwohl ein gewisser Messfehler bei der Erfassung sprachlicher Fähigkeiten (wie auch aller anderen psychischen Funktionen) nicht zu vermeiden ist, ist eine möglichst hohe Reliabilität für ein Messverfahren unabdingbar und Voraussetzung für dessen Validität. Als Maßzahl für die Reliabilität dient im statistischen Sinn eine Korrelation, die sich zwischen 0 und 1 bewegen kann, wobei eine Reliabilität von 1 eine (nicht zu erreichende) perfekte Zuverlässigkeit wäre.

Man unterscheidet unterschiedliche Formen zum Nachweis der Reliabilität:

Retest-Reliabilität: Dafür wird der statistische Zusammenhang (Korrelation) zwischen zwei aufeinander folgenden Messungen mit dem gleichen Verfahren bestimmt.
Paralleltest-Reliabilität: Hierfür werden aus einem Pool von insgesamt geeigneten Testaufgaben zwei vergleichbare Testversionen zusammengestellt und der identischen Stichprobe zur Bearbeitung gegeben. Anhand der Übereinstimmung der Testergebnisse lässt sich der Reliabilitätskoeffizient berechnen.
Split-Half-Reliabilität: In diesem Fall werden nicht unterschiedliche Testversionen erstellt, sondern das Verfahren (z. B. die 70 Items eines Wortschatztests) wird zufällig in zwei Gruppen mit ähnlich schwierigen Aufgaben aufgeteilt. Der statistische Zusammenhang dieser beiden Testhälften entspricht dem Reliabilitätskoeffizienten.
Interne Konsistenz: Zur Ermittlung der internen Konsistenz wird ähnlich vorgegangen wie bei der Ermittlung der Split-Half-Reliabilität. Hierbei wird der Zusammenhang aller möglichen Testhalbierungen ermittelt und häufig über den Alpha-Koeffizienten (Cronbachs Alpha) angegeben.

Konfidenzintervall Dem Umstand, dass die Messung psychischer Eigenschaften niemals perfekt und 100%ig reliabel erfolgen kann, wird dadurch Rechnung getragen, dass ein sog. Konfidenzintervall angegeben wird. Die sich aus der Reliabilität eines Verfahrens ergebenden Konfidenzintervalle beschreiben einen Bereich, innerhalb dessen das „wahre Testergebnis“ einer Person mit hoher Sicherheit liegt. So kann z. B. bei einem erhaltenen T-Wert von 45 nicht mit Sicherheit gesagt werden, dass dies der wahre Wert der Leistung der Person ist, da die Reliabilität des Verfahrens nicht 1 sein wird. Liest man das übliche Konfidenzintervall (95 %-Intervall) ab, kommt man z. B. zu dem Schluss, dass der wahre Wert der Person mit einer Sicherheit von 95 % innerhalb des T-Wert-Bereiches 40 – 50 liegt. Es handelt sich hierbei also mit hoher Sicherheit um einen völlig unauffälligen Wert.

Validität

Unter Validität versteht man die inhaltliche Gültigkeit eines Testverfahrens: Misst der Test das, was er messen will und was er zu messen vorgibt? Werden beispielsweise mit dem Test wirklich grammatische Fähigkeiten und nicht Wortschatzleistungen gemessen? Werden mit den Items eines Fragebogens wirklich pragmatische Fähigkeiten erfasst oder doch eher allgemeine kognitive Leistungen? Kann man mit dem Test wirklich Kinder mit Sprachentwicklungsstörungen identifizieren?

Validität ist das am schwersten nachzuweisende Gütekriterium. Voraussetzung für ein valides Verfahren sind die beiden schon beschriebenen Gütekriterien Objektivität und Reliabilität.

Für die Überprüfung bzw. den Nachweis der Validität eines Verfahrens stehen verschiedene Zugänge zur Verfügung.

Über die **Inhaltsvalidität** wird begründet, warum davon ausgegangen wird, dass die verwendeten Aufgaben auch wirklich das zu messende Konstrukt erfassen. Dies kann beispielsweise über Expertenbefragungen erfolgen.

Für die **Übereinstimmungs- oder Kriteriumsvalidität** wird die Übereinstimmung mit einem sog. „Außenkriterium" überprüft, wobei ein solches Kriterium (auch als „Goldstandard" bezeichnet) im sprachlichen Bereich nur schwer zu finden ist. Es könnte z. B. überprüft werden, ob die Einteilung von Kindern anhand eines Testergebnisses in sprachgestört vs. nicht sprachgestört valide gelingt, indem man die Testeinteilung mit einem gleichzeitig erhobenen Expertenurteil oder auch mit Ergebnissen anderer Testverfahren vergleicht.

Die **Konstruktvalidität** soll verdeutlichen, inwiefern es gelingt, das zu erfassende Merkmal in Übereinstimmung mit bestehenden theoretischen Konstrukten zu erfassen. Dafür wird beispielsweise die Übereinstimmung mit ähnlichen (z. B. anderen sprachlichen Ebenen) und Nichtübereinstimmung mit divergenten Konstrukten (z. B. Aufmerksamkeit) überprüft.

Nebengütekriterien

Neben den Hauptgütekriterien existieren weitere (Neben-)Gütekriterien, welche die Qualität und die Einsatzmöglichkeiten eines Testverfahrens beschreiben.

Die **Testfairness** bezieht sich auf mögliche Benachteiligungen von bestimmten Personengruppen: Werden z. B. Kinder aus einem unteren sozialen Milieu benachteiligt, weil sie mit bestimmten Materialien/Themen weniger vertraut sind?

Die **Kulturfairness** sollte explizit darauf eingehen, ob Personen aufgrund ihrer ethnischen oder soziokulturellen Zugehörigkeit durch die Auswahl und Gestaltung von Items benachteiligt sind.

Auch die **Ökonomie** eines Testverfahrens sollte beachtet werden: Steht die Anwendung eines Testverfahrens in einer angemessenen Relation zur Aussagekraft des Ergebnisses?

Die **Normierung** eines Testverfahrens (Wurden ausreichend große und repräsentative Stichproben herangezogen?) wird ebenfalls als ein wichtiges Nebengütekriterium beschrieben.

Bewertung der Gütekriterien

Die Testmanuale der Diagnostikverfahren müssen über die Gütekriterien eines Testverfahrens Auskunft geben. In Bezug auf die Reliabilität gilt, dass die Koeffizienten über .80 liegen sollten. Für gut überprüfte Intelligenztestverfahren liegen sie oftmals deutlich über .90. In Bezug auf Sprachentwicklungstests sind die Bereiche, die aktive Sprache überprüfen, meist deutlich reliabler als Tests bzw. Untertests, die sich auf das Sprachverständnis beziehen. Das Sprachverständnis ist insgesamt schwerer erfassbar – entweder werden Bildauswahlverfahren benutzt, bei denen die Ratewahrscheinlichkeit relativ hoch ist, oder es werden Manipulationsaufgaben benutzt, deren Bewertung beispielsweise nicht immer eindeutig gelingt.

Zur Abschätzung der Validität werden entweder bestimmte Vorannahmen geprüft (Schneiden z. B. Sprachheilschüler in entsprechenden Untertests schlechter ab? Gibt es erwartbare Entwicklungseffekte?) oder die Übereinstimmungsvalidität wird über Vergleiche zu anderen Sprachtests berichtet. Derzeit finden sich aber weder für einzelne Testverfahren noch für Kombinationen verschiedener Untertests oder Testverfahren Angaben dazu, in welchem Ausmaß das bzw. die Verfahren in der Lage sind, Kinder mit (umschriebenen) Sprachentwicklungsstörungen zu identifizieren (z. B. IQWIG-Bericht; IQWiG 2009).

In vielen aktuellen Sprachtests sind die Normierungsstichproben pro Altersgruppe leider sehr klein. Es ist außerdem nicht immer nachvollziehbar, wie die Stichproben rekrutiert wurden und ob sie als annähernd repräsentativ angesehen werden können.

Anwender von psychometrischen Testverfahren sollten sich mit den Grundprinzipien der Testkonstruktion auskennen, um Normwerte angemessen interpretieren zu können, Testverfahren korrekt durchzuführen (und z. B. nicht zu denken, dass man Kindern bei der Lösungssuche helfen müsste) oder verschiedene Testwerte zueinander in Relation setzen zu können.

3.2 Rahmenbedingungen bei der diagnostischen Arbeit mit Kindern

Die diagnostische Arbeit mit Kindern erfordert in einigen Bereichen ein spezifisches Herangehen und Gestalten von Rahmenbedingungen, um zu zuverlässigen Ergebnissen und Aussagen zu kommen (Buschmann/Sachse 2017).

Motivationale Faktoren

Übergreifend ist es entscheidend, Kinder so zu motivieren, dass sie bereit sind, an der diagnostischen Untersuchung, sei es im freien Gespräch, Spiel oder bei Testverfahren, mitzuwirken. Eine generelle Bereitschaft kann insbesondere bei jüngeren Kindern nicht vorausgesetzt werden. Je jünger die Kinder sind, umso mehr wird es generell und v. a. bei der Bearbeitung von Testverfahren notwendig sein, konkrete Aufgaben zwar streng gemäß der Instruktion durchzuführen, diese aber sehr spielerisch einzubetten. Kleine Belohnungen sind oftmals angebracht und können verwendet werden, um zwischenzeitliche Motivationsabfälle aufzufangen und der mangelnden Frustrationstoleranz von Kindern zu begegnen. Es bleibt eine schwierige Entscheidung von Diagnostikern, die mit viel Fingerspitzengefühl verbunden ist, wann ein Kind bereit ist, sein sprachliches Vermögen zu zeigen und vor allem produktive Teile von Sprachtests zu bearbeiten. Die Arbeit mit Kindern setzt unbedingt Erfahrungen mit der jeweiligen Altersgruppe, mit den unterschiedlichen Störungsbildern und damit assoziierten Phänomenen (z. B. in Bezug auf das Störungsbewusstsein etc.) sowie eine absolute Vertrautheit mit dem diagnostischen Material und dem eigenen Vorgehen voraus.

Rahmenbedingungen

Die diagnostische Arbeit mit Kindern erfordert neben einem hohen fachlichen Wissen und der absolut sicheren Anwendung der eingesetzten Methoden und Verfahren auch spezifische Kenntnisse und Vorerfahrungen mit Kindern der entsprechenden Altersgruppe, um zuverlässige Informationen innerhalb des diagnostischen Prozesses zu erhalten. Einige spezifische Rahmenbedingungen, die zu beachten sind, werden im Folgenden beschrieben:

- Kindgerechte Information über die diagnostische Situation mit kindgerechten Erklärungen: Auch Kindern ist in ausreichendem Ausmaß altersentsprechend zu erklären, warum die diagnostische Untersuchung stattfindet und was diese beinhalten wird.
- Raumgestaltung: Besonders bei jungen Kindern ist darauf zu achten, dass der Untersuchungsraum ansprechend, aber wenig ablenkend gestaltet ist. Störquellen wie Telefone, laute Geräusche vor dem Untersuchungsraum etc. sind unbedingt zu vermeiden.
- Zeitpunkt der Untersuchung: Die diagnostische Untersuchung sollte zu einem Zeitpunkt stattfinden, an dem sich das Kind wohlfühlt und zu dem es ausgeruht und nicht hungrig ist. In vielen Fällen ist ein Zeitpunkt am Vormittag deutlich günstiger als z. B. nach einem langen Schultag am Nachmittag. Pausen sollten dann eingelegt werden, wenn das Kind diese braucht.
- Rückmeldungen über Aufgabenkorrektheit bei Testverfahren: Bei den meisten Testverfahren sind Rückmeldungen so zu gestalten, dass nicht klar erkennbar ist, ob es sich um eine richtige oder falsche Lösung handelt. Es ist oft notwendig und angebracht, unabhängig von einer konkreten Aufgabe und deren Korrektheit zwischendurch zu motivieren und zu loben, z. B. „Du machst super mit“, „Das klappt prima“.
- Ab- bzw. Anwesenheit von Bezugspersonen: Bei kleineren Kindern (unter drei Jahren) kann es notwendig sein, dass eine Bezugsperson mit im Raum ist. In diesen Fällen muss die Bezugsperson gut über den Ablauf und die Vorgehensweise informiert werden. Sie sollte sich passiv und ruhig verhalten, möglichst nicht eingreifen und keine Instruktionen umformulieren. Es ist sinnvoll, die Bezugspersonen darüber aufzuklären, dass es völlig normal ist, dass ein Kind nicht alle Aufgaben lösen kann.
- Sitzposition: Eine standardisierte Testsituation lässt sich am besten herstellen, indem eine Sitzposition über Eck an einem Tisch eingenommen wird. Bei kleinen Kindern ist auf eine angemessene Sitzhöhe zu achten, gegebenenfalls ist

ein Kinderstuhl notwendig. Nicht benötigtes Untersuchungsmaterial sollte außerhalb der Sicht- und Reichweite des Kindes platziert werden.
- Aufzeichnung der Sprachdaten: In vielen Fällen ist eine Aufzeichnung der (produktiven) sprachlichen Äußerungen und Reaktionen per Audio und/oder Video sehr sinnvoll bzw. notwendig.

3.3 Befragung

Die Methode der Befragung hat im Bereich der (Sprach-)Diagnostik einen hohen Stellenwert. Dies betrifft sowohl die Befragung unterschiedlicher Bezugspersonen (u. a. Eltern, Erzieher, Lehrer) als auch des betroffenen Kindes selbst.

Ziele/Inhalte der Befragung

Befragungen erfolgen mit unterschiedlichen Zielstellungen. Man unterscheidet zwischen der Anamnese als Darstellung der „Vorgeschichte" einschließlich der Darstellung der aktuellen Situation (Aktualanamnese) und Explorationsgesprächen mit dem Kind oder mit den Eltern/Bezugspersonen. So kann das Ziel erreicht werden, sich ein umfassenderes Bild vom Kind und seiner Lebenswelt, den involvierten Bezugspersonen und den aktuellen Kontextbedingungen zu machen (Hesse/Latzko 2017). Daneben spielen für bestimmte Bereiche und Störungsbilder Befragungen in Form von Interviews zur Diagnosestellung eine Rolle.

Zu Beginn des diagnostischen Prozesses werden im Rahmen des Anamnesegespräches retrospektive Informationen über die Entwicklungsgeschichte des Kindes als Grundlage der diagnostischen Arbeit erhoben. Auf ihrer Basis werden oft erst konkrete diagnostische Fragestellungen abgeleitet und Hypothesen aufgestellt, die es dann zu überprüfen gilt (Hesse/Latzko 2017). Neben diesen wichtigen anamnestischen Informationen (siehe auch unten) können im weiteren Verlauf der Diagnostik gezielt Bezugspersonen des Kindes unter einer entsprechenden Zielstellung befragt werden. Dies kann das (sprachliche) Verhalten in unterschiedlichen Situationen und Kontexten betreffen. So ist es beispielsweise wichtig, das Interaktionsverhalten eines Kindes auch bezüglich der Peer-Interaktion einzuschätzen, was in der therapeutischen Praxis nicht immer über Beobachtung (z. B. in Kita oder Schule) erfasst werden kann. Die zu untersuchenden Kinder selbst werden zum einen je nach Alter im Hinblick auf ihre eigene Sicht auf die Symptomatik befragt, zum anderen steht die Exploration der Lebenswelt und Lebenssituation des Kindes im Fokus.

Befragungsformen

Je nach Strukturierungsgrad lassen sich verschiedene diagnostische Gesprächsformen unterscheiden:

- freie Explorationsgespräche
- Befragungen anhand von Leitfäden
- Interviews

Insgesamt gilt es Regeln der Gesprächsführung zu beachten und für eine Atmosphäre zu sorgen, in der die Gesprächspartner (Kind oder Bezugspersonen) bereit sind, über sich und das Kind Auskunft zu geben. Da im Rahmen von Befragungen oft viele und ganz spezifische Informationen zu verschiedenen Punkten eingeholt werden müssen, gilt es insbesondere angepasst an den Inhaltsbereich unterschiedliche Fragetechniken zu beachten. Offene Fragen sind oft sinnvoller als geschlossene und führen zu einem größeren Informationsgewinn, Auswahlfragen/Alternativfragen können für bestimmte Kontexte sehr sinnvoll sein, etc. Generell vermieden werden sollten beispielsweise Suggestivfragen (Walther et al. 2010).

Um nicht wichtige Informationen zu vergessen und Befragungen zu strukturieren, bietet sich der Einsatz von Leitfäden an. Gerade im anamnestischen Bereich liegen dafür Bögen mit unterschiedlichen Zielsetzungen vor (siehe unten).

Eine eigenständige Befragungsform stellen Interviews dar. Diese können entweder halb oder voll strukturiert sein und dazu dienen, sehr systematisch z. B. Symptome oder Einschränkungen im Alltag des Kindes abzufragen und in den Blick zu nehmen. Dies ist v. a. bei Störungsbildern sinnvoll, bei denen entsprechende Verhaltensweisen nicht immer direkt im Untersuchungskontext zu beobachten sind:

- Das Pragmatische Profil: Analyse kommunikativer Fähigkeiten über ein strukturiertes Interview (Dohmen et al. 2009)
- Kinder-DIPS Diagnostisches Interview bei psychischen Störungen, Unterkapitel zu selektivem Mutismus (Schneider et al. 2008)
- ADI-R, Diagnostisches Interview für Autismus (Bölte et al. 2006)

Bei allen Formen der Befragung verbleibt das Problem, dass sich die Befragten oft nicht mehr genau an weiter zurückliegende Ereignisse erinnern (z. B. „Wann hat das Kind begonnen, Zweiwortsätze zu produzieren?“) und dass Untersucher meist nur etwas über die Dinge erfahren, die explizit erfragt werden, während andere Aspekte vergessen werden können (Kany/Schöler 2009).

Anamnese als Basis diagnostischen Vorgehens

Am Beginn eines diagnostischen Prozesses steht i. d. R. die Erfassung anamnestischer Daten. Die Anamnese als Datensammlung der Vorgeschichte/Biographie *(griech. anamnesis = Erinnerung)* beinhaltet dabei aber auch die aktuelle Situation und Symptomatik des Kindes und seines Lebensumfelds.

Von Suchodoletz (2013) benennt wichtige Bereiche der Anamnese, beispielsweise die bestehenden Sprachauffälligkeiten und die störungsspezifische Entwicklungsgeschichte, begleitende Auffälligkeiten und Störungen, Stärken und Schwächen in anderen Entwicklungsbereichen, familiäre Vorbelastungen, ätiologische Faktoren (Hörstörungen oder andere Entwicklungsauffälligkeiten) sowie familiäre Entwicklungsbedingungen. Die Berücksichtigung der individuellen Umweltfaktoren (Analyse von extrinsischen Möglichkeiten und Beschränkungen in den Bereichen Kommunikation, Interaktion und Sozialkontakten) bzw. die

Analyse von Aspekten der Partizipation/Teilhabe (in Familie, Kita, Schule, Verein, etc.), wie sie die ICF fordert, macht deutlich, dass die alleinige Erfassung sprachlicher Kompetenzen im sprachdiagnostischen Prozess und für die Interventionsplanung nicht ausreichend sein kann. Im Rahmen bestimmter Fragestellungen sind anamnestische Informationen elementarer Bestandteil der Beantwortung, beispielsweise bei der Abklärung einer evtl. bestehenden Sprachentwicklungsstörung bei mehrsprachigen Kindern (s. Kap. 11.2.1).

Anamnesebögen zur Strukturierung von Vorinformationen

Viele dieser Informationen werden häufig über Anamnesebögen von den Bezugspersonen und/oder dem betroffenen Kind selbst im Vorfeld des ersten Treffens oder direkt beim ersten persönlichen Kontakt erfragt.

Für die Anamnese bei kindlichen Sprachstörungen liegt eine Vielzahl von vorgefertigten Bögen vor, die für die Strukturierung von Anamnesegesprächen oder die schriftliche Anamneseerhebung genutzt werden können.

Allgemeine Anamnesebögen (i. d. R. mit Fokus auf Sprachentwicklungsstörungen):

- Elternfragebogen; IDIS: Soziale und familiäre Situation sowie Entwicklung und Auffälligkeiten; IDIS: Biographische und anamnestische Informationen zur sprachlichen Entwicklung (Schöler 1999)
- Zusammenstellung zu Fragen der Anamnese (Schrey-Dern 2006)
- Explorationsleitfaden für Sprech- und Sprachstörungen (von Suchodoletz 2013)
- Dokumentationsbogen Sprachtherapeutische Anamnese bei Kindern (Korntheuer et al. 2014)

Anamnesebögen liegen auch ausgerichtet für ausgewählte Personengruppen vor, z. B.

- sprachliche Fähigkeiten im Kontext von Mehrsprachigkeit (vgl. Kap. 11.2.1), u. a.:
  - Anamnesebogen für zweisprachige Kinder (Jedik 2006a; 2006b)
  - Mehrsprachen-Kontexte 2.0. Erfassung der Inputbedingungen von mehrsprachig aufwachsenden Kindern (Ritterfeld/Lüke 2013)
  - bei Asbrock et al. (2011a)
  - bei Korntheuer et al. (2014)

Daneben sind Bögen erhältlich, die für die Spezifika einzelner Störungsformen erweitert wurden, z. B.

- Aussprachestörungen: Anamnesefragen bei Aussprachestörungen (Weinrich/Zehner 2017)
- Stottern (Sandrieser/Schneider 2015; Korntheuer et al. 2014)
- Poltern (Sick 2014)
- Hörstörungen (Korntheuer et al. 2014; AUDIVA 2005)
- LRS (Korntheuer et al. 2014)

Nähere Angaben dazu finden Sie in den jeweiligen Kapiteln dieses Bandes.

3.4 Beobachtung

Die professionelle Beobachtung wird als aufmerksames und vor allem zielgerichtetes Wahrnehmen von Merkmalen und Verhaltensweisen verstanden (Kany/Schöler 2007) und stellt eine der grundlegenden Methoden für die Erfassung sprachlicher Fähigkeiten in verschiedenen Kontexten dar. Sie ist damit deutlich von Alltagsbeobachtungen (z. B. „Das Kind spricht schlecht.") abzugrenzen. Eine systematische Beobachtung stellt dabei sicher,

> *„was (und bei mehreren Beobachtern auch von wem) zu beobachten ist, was für die Beobachtung wesentlich ist, ob bzw. in welcher Weise das Beobachtete gedeutet werden darf, wann und wo die Beobachtung stattfindet und wie das Beobachtete zu protokollieren ist" (Bortz/Döring 2006, 263).*

Es wird deutlich, dass der Fokus der Beobachtung unbedingt im Vorfeld festzulegen ist. Hierbei können beispielsweise die folgenden Fragen helfen, eine entsprechende Fokussierung herauszuarbeiten:

- Steht nur das Kind selbst mit seinen sprachlichen Fähigkeiten im Fokus oder auch die Interaktion des Kindes mit seinen Kommunikationspartnern?
- Welche sprachstrukturelle(n) Ebene(n) wird/werden in den Blick genommen?
- Wird die verbale, nonverbale und/oder paraverbale Kommunikation beobachtet?
- Sollen auch nichtsprachliche Aspekte, z. B. im Bereich sozial-emotionale Entwicklung, beobachtet werden?
- Soll der dem Kind angebotene Input durch den Erzieher oder den Lehrer analysiert werden?
- Soll das Feedback bzw. generell die Reaktion auf sprachliche Äußerungen des Kindes im Blickpunkt stehen?

Modellierungsregeln einer Beobachtung

Während der Beobachtung selbst bzw. im Nachgang werden die fokussierten Aspekte dokumentiert. Hierfür liegen sogenannte Modellierungsregeln einer Beobachtung vor, die helfen, das tatsächlich beobachtete Verhalten dekontextualisiert festzuhalten (Bortz/Döring 2006, 262ff.): Zuerst ist dies die bereits thematisierte **Selektion** als Auswahl bestimmter Beobachtungsgegenstände. So werden für die jeweilige Beobachtung relevante von irrelevanten Informationen getrennt.

Durch die **Abstraktion** sollen beobachtete Ereignisse aus ihrem jeweiligen Kontext gelöst werden, was der Reduzierung auf ihre wesentliche Bedeutung entspricht.

Die **Klassifikation** ermöglicht die Kategorisierung von Ereignis- und Merkmalsklassen. Je nach Setting und Zielstellung der Beobachtung bieten sich hier unterschiedliche Kategorien an.

Die Erstellung eines übersichtlichen Gesamtprotokolls dient der **Systematisierung** der erhobenen Daten und damit letztlich der Beantwortung der Forschungsfrage(n).

Als letzter, aber enorm wichtiger Aspekt ist die **Relativierung** zu nennen. Es muss unbedingt darauf hingewiesen werden, dass aus punktuellen Beobachtungsergebnissen keine allgemeingültigen Aussagen getroffen werden können. Anhand des Vorwissens ist das beobachtete Verhalten zu relativieren.

3.4.1 Formen der Beobachtung

Für die Durchführung der Beobachtung selbst werden verschiedene Formen unterschieden, die einen nicht unwesentlichen Einfluss auf das zu erhebende Datenmaterial haben. Die Einteilung dieser Formen orientiert sich dabei vorwiegend an der Frage der Transparenz der Zielstellung der Beobachtung für das Kind selbst und daran, in welcher Form der Beobachter auf die beobachtete Situation Einfluss hat:

Teilnehmende/nicht-teilnehmende Beobachtung: Grundsätzlich ist zwischen einer teilnehmenden und einer nicht-teilnehmenden Beobachtung zu unterscheiden. Bei einer teilnehmenden Beobachtung gestaltet der Beobachtende die jeweilige Situation durch sein Handeln selbst mit. Bei einer nicht-teilnehmenden Beobachtung wird das Verhalten von außen beobachtet.

Das gleichzeitige Beobachten (und Protokollieren) ist mit dem eigentlichen Sinn einer teilnehmenden Beobachtung schwer zu vereinbaren. So kann das Beobachtete i. d. R. erst nach Abschluss der Beobachtung schriftlich festgehalten werden, was die Qualität der Daten schmälern kann (aufgrund von Gedächtnislücken und subjektiven Fehlinterpretationen) (Bortz/Döring 2006).

Häufig ist es schwierig, als teilnehmender Beobachter einerseits im Geschehen integriert zu sein und andererseits den „normalen" Ablauf des Geschehens durch eigene Initiativen und Aktivitäten nicht zu verändern. Diese Mehrfachbelastung von Mitgestaltung und gleichzeitiger Beobachtung und Dokumentation kann ggf. auch zu einer Überforderung führen (Beushausen/Grötzbach 2011). Es muss ebenfalls darauf hingewiesen werden, dass durch den Einfluss eines unbekannten teilnehmenden Beobachters ggf. nur Ausschnitte der Fähigkeiten des Kindes sichtbar werden und damit z. B. bestimmte Fähigkeiten des kommunikativ-pragmatischen Repertoires verborgen bleiben (Sarimski/Möller 1991).

Offene/verdeckte Beobachtung: Im Kontext sprachheilpädagogischer und sprachtherapeutischer Arbeit wird häufig offen beobachtet. Das heißt, dem Kind bzw. auch seinen Interaktionspartnern ist i. d. R. bekannt, dass die sprachlichen/kommunikativen Fähigkeiten in der Beobachtungssituation im Fokus der Beobachtung stehen. Wenn im Bildungskontext (Kita, Schule) eine größere Personengruppe beispielsweise im Freispiel oder in einer Unterrichtsstunde beobachtet wird, ist dies ggf. für das jeweilige Kind nicht so klar ersichtlich (welche Person im Fokus der Beobachtung steht, bleibt hier eher unklar.).

Apparative Beobachtung: Der Einsatz apparativer Hilfen (z. B. Videoaufnahmen) kann die Beobachtung wesentlich erleichtern. Gerade auch für die Beratung von Eltern, Lehrkräften oder pädagogischen Fachkräften kann das dokumentierte Material im Nachgang zur Erläuterung spezifischer Aspekte genutzt werden (z. B. zur Darstellung der Eltern-Kind-Interaktion, der Fachkraft-Kind-Interaktion, der verwendeten Feedback-Methoden der Lehrkraft).

Standardisierte/teilstandardisierte/nicht standardisierte (freie) Beobachtungen: Im Bereich der Sprachdiagnostik werden freie Beobachtungen i. d. R. nicht eingesetzt. Aufgrund des hypothesengeleiteten Vorgehens sollten zuvor Beobachtungsschwerpunkte festgelegt und ggf. die Auswahl eines Beobachtungsdokumentationsinstruments vorgenommen worden sein. Eine standardisierte Beobachtung schreibt genau vor, was zu beobachten ist und wie das Beobachtete protokolliert werden soll (Bortz/Döring 2006). Die ausschließliche Aufmerksamkeit des Beobachters liegt auf dem, in einzelne Elemente zerlegbaren, beobachtbaren Geschehen (Bortz/Döring 2006). Bei einer teilstandardisierten Beobachtung sind einzelne Aspekte in der beschriebenen Form vorstrukturiert, andere Aspekte werden zusätzlich frei beobachtet.

Als Herausforderungen bzw. Probleme bei verschiedenen Beobachtungsformen werden häufig folgende Aspekte genannt:

- Zeigen von sozial erwünschten Verhaltensweisen (bei offener Beobachtung)
- Beeinflussung des sozialen Geschehens durch die beobachtende Person
- Schwierigkeiten beim Zugang zum Feld (in diesem Falle z. B. zu Interaktionssituationen mit den Eltern oder in der Kita)
- Schwierigkeiten bei der Protokollierung, je nach Setting
- Akzeptanz des Beobachters ist entscheidend

Die Notwendigkeit einer möglichst objektiven Beobachtung wurde bereits erläutert. Neben diagnostischen Fehlern, die bei allen Methoden auftreten können, sind für die Beobachtung spezifische Fehler in Form von Verzerrungen beschrieben (Fisseni 2004, 133f.):

- *Überforderte Differenzierungsfähigkeit:* Die Kapazitätsgrenzen der menschlichen Wahrnehmung limitieren die Anzahl gleichzeitig beobachtbarer Verhaltensmerkmale und Personen.
- *Unscharfe Definition:* Der Gegenstand der Beobachtung muss ausreichend definiert sein, um vergleichbare Beobachtungsergebnisse zu erhalten (z. B.: Woran mache ich fest, dass ein Kind gute kommunikative Fähigkeiten zeigt?).
- *Mangelnde Vertrautheit mit dem Beobachtungsgegenstand* (und mit den Möglichkeiten zur Codierung)
- *Mangelnde Vertrautheit mit der Probandengruppe*: Dies bezieht sich in der Sprachdiagnostik beispielsweise auf bestimmte Altersgruppen mit ihren entwicklungstypischen spezifischen Interaktionsformen.

Urteilstendenzen und Beurteilungsfehler

Daneben sind viele „klassische" Urteilstendenzen und Beurteilungsfehler beschrieben, die beobachtetes Verhalten verfälschen können (Hesse/Latzko 2017, 50f.), u. a.:

- Tendenz zur Mitte (Meidung von Extremurteilen)
- Dichotomisierungstendenzen (Neigung zu Extremurteilen)
- Milde- oder Strenge-Effekt (eine prinzipiell zu gute/zu schlechte Beurteilung)
- Einfluss der zeitlichen Abfolge: Reihungs- und rhythmische Schwankungseffekte (strengere Bewertung der zuerst eingeschätzten Probanden; periodische Schwankungen)
- Halo- oder Hofeffekt (von einem Merkmal auf alle schließend; Überstrahlungseffekt)

- Logischer Fehler (Merkmale, die für logisch zusammengehörig betrachtet werden, werden ähnlich bewertet)
- Referenzfehler (Bildung eines voreiligen Urteils, das die Bewertung der Verhaltensweisen beeinflusst)

Weiterhin werden der sogenannte Pygmalion-Effekt („selbst erfüllende Prophezeiung“), Wahrnehmungsfehler (fehlerhaftes Erkennen der Bedeutung), die Ermüdung des Beobachters, eine zu starke Identifikation mit dem Probanden (bei teilnehmender Beobachtung) und die Interaktion Beobachter-Beobachteter als mögliche Fehlerquellen bei der Einschätzung von beobachtetem Verhalten beschrieben.

Das Wissen um diese Beurteilungsfehler ermöglicht ein konstruktives Umgehen mit diesen beim Diagnostizieren und erhöht dadurch die Güte der über die Beobachtung ermittelten Daten.

3.4.2 Beobachtungsverfahren

Für die Strukturierung, Dokumentation und Auswertung der Beobachtung kann auf unterschiedliche Beobachtungsmaterialien (z. B. Beobachtungsbögen, Einschätzskalen) zurückgegriffen werden. Diese sollen im Idealfall dafür sorgen, dass Beobachtungen replizierbar und kommunizierbar sind. Die in Kapitel 3.1.3 beschriebenen Gütekriterien für Testverfahren gelten ebenfalls für Beobachtungen – sie sollen objektiv sowie zuverlässig sein und inhaltlich genau das im Zentrum stehende Sprachverhalten erfassen.

Die zur Verfügung stehenden Diagnostikmaterialien zur Dokumentation und Auswertung von Beobachtungen werden vor allem im Elementarbereich eingesetzt und sind in der Regel für die Hand der frühpädagogischen Fachkraft gedacht. Teilweise weisen diese Materialen dabei auch eine Überschneidung zur Methode der Befragung (vgl. Kap. 3.3) auf, was in einigen Verfahren explizit gewünscht ist (Möller/Spreen-Rauscher 2009). Dabei kommen in den verschiedenen Bundesländern ganz unterschiedliche Verfahren zur Entwicklungsdokumentation zum Einsatz, u. a.:

Beobachtungsbögen für den Elementarbereich

- SISMIK – Sprachverhalten und Interesse an Sprache bei Migrantenkindern in Kindertageseinrichtungen (Ulich/Mayr 2003)
- SELDAK – Sprachentwicklung und Literacy bei deutschsprachig aufwachsenden Kindern (Ulich/Mayr 2006)
- Literacy- und Sprachentwicklung beobachten (bei Kleinkindern) (liseb), (Mayr et al. 2014)
- Leitfragen zur Beschreibung von Sprachkompetenz (Haid/Löffler 2015)
- Begleitende alltagsintegrierte Sprachentwicklungsbeobachtung in Kindertageseinrichtungen (BaSiK) (Zimmer 2014)
- Sprachlerntagebuch (z. B. in Berlin) (Ochsenstein 2017)

- Beobachtungsverfahren mit qualitativ-hermeneutischer Ausrichtung (für einen Überblick Mischo et al. 2011)
- Sprachentwicklung und Literacy bei Kindern im Schulalter (1. bis 4. Klasse) (selsa), (Mayr et al. 2012)
- Kriterien für Unterrichtsbeobachtungen im Bereich Sprache (Reber/Schönauer-Schneider 2014)

Beobachtungsbögen für den Primarbereich

Die Güte dieser Verfahren ist sehr unterschiedlich und nur selten liegen ausreichende Angaben zur Prüfung der Gütekriterien vor. Somit bleibt häufig unklar, wie objektiv die so ermittelten Daten einzuschätzen sind, ob tatsächlich die angegebenen Konstrukte erfasst werden und wie genau dies geschieht.

Zusätzlich werden zur Entwicklungsdokumentation weitere, dialogische Dokumentations- und Beobachtungsverfahren wie Portfolios oder Lerngeschichten genutzt, in denen auf vielfältige Weise immer wieder Produkte der Kinder gesammelt und reflektiert werden, wobei es bei diesen Verfahren zahlreiche Varianten gibt (Mischo et al. 2011; Ulber/Imhof 2014).

Beobachtung als obligatorischer Bestandteil der Diagnostik

Im Rahmen der hier beschriebenen Gesamtdiagnostik einer sprachlichen Auffälligkeit wird zwangsläufig immer eine Beobachtung des sprachlichen Verhaltens durch den Untersucher innerhalb der Gesprächs-, Spiel- und Testsituationen Bestandteil des diagnostischen Prozesses sein. Ob diese Beobachtung mit Hilfe von Beobachtungsrastern, Checklisten oder durch eine ausführliche Betrachtung spontaner sprachlicher Äußerungen erfolgt und welche anderen Beobachtungen (z. B. in schulischen Situationen oder durch andere Bezugspersonen) einfließen werden, ist abhängig von der konkreten Fragestellung. Bestimmte sprachliche Bereiche sind der direkten Beobachtung dabei unmittelbarer zugänglich als andere (z. B. eine Stottersymptomatik vs. Leistungen des Sprachverständnisses).

3.5 Elizitationsverfahren

Im Rahmen des diagnostischen Prozesses ist es notwendig, gezielt und systematisch sprachliche Fähigkeiten und einzelne sprachliche Bereiche zu betrachten und zu bewerten. Im Gegensatz zu Beobachtungen, bei denen nur das eingeschätzt werden kann, was das Kind spontan zeigt, ermöglichen Elizitationsverfahren, dass das Kind ganz bestimmte zu überprüfende sprachliche Fähigkeiten zeigt.

Es lassen sich zwei große Klassen von Verfahren unterscheiden – standardisierte Testverfahren (zu denen auch Screenings gehören) und informelle Testverfahren. Standardisierte und normierte Testverfahren ermöglichen es, die sprachlichen Fähigkeiten einer Person messbar zu machen und im Vergleich zu einer Normstichprobe zu bewerten. Informelle Verfahren dienen dazu, einzelne sprachliche Phänomene im Vergleich zur „fertigen Standardsprache“ zu beurteilen, also z. B. das Vorhandensein einer bestimmten grammatischen Struktur zu untersuchen.

3.5.1 Standardisierte Testverfahren im Bereich Sprache

Psychometrische Testverfahren haben das Ziel, psychische Eigenschaften indirekt messbar zu machen. Sie beinhalten Aufgaben, die sog. Items eines Testverfahrens, die auf einer theoretischen Basis für einen bestimmten Alters- und Inhaltsbereich konzipiert werden. Ein Verfahren muss bestimmten Gütekriterien genügen, um eine Messung zu ermöglichen (Objektivität, Reliabilität und Validität; s. Kap 3.1.3). Ist ein solches Verfahren normiert, kann abgeschätzt werden, ob die Leistungen einer Person von der Norm abweichen und z. B. als auffällig bzw. störungswertig einzustufen sind.

Standardisierte Testverfahren stellen einen wichtigen Baustein im diagnostischen Prozess dar. Von einem Testergebnis allein lässt sich aber z. B. die Diagnose einer (umschriebenen) Sprachentwicklungsstörung nicht stellen.

Im sprachlichen Bereich liegen zum einen umfassende Testverfahren vor, die einen Gesamtüberblick über das sprachliche Vermögen eines Kindes geben sollen – sog. allgemeine Sprachentwicklungstests (s. Kap. 4.7 und 4.8). Zum anderen existieren Verfahren für einzelne sprachliche Bereiche, z. B. ausschließlich für das Verständnis grammatischer Strukturen.

Screenings Eine Untergruppe standardisierter Testverfahren sind Screenings. Diese haben eine eingeengte Zielstellung und sollen möglichst ökonomisch aus einer großen Anzahl von Personen diejenigen herausfiltern, die ein Risiko in sich tragen, eine bestimmte Auffälligkeit/Störung zu haben (engl. to screen = durchleuchten, durchsieben). Anwendungsbereiche finden sich in der Frühdiagnostik (beispielweise im Rahmen von Vorsorgeuntersuchungen, s. Kap. 5.1), als erster Schritt (Verdachtsdiagnose) bei der Diagnostik sprachgestörter Kinder sowie im Rahmen von Einschulungsuntersuchungen.

Die Güte eines Screenings lässt sich darüber bestimmen, wie gut es in der Lage ist, diagnostische Zuordnungen im Sinne von auffällig/unauffällig zu gewährleisten. Wichtige Kennwerte dafür sind die Sensitivität und Spezifität eines Screenings. Sie geben an, welcher Prozentsatz der sprachgestörten bzw. der sprachlich unauffälligen Personen korrekt identifiziert wird.

Die Sensitivität eines Screenings gibt an, wie gut die auffälligen Kinder identifiziert werden. Sie beschreibt den Anteil der testpositiven Personen unter allen „in Wahrheit" auffälligen Personen einer Stichprobe, also den Anteil tatsächlich auffälliger/sprachgestörter Kinder, die durch das Screening auch als sprachgestört eingestuft werden. Demgegenüber beschreibt die **Spezifität**, in welchem Ausmaß (mit welcher Wahrscheinlichkeit) die unauffälligen Kinder auch wirklich als unauffällig klassifiziert werden. Die Abbildung 5 illustriert dies.

Primäres Ziel eines Screenings ist es, alle auffälligen Personen (z. B. Risikokinder) zu identifizieren. Dafür wird eher in Kauf genommen, etwas zu viele Kinder als auffällig zu klassifizieren. Wichtig ist ein ausgewogenes Verhältnis von Sensitivität und Spezifität, das je nach Zielstellung des Screenings zu gestalten ist.

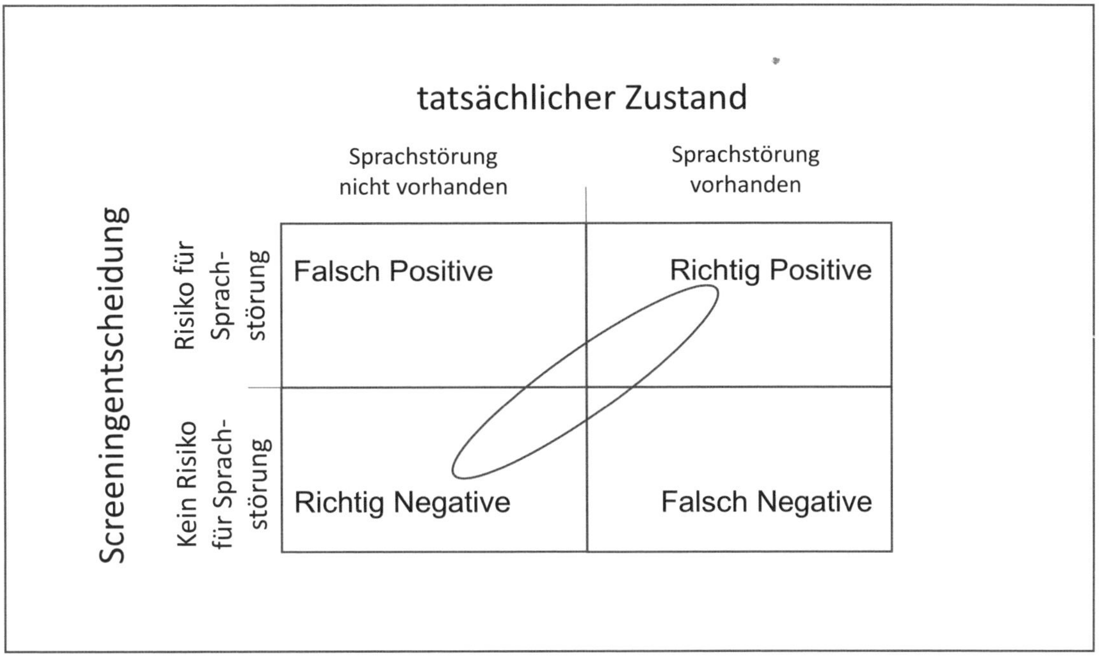

Abb. 5: Vierfeldertafel zur Bestimmung von Sensitivität und Spezifität eines Screenings

3.5.2 Informelle Verfahren

Elizitationsverfahren, die nicht standardisiert und normiert wurden, werden als informelle Verfahren bezeichnet. Mit diesen werden meist spezifische sprachliche Teilleistungen dahingehend betrachtet, ob sie prinzipiell von einer Person gezeigt werden (im Vergleich zur „fertigen Standardsprache“). Auch wenn diese Verfahren teilweise weit verbreitet sind und sich gerade bzgl. der Anwenderfreundlichkeit großer Beliebtheit erfreuen, stehen sie aufgrund unzureichender Prüfung ihrer Güte in der Kritik (Kany/Schöler 2007), da wichtige testkonstruktive Kriterien bezüglich der Güte und statistisch gesicherte Normierungen nicht vorhanden sind (List 2010, 21f.). So sind diese Verfahren von der Expertise der Konstrukteure (und deren Plausibilitäten) für Leistungen im Entwicklungsbereich Sprache und Kommunikation abhängig (List 2010, 21f.). List (2010, 21f.) beschreibt, dass in der Praxis häufig solche informelle Verfahren als Sprachstandserhebungsverfahren im Elementarbereich eingesetzt werden, bei denen zu prüfen bleibt, ob sie z.B. eindeutige Bewertungskriterien sowie Durchführungs- und Auswertungsanweisungen aufweisen.

3.6 Spontansprachanalyse

Ein wichtiger Aspekt sprachtherapeutischer Diagnostik ist die Erhebung von Spontansprachdaten eines Kindes, die in Ergänzung der Erfassung normierter Sprachdaten ihre Berechtigung hat. Auf der Grundlage des Aktenstudiums, des Anamnesegesprächs und der Beobachtung einer Spiel-/Gesprächssituation wird entschieden, ob eine gezielte Untersuchung der Spontansprache durchgeführt werden soll (Schrey-Dern 2006, 42). Hierbei könnten beispielsweise im Zuge einer genaueren Therapieplanung vom Kind bereits in der Spontansprache verwendete sprachliche Strukturen sehr detailliert betrachtet werden. Dabei ist darauf zu achten, dass diese Äußerungen möglichst aus unterschiedlichen Settings stammen und damit repräsentativ für die sprachlichen Fähigkeiten des Kindes sind (Heidtmann 1988). Die Vorgehensweise der Spontansprachanalyse im therapeutischen Kontext unterscheidet sich von der Vorgehensweise einer Spontansprachanalyse in qualitativen Studien im Forschungskontext (Kohler 2016). Dies bezieht sich vor allem auf die Art und Weise der Transkription der Daten und deren Auswertung, wobei hier in der Praxis neben vorgegebenen und durch Erfahrung bewährten Routinen vor allem auch ökonomische Aspekte eine große Rolle spielen (Kohler 2016, 82).

In der Literatur sind häufig Vor- und Nachteile von Spontanspracherhebungen aufgelistet, die diese Form der Datengewinnung der von Testverfahren gegenüberstellen. In der hier vertretenen Argumentation des sowohl-als-auch ist eher zu fragen, welche Methode welche (Qualität von) Daten erfasst und wie diese wiederum interpretiert werden können. Gerade vor dem Hintergrund der angesprochenen ökonomischen Aspekte ist eine vollständig transkribierte sowie fundiert und differenziert ausgewertete Spontansprachprobe in der Praxis eher nur im Einzelfall zu finden. Natürlich wird die Spontansprache des Kindes als obligatorischer Bestandteil der Diagnostik mit eingeschätzt – i. d. R. aber nicht in Form dieser vollständig transkribierten Kommunikationssituationen, sondern über eine ökonomische Dokumentation zentraler Phänomene bezogen auf die einzelnen Sprachebenen (z. B. Reduktion von Mehrfachkonsonanz, korrekte Verbzweitstellung, Genussicherheit) und vor allem kommunikativ-pragmatischer Fähigkeiten und des Interaktionsverhaltens mit den Eltern, dem Diagnostiker und den Peers. Gerade letzteres können Testverfahren nicht ersetzen. Ergänzend sollen an dieser Stelle aber auch die Vorteile und die Nachteile von spontansprachlich erhobenen Daten skizziert werden:

- **Vorteile**, u. a.:
  - **zeitliche Flexibilität:** Für die Erhebung sind keine zeitlichen Vorgaben vorhanden, wie diese für standardisierte Testverfahren relevant sind. Im Gegenteil: Gerade die Erfassung der sprachlichen Fähigkeiten in unterschiedlichen Settings mit unterschiedlichen Interaktionspartnern ist gewünscht!
  - **freie Materialwahl:** Hier können die individuellen Interessen des Kindes Berücksichtigung finden – natürlich an die Zielstellung der Beobachtung geknüpft (Soll zum Beispiel ein Rollenspiel die pragmatischen Fähigkeiten

des Kindes sichtbar werden lassen?). Auf der anderen Seite hat das Material bereits Einfluss auf den Wortschatz der potentiell im Fokus steht.
  - **räumliche Flexibilität:** Auch bzgl. des Ortes besteht für die Erhebung Flexibilität. Allerdings sollte beachtet werden, dass die Erfassung der Spontansprache i. d. R. auch mit einer Audio-Aufnahme verbunden ist und somit entsprechende akustische Gegebenheiten vorherrschen sollten.
  - **hohe ökologische Validität:** Die Spontansprachsituationen sind natürliche Situationen, die keine künstlichen Aufgabenstellungen beinhalten, die so im kindlichen Alltag nicht vorkommen (z. B. Sätze aus vorgegebenen Wörtern bilden). Gerade für den Bereich der Kommunikation-Pragmatik ist dies für die Beurteilung der kindlichen Fähigkeiten unerlässlich (vgl. Kapitel 10).
- **Nachteile**, u. a.:
  - **fehlende Strukturierung:** Die offen gestalteten Interaktionssituationen leben von der natürlichen Kommunikation/Interaktion und sind somit nicht oder nur wenig vorstrukturiert. Somit wird häufig erst nach der Transkription und der sich anschließenden Analyse deutlich, welche Strukturen das Kind im Einzelnen produziert hat – wenn nicht (durch eine zweite Person) parallel schon einzelne Aspekte protokolliert werden.
  - **Ablenkung durch das Material:** Beim Einsatz von Testverfahren wird auf einen anregungsarmen Raum geachtet, in dem bei der Durchführung des Tests nur die aktuell notwendigen Materialien für das Kind sichtbar sein sollen. Bei einer freien Sprachprobe, beispielsweise in einem Spielzimmer einer Kita, können die ggf. vorhandenen vielfältigen Spielmaterialien die Erhebung deutlich erschweren.
  - **Leistungsvergleich mit Gleichaltrigen schwierig:** Die erhobenen individuellen sprachlichen Fähigkeiten des Kindes sind nur schwer mit den Fähigkeiten Gleichaltriger vergleichbar. Anhand von Entwicklungsdaten, die beispielsweise für den Laut- oder Grammatikerwerb vorliegen, können hier Einordnungen vorgenommen werden. Natürlich ist auch der Vergleich mit einer früheren Spontansprachprobe des Kindes möglich (individuelle Bezugsnorm), um Entwicklungen im Rahmen des Therapieprozesses zu dokumentieren (mit den methodischen Einschränkungen der Spontanspracherhebung).

3.6.1 Erhebung der Spontansprachprobe

Die Spontansprachprobe basiert auf einer face-to-face-Kommunikation zwischen zwei oder mehr Kommunikationspartnern, wobei der sprachliche, kommunikative oder handlungsmäßige Verlauf offen bleibt und damit keine bestimmten Verhaltensweisen des Einzelnen vorgegeben sind (Heidtmann 1988, 18). Die Kommunikation ist i. d. R. in Handlungsabläufe eingebunden, wobei auch bestimmte (Spiel-)Materialien zur Verfügung gestellt werden können (Heidtmann 1988, 18).

Schrey-Dern (2006, 43) formuliert die folgenden notwendigen Bedingungen für die Erhebung einer Spontansprachprobe:

- Vertrautheit zwischen den Spiel-/Gesprächspartnern
- Rahmenbedingungen:
  - Festlegung des Themas und der Situation
  - Festlegung des Stimulusmaterials
  - Festlegung der Medien
  - Festlegung der Aufzeichnungsdauer
- Gesprächsverhalten des Untersuchers

Für die Durchführung der Erhebung selbst und die Auswertung werden unterschiedliche Kriterien beschrieben (Schrey-Dern 2006, 25): So erfolgt die Erhebung typischerweise aus pragmatischen Gründen über eine Freispiel- bzw. Gesprächssituation zwischen Diagnostiker und Kind, wobei eine gewisse Vertrautheit zwischen diesen Interaktionspartnern gegeben sein soll (Schrey-Dern 2006, 25). Gerade bei jüngeren Kindern wird argumentiert, dass der Therapeut als Informationspartner nicht ausreicht und die Sprachprobe durch ein Mutter-Kind-Gespräch ergänzt werden sollte (Peuser 2000). Dies entspricht auch der Forderung, das Kind nicht nur in einer Situation zu beobachten. Als Datengrundlage werden insgesamt ca. 100 analysierbare Äußerungen des Kindes transkribiert, wozu ca. 30 bis 45 Minuten Interaktionszeit auszuwerten sind (Peuser 2000), Schrey-Dern (2006) spricht von 30 bis 50 analysierten Äußerungen. Zur Dokumentation dienen Audiodateien oder besser noch Videomitschnitte der Interaktionssituationen. Ein Vorteil dieser Methode ist, dass eine unabhängige nachträgliche Einschätzung der analysierten Merkmale möglich ist. Als Nachteile werden dabei stets der zeitliche Aufwand, vor allem für die nachträgliche Codierung, sowie die potenzielle Möglichkeit, dass sich bestimmte Merkmale nicht zeigen, benannt.

Transkription Für die Verschriftlichung gesprochener Sprache – die Transkription – existieren je nach Fragestellung unterschiedliche Formen/Konventionen. Welche Form ausgewählt wird, ist von der Zielstellung der Sprachanalyse abhängig. Somit lassen sich nach Peuser (2000, 179) theoretisch drei Hauptformen der Transkription unterscheiden: phonetische Transkription, lexikalisch/syntaktische Transkription und pragmatisch-kommunikative Transkription:

- phonetische Transkription: wird i. d. R. mit dem Internationalen Phonetischen Alphabet (IPA) transkribiert
- lexikalisch/syntaktische Transkription: Analyse zu Wortschatz und Satzbau (auf eine lauttreue Wiedergabe kann verzichtet werden), i. d. R. orthographisch verschriftlicht
- pragmatisch-kommunikative Transkription: Erfassung von Phänomenen, die Absichten von Kommunikationspartnern ausdrücken bzw. das Kommunikationsverhalten steuern. Deshalb erfolgt eine möglichst differenzierte Wiedergabe nonverbaler Ereignisse (Peuser 2000, 179f.).

Für bestimmte Zielstellungen der Analyse haben sich Konventionen etabliert, die je nach Disziplin allgemein akzeptiert sind. Beispiele für solche Transkriptionssysteme sind:

- GAT/GAT 2 = Gesprächsanalytisches Transkriptionssystem (Selting 2009; Selting et al. 1998)
- HIAT = halb-interpretative Arbeits-Transkription (Ehlich/Rehbein 1976; Rehbein et al. 2004)
- CHAT = Codes for the Human Analysis of Transcripts (Mac Whinney 2010)

Das detaillierte Transkriptionssystem CHAT (*Codes for the Human Analysis of Transcripts*) wurde als homogenes, standardisiertes Verfahren für die Transliteration kindersprachlicher Daten etabliert (Kauschke 2012). Es ist orthographisch orientiert, wobei die verschriftete Sprache so nah wie möglich an der Aussprache gelassen wird, jedoch ohne phonetische Umschrift (IPA). Die für jede Sprache separat zu entwickelnden Regeln für die Transkription wurden für das Deutsche von Szagun (1999) entwickelt. CHAT wird verwendet im Rahmen der international verbreiteten Plattform CHILDES (*Child Language Data Exchange System*, http://childes.talkbank.org/, 30.09.2017; MacWhinney 2010). Mit dem Ziel der Vereinheitlichung der Transkriptionspraxis der internationalen Spracherwerbsforschung wurde dieses Projekt 1984 ins Leben gerufen (Kauschke 2012).

In der sprachtherapeutischen Praxis wird häufig ein sog. Spaltentranskript verwendet, in dem nummeriert die Äußerungen des Kindes und auch der Kontext (inkl. Untersucheräußerung) notiert werden. Für umfangreichere Transkriptionen (v. a. im Forschungskontext) stehen Programme mit Transkriptionseditoren zur Verfügung, u. a.:

- EXMARaLDA – ein System für das computergestützte Arbeiten mit vorwiegend mündlichen Korpora. Es besteht aus einem Transkriptions- und Annotationseditor (Partitur-Editor) nebst einem Corpus-Manager zum Verwalten von Korpora und einem Such- und Analysewerkzeug (http://www.exmaralda.org)
- MAXQDA – eine Software zur computergestützten qualitativen Daten- und Textanalyse (http://www.maxqda.com)
- f4/f5 – ein für das Transkribieren optimierter Audio-Player mit einfachem Texteditor (https://www.audiotranskription.de/)

3.6.2 Auswertungsmaterialien

Für die Analyse liegen dann verschiedene Instrumente mit unterschiedlichen Zielsetzungen vor. Häufig werden dabei grammatikalische Fähigkeiten eingeschätzt (Mittlere Äußerungslänge – MLU, Verbstellung etc.). Hierfür existieren u. a. folgende Materialien (für eine differenzierte Übersicht sei an dieser Stelle auf Schrey-Dern (2006) verwiesen):

- Grammatik:
  - die Profilanalyse / COPROF (Clahsen 1986)
  - Checkliste diagnostischer Fragen (bei Störungen des Grammatikerwerbs) (Kannengieser 2015)

- Semantik-Lexik:
  - Verfahren zur Analyse semantisch-lexikalischer Fähigkeiten – die Semlexkrit (Glück 2013b)
- Einschätzung verschiedener sprachlicher Ebenen:
  - Aachener Screeningverfahren zur Analyse kindlicher Spontansprache – ASAS (Schrey-Dern 2006). Letzteres bietet auch für andere Fragestellungen Auswertungsschemata an.
  - Checkliste zur Beurteilung der Spontansprache (von Suchodoletz 2013)
  - Profilanalyse (Heilmann 2016)

Für weiterführende Informationen sei auf die folgende Publikation verwiesen:

Dittmar, N. (2009): Transkription: Ein Leitfaden mit Aufgaben für Studenten, Forscher und Laien. VS Verlag für Sozialwissenschaften, Wiesbaden

4 Sprachentwicklungsdiagnostik

Für eine übergreifende Darstellung der sprachlichen Fähigkeiten eines Kindes stehen Überprüfungsverfahren zur Verfügung, die im Sinne einer mehrdimensionalen Sprachdiagnostik unterschiedliche sprachliche Ebenen, Verarbeitungsmodalitäten (z. B. Produktion) sowie Basiskompetenzen (z. B. Sprachgedächtnisleistungen) erfassen.

Grimm/Weinert (2008) benennen Komponenten der Sprache, denen sie jeweils das von einem Sprachbenutzer zu erwerbende Wissen zuordnen: Die *prosodische Kompetenz* referiert auf die suprasegmentale Komponente der Sprache, die *linguistische Kompetenz* auf die Bereiche Phonologie, Morphologie, Syntax, Lexikon und Semantik und die *pragmatische Kompetenz* auf die Sprechakte und den Diskurs (Grimm/Weinert 2008, 503). Welche dieser Aspekte auf welcher Altersstufe in welcher Form diagnostisch relevant sind, hängt mit den bekannten Erwerbsmechanismen des Spracherwerbs und mit der Sprachverarbeitung selbst zusammen. Für ein professionelles diagnostisches Handeln ist dieses Basiswissen über die kindliche Sprachentwicklung und Kenntnisse der Sprachverarbeitungsmechanismen unerlässlich. Die Manuale der diagnostischen Verfahren bieten zwar in der Regel einen Einblick in die Erwerbsmechanismen und -reihenfolgen der im Fokus stehenden Konstrukte. Gerade aber für eine Interpretation der erhobenen Daten sowie für eine Ableitung von (therapeutischen) Konsequenzen ist u. a. dieses Basiswissen notwendig und wichtig. Dies können die Manuale der Verfahren nicht leisten. Hierzu bedarf es einer entsprechenden Expertise in diesem Bereich, die i. d. R. über eine spezifische Ausbildung oder ein einschlägiges Studium nebst Praxisphase erworben wurden (vgl. dazu Kap. 1.2). Für eine fundierte, breite Übersicht zur kindlichen Sprachentwicklung sei an dieser Stelle auf folgende Publikationen verwiesen:

Kannengieser, S. (2015): Sprachentwicklungsstörungen. Grundlagen, Diagnostik und Therapie. 3. Aufl. Elsevier, Urban & Fischer, München

Kauschke, C. (2012): Kindlicher Spracherwerb im Deutschen. Verläufe, Forschungsmethoden, Erklärungsansätze. Germanistische Arbeitshefte Bd. 45. De Gruyter, Berlin

Bei der Zielstellung der diagnostischen Materialien ist zwischen den Verfahren zu unterscheiden, die einen ggf. vorliegenden Interventionsbedarf aufzeigen (quantitative Auswertung) und jenen, die (darüber hinaus) qualitativ Schwerpunkte für eine ggf. angezeigte Intervention bereitstellen.

Nicht nur spezifische Sprachentwicklungstests, sondern auch viele allgemeine Entwicklungstests für das Kindesalter enthalten differenzierte Untertests zur Überprüfung sprachlicher Fähigkeiten (Esser/Petermann 2010 für einen Überblick).

4.1 Klassifikationssysteme

Obwohl die Beeinträchtigung sprachlicher Fähigkeiten sowohl den Bereich des Gesundheitswesens also auch den Bildungssektor berührt (und somit ganz unterschiedliche Fachdisziplinen in Erziehung, Bildung und therapeutische Versorgung der Kinder mit sprachlichem Unterstützungsbedarf involviert sind), fehlt ein interdisziplinäres Klassifikationssystem (Petermann et al. 2016, 48f.). Allein die verschiedenen Termini in Gutachten, Berichten und Dokumentationen des öffentlichen Gesundheitsdiensts, von Schulträgern, Frühförderstellen oder logopädischen Praxen zeugen davon.

In dem breit rezipierten Klassifikationssystem zu Sprachentwicklungsstörungen, das Kauschke (1998) erstmals zusammengestellt hat, wird die Unterscheidung zwischen Spezifischen Sprachentwicklungsstörungen (vgl. Kap. 4.2) und Sprachentwicklungsstörungen im Rahmen von primären Störungsbildern (vgl. Kap. 4.3) dokumentiert.

Die beiden beschriebenen Formen der Sprachenwicklungsstörungen lassen sich als Untergruppe von *Sprachauffälligkeiten im Kindesalter* verstehen, zu denen dann auch u. a. Redeflussstörungen, Kommunikationsstörungen und kindliche Stimmstörungen zählen (Kauschke 1998).

Ein wesentlicher Schritt in Richtung Vereinheitlichung/Standardisierung der Diagnostik von Sprachentwicklungsstörungen ist mit der Verabschiedung einer interdisziplinären Leitlinie zur Diagnostik von Sprachentwicklungsstörungen zu verzeichnen (AWMF 2011). Erstmals ist es hierbei gelungen, über verschiedene Professionen hinweg, die sich mit der Diagnostik von Sprachentwicklungsstörungen befassen, übereinstimmend diagnostische Vorgehensweisen, Methoden und Verfahren zusammenzustellen und konsensual zu verabschieden. Grundlage hierfür ist die Klassifikation der ICD-10 der WHO (DIMDI 2005). Seit der Herausgabe dieser Leitlinie (AWMF 2011) wird für die Spezifischen Sprachentwicklungsstörungen häufiger auch der an die ICD-10 angelehnte Begriff der Umschriebenen Sprachentwicklungsstörungen (USES) verwendet.

ICD-10 und DSM-5 Die ICD-10 *(International Statistical Classification of Diseases and Related Health Problems)* ist das wichtigste und weltweit anerkannte Klassifikationssystem für medizinische Diagnosen, das von der Weltgesundheitsorganisation (WHO) herausgegeben wird. Als weiteres Klassifikationssystem liegt das Diagnosemanual DSM-5 (*Diagnostic and Statistical Manual of Mental Disorders*) der American Psychiatric Association APA (Falkai 2015) vor. In beiden sind auch Sprach(entwicklungs)störungen klassifiziert: ICD-10: Umschriebene Entwicklungsstörungen des Sprechens und der Sprache – im Wesentlichen unterschieden in:

- Artikulationsstörung (F.80.0) [Sigmatismus/Lispeln wird unter Sonstige Entwicklungsstörung des Sprechens und der Sprache klassifiziert – F80.8]
- Expressive Sprachstörung (F80.1)
- Rezeptive Sprachstörung (F80.2)

Die Unterscheidung der ICD-10 in expressive und rezeptive Sprachstörungen wird vom DSM-5 nicht (mehr) klassifiziert. Hier werden unter „Kommunikationsstörungen“ die *Sprachstörung* und die *Artikulationsstörung* gefasst. Damit entspricht der Aufbau der Systematik eher der des bekannten Katalogs in den deutschen Heilmittel-Richtlinien (siehe unten; GBA 2011b).

Sowohl für die aktuelle Version ICD-10 GM 2014 (Dilling et al. 2015), die Sprech- und Sprachentwicklungsstörungen im Kapitel F unter die psychischen Störungen fasst, als auch für das DSM-5 (Falkai 2015), das die Sprach- und Sprechstörungen im entwicklungsneurologischen Kapitel zu den Kommunikationsstörungen einordnet, gilt die differenzialdiagnostische Unterscheidung, dass die hier beschriebenen Sprach- und Sprechstörungen nicht auf Hör- oder andere sensorische, motorische oder neurologische Störungen zurückzuführen sind und nicht besser durch Einschränkungen der geistigen Entwicklung oder durch eine umfassende Entwicklungsstörung erklärt werden können. Für die Abgrenzung des Vorliegens einer USES von einer Sprachentwicklungsstörung im Rahmen einer Primärbeeinträchtigung (SES) müssen somit obligatorisch eine Hörprüfung und weitere medizinische, psychologische und sprachtherapeutisch/logopädische Untersuchungen zur Überprüfung entsprechender Ein- und Ausschlusskriterien erfolgen.

Diagnostische Kriterien der ICD-10

Die an die ICD-10 (Dilling/Freyberger 2014) angelehnten diagnostischen Kriterien für das Vorliegen einer USES (F80.1 und 80.2), die auch der AWMF-Leitlinie zugrunde liegen, sind (AWMF 2011, 50):

1. Unterdurchschnittliche rezeptive/expressive Sprachleistungen in einem standardisierten und normierten Test auf einer oder mehreren sprachlich-kommunikativen Ebenen (1,5 bis 2 Standardabweichungen unterhalb der Altersnorm)
2. Rezeptive/expressive Sprachfähigkeit liegt auch in strukturierter Verhaltensbeobachtung und linguistischer Analyse bedeutsam unterhalb der Fähigkeiten der Altersgruppe
3. Verwendung und Verständnis nonverbaler Kommunikation liegen innerhalb der Altersnorm
4. Normalitätsannahme: keine neurologischen, sensorischen, emotionalen, sozialen oder körperlichen Störungen, die die Sprachproblematik erklären können; keine vorliegende Intelligenzminderung (IQ <85, gemessen mit einem nonverbalen Intelligenztest)

In der ICD-10 (Dilling et al. 2015) wird der Unterschied der kognitiven und sprachlichen Leistungen des betreffenden Kindes zusätzlich durch das „doppelte Diskrepanzkriterium“ definiert, auf das die AWMF-Leitlinie „aus Gründen der praktischen Anwendbarkeit“ (AWMF 2011, 50) verzichtet. Dies meint, dass bei einer USES die sprachlichen Leistungen des Kindes bedeutsam unterhalb des seinem Intelligenzalter angemessenen Niveaus liegen müssen. Die Intelligenz ist zumindest durchschnittlich, gleichzeitig liegen die sprachlichen Leistungen 1 bis 1,5 Standardabweichungen unterhalb des nonverbalen IQ.

In einer Übersicht von Ronniger et al. (2016) wird bezugnehmend auf die ICD-10-Klassifikation eine Vorausschau auf die ICD-11 gegeben.

Vorausschau auf die ICD-11

In dieser werden voraussichtlich folgende Termini verwendet (ICD-10 → ICD-11):

- Artikulationsstörung (F80.0) → Entwicklungsstörung der Sprachlaute
- Expressive Sprachstörung (F80.1) → Sprachentwicklungsstörungen mit vorwiegender Beeinträchtigung der expressiven Sprache
- Rezeptive Sprachstörung (F80.2), Auditive Verarbeitungs- und Wahrnehmungsstörung (F80.20), sonstige rezeptive Sprachstörung (F80.28) → Sprachentwicklungsstörung mit Beeinträchtigung der rezeptiven und expressiven Sprache
- Neu in der ICD-11: Sprachentwicklungsstörung mit vorwiegender Beeinträchtigung der pragmatischen Sprache
- Sonstige Entwicklungsstörung des Sprechens oder der Sprache (F80.8) → sonstige spezifische Entwicklungsstörungen des Sprechens und der Sprache (Ronniger et al. 2016, 138)

Heilmittelkatalog

In der logopädischen/sprachtherapeutischen Praxis kommen aufgrund der Verordnungspraxis häufiger auch die Diagnosegruppen zum Einsatz, die im Heilmittelkatalog des gemeinsamen Bundesauschuss (GBA 2011a; 2011b) beschrieben werden (Petermann et al. 2016). Umschriebene Entwicklungsstörungen des Sprechens und der Sprache werden demnach unter *Maßnahmen der Stimm-, Sprech- und Sprachtherapie* beschrieben (GBA 2011a, 32 bzw. 34):

- SP1 Störungen der Sprache vor Abschluss der Sprachentwicklung (mögliche Form der Sprachentwicklungsstörungen: eingeschränkter Wortschatz; Dysgrammatismus; Störung der Diskrimination, Selektion und Bildung von Sprachlauten; Störungen der auditiven Merkspanne/des auditiven Gedächtnisses; Störungen der Motorik/motorischen Koordination bei Respiration, Phonation und Artikulation)
- SP3 Störungen der Artikulation (mögliche Ausprägung: Störungen in der Laut- und Lautverbindungsbildung; Störung des orofazialen Muskelgleichgewichts; Störung der rezeptiven Diskrimination und der zentralen phonologischen und expressiv phonetischen, motorischen Musterbildung).

4.2 Diagnostik Umschriebener Sprachentwicklungsstörungen (USES/SSES)

Die Verwendung der Termini SSES (Spezifische Sprachentwicklungsstörung) bzw. USES (Umschriebene Störung der Sprachentwicklung) (engl. SLI für Specific Language Impairment) werden neben noch weiteren verwendeten Begriffen als „diagnostic label for children with ‚unexplained language problems‘ (Ebbels 2014, 377) gegenwärtig diskutiert. Argumentiert wird hierbei, dass „[...] research has provided little evidence that supports the continued use of the current definition and the exclusionary criteria" (Reilly et al. 2014, 417). Für eine ausführliche Diskussion siehe auch Bishop (2014) und Bishop et al. (2017).

Da sowohl die entsprechend gültige Diagnostikleitline in Deutschland als auch die aktuelle Version der Klassifikation der WHO (ICD-10) diesen Terminus führen, wird er auch hier noch entsprechend verwendet.

„Spezifische Sprachentwicklungsstörung stellt demnach eine gravierende und überdauernde Beeinträchtigung im Erwerb und der Anwendung linguistischen Wissens dar, ohne dass diese durch geistige Retardierung, Einschränkungen des Hörens, neurologische Schädigung, sozioaffektive Fehlentwicklung oder extreme Milieuumstände zu erklären ist" (Dannenbauer 2007, 292).

Eine umschriebene Sprachentwicklungsstörung – USES (bzw. spezifische Sprachentwicklungsstörung – SSES) wird in der Regel erst im Alter von drei Jahren bzw. später diagnostiziert (Schulz 2007). Das Ziel einer Diagnostik, die bereits vorher ansetzt, ist die möglichst frühzeitige Erfassung von Kindern mit Sprachentwicklungsauffälligkeiten und somit von sogenannten „Risikokindern", um gegebenenfalls möglichst frühzeitig angezeigte Interventionsmaßnahmen durchführen zu können (vgl. Kap. 5).

In Kapitel 4.1 wurden bereits die diagnostischen Kriterien für das Vorliegen einer USES beschrieben, die auch in dem o. g. Zitat von Dannenbauer deutlich werden. Für die Planung und Durchführung einer spezifischen Therapie/Förderung eines Kindes ist die Klassifikation „USES – ja/nein" genauso wenig ausreichend wie der Diagnoseschlüssel „SP1" bzw. „SP3". Dies bedeutet, dass die Erfassung der individuellen Ausprägung der sprachlichen Fähigkeiten des Kindes auf allen sprachlichen Ebenen für eine mögliche Intervention maßgeblich ist (individuelles Sprachprofil) (Kauschke/Siegmüller 2010).

An dieser Stelle sollen diagnostisch relevante Merkmale einer USES/SSES beschrieben werden, die neben den sprachlichen Merkmalen auch weitere Aspekte berühren.

Sprachliche Merkmale

Für die Diagnostik von umschriebenen Sprachentwicklungsstörungen ist zu beachten, dass sich die dominierenden Problembereiche über die Zeit verändern (Glück/Spreer 2015). Weinert (2003, 34) skizziert diesbezüglich:

- 1. Lbj.: vermutlich rhythmisch-prosodische Defizite
- 2./3. Lbj.: verzögerter Wortschatzerwerb (produktiver Wortschatz unter 50 Wörtern)
- 5. bis 7. Lbj: Dominanz grammatischer Probleme
- Schulalter: Rückgang offenkundig falscher Satzmuster; Sprache bleibt einfach und rigide; Probleme beim Leseeinstieg und späteren Leseverständnis

Für eine differenzierte Darstellung sprachlicher Fähigkeiten von Kindern mit spezifischen Sprachentwicklungsstörungen sei auf Leonard (2014a) verwiesen.

Kognitive Fähigkeiten

Laut Klassifikation der ICD-10 werden kognitive Einschränkungen als Ursache für eine USES ausgeschlossen (Dilling/Freyberger 2014, 281). Für diese Einschätzung kommen sprachfreie, nonverbale Intelligenztests zum Einsatz (vgl. Kap. 4.5). Im Rahmen unterschiedlicher Studien bei Kindern mit einer USES wurden gegenüber gleichaltrigen Kontrollkindern im Bereich der nonverbalen Intelligenz trotzdem niedrigere Leistungen erfasst (Redmond et al. 2011; Weismer/Hesketh 1993), die bei Schöler/Spohn (1998) mit „acht IQ-Punkten“ (Schöler/Spohn 1998, 199) konkretisiert wurden. Zudem wurden mit zunehmendem Alter der SSES-Kinder abnehmende Werte („Schereneffekt“) beobachtet (Schöler 1992, Schöler/Spohn 1998, 199). Vor diesem Hintergrund wird die Beibehaltung dieses Kriteriums diskutiert (für eine Diskussion siehe Kany/Schöler 2014a). Die Kausalität, das heißt, inwieweit niedrigere nonverbale Intelligenzleistungen zu Sprachentwicklungsstörungen führen können, ist zum gegenwärtigen Forschungsstand jedoch genau so wenig bewiesen wie die gegenteilige Behauptung, dass die sprachliche Entwicklung zu entsprechenden Unterschieden auch im nonverbalen Intelligenzbereich führte (Schecker et al. 2007, 193).

Auditive Informationsverarbeitung

Die Verschränkung kognitiver und sprachlicher Entwicklung wird besonders im Rahmen der Sprachverarbeitung deutlich. Die Überprüfung der Arbeitsgedächtniskapazität ist deshalb in der Diagnostik von Sprachentwicklungsstörungen und Schriftspracherwerbsstörungen fest verankert. Hierbei wird in der Regel der phonologische Kurzzeitspeicher überprüft, um festzustellen, wie sich das betreffende Kind verbal vorgegebenes Sprachmaterial (Zahlen, Wörter und Sätze) kurzzeitig merken und unmittelbar wiederholen kann (immediate recall). Bei der sprachbezogenen Informationsverarbeitung lassen sich anhand der vorliegenden Studien übereinstimmend deutliche Restriktionen im Bereich des auditiven Gedächtnisses feststellen (für einen Überblick siehe Montgomery 2003). Explizit zu nennen sind dabei die Schwierigkeiten beim Wiederholen von „Nichtwörtern“ (engl. nonword repetition) bzw. „Pseudowörtern“. Hierbei erzielen USES-Kinder signifikant geringere Leistungen als die nach Alter oder Sprachentwicklungsstand parallelisierten Kontrollkinder (für eine Metaanalyse siehe Graf Estes et al. 2007). Nachsprechaufgaben haben sich so in vielen Studien als valider Marker im Bereich der Sprachentwicklungsauffälligkeiten erwiesen (Schöler 1999). Gerade das „Nachsprechen von Sätzen“ wird inzwischen als klinischer Marker für die SSES-Diagnostik verwendet (Stokes et al. 2006) und sogar als „Königsweg für die Diagnostik und Differentialdiagnostik bei Sprachentwicklungsstörungen“ (Schöler/Scheib 2004, 40) bezeichnet. Zur Sicherstellung der Objektivität ist die Vorgabe über den PC bzw. von CD notwendig – Schöler/Brunner (2008) konnten bei der Durchführung des „Heidelberger Auditiven Screenings in der Einschulungsuntersuchung (HASE)“ bei Einschulungsuntersuchungen zeigen, dass die Vorgabe mit und ohne CD statistische Signifikanz erreichte.

Zur Bedeutung der phonologischen Informationsverarbeitung als Vorläufer für den Schriftspracherwerb findet sich eine ausführliche Darstellung in Kap. 14.1.3. In den Tab. 11 bzw. 12 sind alle zur Verfügung stehenden Verfahren zur Überprüfung der phonologischen Informationsverarbeitung beschrieben.

Sozial-emotionales Verhalten

Schwierigkeiten im Bereich des sozial-emotionalen Verhaltens werden bei SSES ebenfalls berichtet (Fujiki et al. 1996; Noterdaeme 2008). Auch in der ICD-10 werden „Störungen im Bereich der zwischenmenschlichen Beziehungen, im emotionalen und im Verhaltensbereich“ (Dilling/Freyberger 2014, 281) als mögliche

Sekundärstörungen von expressiven und rezeptiven Sprachstörungen benannt. Die Befundlage zu den sozial-emotionalen Fähigkeiten von Kindern mit Sprachentwicklungsstörungen ist jedoch sehr divergent. Aktuelle Studien beschreiben neben externalisierenden ebenso internalisierende Verhaltensweisen, wie beispielsweise soziale Unsicherheit und emotionale Auffälligkeiten (für eine Metaanalyse siehe Noterdaeme 2008; Yew/O'Kearney 2013). Für die Gruppe der Kinder mit spezifischen Sprachentwicklungsstörungen konnte beispielsweise belegt werden, dass die sozialen Probleme der Betroffenen im Laufe der Entwicklung ansteigen, eventuelle Verhaltensauffälligkeiten und emotionale Probleme jedoch abnehmen (Conti-Ramsden/Botting 2004; St Clair et al. 2011). „Die Verhaltensprobleme und sozioemotionalen Besonderheiten der Entwicklung von Kindern mit SLI [Spezifischer/Umschriebener Sprachentwicklungsstörung, M. S.] hängen wechselweise zusammen mit Defiziten der sozialen Kompetenzen, die wiederum durch die Einschränkungen kommunikativer Fähigkeiten mit bedingt sind" (Dannenbauer 2004, 288).

Vor diesem Hintergrund ist auch der Einbezug der sozial-emotionalen Fähigkeiten der Kinder häufig angezeigt. Auch hier stehen vielfältige unterschiedliche diagnostische Verfahren zur Verfügung (s. auch Kap. 12.2).

Wie bereits mehrfach erläutert, sind alle Komponenten der ICF/ICF-CY (vgl. u. a. Kap. 1.1) bei der diagnostischen Erfassung zu berücksichtigen. Für weiterführende Informationen siehe Grötzbach et al. (2014), Kölliker-Funk (2009) und Campbell/Skarakis-Doyle (2007).

Genetische Merkmale

Laut Klassifikationen der ICD-10 werden genetische Ursachen für eine USES ausgeschlossen (Dilling et al. 2015). Unbestritten ist heute allerdings, dass auch hereditäre Faktoren eine bedeutende Rolle spielen (SLI Consortium 2004; 2002). Allein die unterschiedliche Prävalenzverteilung bzgl. der Geschlechter spricht dafür (Kany/Schöler 2014b). Für einen Überblick aktueller Evidenzen siehe Leonard (2014a).

4.3 Diagnostik von Sprachentwicklungsstörungen im Rahmen von Primärbeeinträchtigungen

Wie bereits in Kap. 4.1 ausgeführt, ist die Symptomatik sprachlicher Beeinträchtigungen auf den einzelnen Sprachebenen in der gleichen Form zu finden, wie dies bei den USES bereits beschrieben wurde. So zeigen sich sprachliche Auffälligkeiten auch bei Kindern, beispielsweise infolge einer neuronalen Schädigung (z. B. kindliche Aphasie) oder einer stark eingeschränkten Hörfähigkeit.

Sekundäre Sprachstörungen

Sobald bei einem Kind eine Primärbeeinträchtigung vorliegt, die als ursächlich für die sprachlichen Beeinträchtigungen angenommen werden kann, werden letztere als sekundäre Sprachstörungen bezeichnet. Somit sind weitere Aspekte bei der Diagnostik zu berücksichtigen. Dies betrifft den Entwicklungsstand in den weiteren Entwicklungsbereichen, vor allem der Wahrnehmung und Kognition.

Für die Diagnostik sprachlicher Fähigkeiten im Rahmen von vorliegenden Primärbeeinträchtigungen eines Kindes liegen nicht in jedem Fall spezifische Informationen vor. Hier gilt es, bezogen auf die individuellen Fähigkeiten und Fertigkeiten des Kindes und auf sein Alter bezogene Überprüfungsmethoden und Verfahren zum Einsatz zu bringen, die ggf. hoch adaptiv Verwendung finden.

Folgende Publikationen bieten einen ersten Einblick in diesen Bereich:

Aktas, M. (Hrsg.) (2012): Entwicklungsorientierte Sprachdiagnostik und -förderung bei Kindern mit geistiger Behinderung: Theorie und Praxis. Elsevier, München

Sarimski, K., Steinhausen, H. C. (2007): Kinder-Diagnostik-System KIDS 2. Geistige Behinderung und schwere Entwicklungsstörungen (Vol. 2). Hogrefe, Göttingen

4.3.1 Entwicklungsorientierte Sprachdiagnostik bei Kindern mit Down-Syndrom

Eine sorgfältige, entwicklungsorientierte Sprachdiagnostik ist für die optimale Unterstützung von Kindern mit Down-Syndrom (DS) unverzichtbar (Aktas 2015). Das übliche Vorgehen ist jedoch für Kinder mit einer sog. geistigen Behinderung nicht direkt übertragbar. Herausfordernd wird der Spagat beschrieben, dass man einerseits sehr flexibel auf das jeweilige Kind individuell eingehen und andererseits trotzdem den diagnostischen Standards genügen müsse (Aktas 2015). Die Zielstellung der Diagnostik liegt dabei in der Erstellung des individuellen sprachlichen Entwicklungsprofils der Stärken und Schwächen des Kindes mit Ausblick auf die anstehenden Entwicklungsschritte.

Methodenvielfalt als Grundprinzip

Aktas (2012) beschreibt die Methodenvielfalt als Grundprinzip der Sprachdiagnostik bei Kindern mit DS. Neben den Informationen, welche die sprachliche Entwicklung direkt beschreiben (Quellen: Anamnese, Elternbefragung, normierte Testergebnisse und qualitative Analysen, Beobachtungen), sind auch nichtsprachliche, aber sprachrelevante kognitive Fähigkeiten und bei mehrsprachig aufwachsenden Kindern auch noch die Sprachbiographie und das Sprachumfeld zu erfassen (Aktas 2012).

Anamnese

Bei der Erhebung anamnestischer Angaben ist besonders auf Informationen zum Hörvermögen (u. a. aktuelle medizinische Befunde) und zu möglichen Vorbefunden sprachrelevanter kognitiver Fähigkeiten (u. a. Intelligenztest-Befunde) zu achten (Aktas 2015). Eine differenzierte Darstellung von Inhaltsaspekten eines Anamnesegesprächs findet sich bei Aktas (2012).

Sprachtests

Zur Beschreibung des sprachlichen Profils eines Kindes kommen auch Sprachtests zum Einsatz. Häufig zeigt sich allerdings, dass die vorhandenen (sprachlichen) Tests nicht für diese Zielgruppe entwickelt wurden, da weder die vorgegebenen sprachlichen Anweisungen noch die festgeschriebenen Übungsitems für diese Kinder ausreichend sind (Siegmüller 2015a). Siegmüller verweist an dieser Stelle auf informell vorgeschaltete Übungen, die dem Verständnis der jeweiligen Methode dienen (Siegmüller 2015a, 218).

Es ist weiterhin häufig zu finden, dass die Kinder bei der aktuellen Handlungsanforderung verhaften bleiben und beispielsweise eine Nachsprechaufgabe dazu führt, die im Anschluss anstehende Ausagierungsaufgabe ebenfalls nur nachzusprechen. Als Basis der individualisierten Unterstützungsmaßnahmen können im Rahmen der Diagnostik oftmals nur unvollständige Daten erhoben werden, was an die Expertise des Diagnostikers sowohl für die Durchführung als auch für die Auswertung und Interpretation der Sprachdiagnostik bei Kindern mit genetischen Syndromen hohe Anforderungen stellt (Siegmüller 2015a).

Für das konkrete diagnostische Vorgehen stellt Aktas (2012) ein theoriegeleitetes diagnostische Konzept vor. Anhand eines diagnostischen Leitfadens (der als eine Art Entscheidungsbau entwickelt wurde) wird das konkrete Vorgehen differenziert ausgeführt – bis hin zu ausführlichen Auswertungs- und Interpretationsmöglichkeiten. Für einen differenzierten Einblick siehe Aktas (2012; 2015).

4.3.2 Sprachdiagnostik bei Kindern mit Autismus-Spektrum-Störungen

Die Diagnosestellung einer Autismus-Spektrum-Störung (ASS) setzt sich aus unterschiedlichen Verfahren zusammen. Dabei werden u. a. über Beobachtungsbögen, Fragebögen und Interviews von Ärzten, Psychologen, Kinder- und Jugendpsychotherapeuten und durch Fachkräfte in Autismus-Therapie-Zentren durchgeführt (Franke 2012). Noterdaeme (2011, 3) skizziert die folgenden qualitativen Beeinträchtigung der Sprache und Kommunikation bei Kindern mit ASS:

- Verspätung oder vollständige Störung der Entwicklung der gesprochenen Sprache (ohne Kompensationsversuche durch Gestik/Mimik als Alternative zur Kommunikation)
- relative Unfähigkeit, einen sprachlichen Kontakt zu beginnen oder aufrechtzuerhalten, bei dem es einen gegenseitigen Kommunikationsaustausch mit anderen gibt
- stereotype und repetitive Verwendung der Sprache oder idiosynkratischer Gebrauch von Worten/Phrasen
- Mangel an spontanen Als-ob-Spielen/sozialen Imitationsspielen

Die Überprüfung der konkreten sprachlich-kommunikativen Fähigkeiten von Kindern im autistischen Spektrum ist schwierig, da ein kooperatives Verhalten in der Testsituation nicht selbstverständlich ist. Beim Einsatz von Sprachdiagnostikverfahren bieten sich u. a. Testaufgaben an, die einen handelnden Umgang mit Materialien notwendig machen, da Aufgaben, bei denen das Kind etwas zeigen soll, i. d. R. schwieriger für das Kind sind (Einschränkungen in der geteilten Aufmerksamkeit) (Müller 2012, 205). Daneben kommen natürlich auch die Beobachtung und die Befragung als Methoden zum Einsatz (Noterdaeme 2011 für einen grundlegenden Überblick). Im Rahmen der vorgeschalteten Anamnese können bereits Fragen zum sozialen Sprachgebrauch des Kindes beantwortet werden. Müller

(2012) weist darauf hin, dass im Rahmen der Anamnese unbedingt auch die Motivationslage des Kindes erfragt werden sollte, da diese vor dem Hintergrund des häufig eingeschränkten Interessenspektrums für die Förderplanung relevant ist. Zur Einschätzung der kindlichen Kommunikationsfähigkeit liegt beispielsweise die für das Deutsche übersetzte *Children´s Communication Checklist (CCC)* (Spreen-Rauscher 2003a; 2003b) vor, die von Bezugspersonen des Kindes ausgefüllt wird.

Weiterführende Informationen zur Diagnostik bei „eingebetteten Sprachentwicklungsstörungen“, u. a. bei blinden Kindern, Kindern mit Hörstörungen, Kindern mit verschiedenen genetischen Syndromen sind bei Siegmüller/Bartels (2015) skizziert.

4.4 Diagnostik im Rahmen der Sprachstandserhebungen in der Kita

„Eine bedarfsgerechte Sprachförderung muss möglichst früh ansetzen, um allen Kindern optimale Startchancen in ihre Schullaufbahn zu ermöglichen. Dass dies auch eine angemessene Sprachdiagnostik im Elementarbereich erfordert, wurde bildungspolitisch schon seit Längerem erkannt: Nahezu alle Bundesländer haben Verfahren eingeführt, um den sprachlichen Entwicklungsstand der vier- bis fünfjährigen Kinder festzustellen und ggf. angemessene Sprachfördermaßnahmen noch vor dem Schuleintritt einzuleiten“ (Neugebauer/Becker-Mrotzek 2013, 6).

Der Begriff „Diagnostik“ wird in der Frühpädagogik allerdings sehr unterschiedlich verstanden und verwendet.

Terminologie: Diagnostik vs. Beobachtung

Wenngleich der Begriff „Beobachtung“ als eine diagnostische Methode im Bereich der pädagogisch-psychologischen Diagnostik gilt, spricht man im Bereich der Frühpädagogik häufig von Beobachtungs- und Dokumentationsverfahren auf der einen Seite und grenzt diese deutlich von Diagnostikverfahren im Sinne einer Feststellung von entwicklungsspezifischen Krankheiten oder Störungen auf der anderen Seite ab.

Für die Aufgabe der Beobachtung und Dokumentation werden ganz unterschiedliche Materialien eingesetzt. Dies sind zum einen Beobachtungsbögen (vgl. Kap. 3.4.2). Zum anderen sind dies spezifische Dokumentationsmaterialien (z. B. Koglin et al. 2015; Viernickel/Völkel 2013), die nur von pädagogischen Fachkräften in diesem spezifischen Kontext verwendet werden.

In der Folge der Debatte um die Stärkung des Bildungsauftrags von Kindertagesstätten im Kontext der Ergebnisse Deutschlands in internationalen Bildungsstudien wie PISA oder IGLU erfolgte ein Ausbau frühpädagogischer Diagnostik des Sprachentwicklungsstandes von Kindern (Dietz/Lisker 2008; Lisker 2010). In den einzelnen Bundesländern wurden seitdem unterschiedliche Verfahren zur Sprachstandsbestimmung konzipiert und eingesetzt. Lisker konstatierte 2010 im Rahmen einer vom Deutschen Jugendinstitut (DJI) in Auftrag gegebenen Expertise, dass ganz unterschiedliche, insgesamt 17 verschiedene Verfahren zum Einsatz kommen – von punktuellen Screeningverfahren bis hin zur wiederholten Dokumentation des Sprachentwicklungsstandes. Auch auf die Fragen, wo und wann die Verfahren zum Einsatz kommen, finden sich in den einzelnen Bundesländern unterschiedlichste Antworten (Lisker 2010).

Eine Expertenkommission hat auf Initiative des *Mercator-Instituts für Sprachförderung und Deutsch als Zweitsprache* 2013 die aktuell verwendeten Sprachstandsverfahren erneut analysiert und konstatiert, dass die Entwicklung der Instrumente „insgesamt auf einem guten Weg" sei (Neugebauer/Becker-Mrotzek 2013, 4). Immer mehr der eingesetzten Verfahren würden diagnostischen Standards genügen. Ihrer Analyse wurden eigens entwickelte Qualitätsmerkmale zugrunde gelegt, die folgende Aspekte in den Blick nehmen: Berücksichtigung sprachlicher Basisqualifikationen, Güte der Verfahren (Objektivität, Reliabilität, Validität), Normierung, Fehlerquote, Qualifizierung der durchführenden Fachkräfte, zeitliche Anforderungen der Durchführung, Berücksichtigung der besonderen Rahmenbedingungen von Kindern, die mehrsprachig aufwachsen, und die Spezifität der Diagnostik (hinsichtlich der Frage, welche Sprachfördermaßnahmen im Anschluss ggf. für das jeweilige Kind angezeigt sind) (Neugebauer/Becker-Mrotzek 2013, 10).

Nach der Analyse der Verfahren wurde insbesondere bei den eingesetzten Beobachtungsbögen und Einschätzverfahren noch Handlungsbedarf gesehen, da sich die hier erreichte Bewertung noch nicht als ausreichend darstellte (Neugebauer/Becker-Mrotzek 2013).

Empfehlungen zur Weiterentwicklung von Sprachstandsverfahren

Die Empfehlungen, welche die Expertenkommission nach der Analyse der inzwischen 21 verschiedenen eingesetzten Verfahren in den 16 Bundesländern gibt, machen die noch bestehenden Handlungsbedarfe besonders eindrücklich deutlich (Neugebauer/Becker-Mrotzek 2013, 5):

- **„Konsens über Ziel und Funktion von Sprachstandsverfahren herstellen."** Diese zentralen Aspekte sind nicht einheitlich realisiert. So werden die Verfahren teilweise für Zwecke verwendet, für die sie nicht konzipiert worden sind.
- **„Empirische Belege für die prognostische Qualität ermitteln."** Bislang ist noch unzureichend geklärt, welche Aussagekraft bestimmte sprachliche Einschränkungen, die in diesen Verfahren ermittelt werden, für den späteren Schulerfolg haben.
- **„Keine Förderung ohne Diagnose – keine Diagnose ohne Förderung."** Zur differenzierten Beschreibung eines spezifischen Förderbedarfs, der handlungsleitend für die Planung und Umsetzung konkreter Fördermaßnahmen sein kann, wird ein zweistufiges Verfahren empfohlen.
- **„Qualifizierung pädagogischer Fachkräfte."** Diese Aufgabe wird als Ressource zur Erreichung einheitlicher Qualitätsstandards in Sprachdiagnostik und Sprachförderung im Elementarbereich gesehen.
- **„Bundesländerübergreifender Transfer einheitlicher Qualitätsstandards."** Dies würde bei einer Verständigung auf wenige gemeinsame Verfahren (die dann in einem interdisziplinären Team weiterentwickelt und optimiert werden könnten) mit festgelegter Zielstellung/Funktion realisierbar.

Die differenzierte Analyse der eingesetzten und nach den o. g. Kriterien bewerteten Verfahren (Stand: 2013) ist in dem vom *Mercator-Institut für Sprachförderung und Deutsch als Zweitsprache* herausgegebenen Band (Neugebauer/Becker-Mrotzek 2013) nachlesbar. Die Quelle ist open source verfügbar:

https://www.stiftung-mercator.de/de/publikation/die-qualitaet-von-sprachstandsverfahren-im-elementarbereich/, 04.12.2017

4.5 Verfahren zur Überprüfung der nonverbalen Intelligenz

Für die Abgrenzung einer umschriebenen Störung der Sprache und des Sprechens von generellen Lernstörungen ist es notwendig, die nonverbalen und somit nicht sprachbasierten kognitiven Fähigkeiten eines Kindes einzuschätzen. Für diese Abgrenzung ist es laut ICD-10 der WHO (Dilling/Freyberger 2014) erforderlich, dass nonverbale Intelligenzleistungen erreicht werden, die mindestens innerhalb einer Standardabweichung liegen (nonverbaler IQ größer/gleich 85). Dieses SSES-Definitionsmerkmal „durchschnittliche nonverbale Intelligenz" ist jedoch auch nicht unumstritten (vgl. Kap. 4.2).

Für das Kindesalter stehen für die Überprüfung nonverbaler Intelligenz unterschiedliche Verfahren zur Verfügung, die explizit als nonverbales Testverfahren konzipiert wurden oder eine nonverbale Skala enthalten. Wollschläger/Preckel (2016) argumentieren jedoch, dass diese Tests zum Teil stark sprachbasiert instruiert werden. Bei Testpersonen mit Sprachschwierigkeiten (meist bezogen auf Migrationshintergrund, weniger auf Sprachstörungen) könnten die Instruktionen laut der Manuale zwar gestisch und mimisch untermalt werden, wobei hinterfragt werden muss, in welcher Form die pantomimische Instruktion komplexer nonverbaler Items möglich ist (Wollschläger/Preckel 2016). Für die Darstellung aktueller nonverbaler Intelligenztests vor dem Hintergrund ihres Einsatzes bei Kindern mit sprachlichen Beeinträchtigungen sei neben dem Beitrag von Wollschläger/Preckel (2016) auch auf Renner (2016) (SON-R 2½-7) und Melchers/Melchers (2016) (KABC-II) verwiesen.

Grundintelligenztest Skala 1 (CFT 1-R), Weiß/Osterland (2013)

Zielgruppe: Kinder im Alter von 5;4 bis 9;11 Jahren
Ziel: Bestimmung der Grundintelligenz des Kindes
Dauer und Modus: Einzeltestung: ca. 40 Min.; Gruppentestung: 45–60 Min. (je nach Alter/Klassenstufe)
Art und Aufbau: Das Verfahren besteht aus 6 Untertests mit verschiedenen Aufgabenstellungen, die unter Zeitvorgabe zu lösen sind: Zuordnung von Symbolen zu Figuren anhand einer vorgegebenen Codierung; Labyrinthe in vorgegebener Zeit durchfahren; Wiedererkennen einer Zeichnung aus einer Auswahl minimal veränderter, ähnlicher Abbildungen (1 aus 5); Reihenfortsetzen; Klassifikationen

(Erkennen merkmalsähnlicher Figuren aus einer Auswahl); Matrizen (Vervollständigen eines Musters mit einer Figur aus einer Auswahl).
Durchführung: In Kurz- oder Langform durchführbar; jedes Kind bearbeitet die wörtlich vorgegebenen Instruktionen in der jeweils vorgegebenen Zeit in seinem Testheft; Übungsbeispiele werden demonstriert.
Auswertung: Die für die einzelnen Untertests ermittelten Rohwerte werden in Rohwertsummen für einzelne Untertests zusammengefasst. Diese werden mittels der Normtabellen in T-Werte transformiert, welche in den Auswertungsbogen eingetragen werden. Weiterhin kann ein Testprofil für Altersnormen erstellt werden.
Normierung: Ja; es liegen Normen getrennt für die Kurz- bzw. Langform als Altersnormen bzw. als Klassennormen der Grundschule (Klasse 1 bis 3) vor. Weiterhin liegen auch Alters- und Klassennormen für Kinder an Förderschulen vor.
Gütekriterien: Es liegen Angaben zur Retest-Reliabilität und zur inneren und äußeren Validität vor.
Kommentar: Der CFT1-R ist ein gut handhabbares und gerade in der schulischen Praxis weit verbreitetes Verfahren. Als Gruppentest kann er zur zeitökonomischen Überprüfung der nonverbalen Intelligenz von Kindern um den Einschulungszeitpunkt eingesetzt werden.

Grundintelligenztest Skala 2 – Revision (CFT 20-R) mit Wortschatztest und Zahlenfolgentest – Revision (WS/ZF-R), Weiß (2008)

Zielgruppe: Schüler im Alter von 8;5 bis 19 Jahren (ab Klasse 3)
Ziel: Erfassung des allgemeinen intellektuellen Niveaus (Grundintelligenz) im Sinne der „General Fluid Ability" nach Cattell (1968)
Dauer und Modus: Einzel- oder Gruppentestung; Gruppentestung: ca. 60 Min.; bei der Kurzform rund ca. 35–40 Min.
Art und Aufbau: Das Verfahren besteht aus zwei gleichartig aufgebauten Testteilen mit je vier Untertests (Reihenfortsetzen, Klassifikationen, Matrizen und topologische Schlussfolgerungen). Mit den Ergänzungstests Wortschatz-(WS) und Zahlenfolgenaufgaben (ZF) können verbale und numerische Elemente des Faktors Verarbeitungskapazität erfasst werden.
Durchführung: Jedes Kind bearbeitet die wörtlich vorgegebenen Aufgaben auf Zeit mit seinem Testheft. Alle Antworten werden aber nur auf dem Antwortbogen codiert – in das Testheft selbst wird nichts eingetragen. Übungsbeispiele werden demonstriert.
Auswertung: Anhand der Codierung auf dem Antwortbogen (Durchschreibebogen) werden die Rohwerte der beiden Testteile ermittelt. Diese können mittels Normtabellen, die als Alters- und Klassenstufennormen vorliegen, in IQ-Werte oder Prozentränge transformiert werden.
Normierung: ja; CFT 20-R: 3.961 Schüler (2002/2003); Wortschatz- und Zahlenfolgentest: 2.724 bzw. 2.691 Schüler (2003)
Gütekriterien: Angaben zur Reliabilität und zur Validität liegen vor.
Kommentar: Der CFT 20-R ist – ähnlich dem CFT 1-R – aufgrund seiner Konstruktion als Gruppenüberprüfungsverfahren ein breit eingesetzter Test zur öko-

nomischen Erfassung der nonverbalen Intelligenz für ein breites Altersspektrum (8;5 bis 19 Jahre).

Snijders-Oomen Non-verbaler Intelligenztest für Kinder von 2 ½-7 (SON-R 2 ½-7), Tellegen et al. (2007)

Zielgruppe: Kinder im Alter von 2;4 bis 7;11 Jahren
Ziel: Erfassung der „fluiden Intelligenz" im Sinne Cattells (1968)
Dauer: ca. 35–60 Min.
Art und Aufbau: sechs Untertests, die jeweils aus zwei Teilen bestehen, die sich in Instruktion und/oder verwendetem Material unterscheiden: Mosaike (Nachlegen von Mustern), Kategorien (Sortieren anhand von Merkmalen), Puzzles (Puzzles legen), Analogien (Spielsteine sortieren bzw. Veränderungen analog anhand von Vorgaben nachvollziehen), Situationen (Ergänzen von Situationsbildern) und Zeichenmuster (Nachzeichnen eines Zeichenmusters)
Durchführung: Durchführung gemäß Manual; Instruktionen können dabei auch nonverbal gegeben werden; gemeinsames Bearbeiten von Beispielaufgaben; adaptiver Testeinstieg sowie Testabbruch; geringe Zeitbegrenzung
Auswertung: Die Subtest-Rohwerte werden mithilfe der Normtabellen in Subtest-Standardwerte umgewandelt. Anhand der Normtabellen in Vierteljahressschritten wird der Subtest-Standardwert abgelesen. Die Gesamtsumme der drei Subtests der Denk-Skala bzw. der Handlungsskala werden aufsummiert und bilden die Grundlage für die Bestimmung des SON-IQ (und des Prozentrangwerts). Die Auswertung kann computergestützt via Auswertungsprogramm erfolgen.
Normierung: ja, N=1027 Kinder (2004/2005)
Gütekriterien: Angaben zur Reliabilität und zur prognostischen Validität liegen vor.
Kommentar: Mit dem Verfahren kann die allgemeine Intelligenz junger Kinder beurteilt werden, ohne dabei von Sprache abhängig zu sein. 2018 wird der komplett überarbeitete, neu normierte und erweiterte SON-R 2–8 erscheinen.

Kaufman Assessment Battery for Children – Second Edition (KABC-II), Melchers/Melchers (2015)

Zielgruppe: Kinder und Jugendliche im Alter von 3 bis 18 Jahren
Ziel: Erfassung informationsverarbeitender und kognitiver Fähigkeiten
Dauer: ca. 30–75 Min. (abhängig vom gewählten Testmodell und dem Alter des Kindes); nonverbale Skala: 20–40 Min.
Art und Aufbau: Einzeltestung. Die nonverbale Skala des KABC-II *(Sprachfrei-Index SFI)* erlaubt eine valide Beurteilung von Kindern mit eingeschränktem Hörvermögen, schweren Sprachstörungen oder begrenzten Deutschkenntnissen. Der SFI besteht – je nach Alter – aus vier oder fünf der Kernuntertests und Ergänzungsuntertests des KABC-II, deren Durchführung gestisch kommuniziert werden kann und deren Aufgaben motorisch beantwortet werden können (ohne zu sprechen).

Folgende Untertests kommen zum Einsatz:

- *Handbewegungen* (alle Altersgruppen): Wiederholen einer vorgegebenen Sequenz von Handbewegungen auf dem Tisch
- *Konzeptbildung* (3–6 Jahre): Aus einem Bilderset ist das nicht zugehörige zu identifizieren
- *Wiedererkennen von Gesichtern* (3–5 Jahre): Ein oder zwei kurz gezeigte Gesichter sollen auf einem Gruppenbild in einer anderen Situation wiedererkannt werden
- *Dreiecke* (alle Altersgruppen): Ein abstraktes Design ist aus einzelnen, farbigen Elemente nachzubauen
- *Muster ergänzen* (ab 5 Jahre): Vervollständigen eines logischen linearen Musters aus einer Auswahl von Formen
- *Geschichten ergänzen* (6–18 Jahre): Vervollständigen einer Bildgeschichte, bei der einzelne Bilder fehlen, anhand einer Auswahl von Bildern
- *Bausteine zählen* (ab 7 Jahre): Bestimmung der Anzahl von Bausteinen, die bildlich als gestapelte Blöcke dargestellt sind

Durchführung: Die Aufgaben jedes Untertests sind auf das Alter der Testperson zugeschnitten – so variieren die empfohlenen Anfangsaufgaben (Startpunkte) für die verschiedenen Altersgruppen. Die Aufgaben verfügen alle – wie in der Vorgängerversion – über Abbruchkriterien.
Auswertung: Die Rohwertsummen der einzelnen Untertests werden mit Hilfe der Normtabellen in Skalenwerte und korrespondierende Konfidenzintervalle transformiert. Die entsprechenden Tabellen sind in Altersbereiche von drei, vier oder sechs Monaten gegliedert.
Normierung: ja, mit 1745 Probanden in Deutschland, Österreich und der deutschsprachigen Schweiz (2013/2014)
Gütekriterien: Angaben zur Split-Half-Reliabilität, zur inneren Konsistenz und zur Konstruktvalidität liegen vor.
Kommentar: Der KABC-II bietet mit seiner nonverbalen Skala in aktueller Normierung für ein sehr breites Altersspektrum die Möglichkeit zur Absicherung der Diagnose SSES hinsichtlich der nonverbalen Intelligenz.

Weitere, hier nicht beschriebene Verfahren:

- Non-verbaler Intelligenztest (SON-R 6–40) (Tellegen, et al. 2012)
- Wechsler Nonverbal Scale of Ability (WNV). Dt. Bearbeitung (Petermann 2014)
- Coloured Progressive Matrices (CPM). Dt. Bearbeitung nach Raven (Bulheller/Häcker 2002)

4.6 Verfahren zur Überprüfung der phonologischen Informationsverarbeitung

Es liegen vielfältige diagnostische Verfahren vor, die Aussagen zur phonologischen Informationsverarbeitung ermöglichen. Für eine umfassende Darstellung sei auf das Kap. 14.3 verwiesen. Als Überprüfungsverfahren werden dabei Tests zum Zahlennachsprechen, Nachsprechen von Non-sense-Wörtern und/oder Nachsprechen von Sätzen verwendet.

An dieser Stelle werden exemplarisch zwei Verfahren beschrieben, die u. a. diese Aufgabenstellungen verwenden. Für viele weitere, hier nicht beschriebene Verfahren, wird auf die Zusammenstellung in den Tabellen 11 und 12 verwiesen.

Heidelberger Auditives Screening in der Einschulungsuntersuchung (HASE), Schöler/Brunner (2008)

Zielgruppe: Vorschulkinder im Alter von 5 bis 6 Jahren (z. B. im Rahmen der U9)
Ziel: Identifikation eines Risikos für die Entwicklung von Lese-Rechtschreibschwierigkeiten und Sprachentwicklungsstörungen
Dauer: ca. 10 Min.
Art und Aufbau: Einzeltestung anhand von vier Untertests: *Nachsprechen von Sätzen* (10 Sätze mit zunehmender grammatischer Komplexität sind nachzusprechen); *Wiedergabe von Zahlenfolgen* (Reproduktion unterschiedlich komplexer Zahlenfolgen); *Erkennen von Wortfamilien* (aus einer Vorgabe von 3 ähnlich klingenden Wörtern ist das Wort zu bestimmen, welches nicht zu den beiden anderen mit identischem Wortstamm gehört); *Nachsprechen von Kunstwörtern* (Reproduktion von 9 mehrsilbigen Kunstwörtern)
Durchführung: Der Test ist entweder über CD-Player oder PC durchzuführen.
Auswertung: Kritische Punktwerte für jede Aufgabengruppe und Risikowerte liegen für 4- bis 6-Jährige vor. Daneben werden Altersnormen (Prozentränge und T-Werte) für 4- bis 6-Jährige in Halbjahresschritten angegeben (N = 3.581). Die Auswertung und die Profilerstellung erfolgen manuell auf Auswertungsbögen oder PC-gestützt.
Normierung: ja, N=48.006 Kinder
Gütekriterien: Angaben zur Durchführungsobjektivität, Reliabilität (interne Konsistenz, Split-Half-Reliabilität) und zur prognostischen Validität liegen vor.
Kommentar: Die differenzierte Erfassung von Sprachgedächtnisleistungen des HASE fokussiert eine der postulierten Bedingungsfaktoren von Sprachentwicklungsauffälligkeiten.

Phonematischer Gedächtnistest. Testverfahren zur Überprüfung der phonematischen Gedächtnisleistung bei Kindern, Jugendlichen und Erwachsenen nach Gruner (PHOG), Gruner et al. (2013)

Zielgruppe: Kinder im Alter von 5;0 bis 14;11 Jahren
Ziel: Erfassung der Leistungsfähigkeit des phonematischen Gedächtnisses, als Beitrag zur differenzierten Beurteilung der verbal-auditiven kortikalen Verarbeitungsprozesse (Funktionsprüfung)
Dauer: Einzeltestung, ca. 15 Min.
Art und Aufbau: Der PHOG besteht aus 5 Untertests, die für 9 unterschiedliche Altersgruppen zusammengestellt sind: Nachsprechen von Vokalen, Nachsprechen von Silben, Nachsprechen von Wörtern, Nachsprechen von Sätzen und Nachsprechen von Zahlen.
Durchführung: Vom Diagnostiker werden dem Kind die entsprechenden Einheiten (je nach Untertest) vorgesprochen, die es anschließend dreimal (bei Zahlen: zweimal) wiederholen soll. Nach einer Pause von 5 Sekunden soll es die vorgesprochenen Vokale, Silben, Wörter, Sätze oder Zahlen ein weiteres Mal wiederholen. Die Protokollierung erfolgt mit altersspezifischen Protokollbögen.
Auswertung: Quantitativ: jede korrekte Wiederholung wird mit einem Punkt bewertet; anhand der Normtabellen (in Jahres- bis Zweijahresschritten) erfolgt eine Umrechnung in T-Werte/Prozentränge. Qualitativ: hierfür ist es notwendig die falschen Produktionen des Kindes während der Testdurchführung zu protokollieren. Im Anschluss ist es möglich, die Fehlerarten Auslassung, Hinzufügung, Ersetzung oder Umstellung zu identifizieren.
Normierung: ja; anhand einer Stichprobe mit N=1.391
Gütekriterien: Angaben zur inneren Konsistenz und zur kriteriumsbezogenen Validität liegen vor.
Kommentar: Der PHOG testet die Diskriminationsfähigkeit, Speicherfähigkeit und den Abruf phonologischer Repräsentationen bei Kindern (ab 5 Jahren) und Erwachsenen anhand des Nachsprechens von sinnfreiem und sinntragendem Sprachmaterial. Mehrmaliges Nachsprechen und Wiederholung nach Distraktion geben Hinweise auf die Stabilität und Störbarkeit des phonologischen Eintrags.

4.7 Verfahren mit dem Schwerpunkt Elementarbereich (3 bis 6 Jahre)

Für den Bereich der Erfassung sprachlicher Fähigkeiten im Vorschulalter liegt eine große Bandbreite ganz unterschiedlicher Verfahren vor. Abbildung 6 gibt einen Überblick über die Überprüfungsverfahren (und Bereiche) in der Altersgruppe 3 bis 6 Jahre.

Alter	Sprachverständnis		Sprachproduktion	Arbeitsgedächtnis
3;0 – 3;11 Jahre	Verstehen: Wörter (SET 3-5; PDSS; PPVT-4) Verstehen: Sätze (SET 3-5; SETK 3-5; PDSS; TROG-D; TSVK)		Morphologische Regelbildung – Plural (SETK 3-5; SET 3-5; SSV; PDSS) Bildbenennung (PDSS; AWST-R)	Kunstwörter nachsprechen (SET 3-5; SETK 3-5; SSV)
4;0 – 4;11 Jahre	Verstehen: Wörter (SET 3-5; PDSS; PPVT-4; SCREENIKS) Verstehen: Sätze (SET 3-5; SETK 3-5; SCREENIKS; ETS 4-8; PDSS; TROG-D; TSVK)		Morphologische Regelbildung – Plural (SETK 3-5; SET 3-5; ETS 4-8; PDSS) Bildbenennung (PDSS; AWST-R) Gemeinsamen Oberbegriff finden (SET 3-5)	Satzgedächtnis (SETK 3-5; SSV; P-ITPA) Kunstwörter nachsprechen (SET 3-5; SETK 3-5; SSV)
5;0 – 5;11 Jahre	Verstehen: Wörter (SET 3-5; PDSS; PPVT-4; SCREENIKS; MSVK) Verstehen: Sätze (SET 3-5; SETK 3-5; SET 5-10; SCREENIKS; ETS 4-8; PDSS; TROG-D; TSVK; MSVK) Verstehen: Texte (SET 5-10)	Verstehen von Sätzen & Wortproduktion: (P-ITPA)	Morphologische Regelbildung – Plural (SETK 3-5; SET 3-5; SET 5-10; ETS 4-8; PDSS) Bildbenennung (PDSS; AWST-R; SET 5-10; WWT– ab 5;6 Jahre) Gemeinsamen Oberbegriff finden (SET 3-5; PDSS)	Satzgedächtnis (SETK 3-5; SSV; P-ITPA) Kunstwörter nachsprechen (SET 3-5; SETK 3-5; SSV)

Abb. 6: Überblick über ausgewählte Verfahren der Sprachentwicklungsdiagnostik im Vorschulalter und ihre Überprüfungsschwerpunkte

Literacy und Sprachentwicklung beobachten (bei Kleinkindern) (liseb), Mayr et al. (2014)

Zielgruppe: Kinder zwischen 2 und 4 Jahren, deutschsprachig oder mit einer anderen Familiensprache aufwachsend
Ziel: Beobachtung und Dokumentation der Sprachentwicklung von Kindern
Dauer: Keine Angaben; die Einschätzungen erfolgen anhand unterschiedlicher Beobachtungssituationen; ggf. werden auch Beobachtungen mehrerer Fachkräfte zusammengetragen.
Art und Aufbau: Strukturiertes Beobachtungsverfahren für deutsch- und mehrsprachige Kinder. Da sich Kinder in ihrer Sprachentwicklung stark voneinander unterscheiden, wurden zwei Beobachtungsbögen, die sich in einzelnen Fragen voneinander unterscheiden, konzipiert: liseb-1 (Anfänger) und liseb-2 (Fortgeschrittene). Beide Bögen bestehen aus vier Teilen: Teil 1: *Sprachverhalten in sprachrelevanten Situationen*, Teil 2: *Sprachliche Kompetenz im engeren Sinn (Aktiver Wortschatz, Sprachverständnis, Grammatik)*, Teil 3: *Die Sprachen des Kindes*, Teil 4: *Die Familie des Kindes*.
Durchführung: Vor der Einschätzung muss eine gründliche Beobachtung des Kindes stattfinden. Diese systematische Beobachtung basiert auf vielfältigen beobachteten Situationen, in denen das Sprachverhalten und die sprachlichen Kompetenzen des Kindes deutlich werden.
Welcher Beobachtungsbogen welchem Kind zugeordnet wird, entscheidet sich anhand der Verwendung der (korrekten) Verbstellung im Satz.
Auswertung: Qualitativ: die erfassten Kompetenzen bieten Anhaltspunkte für Entwicklungsziele und Möglichkeiten der Unterstützung des Kindes. Quantitativ: vergebene Punktwerte werden einer von neun (*liseb-1*) bzw. acht (*liseb-2*) sprachbezogenen Dimensionen zugeordnet (Aktive Sprachkompetenz, Grammatik, selbständiger Umgang mit Bilderbüchern, Geschichten erzählen, Schreiben/Schrift, Zuhören/Aufmerksamkeit, phonologische Bewusstheit, aktiver Wortschatz; bei *liseb-1*: ergänzt um die Dimension Sprachverständnis; bei *liseb-2*: ergänzt um die Dimension passiver Wortschatz). Anhand von Vergleichsnormen lässt sich bei der quantitativen Auswertung die Aussage treffen, ob ein Kind in der jeweiligen Dimension „weit fortgeschritten", „weit fortgeschritten bis fortgeschritten", „fortgeschritten", „fortgeschritten bis beginnend" oder „beginnend" ist. Für *liseb-1* und *liseb-2* liegen unterschiedliche Normtabellen vor (sowie zusätzlich für manche Teile getrennte Tabellen für Jungen und Mädchen).
Normierung: ja (bezogen auf sprachliche Niveaus, keine Altersnormierung); N=693 Kinder
Gütekriterien: Angaben zur Reliabilität liegen vor; es wird beschrieben, dass es „empirische Hinweise auf die Gültigkeit des Bogens" gibt (Mayr et al. 2014, 35).
Kommentar: Vor der Benutzung muss festgelegt werden, ob die Version liseb-1 (Anfänger) oder liseb-2 (Fortgeschrittene) verwendet wird. Dies ist im Einzelfall schwierig zu entscheiden. Konkrete Angaben zur Validität werden vermisst.

Sprachstandserhebungstest für Kinder im Alter zwischen 3 und 5 Jahren (SET 3–5), Petermann (2016)

Zielgruppe: Kinder im Alter von 3;0 bis 5;11 Jahren
Ziel: umfassende Beurteilung des Sprachstands von Kindern im Vorschulalter
Dauer: ca. 15–20 Min. (Dreijährige); ca. 30–45 Min. (Vier- und Fünfjährige)
Art und Aufbau: Einzelüberprüfung; das Verfahren enthält insgesamt 12 Untertests zu rezeptiven und expressiven Fähigkeiten in folgenden Sprachbereichen:

- Wortschatz: benanntes Bild aus einer Auswahl zeigen
- Phonetik/Phonologie: Bildbenennung; Lautdifferenzierung: aus ähnlich klingenden, vorgegebenen Wörtern ist ein benanntes herauszuhören
- Semantische Relationen: Kategorienerkennung (Oberbegriffe verstehen und diesen Objektbilder zuordnen); Kategorienbildung (einen gemeinsamen Oberbegriff zu Objektbildern finden)
- Verarbeitungsgeschwindigkeit: nonverbale Bearbeitung von Symbolreihen, Durchstreichtest
- Grammatik/Morphologie: Satzverständnis (Satz-Bild-Zuordnung); Pluralbildung; Sprachverständnis (mit Spielfiguren sind vorgegebene Anweisungen nachzuspielen); Genus-/Kasusmarkierungen (Handlungssequenzen kommentieren)
- auditive Merkfähigkeit (Kunstwörter nachsprechen)
- Emotionserkennung und Empathiefähigkeit (als Basiskompetenz der Pragmatik): Zuschreibung von Emotionen zu Bildkarten und Akteuren in vorgegebenen Geschichten
- Eltern-Checkliste zur Einschätzung der Pragmatik
- optional: Aussprachescreening

Die Zusammenstellung der Aufgaben unterscheidet sich zwischen den Drei- und den Vier- und Fünfjährigen: Dreijährige Kinder bearbeiten nur die Untertests zum expressiven und rezeptiven Wortschatz, zur Phonologie (Lautunterscheidung) und zum Satzverständnis.

Durchführung: Je nach Alter des Kindes sind die entsprechenden Untertests anhand der Instruktionen in der vorgegebenen Reihenfolge mit dem Kind durchzuführen.
Auswertung: Quantitativ: anhand der beschriebenen Auswertungsmodi werden Rohwerte für die einzelnen Untertests ermittelt, die anhand der Normtabellen (liegen in Halbjahresschritten vor) in T-Werte und Prozentränge transformiert werden.
Normierung: ja; N=1095 Kinder (2014/2015)
Gütekriterien: Angaben zur internen Konsistenz, zur Retest-Reliabilität und zur Kriteriums-Validität liegen vor.
Kommentar: Der SET 3–5 ermöglicht eine sehr breite Erfassung sprachlicher Fähigkeiten bei Vorschulkindern. Als Alleinstellungsmerkmal im Vergleich zu anderen Sprachentwicklungstests ist die Erfassung pragmatischer Fähigkeiten zu sehen.

Sprachentwicklungstest für drei- bis fünfjährige Kinder (SETK 3–5), Grimm et al. (2015)

Zielgruppe: Kinder im Alter von 3;0 bis 5;11 Jahren
Ziel: Erfassung des Sprachentwicklungsniveaus (im kausalen Erklärungszusammenhang mit auditiven Gedächtnisleistungen)
Dauer: Einzeltestung, ca. 15–25 Min.
Art und Aufbau: Überprüfungsbereiche: *Verstehen von Sätzen* (3-jährige Kinder: Abbildungen vorgegebenem Satzinhalt zuordnen; alle Altersgruppen: grammatisch unterschiedlich komplexe verbale Instruktionen mit vorgegebenem Material umsetzen); *Enkodierung semantischer Relationen* (3-jährige Kinder: Beschreiben vorgelegter Bilder); *Morphologische Regelbildung* (Pluralbildung mit bekannten und Kunstwörtern); *Phonologisches Arbeitsgedächtnis für Nichtwörter* (Nachsprechen unterschiedlicher Silben); *Gedächtnisspanne für Wortfolgen* (nur 4- bis 5-Jährige: bekannte Wörter speichern und reproduzieren); *Satzgedächtnis* (Nachsprechen sinnvoller oder nur syntaktisch-morphologisch korrekter Sätze)
Durchführung: Je nach Alter des Kindes sind die entsprechenden Untertests in der vorgegebenen Reihenfolge mit dem Kind durchzuführen.
Auswertung: quantitative Auswertung anhand des Manuals; T-Werte/Prozentrangangaben in Halbjahresschritten
Normierung: ja; neue Normierung (2012–2014) anhand N=934 Kindern aus ganz Deutschland
Gütekriterien: Es liegen Angaben zur Auswertungsobjektivität, zur inneren Konsistenz, zur Konstrukt-, Kriteriums- und zur prognostischen Validität vor.
Kommentar: Neu normiertes, etabliertes Überprüfungsmaterial, das die auditiven Gedächtnisleistungen als relevante Größe im Spracherwerb in den Fokus stellt.

Sprachscreening für das Vorschulalter (SSV), Grimm (2017)

Zielgruppe: Kinder im Alter von 3;0 bis 5;11 Jahren
Ziel: Identifikation von Risikokindern im Bereich der Sprachentwicklung
Dauer: max. 10 Min.
Art und Aufbau: Kurzform des SETK 3–5 mit den Überprüfungsbereichen: Phonologisches Arbeitsgedächtnis (Nachsprechen von Nichtwörtern), Morphologische Regelbildung (Pluralbildung; nur für Dreijährige), Satzgedächtnis (Sätze nachsprechen; ab 4 Jahren)
Durchführung: Je nach Alter des Kindes sind die entsprechenden Untertests in der vorgegebenen Reihenfolge mit dem Kind durchzuführen.
Auswertung: Quantitativ: Die anhand der Auswertungsmodi ermittelten Rohwerte werden mit den vorliegenden kritischen Werten der Untertests verglichen. Wird der jeweilige kritische Wert unterschritten, ist die Leistung des Kindes als unterdurchschnittlich zu betrachten. Sobald zwei Untertests den kritischen Wert unterschreiten, ist eine ausführliche Diagnostik angezeigt. Trifft dies für einen Untertest zu, bedarf es einer besonderen Sprachförderung nebst Nachüberprüfung nach 6 Monaten.

Normierung: ja; mit N=934 Kindern aus ganz Deutschland (2012–2014)
Gütekriterien: Es liegen Angaben zur Auswertungsobjektivität, zur inneren Konsistenz, zur Konstrukt-, Kriteriums- und zur prognostischen Validität vor (vgl. SETK 3–5). Weiterhin werden Angaben zur Sensitivität und Spezifität des Screenings gemacht.
Kommentar: Seit 2017 liegt auch diese Kurzform des SETK 3–5 mit neuen Normdaten vor und wird als ökonomisches und valides Instrument wiederum breite Verwendung finden.

Patholinguistische Diagnostik bei Sprachentwicklungsstörungen (PDSS), Kauschke/Siegmüller (2010)

Zielgruppe: Kinder im Alter von 2;0 bis 6;11 Jahren
Ziel: Erstellung eines Profils der Sprachentwicklung eines Kindes
Dauer: 45 Min. bis max. 120 Min., je nach Alter des Kindes
Art und Aufbau: Einzeltest: Das Verfahren besteht aus insgesamt 23 Untertests, wobei je nach Alter des Kindes unterschiedliche Untertests zum Einsatz kommen.
Durchführung: Die Überprüfung erfasst produktive und rezeptive Fähigkeiten des Kindes.

- *Phonologie:* Lautbefund (mittels Bildbenennung), Phonemdifferenzierung (vorgesprochenes Wort, welches optisch neben zwei phonologischen Ablenkern präsentiert wird, soll gezeigt werden), Wortbetonung und Silbenstruktur (über Bildbenennung); Mundmotorik (Bewegungen ausführen)
- *Lexikon/Semantik:* Wortverständnis (Wort-Bild-Zuordnung unterschiedlicher Wortarten), Begriffsklassifikation und Oberbegriffe (Oberbegriffe verstehen und diesen Objektbilder zuordnen; produktives Benennen weiterer Oberbegriffe); Wortproduktion unterschiedlicher Wortarten (Bildbenennung)
- *Grammatik:* Verständnis syntaktischer Strukturen (Nachspielen vorgegebener Sätze); Verständnis von W-Fragen (adäquate Beantwortung von Fragen zu Bildern); Satzproduktion zu Situationsbildern/Bildgeschichte (Beschreibung vorgegebener Bilder bzw. vorgegebener Bildgeschichte); Produktion von Artikeln, Kasusmarkierungen (Akkusativ/Dativ) und Pluralmarkierungen (Überprüfung anhand evozierender Fragestellungen zu Abbildungen)

Zur Durchführung werden diverse Spielzeuggegenstände benötigt.

Auswertung: Anhand der Auswertungsmodalitäten werden die Rohwerte ermittelt, die anhand der Normtabellen in T-Werte und Prozentränge transformiert werden. Neben der manuellen Auswertung ist diese PC-gestützt mit automatischer Berechnung der T-Werte möglich. Quantitative und qualitative Ergebnisse können zu einem Übersichtsprofil zur detaillierten Darstellung des Sprachentwicklungsstands zusammengefasst werden.
Normierung: ja; Normtabellen liegen für die einzelnen Untertests für unterschiedliche Altersabstufungen vor (i. d. R. Halbjahres- bzw. Jahresschritte)

Gütekriterien: Es liegen Angaben zur Durchführungs- und Auswertungsobjektivität, zur inneren Konsistenz und zur Konstruktvalidität vor.
Kommentar: Die PDSS ermöglicht die normierte Erfassung kindlicher Sprachleistungen über alle Sprachebenen hinweg. Die differenzierten qualitativen Analysen der einzelnen Sprachebenen erlauben eine differenzierte Therapieplanung.

Sprachentwicklung und Literacy bei deutschsprachig aufwachsenden Kindern (seldak), Ulich/Mayr (2006)

Zielgruppe: Kinder mit Deutsch als Muttersprache im Alter von 4 Jahren bis zum Schuleintritt
Ziel: Einschätzung und Begleitung des individuellen Prozesses der sprachlichen Entwicklung und Bildung
Dauer: Keine Angaben; die Einschätzungen erfolgen anhand unterschiedlicher Beobachtungssituationen; ggf. werden auch Beobachtungen mehrerer Fachkräfte zusammengetragen.
Art und Aufbau: Der Bogen umfasst zwei Teile mit Skalen zu verschiedenen Beobachtungssituationen:

- *Sprachrelevante Situationen*: A: Gesprächsrunden/Gruppendiskussionen, B: Bilderbuchbetrachtung in der Kleingruppe oder in der Situation Bezugsperson–Kind, C: Vorlesen/Erzählen, D: Selbständiger Umgang mit Bilderbüchern, E: Kinder als Erzähler, F: Kommunikatives Verhalten in Gesprächssituationen, G: Lausch- und Reimspiele und H: Schreiben/Schrift
- *Sprachliche Kompetenzen im engeren Sinn:* Einschätzung sprachlicher Fähigkeiten: I: Verstehen von Handlungsaufträgen/Aufforderungen, J: Wortschatz, K: Grammatik – Morphologie, Syntax, L: Dialekt – Hochdeutsch, M: Sprechweise und N: Sätze nachsprechen.

Durchführung: Vor der Einschätzung muss eine gründliche Beobachtung des Kindes stattfinden. Diese systematische Beobachtung basiert auf vielfältigen beobachteten Situationen, in denen das Sprachverhalten und die sprachlichen Kompetenzen des Kindes deutlich werden. Auf dieser Grundlage erfolgt die Einschätzung der jeweiligen Kompetenzen i. d. R. über eine fünf- oder sechsstufige Skala.
Auswertung: Qualitativ: die differenzierte Einschätzung zu den formulierten Aussagen bietet einen guten Überblick über die Fähigkeiten des Kindes. Quantitativ: es liegen Vergleichsnormen (Prozentnormen) zu Einschätzung vor.
Normierung: ja; N=2419
Gütekriterien: Es liegen eingeschränkte Angaben zu Gütekriterien des Beobachtungsverfahrens vor.
Kommentar: Der Beobachtungsbogen Seldak ist nicht zur Diagnostik von Sprachstörungen konzipiert worden, bietet aber einen sehr differenzierten Blick auf die sprachlichen Fähigkeiten des Kindes.

Begleitende alltagsintegrierte Sprachentwicklungsbeobachtung in Kindertageseinrichtungen (BaSiK), Zimmer (2014)

Zielgruppe: Kinder im Alter von 1;0 bis 3;5 Jahren (BaSiK U3); Kinder im Alter von 3;0 bis 6;11 Jahren (BaSiK Ü3)
Ziel: Strukturierte, begleitende Beobachtung der kindlichen Sprachentwicklung in Kindertageseinrichtungen; bezugnehmend auf die Beobachtungen kann ggf. ein spezieller Förderbedarf erkannt und auch Maßnahmen zur alltagsintegrierten Sprachbildung abgeleitet werden.
Dauer: Die Dauer der Protokollierung ist mit 20 bis 40 Min. angegeben, je nach Umfang der Dokumentation. Es wird darauf hingewiesen, dass weder eine globale Einschätzung noch die Beobachtung einzelner Situationen bewertet werden soll, sondern dass als Grundlage der Dokumentation die Beobachtung der letzten vier Wochen dienen soll.
Art und Aufbau: Es liegen zwei verschiedene Formen des Bogens vor: eine Version für Kinder bis einschließlich 3;5 Jahren (U3) und eine Version für Kinder von drei Jahren bis zum Schuleintritt (Ü3).

Die drei Grundbausteine des Bogens sind *1. Fragen zum Kind* (persönliche Informationen, sprachliche Biographie), *2. Basiskompetenzen im Sinne von Vorausläuferfähigkeiten des Spracherwerbs* (auditive Wahrnehmung, Mundmotorik, taktil-kinästhetische Wahrnehmung, emotional-motivationale Kompetenzen, soziale Kompetenzen) sowie *3. Sprachbereiche* (Sprachverständnis, semantisch-lexikalische Kompetenzen, phonetisch-phonologische Kompetenzen, prosodische Kompetenzen, morphologisch-syntaktische Kompetenzen, pragmatische Kompetenzen und Literacy).
Durchführung: Die Beobachtung und Dokumentation soll direkt im pädagogischen Alltag erfolgen und zielt auf die kontinuierliche Dokumentation der Sprachentwicklung eines Kindes.
Auswertung: Die je nach Beobachtungsbereich angegebenen Items sind i. d. R. mit einer viertstufigen Likert-Skala von „trifft voll und ganz zu“ bis „trifft noch nicht zu“ versehen. Pro Item sind mehrere Bewertungsraster für aufeinanderfolgende Beobachtungszeitpunkte angegeben. Nach der Dokumentation kann sowohl eine qualitative als auch eine quantitative Auswertung vorgenommen werden. Für die Auswertung der Beobachtungen von Kindern mit Deutsch als Zweitsprache ist zu beachten, welcher Erwerbsbeginn der deutschen Sprache (Age of Onset) anzusetzen ist. Bei der quantitativen Auswertung werden die ermittelten Summenwerte der einzelnen Bereiche mittels Norm- bzw. Orientierungswerte in T-Werte bzw. Prozentränge transformiert, die in Jahresschritten vorliegen.
Normierung: Nach Altersstufen mit insgesamt N=957 Kindern von 1;0 bis 6;11 Jahren; zusätzlich liegen Orientierungswerte für Kinder mit DaZ vor.
Gütekriterien: Angaben zur Objektivität, zur internen Konsistenz, zur inhaltlichen Validität sowie zur Konstrukt-Validität liegen vor.
Kommentar: Die Konzeption der begleitenden, alltagsintegrierten Sprachentwicklungsbeobachtung bietet für die breite Altersgruppe von 1;0 bis 6;11 Jahren eine gute Grundlage für eine systematische Dokumentation der kindlichen Sprachentwicklung.

Entwicklungstest Sprache für Kinder von 4 bis 8 Jahren (ETS 4–8), Angermeier (2007)

Zielgruppe: Kinder im Alter von 4 bis 8 Jahren
Ziel: Erfassen des Sprachstandes im rezeptiven und produktiven Bereich
Dauer: Einzeltestung, ca. 35–45 Min.
Art und Aufbau: Das Verfahren besteht im Kern aus drei Untertests:

- *Sprache Verstehen (SV)* – allgemeine sprachliche Entwicklung wird am Beispiel von komplexen Situationen erfasst (rezeptiv) – Bildkarten mit jeweils 4 Bildern; Kind zeigt auf das vom Testleiter beschriebene Bild
- *Grammatik Entwicklung (GE)* – grammatikalischer Entwicklungsstand wird rezeptiv und produktiv erfasst – es werden Bildtafeln gezeigt, die dazu veranlassen, Pluralbildungen, Komparative und Vergangenheitsformen zu bilden; ebenso werden „W-Fragen" gestellt (wer, was, wessen, etc.)
- *Silben erkennen (SE)* – phonologische Kompetenz wird expressiv erfasst – Bilder: entsprechend der Silbenanzahl „zerteilt" – phonologische Bewusstheit im weiteren Sinne: Kinder klatschen und sprechen Silben von abgebildeten Tieren oder Gegenständen – phonologische Bewusstheit im engeren Sinne: Kinder identifizieren einzelne Silben durch Zeigen und sprechen das Wort silbenweise rückwärts

Zusatz:

- *Farbnamengedächtnis:* Aufmerksamkeits- und Gedächtnisleistung wird erfasst, indem das Kind Farbnamenfolgen nachspricht (zwei bis sechs Farben hintereinander)
- *Lesenlern-Test für Vorschulkinder:* Lernfähigkeit für den Schriftspracherwerb soll erfasst werden – Bildkarten mit Familienmitgliedern werden gezeigt; Kind prägt sich Schriftbilder ein (ganzheitliches Erkennen) – im Anschluss: einzelne Laute und Silben identifizieren und neue Einzellaute in Kombination mit den bisher benutzten Wörtern erkennen

Durchführung: Die Untertests werden gemäß den Anweisungen des Manuals durchgeführt und die Leistungen des Kindes direkt im Protokollbogen notiert. Es sind jeweils Abbruchkriterien benannt.
Auswertung: Quantitativ: Die Rohwerte der einzelnen Untertests können anhand der Normtabellen in Prozentrangwerte transformiert werden.
Normierung: ja; anhand einer Stichprobe von N=1.267 Kindern
Gütekriterien: Angaben zu inneren Konsistenz und zur Validität liegen vor.
Kommentar: Der ETS 4–8 überprüft zeitökonomisch den expressiven und rezeptiven Sprachstand eines Kindes.

Potsdam-Illinois Test für Psycholinguistische Fähigkeiten (P-ITPA), Esser/Wyschkon (2010)

Zielgruppe: Kinder im Alter von 4;0 bis 11;5 Jahren
Ziel: Erfassung sprachlicher und schriftsprachlicher Fähigkeiten und Fertigkeiten
Dauer: im Vorschulalter 20–35 Min., im Schulalter 40–60 Min.
Art und Aufbau: Testbatterie: Die Leistungsbereiche verbale Intelligenz, expressive Sprache, phonologische Bewusstheit, auditive Kurzzeitgedächtnisleistungen sowie Lesen und Rechtschreibung werden geprüft. (Die Untertests zu schriftsprachlichen Leistungen werden erst ab dem Schulalter geprüft.) Abbruchkriterien liegen vor.

- *UT 1 Analogien:* Erfassung sprachlich-schlussfolgernden Denkens, indem das Kind einen vorgegebenen Satz ergänzt, in dem eine Analogie gebildet werden muss.
- *UT 2 Wortschatz:* Anhand vorgegebener Umschreibungen soll das gesuchte Zielwort benannt werden.
- *UT 3 Grammatik:* Erfassung grammatikalischen Wissens (Pluralbildung, Komparation, Bildung von Präteritum und Perfekt, korrekte Verwendung von Genitiv, Dativ und Akkusativ).
- *UT 4 Sätze-Nachsprechen:* Überprüfung des phonologischen Kurzzeitgedächtnisses über das Nachsprechen von „Sinnlos-Sätzen".
- *UT 5.1 Reimen:* Überprüfung der phonologischen Bewusstheit, indem das Kind zu einem vorgegebenen Wort aus einer Auswahl das heraussuchen soll, was sich darauf reimt (unterstützt durch Bildvorlagen).
- *UT 5.2 Vokale-Ersetzen:* Überprüfung der phonologischen Bewusstheit im engeren Sinne
- *UT 5.3 Konsonanten-Auslassen:* Überprüfung der phonologischen Bewusstheit im engeren Sinne.
- *UT 6 Reimfolgen:* Nachsprechen von Wortfolgen aus Reimwörtern (Überprüfung des phonologischen Kurzzeitgedächtnisses).
- *UT 7 Lesen sinnvoll/sinnfrei:* Erfassung der Graphem-Phonem-Korrespondenz.
- *UT 8 Rechtschreibung – sinnvoll:* Korrekte Schreibung nach alphabetischen und orthografischen Strategien.
- *UT 9 Rechtschreibung – sinnfrei:* Schreiben von Pseudowörtern.

Durchführung: Es besteht die Möglichkeit, die Testbatterie nicht komplett durchzuführen, sondern nur einzelne Untertests auszuwählen. Es existieren für die jeweiligen Untertests Einstiegs- und Abbruchkriterien.
Auswertung: Das Kind erhält für jede korrekte Antwort einen Punkt (bzw. bei einigen UT 1 oder 2 Punkte). Für jeden Untertest werden so die Rohwertpunktsummen ermittelt. Anhand der Normtabellen können die Rohwerte in T-Werte transformiert werden. Aus den Ergebnissen können Gesamtwerte für die phonologische Bewusstheit, die expressive Sprache und das auditive Kurzzeitgedächtnis (und bei Schülern zusätzlich zur Schriftsprachentwicklung) gebildet werden.

Normierung: ja; Normierungsstichprobe von 3572 Kindern (2005/2006)
Gütekriterien: Angaben zur Reliabilität (interne Konsistenz) und zur Konstrukt- und kriterienbezogenen Validität liegen vor.
Kommentar: Das Verfahren ermöglicht eine umfassende Prüfung laut- und schriftsprachlicher Fähigkeiten. Ungünstig bleibt die Zusammenstellung der grammatischen Phänomene im Untertest zur Grammatik.

4.8 Verfahren mit dem Schwerpunkt Primarbereich (ab 6 Jahren)

Screening der kindlichen Sprachentwicklung (SCREENIKS), Wagner (2014b)

Zielgruppe: Kinder im Alter von 4;0 bis 7;11 Jahren
Ziel: screeninghafte Einschätzung des Sprachstandes in den Bereichen Aussprache, Grammatik und Wortschatz
Dauer: ca. 20–25 Min.
Art und Aufbau: Das Verfahren ist als kindgerechtes PC-Spiel konzipiert und überprüft *Aussprache*: Lautüberprüfung; Phonematische Differenzierung, *Grammatik:* SVK; Pluralbildung; Kasus; Verstehen morpho-syntaktischer Strukturen, *Wortschatz:* Passiver Wortschatz (Wort-Bild-Zuordnung, 1 aus 6); Verständnis von Präpositionen; Oberbegriffe finden.
Durchführung: Computergestützt: Das Kind beantwortet die vom Computer gestellten Fragen. Die Antwort des Kindes wird vom Diagnostiker als korrekt/nicht korrekt und durch Auswählen des entsprechenden Buttons auf dem Bildschirm eingeloggt. So führt der Test automatisch durch alle Aufgaben/Subtests des Programms, die entsprechend dem Alter des Kindes vom Computer ausgewählt werden. Im Anschluss an die vollständige Durchführung bzw. bei Abbruch des Tests wird erfragt, ob ein Bericht mit Auswertung und Interpretation der Testergebnisse erstellt werden soll.
Auswertung: Qualitativ: Der Bericht zeigt, bei welchen Items in jeder Aufgabe im Einzelnen Schwierigkeiten aufgetreten sind. Diese detaillierten Informationen sind für die Subtests Aussprache, Grammatik und Wortschatz getrennt aufgeführt. Außerdem wird eine Gesamtinterpretation der Ergebnisse für die Subtests Aussprache, Grammatik und Wortschatz erstellt. Quantitativ: Für jede Aufgabe der Subtests *Grammatik* und *Wortschatz* sowie für die Aufgabe „Phonematische Differenzierung" des Subtests *Aussprache* wird aufgeführt, wie viele Rohwertpunkte erzielt wurden und ob der für die jeweilige Aufgabe statistisch festgelegte kritische Wert erreicht wurde.
Normierung: ja; N=1162 Kinder. Die Normen werden jeweils separat für ein- und mehrsprachige Kinder, sowie für 4- bis 5-jährige und 6- bis 7-jährige Kinder berechnet.
Gütekriterien: Angaben zur Retest-Reliabilität, zur Kriteriums- und Konstrukt-Validität liegen vor.

Kommentar: Nach der Durchführung des Screenings gibt das Computerprogramm die Ergebnisse in Form eines Berichts als MS Word-Dokument/open office-Dokument aus.

Sprachstandserhebungstest für Kinder im Alter zwischen 5 und 10 Jahren (SET 5–10), Petermann (2012)

Zielgruppe: Kinder im Alter von 5;0 bis 10;11 Jahren mit Sprachentwicklungsverzögerungen oder -störungen sowie Kinder mit Lernbehinderungen, Aphasien oder Migrationshintergrund
Ziel: Umfassende Beurteilung des Sprachstands in verschiedenen Bereichen sowie Erfassung wichtiger Vorläuferfähigkeiten
Dauer: ca. 45 Min.
Art und Aufbau: Einzelüberprüfung; in zehn Untertests werden rezeptive und produktive Fähigkeiten erfasst wobei teilweise für bestimmte Altersgruppen unterschiedliche Aufgaben vorliegen:

- *U1 Bildbenennung:* Erfassung des produktiven Wortschatzes über Bildbenennung;
- *U2 Kategorienbildung:* Anhand bildlicher Repräsentanten soll der gemeinsame Oberbegriff benannt werden.
- *U3 Sternsuche:* Durchstreichtest zur Überprüfung der Verarbeitungsgeschwindigkeit;
- *U4 Handlungssequenzen:* Mit Spielfiguren sind vorgegebene Anweisungen nachzuspielen.
- *U5 Fragen zum Text:* Beantwortung von Fragen zu kurzen Texten (Sprachverständnis);
- *U6 Bildergeschichte:* Erzählen einer Geschichte anhand einer vorgegebenen Bilderfolge;
- *U7 Satzbildung:* Bildung eines semantisch und grammatikalisch korrekten Satzes aus zwei oder drei vorgegebenen Wörtern;
- *U8 Singular-Plural-Bildung:* Pluralbildung mit bekannten und Kunstwörtern;
- *U9 Erkennen und Korrektur inkorrekter Sätze:* Identifikation und Korrektur grammatikalischer Fehler in vorgegebenen Sätzen;
- *U10 Kunstwörter nachsprechen:* Kunstwörter mit unterschiedlicher Silbenlänge sind nachzusprechen.

Durchführung: Die Untertests werden mit festgelegter Reihenfolge und Instruktionsanweisung im Einzelsetting durchgeführt. Für zwei Untertests wird eine Aufzeichnung der kindlichen Äußerungen mittels Diktiergerät empfohlen.
Auswertung: Die gelösten Aufgaben werden mit null, einem oder zwei Rohwertpunkten bewertet. Den so entstehenden Rohwertsummen für jeden Untertest werden dann T-Werte und Prozentränge zugeordnet.
Normierung: ja; bundesweite Normierung mit N=1052 Kindern ergab spezifische Normen für sieben Altersgruppen.

Gütekriterien: Angaben zur internen Konsistenz liegen vor. Bei der Prüfung der Validität ergab sich eine mittlere bis gute Aussagekraft der Skalen.
Kommentar: Der SET 5 – 10 ist eines der wenigen Verfahren, die für diese Altersgruppe eine derart breite Beurteilung sprachlicher Fähigkeiten zulassen. Eine Einschätzung für den Bereich Phonetik-Phonologie ist allerdings nicht möglich.

Sprachentwicklung und Literacy bei Kindern im Schulalter (1. bis 4. Klasse) (selsa), Mayr et al. (2012)

Zielgruppe: ein- und mehrsprachig aufwachsende Schüler der 1. bis 4. Klasse
Ziel: Einschätzung und Begleitung des individuellen Prozesses der sprachlichen Entwicklung und Bildung
Dauer: Keine Angaben; die Einschätzungen erfolgen anhand unterschiedlicher Beobachtungssituationen; ggf. werden auch Beobachtungen mehrerer Fachkräfte zusammengetragen.
Art und Aufbau: Der Bogen umfasst zwei Teile mit Skalen zu verschiedenen Beobachtungssituationen:

- *Sprachverhalten in verschiedenen Situationen:* A: Strukturierte Gesprächsrunden, B: Vorlesen, Erzählen, Berichten, C: freie Gesprächssituationen unter Kindern, D: kommunikative Kompetenzen (allgemein), E: spielerischer Umgang mit Sprache, F: Umgang mit Printmedien/Büchern, G-I: Hausaufgaben – allgemeine sprachliche Fähigkeiten, Schreiben, Lesen, J: selbstinitiatives Schreiben/Interesse an Schrift, K: selbstinitiatives Lesen
- *Sprachliches Wissen im engeren Sinn:* L: Wortschatz, M: Grammatik – Morphologie, Syntax, N: Sprechweise

Durchführung: Vor der Einschätzung muss eine gründliche Beobachtung des Kindes stattfinden. Diese systematische Beobachtung basiert auf vielfältigen beobachteten Situationen, in denen das Sprachverhalten und die sprachlichen Kompetenzen des Kindes deutlich werden.
Auswertung: Die formulierten Aussagen zu den Fähigkeiten des Kindes sind qualitativ gestuft zu bewerten (i. d. R. mit einer Likert-Skalierung). Neben diesem festen Frage-Antwort-Raster ist zusätzlich Platz für freie Notizen vorhanden. Neben Hinweisen für eine qualitative Auswertung liegen Vergleichsnormen für unterschiedliche Teilgruppen (Klassenstufen, Geschlecht) für eine quantitative Auswertung vor.
Normierung: ja; N=699
Gütekriterien: Es liegen nur eingeschränkte Angaben zu Gütekriterien des Beobachtungsverfahrens vor.
Kommentar: Der selsa-Bogen als Fortführung des seldak bietet eine gute Grundlage der Einschätzung sprachlicher Fähigkeiten von Grundschülern durch Lehrkräfte der Grundschule.

Marburger Sprach-Screening (MSS), Holler-Zittlau et al. (2017)

Zielgruppe: ein- und mehrsprachige Vor- und Grundschulkinder, im Alter von 4 bis 8 Jahren
Ziel: Erfassung wesentlicher Schlüsselkompetenzen und sprachlicher Meilensteine in den Bereichen Kommunikations- und Sprachfähigkeit, Sprachverständnis, Artikulationsentwicklung, Wortschatzentwicklung und Begriffsbildung, Satzentwicklung und grammatische Kenntnisse
Dauer: Einzelüberprüfung, ca. 15–20 Min.
Art und Aufbau: Das Sprach-Screening beinhaltet folgende Prüfbereiche:

- Spontansprache: spontanes Äußern zu einer Bildvorlage
- Sprachverständnis: Zeigen benannter Personen, Gegenstände und Situationen der Bildvorlage
- Sprachproduktion: Einsetzen von Sprache als Handlungsaufforderung
- Artikulation (Aussprache): Überprüfung von Einzellauten und Lautverbindungen anhand von Bildbenennungen
- Wortschatz: Benennen und Erfassen von Nomen, Adjektiven und Verben
- Grammatik: Überprüfung der Pluralbildung, der Subjekt-Verb-Kongruenz (2./3. Person Singular), der Partizipbildung, der Nebensatzbildung mit Konjunktionen sowie der Verwendung von Präpositionen im Akkusativ- bzw. Dativkontext in entsprechend evozierten Äußerungen des Kindes
- Nachsprechen von Kunstwörtern und Sätzen
- Phonologische Diskriminationsfähigkeit (ab 5 Jahren): Kind soll entscheiden, ob zwei vorgesprochene Wörter gleich oder verschieden klingen. Reimwörter: Bestimmen von ähnlich klingenden Wörtern. Wortlänge: Das längere von zwei vorgesprochenen Wörtern ist zu bestimmen.

Zusätzlich liegt als Erweiterung ein zusätzliches informelles Prüfverfahren zum Erfassen des Wortschatzes bei. Anhand von Bildbögen werden der produktive und rezeptive Alltagswortschatz erfasst. Ergänzt wird das Verfahren durch Eltern- und Fachkräftefragebögen.

Durchführung: Die Überprüfung geschieht anhand einer beiliegenden farbigen Bildvorlage, wobei ein Großteil der Äußerungen des Kindes durch evozierende Fragen erhoben wird (standardisierte Aufgaben mit wörtlichen Instruktionen). Abbruchkriterien liegen vor. Die Protokollierung der Aufgaben erfolgt direkt im Testbogen.
Auswertung: Die Bewertung erfolgt kriteriumsorientiert für die einzelnen Teilaufgaben. In den Auswertungsbögen sind Referenzwerte bzw. Referenzwertbänder angegeben, mit denen die jeweils erreichte Punktzahl verglichen wird und woraus sich eine Bewertung der sprachlichen Kompetenzen des Kindes als „auffällig“ bzw. „unauffällig“ ergibt. Für Kinder mit Zweitspracherwerb soll eine kompetenzbezogene qualitative Auswertung erfolgen (unter Berücksichtigung des Age of Onset).
Normierung: Nein; Die Konstruktion des Verfahrens orientiert sich an jeweils vorliegenden Entwicklungsdaten der kindlichen Sprachentwicklung.

Gütekriterien: Das Verfahren wurde mit einer Stichprobe von 154 Kindern durchgeführt und durch die parallele Untersuchung mit verschiedenen Sprachtests evaluiert. Weitere Angaben dazu liegen nicht vor.
Kommentar: Die überarbeitete Neuauflage des MSS wurde durchgängig durch die Thematik Mehrsprachigkeit und ein informelles Wortschatzscreening zur Erfassung des Wortschatzes und individueller Kommunikationsinteressen schwerpunktmäßig für Kinder mit geringen Deutschkenntnissen ergänzt.

4.9 Entwicklungstests, die neben der Sprachentwicklung weitere Bereiche überprüfen

Entwicklungstest für Kinder von 6 Monaten bis 6 Jahren – Revision (ET 6-6-R), Petermann/Macha (2013)

Zielgruppe: Kinder im Alter von 0;6 bis 6;0 Jahren
Ziel: Erstellung einer kriteriumsorientierten Entwicklungsdiagnostik
Dauer: abhängig vom Alter: von ca. 20 Min. (Säuglinge) bis ca. 45–50 Min. (ab 3 Jahren)
Art und Aufbau: Das Verfahren prüft fünf Entwicklungsbereiche, wobei die Körpermotorik, die Handmotorik, die kognitive Entwicklung und die Sprachentwicklung durch Testung des Kindes erfasst werden – die sozial-emotionale Entwicklung hingegen wird über die Elternauskunft erfasst. Für 13 verschiedene Altersgruppen (Säuglingsalter: 6–18 Monate in Intervallen von 1,5 bzw. 3 Monaten; Kleinkindalter: 18–36 Monate in Intervallen von 3 bzw. 6 Monaten; Vorschulalter: 36–72 Monate in Intervallen von 6 bis 12 Monaten) werden diese Bereiche mit jeweils aussagekräftigen, altersspezifischen Aufgaben überprüft. Ab dem Alter von 4 Jahren wird das Profil durch den Untertest „Nachzeichen" ergänzt.
Durchführung: Vor der Durchführung muss sich der Diagnostiker eingehend mit diesem detailreichen Test vertraut machen, die Details der Aufgaben beherrschen. Diese werden dann – je nach Alter des Kindes – zusammengestellt und anhand des Manuals durchgeführt. Die Reihenfolge der Durchführung der Testaufgaben ist grundsätzlich variabel. Die jeweilige Aufgabe ist im Protokollbogen als „erfüllt" oder „nicht erfüllt" zu kennzeichnen.
Auswertung: Die Anzahl der gelösten Aufgaben bzw. die Anzahl der mit „ja" angekreuzten Fragen des Elternfragebogens ergibt den jeweiligen Rohwert eines Entwicklungsbereichs. Dieser wird mithilfe der Normtabellen im Anhang in Entwicklungsquotienten transformiert (jedem Entwicklungsquotient lässt sich ein Prozentrang zuordnen). Diese werden im Anschluss für die Interpretation in das Entwicklungsprofil des Protokollbogens eingetragen. Für Leistungen unterhalb 2,0 SD werden „gravierende Entwicklungsdefizite" konstatiert, Leistungen zwischen 1,0 und 2,0 SD werden als „Risikobereich" beschrieben.
Normierung: ja; Gesamtstichprobe von N=1053 (2011/2012), wobei die Teilstichproben der Altersgruppen zwischen 64 und 125 Kindern schwanken

Gütekriterien: Es liegen Angaben zur inneren Konsistenz, zur inhaltlichen, Konstrukt- und kriterienbezogenen Validität vor.
Kommentar: Der ET 6–6R ist ein gerade für kleine Kinder ein motivational sehr ansprechendes Verfahren (abwechslungsreiche Gestaltung der Aufgabenstellungen) mit einer, wenn notwendig, flexiblen Aufgaben-Anordnung.

Basisdiagnostik Umschriebener Entwicklungsstörungen im Vorschulalter – Version II (BUEVA-II), Esser/Wyschkon (2012)

Zielgruppe: Kinder im Alter zwischen 4;0 und 6;5 Jahren
Ziel: Erfassung des Entwicklungsstandes eines Kindes in den Bereichen nonverbale und verbale Intelligenz, expressive Sprache, Aufmerksamkeit und Arbeitsgedächtnis (optional: Artikulation und Visuomotorik), wobei die Testbatterie „[...] vor allem im subnormalen Leistungsbereich [...]" differenziert (Esser/Wyschkon 2012, 25)
Dauer: Einzeltestung, 20–25 Min. (+ 10 Min. für die optionalen Untertests Artikulation und Visuomotorik)
Art und Aufbau: Die Testbatterie *BUEVA-II* besteht aus sieben Untertests, die verschiedenen Testverfahren entnommen wurden (u. a. 3 Untertests des P-ITPA): Nonverbale Intelligenz, verbale Intelligenz (Analogien), expressive Sprache (Grammatik), Aufmerksamkeit und Arbeitsgedächtnis (Sätze-Nachsprechen) (+ optional: Artikulation und Visuomotorik).
Durchführung: Für die einzelnen Untertests werden zunächst Beispielaufgaben bearbeitet. Im Manual sind ausführliche Durchführungsanweisungen enthalten.
Auswertung: Quantitativ: die anhand der Anweisungen des Manuals verteilten Rohwertpunktsummen der Untertests können mit den in Halbjahresschritten vorliegenden Normtabellen in T-Werte transformiert werden.
Normierung: ja; N=1.157 Kinder (2005/2006)
Gütekriterien: Angaben zur Objektivität und zur internen Konsistenz, zur inneren und externen kriterienbezogenen, zur Konstrukt- und zur prognostischen Validität liegen vor.
Kommentar: zeitökonomisches Verfahren zur Erfassung allgemeiner Leistungsvoraussetzungen in den Bereichen verbale Intelligenz, expressive Sprache, Aufmerksamkeit und Arbeitsgedächtnis (optional: Artikulation und Visuomotorik)

Weitere, hier nicht ausführlich dargestellte Verfahren sind u. a.:

- IDS – Intelligence and Development Scales. Intelligenz- und Entwicklungsskalen für Kinder von 5–10 Jahren, Grob et al. (2009)
- WET – Wiener Entwicklungstest. Ein Verfahren zur Erfassung des allgemeinen Entwicklungsstandes bei Kindern von 3 bis 6 Jahren, Deimann/Kastner-Koller (2012)

5 Früherfassung sprachlicher Fähigkeiten

Von Steffi Sachse und Anke Buschmann

Frühe sprachliche Verzögerungen

Eine möglichst frühe Erfassung sprachlicher Fähigkeiten zielt darauf ab, Kinder mit einem Risiko für spätere Sprachentwicklungsstörungen zu identifizieren, um gegebenenfalls notwendige Unterstützungsmaßnahmen einzuleiten.

Derzeit gelingt eine zuverlässige Identifikation von Risikokindern durch die Erfassung des aktiven Wortschatzes ab einem Alter von 18 bis 24 Monaten. Vor diesem Alter besteht die Möglichkeit, anhand von Fragebögen wie dem Elternfragebogen zur Früherkennung von Risikokindern (ELFRA-1, einsetzbar mit 12 Monaten, Grimm/Doil 2006) oder mit Teilen von allgemeinen Entwicklungstests sprachliche Fähigkeiten zu beurteilen. Untersuchungen zeigten jedoch, dass auf Basis der in diesem frühen Alter erfassten sprachlichen Leistungen keinerlei Vorhersagen für die weitere Sprachentwicklung möglich sind (für eine Zusammenfassung Sachse/von Suchodoletz 2011). Deshalb erscheint es derzeit nicht empfehlenswert, eine Früherkennung von Risikokindern für spätere Sprachentwicklungsstörungen vor dem Alter von 18 Monaten durchzuführen. Allerdings ist beispielsweise der Einsatz des Elternfragebogens ELFRA-1 durch die Erfassung von Vorläuferfähigkeiten (u. a. Einsatz von Gesten) und dem Sprachverständnis geeignet, um andere Risikogruppen wie Kinder mit einem globalen Entwicklungsdefizit zu erkennen (Grimm/Doil 2006).

Ab dem Alter von 18 bis 24 Monaten ist eine sprachliche Verzögerung zwar zuverlässig zu erkennen, bleibt aber eine Risikodiagnose. Entsprechend der interdisziplinären Leitlinie (Interdisziplinäre S2k-Leitlinie, AWMF 2011) wird bei einer deutlich verlangsamten Sprachentwicklung im Alter von zwei bis drei Jahren von „Sprachentwicklungsverzögerung (SEV)“ und noch nicht von „Sprachentwicklungsstörung“ gesprochen. Verzögerungen der Sprachentwicklung können isoliert auftreten oder im Rahmen von anderen Grunderkrankungen (z. B. bei sensorischen Beeinträchtigungen, neurologischen oder genetischen Störungen, allgemeiner Entwicklungsverzögerung, Autismus-Spektrum-Störungen). Differenzialdiagnostisch ist dies voneinander abzugrenzen. Kinder mit einer isolierten Sprachentwicklungsverzögerung werden oft als „Late Talker“ bezeichnet. Sie sind dadurch gekennzeichnet, dass sie im Alter von 24 Monaten einen aktiven Wortschatz von weniger als 50 Wörtern aufweisen und meist noch keine Zweiwortverbindungen produzieren. In anderen relevanten Entwicklungsbereichen wie der Motorik, Kognition und der sozial-emotionalen Entwicklung sind sie dagegen altersentsprechend entwickelt (Rescorla 1989). Alternativ zu diesem Kriterium wird die 10. Perzentile als Cut-off für den aktiven Wortschatz verwendet, d. h., in diesem Fall werden die 10 Prozent der Zweijährigen mit der geringsten Anzahl an Wörtern im aktiven Sprachgebrauch als verzögert klassifiziert. Das Sprachverständnis dieser Kinder kann zusätzlich beeinträchtigt sein, was bei 20 bis 40 Prozent der Kinder der Fall ist (Buschmann et al. 2008; Paul et al. 1991; Sachse/von Suchodoletz 2013). Eine ausführliche Beschreibung der typischen Merkmale von Late Talkers findet sich bei Hachul (2015).

Ein sprachlicher Entwicklungsrückstand entsprechend der Definition von Rescorla (1989) ist nicht mit einer Sprachentwicklungsstörung gleichzusetzen. Denn im Alter von zwei Jahren kann eine langsame Sprachentwicklung eine Normvariante der Entwicklung darstellen. Studien zeigen dementsprechend, dass ein Teil der Late Talker alle Entwicklungsrückstände bis zum Alter von drei Jahren aufholt (z. B. 33 % der Kinder bei Sachse/von Suchodoletz 2009; 44 % der Kinder mit isoliert expressiver SEV bei Buschmann et al. 2009). Den weiteren Entwicklungsverlauf von Late Talkers betreffend zeigte sich wiederholt, dass die Rate an Kindern mit Sprachentwicklungsstörungen im Verlauf des Vorschulalters weiter sinkt – zumeist unter begleitendem Einfluss von Sprachtherapie – (Kühn/von Suchodoletz 2009). In der Stichprobe von Buschmann et al. (2009) war trotz einer hohen Rate an Sprachtherapie allerdings kein weiteres Aufholen vom dritten zum vierten Geburtstag zu verzeichnen. Insgesamt musste bisher in allen Nachuntersuchungen festgestellt werden, dass ehemalige Late Talker als Gruppe in ihren Sprachleistungen stets hinter den von Beginn an sprachunauffälligen Kindern zurückbleiben (Rescorla 2002; von Suchodoletz et al. 2016). Das Risiko für die Ausbildung einer umschriebenen Sprachentwicklungsstörung (USES) ist innerhalb der Gruppe der Late Talker im Vergleich zu sprachunauffälligen Zweijährigen deutlich erhöht (Überblick bei Rescorla 2015; Sachse 2015a).

Prädiktoren der weiteren Entwicklung von Late Talkers sind nicht umfassend bekannt bzw. für die Vorhersage im Einzelfall nicht ausreichend aussagekräftig. Ein wichtiger Prädiktor ist das Sprachverständnis von Kindern im Alter von zwei Jahren. Zeigen sich hier Auffälligkeiten, ist die Wahrscheinlichkeit des „Aufholens“ deutlich reduziert (Sachse/von Suchodoletz 2009).

Dagegen lässt sich die sprachliche Entwicklung positiv beeinflussen, indem die wichtigsten Bezugspersonen zu einem bewusst sprachförderlichen Verhalten im Alltag angeleitet werden. Wirkungsvoll sind sprachbasierte Interaktionstrainings sowohl für die Eltern wie das Heidelberger Elterntraining (Buschmann 2017; Roberts/Kaiser 2011) als auch für pädagogisches Fachpersonal in der Krippe (Buschmann/Jooss 2012).

5.1 Prinzipien des diagnostischen Vorgehens

Differenzialdiagnostik

Die Erfassung sprachlicher Fähigkeiten stellt einen Teilbereich des gesamtdiagnostischen Prozesses dar. D. h. eine verzögerte Sprachentwicklung ist differenzialdiagnostisch abzuklären (Übersicht bei Buschmann/Sachse 2017), wobei folgende Bereiche neben der sprachlichen Diagnostik im Fokus stehen:

- pädaudiologische Untersuchung
- entwicklungsneurologische Untersuchung
- Überprüfung evtl. Auffälligkeiten aus dem autistischen Formenkreis (Erfassung z. B. über Verhaltensfragebögen)
- Beurteilung nonverbal kognitiver Fähigkeiten bzw. allgemeiner Entwicklungsstand (für Zweijährige mit BSID-III (Bayley et al. 2014), FREDI 0–3 (Mähler

et al. 2016), SON-R 2 1/2–7 (Tellegen et al. 2007), ET 6–6 R (Petermann/Macha 2013)

Für ein pragmatisches Vorgehen in der Praxis spricht ein nach Buschmann et al. (2008) adaptiertes Vorgehen: Nach einem ersten Screening im Hinblick auf das Vorliegen einer sprachlichen Verzögerung kommt der Beurteilung des Sprachverständnisses eine besondere Bedeutung zu. Kinder mit einem eingeschränkten Sprachverständnis sollten unbedingt einer weiteren Diagnostik unterzogen werden, da innerhalb dieser Gruppe die Wahrscheinlichkeit für Primärstörungen deutlich erhöht ist.

In jedem Fall ist im Rahmen der Frühdiagnostik eine erneute sprachdiagnostische Untersuchung der Kinder im Alter von drei Jahren notwendig. Dies ist einerseits relevant, weil nicht alle Kinder mit einer späteren Sprachentwicklungsstörung bereits im Alter von zwei Jahren durch einen deutlich begrenzten aktiven Wortschatz auffallen (Feldman et al. 2005; Ullrich/von Suchodoletz 2011). Andererseits ist der Zeitpunkt mit drei Jahren geeignet, um festzustellen, ob die Kinder in ihren sprachlichen Fähigkeiten zu den Gleichaltrigen aufgeschlossen haben oder entsprechend der interdisziplinären Leitlinie bereits eine manifeste Sprachentwicklungsstörung vorliegt (Interdisziplinäre S2k-Leitlinie, AWMF 2011).

Für eine Frühdiagnostik von sprachlichen Auffälligkeiten im Alter von zwei Jahren stehen alle gängigen diagnostischen Methoden zur Verfügung (ausführliche Beschreibung in Sachse/Buschmann 2016): Anamnese, Beobachtung sowie der Einsatz von standardisierten Testverfahren (s. Kap. 5.2).

Anamnese

Bestandteil jeder Diagnostik ist eine Befragung zur Entwicklungsgeschichte des Kindes (ausführlich dazu s. Kap. 3.3). Im Rahmen einer Abklärung von Sprachauffälligkeiten bei Kindern unter 3 Jahren sind zudem weitere Entwicklungsaspekte von den Eltern zu erfragen:

- Imitation von Sprachlauten im Rahmen früher face-to-face Interaktionen
- früher intentionaler Gebrauch der Zeigegeste
- „joint attention“ (gemeinsam gerichtete Aufmerksamkeit)
- das Auftreten von längeren Lallmonologen
- Reaktion auf den eigenen Namen
- Produktion erster Wörter
- Produktion erster Wortverbindungen
- Erfassung von aktuellen Beispielen

Beobachtung

Neben einer direkten Beobachtung der sprachlichen und nichtsprachlichen kommunikativen Fähigkeiten der Kinder ist es angeraten, eine Beobachtung der Interaktion zwischen dem Kind und einer Bezugsperson durchzuführen. Eine gut nutzbare Situation ist die bei jungen Kindern sowieso notwendige Gewöhnungsphase an die unbekannte Person und den Untersuchungsraum. Kind und Bezugsperson können im Rahmen dessen gebeten werden, miteinander zu spielen oder ein Bilderbuch gemeinsam anzuschauen. Hierbei können verschiedene das Kind und die Bezugsperson betreffende Aspekte beobachtet werden.

- Was äußert das Kind an Lauten, Gesten, Wörtern?
- Zeigt das Kind Eigeninitiative?
- Sucht das Kind Blickkontakt?
- Ist das Sprachangebot der Eltern am Sprachniveau und Entwicklungsstand des Kindes orientiert?

Des Weiteren besteht die Möglichkeit, die wechselseitige Interaktion zu betrachten:

- Wie reagiert die Bezugsperson auf Kommunikationsversuche des Kindes?
- Wie reagiert das Kind auf Sprachangebote der Bezugsperson?

Verschiedene Aspekte dieser Beobachtung können nach erfolgter Diagnostik für eine Beratung der Bezugspersonen und darauf abgestimmte Fördermaßnahmen genutzt werden.

Kontext Innerhalb der kinderärztlichen Vorsorgeuntersuchungen ist es expliziter Auftrag, die sprachlichen Fähigkeiten mit zu beurteilen (Baumann 2007). Tabelle 1 bietet einen Überblick über entsprechende Inhalte der Vorsorgeuntersuchungen in Anlehnung an Empfehlungen des Gemeinsamen Bundesausschusses (2015) und des Berufsverbandes der Kinder- und Jugendärzte e.V. (2017).

Tab. 1: Inhalte der Vorsorgeuntersuchungen in Anlehnung an Empfehlungen des Gemeinsamen Bundesausschusses (2015) und des Berufsverbandes der Kinder- und Jugendärzte e.V. (2017)

<table>
<tr><th>Vorsorgeuntersuchung</th><th>Alter des Kindes</th><th>Kindliche Sprachentwicklung im Rahmen der Untersuchung</th></tr>
<tr><td>U1</td><td>direkt nach der Geburt</td><td rowspan="2">Neugeborenen-Hörscreening

Körperliche Untersuchung zur Erkennung angeborener Erkrankungen und Fehlbildungen (z. B. Gaumen- oder Kieferfehlbildungen)

Familienanamnese angeborener Hörstörungen</td></tr>
<tr><td>U2</td><td>3. bis 10. Lebenstag</td></tr>
<tr><td>U3</td><td>4. bis 5. Lebenswoche</td><td>Neugeborenen-Hörscreening (sofern noch nicht erfolgt)
Familienanamnese angeborener Hörstörungen

Überprüfung des Interaktionsverhaltens: Reaktion auf Ansprache oder nonverbale Kommunikation</td></tr>
<tr><td>U4</td><td>3. bis 4. Lebensmonat</td><td>Prüfung durch den Arzt, ob ein Neugeborenen-Screening durchgeführt wurde

Beobachtung des Interaktionsverhaltens: Reaktion auf Ansprache oder nonverbale Kommunikation, Herstellen und Halten von Blickkontakt, Senden von Signalen zur Bezugsperson (Laute, Mimik, Gestik)</td></tr>
</table>

Vorsorgeuntersuchung	**Alter des Kindes**	**Kindliche Sprachentwicklung im Rahmen der Untersuchung**
U5	6. bis 7. Lebensmonat	Beurteilung des Sprachentwicklungsstandes: Bildung von Silbenketten (z. B. ge-ge-ge, mem-mem-mem, dei-dei-dei) Beobachtung des Interaktionsverhaltens: Reaktion auf Ansprache oder nonverbale Kommunikation, Herstellen und Halten von Blickkontakt, Senden von Signalen zur Bezugsperson (Laute, Mimik, Gestik)
U6	10. bis 12. Lebensmonat	Beurteilung des Sprachentwicklungsstandes: Spontane Äußerung von längeren Silbenketten, Produktion von Doppelsilben (z. B. ba-ba, da-da), Nachahmen von Lauten; Geben eines Gegenstandes auf Aufforderung Beobachtung des Interaktionsverhaltens: Reaktion auf Ansprache oder nonverbale Kommunikation, Herstellen und Halten von Blickkontakt, Senden von Signalen zur Bezugsperson (Laute, Mimik, Gestik)
U7	21. bis 24. Lebensmonat	Elternbefragung zum Sprachentwicklungsstand: Sind Sie mit der Sprachentwicklung Ihres Kindes zufrieden? Wird Ihr Kind von der Umgebung gut verstanden? Beurteilung des Sprachentwicklungsstandes: Einwortäußerungen (wenigstens zehn richtige Wörter ohne Mama und Papa) Versteht und befolgt einfache Aufforderungen Drückt durch Gestik oder Sprache (Kopfschütteln oder Nein-Sagen) aus, dass es etwas ablehnt oder eigene Vorstellungen hat Zeigt oder blickt auf drei benannte Körperteile
U7a	34. bis 36. Lebensmonat	Elternbefragung zum Sprachentwicklungsstand: Sind Sie mit der Sprachentwicklung Ihres Kindes zufrieden? Wird Ihr Kind von der Umgebung gut verstanden? Stottert Ihr Kind? Beurteilung des Sprachentwicklungsstandes: Spricht mindestens Dreiwortsätze Spricht von sich in der Ich-Form Kennt und sagt seinen Rufnamen
U8	46. bis 48. Lebensmonat	Elternbefragung zum Sprachentwicklungsstand: Sind Sie mit der Sprachentwicklung Ihres Kindes zufrieden? Wird Ihr Kind von der Umgebung gut verstanden? Stottert Ihr Kind? Beurteilung des Sprachentwicklungsstandes: Spricht Sechswortsätze Geschichten werden etwa im zeitlichen und logischen Verlauf wiedergegeben Stellt W-Fragen (warum, wie, wo, wieso, woher)

Fortsetzung Tab.: 1

Vorsorgeuntersuchung	Alter des Kindes	Kindliche Sprachentwicklung im Rahmen der Untersuchung
U9	60. bis 64. Lebensmonat	Elternbefragung zum Sprachentwicklungsstand: Sind Sie mit der Sprachentwicklung Ihres Kindes zufrieden? Wird Ihr Kind von der Umgebung gut verstanden? Stottert Ihr Kind? Beurteilung des Sprachentwicklungsstandes: Fehlerfreie Aussprache, vereinzelt können noch Laute fehlerhaft ausgesprochen werden Ereignisse und Geschichten werden im richtigen zeitlichen und logischen Ablauf wiedergegeben Erkennt und benennt mindestens 3 Farben korrekt
U10	7 bis 8 Jahre	Erkennen und Therapieeinleitung bei Entwicklungs- bzw. Schulleistungsstörungen, z. B. Lese-Rechtschreibstörungen
U11	10 bis 11 Jahre	Erkennen und Therapieeinleitung bei Entwicklungs- bzw. Schulleistungsstörungen, z. B. Lese-Rechtschreibstörungen

Fortsetzung Tab.: 1

Im Rahmen der U7, die zwischen dem 21. und 24. Lebensmonat stattfindet, können Elternfragebögen zur Erfassung des aktiven Wortschatzes (z. B. die *Sprachbeurteilung durch Eltern – Kurztest für die U7 – SBE-2-KT*) im Sinne eines Sprachscreenings sehr gut genutzt werden.

Ein weiterer Kontext, in dem die Erfassung früher sprachlicher Fähigkeiten relevant ist, sind Betreuungseinrichtungen für Kleinkinder. Hierfür bietet sich der Einsatz der o. g. Elternfragebögen ebenfalls an, um Aussagen über den aktuellen Sprachentwicklungsstand zu erhalten (z. B. *Fragebogen zur frühkindlichen Sprachentwicklung – FRAKIS*) oder zu einem bestimmten Zeitpunkt Kinder mit sprachlichen Verzögerungen zu identifizieren (z. B. SBE-2-KT oder ELFRA-2).

Mehrsprachige Kinder

Die Einschätzung der sprachlichen Fähigkeiten bei mehrsprachig aufwachsenden Kindern (vgl. auch Kap. 11) stellt im Bereich der Frühdiagnostik eine Herausforderung dar. Eine angemessene Beurteilung erfordert die Einbeziehung aller vom Kind gesprochenen Sprachen, da die sprachliche Entwicklung mehrsprachiger Kinder nicht per se langsamer oder anders erfolgt als bei einsprachig aufwachsenden Kindern (Hoff et al. 2014). Allerdings kann der aktive Gesamtwortschatz nur angemessen beurteilt werden, wenn Screeningfragebögen für alle Sprachen des Kindes eingesetzt werden. Elternfragebögen liegen zwar für einige, aber längst nicht für alle benötigten Sprachen vor (internationale Versionen des CDI von Fenson et al. 1993, https://mb-cdi.stanford.edu/adaptations.html; für die Beurteilung des Türkischen von in Deutschland lebenden Kindern (Sachse et al. in Vorb.). Eine erste Annäherung können Übersetzungen von bewährten Screeninginstrumenten sein (z. B. die Übertragungen des SBE-2-KT). Der Einsatz dieser Verfahren muss jedoch unter Vorbehalt geschehen, weil das einfache Übertragen in andere Sprachen mit verschiedenen Problemen behaftet ist. Beispielsweise weisen die Wörter in verschiedenen Sprachen unterschiedliche Schwierigkeiten auf.

Welche und wie viele Wörter die Kinder in welcher Sprache sprechen und was realistischerweise vom Kind erwartet werden kann, hängt entscheidend vom Sprachangebot in den jeweiligen Sprachen in der Familie sowie in der Betreuungseinrichtung ab. Die individuellen Aspekte des sprachlichen Inputs sowie die Ausgestaltung der Mehrsprachigkeit eines einzelnen Kindes im Kontext seiner Familie lassen sich sehr gut mit dem Verfahren „Mehrsprachen-Kontexte“ von Ritterfeld/Lüke (2013) beurteilen.

Sind die Eltern aufgrund eigener Sprachkenntnisse nicht in der Lage, die Fähigkeiten des Kindes im Deutschen einzuschätzen, können dies auch pädagogische Fachkräfte übernehmen. Im Rahmen der Studie MAUS („Mehrsprachig aufwachsende Kinder sprachlich fördern“) ergaben sich höhere Übereinstimmungen zwischen den Angaben der Erzieher und den Ergebnissen von Sprachentwicklungstests als mit den Angaben der Eltern (Budde-Spengler et al. in Vorb.).

5.2 Verfahren zur Früherkennung von Sprachentwicklungsstörungen

Elternfragebögen und Sprachentwicklungstests

Zur Beurteilung früher sprachlicher Fähigkeiten stehen zwei unterschiedliche Zugänge zur Verfügung: standardisierte und normierte Elternfragebögen sowie Sprachentwicklungstests.

Anhand von Elternfragebögen lässt sich der aktive Wortschatz von Kindern sehr gut beurteilen. Aufgabe der Eltern ist es, auf unterschiedlich langen Listen von Wörtern anzugeben, welche dieser Wörter ihr Kind bereits aktiv spricht.

Elternfragebögen erlauben eine reliable und valide Erfassung des aktiven Wortschatzes. Untersuchungen zeigten, dass für den Bereich des aktiven Wortschatzes vergleichbare Ergebnisse wie bei der Anwendung eines Sprachentwicklungstests erzielt werden und dass auch die Vorhersage der weiteren sprachlichen Entwicklung genauso gut gelingt wie über die Ergebnisse eines Sprachentwicklungstests (Sachse/von Suchodoletz 2008; von Suchodoletz 2015). Rosenfeld/Kiese-Himmel (2011) verglichen die derzeit zur Verfügung stehenden Elternfragebögen für den deutschsprachigen Raum und empfehlen aufgrund der Testgütekriterien eine Anwendung in folgender Reihung: SBE-2-KT, ELAN-R, ELFRA-2 sowie FRAKIS bei Zweijährigen. Welcher Test jedoch in der Praxis ausgewählt wird, hängt zum einen vom benötigten Altersbereich ab und zum anderen von der spezifischen Zielsetzung des Sprachscreenings. Hierbei kann beispielsweise unterschieden werden, ob es sich um eine vorrangige Erfassung des Sprachstandes oder um die ausschließliche Klassifikation als Risikokind handelt bzw. ob neben dem aktiven Wortschatz noch Syntax und Morphologie bewertet werden sollen.

Sprachentwicklungstests erlauben eine objektive Beurteilung expressiver und rezeptiver Sprachleistungen. Der SETK-2 (Grimm 2016) steht als einziges standardisiertes und normiertes Verfahren zur Verfügung, um die Sprachproduktion und Sprachrezeption jeweils auf Wort- und Satzebene zu beurteilen. Den Kindern werden jeweils Bildkarten vorgelegt (beim Untertest *Produktion von Wörtern* auch einige Gegenstände). Im Bereich der Sprachproduktion ist im Untertest *Produktion von Wörtern* ein Benennen von Nomen gefordert. Der Untertest *Produktion von Sätzen* verlangt eine Versprachlichung erster semantischer Relationen über spezielle Nachfragen des Untersuchers zu Bildern mit einem hohen Anregungsgehalt. Im Untertest *Verständnis von Wörtern* sind die Kinder aufgefordert, auf einen von vier Gegenständen/Tieren/Personen zu zeigen. Der Untertest *Verstehen von Sätzen* verlangt das Zeigen auf eines von vier Bildern, das einem vorgegebenen Satz entspricht (z. B. „Wo ist: Das Mädchen schreibt?“). Die Beurteilung rezeptiver Leistungen gelingt nur über diese standardisiert durchgeführten Aufgaben zuverlässig (Möller et al. 2008). Denn Bezugspersonen sind nur sehr eingeschränkt in der Lage, Sprachverständnisleistungen zu beurteilen, und die Kinder verfügen bereits im Kleinkindalter über zahlreiche kompensatorische Fähigkeiten, welche die Beobachtung erschweren.

Weitere sprachliche Teilleistungen lassen sich mit speziellen, aber nicht durchgängig normierten Verfahren beurteilen (PDSS, PLAKSS II). Auch im Rahmen allgemeiner Entwicklungstests wird eine Beurteilung sprachlicher Fähigkeiten vorgenommen. Hierbei handelt es sich jedoch um recht grobe Einschätzungen, sodass sich der Einsatz der anderen genannten sprachspezifischen Verfahren meist anschließen muss.

Sprachentwicklungstest für zweijährige Kinder (SETK-2), Grimm (2016)

Zielgruppe: Kinder im Alter von 24–35 Monaten bzw. 2;0–2;11 Jahren
Ziel: Untersuchung des sprachlichen Entwicklungsstandes und Diagnose rezeptiver und produktiver Sprachverarbeitungsfähigkeiten
Dauer: Einzeltestung, ca. 15–20 Min.
Art und Aufbau: Standardisierter Sprachtest mit vier Untertests zur Überprüfung von Sprachverständnis (Wörter und Sätze) und Sprachproduktion (Wörter und Sätze); Bildkarten und andere Testmaterialien
Durchführung: *Verstehen I – Wörter:* Auf einer Bildkarte mit vier verschiedenen Objekten soll das Kind das vom Testleiter genannte Objekt zeigen (ein Übungsitem + 9 Testitems); *Verstehen II – Sätze:* Der Testleiter spricht einen Satz vor. Das Kind soll aus einer Auswahl von vier Bildern das zum vorgesprochenen Satz passende Bild zeigen (8 Items); *Produktion I – Wörter:* Bildkarten, auf denen jeweils Gegenstände oder Tiere abgebildet sind, sollen durch das Kind benannt werden (24 Items); *Produktion II – Sätze:* Dem Kind werden Bildkarten vorgelegt, auf denen Szenen dargestellt sind. Satzbestandteile, die auf die Frage „Was kannst du auf diesem Bild sehen?“ nicht versprachlicht werden, werden einzeln erfragt (16 Items).

Auswertung: Quantitativ: die Anzahl korrekt gelöster Items lässt sich als Rohwertsumme in T-Werte und Prozentränge transformieren.
Normierung: ja, anhand einer Stichprobe von N=174 Kindern; T-Werte, Prozentränge für die zwei Halbjahresschritte 2;0–2;5 und 2;6–2;11 Jahre
Gütekriterien: Angaben zur internen Konsistenz liegen vor.

Elternfragebogen für die Früherkennung von Risikokindern (ELFRA-1), Grimm/Doil (2006)

Zielgruppe: Kinder im Alter von 12 Monaten
Ziel: Screeninginstrument zur Früherkennung von Risikokindern für Sprachentwicklungsstörungen
Dauer: ca. 10 Min.
Art und Aufbau: Elternfragebogen/Fremdbeurteilungsinstrument; Fragen zur Sprachproduktion (Liste von 181 Wörtern sowie Lautproduktionen, bei denen die Eltern jeweils entscheiden sollen, ob das Kind diese Wörter/Laute produziert), zum Sprachverständnis (Liste der gleichen Wörter wie Sprachproduktion, bei denen entschieden werden soll, ob das Kind die Wörter versteht, sowie einige Fragen zur Reaktion des Kindes auf sprachliche Äußerungen), zum gestischen Verhalten (30 Items) sowie zur Feinmotorik (13 Items)
Durchführung: Papier- und Bleistift-Version
Auswertung: Quantitativ: die Anzahl der angekreuzten Items wird getrennt für die vier Subskalen *Sprachproduktion*, *Sprachverständnis*, *Gesten* und *Feinmotorik* ermittelt. Für jede Skala ist ein kritischer Wert angegeben, mit dem die jeweils ermittelte Anzahl verglichen werden kann.
Normierung: nein; kritische Werte für die Entwicklungsskalen (entspricht ca. der 20. Perzentile)
Gütekriterien: Angaben zur internen Konsistenz liegen vor.

Elternfragebogen für die Früherkennung von Risikokindern (ELFRA-2, Lang- und Kurzversion), Grimm/Doil (2006)

Zielgruppe: Kinder im Alter von 24 Monaten
Ziel: Screeninginstrument zur Früherkennung von Risikokindern für Sprachentwicklungsstörungen
Dauer: ca. 10 Min.
Art und Aufbau: Elternfragebogen/Fremdbeurteilungsinstrument zur Beurteilung von Wortschatz und Grammatik; anamnestische Fragen, 256 Items aus 10 semantisch-lexikalischen Kategorien zum expressiven Wortschatz, 25 Items zur Syntax, 11 Items zur Morphologie: Die Eltern sollen jeweils entscheiden, ob das Kind die Wörter der Liste aktiv verwendet, bzw. bei den Fragen zur Grammatik entscheiden, welchen der angegebenen Äußerungsbeispiele die Äußerungen des Kindes am ehesten entsprechen. ELFRA-2 Kurzversion: 260 Items aus 10 semantisch-lexikalischen Kategorien zum expressiven Wortschatz

Durchführung: Papier- und Bleistift-Version
Auswertung: Quantitativ: ausgewertet wird getrennt nach den drei Skalen *Produktiver Wortschatz*, *Syntax* und *Morphologie*. Für die Skala *Produktiver Wortschatz* wird die Anzahl der angekreuzten Wörter ausgezählt. Für die Skalen *Syntax* und *Morphologie* sind vorgegebene Punktzahlen (0–2 Punkte) für die jeweils angekreuzten Beispielsätze festgelegt. Für die Anzahl produzierter Wörter und für die Summenwerte der Skalen *Syntax* und *Morphologie* werden jeweils kritische Werte angegeben, mit denen die ermittelten Werte verglichen werden können.
Normierung: ja, Stichprobe von N=140 Kindern (68 Jungen, 72 Mädchen); kritische Werte für die drei Skalen (entspricht ca. 20. Perzentile)
Gütekriterien: Angaben zur internen Konsistenz liegen vor.

Eltern Antworten – Revision (ELAN-R), Bockmann/Kiese-Himmel (2012)

Zielgruppe: Kinder im Alter von 18 bis 26 Monaten bzw. 1;6 bis 2;2 Jahren
Ziel: Untersuchung der expressiven Wortschatzentwicklung (und Grammatik), Früherkennung von Risikokindern
Dauer: ca. 25 Min.
Art und Aufbau: Elternfragebogen; anamnestische Fragen, 319 Items in 18 lexikalisch-semantischen Kategorien (8 Wortkategorien und 10 nominale Subkategorien, es soll jeweils entschieden werden, ob das Kind die angegebenen Wörter spricht oder nicht) zum expressiven Wortschatz + 1 Frage zur Kontinuität der lexikalischen Entwicklung („Lernt Ihr Kind stetig neue Wörter?"), Items zur expressiven Grammatik (1 Frage zur Äußerungslänge: „Gebraucht Ihr Kind überwiegend Ein-Wort-Äußerungen, Zwei-Wort-Sätze/Fragen oder längere Sätze?", 3 Satzbeispiele sollen notiert werden).
Durchführung: Papier- und Bleistift-Version
Auswertung: Qualitativ: es werden 7 Fragen und Anregungen zur qualitativen Auswertung vorgeschlagen (z. B. „Aus welchen Wortkategorien bzw. nominalen Subkategorien spricht ein Kind Wörter?").
Quantitativ: die Gesamtzahl aller angekreuzten Items wird ermittelt. Anhand der Normtabellen können T-Werte und Prozentränge ermittelt werden.
Normierung: ja, Stichprobe mit N=512 Kindern (254 Jungen, 258 Mädchen; 2010/2011), geschlechtsspezifische Normen (T-Werte, Prozentränge) für 3 verschiedene Altersstufen (18–20 Monate, 21–23 Monate und 24–26 Monate)
Gütekriterien: Angaben zur internen Konsistenz liegen vor.

Fragebogen zur frühkindlichen Sprachentwicklung (FRAKIS Standardversion und FRAKIS-K, Kurzversion), Szagun et al. (2009)

Zielgruppe: Kinder im Alter von 18 bis 30 Monaten bzw. 1;6 bis 2;6 Jahren
Ziel: Erhebung des Sprachstandes in Bezug auf expressive Sprachentwicklung, (Erfassung von Entwicklungsauffälligkeiten)

Dauer: FRAKIS: ca. 15–45 Min., FRAKIS-K: ca. 5–10 Min.
Art und Aufbau: Elternfragebogen/Fremdbeurteilungsinstrument; FRAKIS: anamnestische Fragen, 600 Items in 22 lexikalisch-semantischen Kategorien zum expressiven Wortschatz, 79 Fragen zur Grammatik umfassen Flexionsmorphologie (Plural, Genus, Kasus, Verbmarkierungen, Hilfsverben) und Satzkomplexität: Bei der Wortliste sollen die Eltern entscheiden, ob das Kind die aufgeführten Wörter aktiv spricht. Bei den Fragen zur Grammatik muss entschieden werden, welchen der angegebenen Äußerungsbeispiele die Äußerungen des Kindes am ehesten entsprechen. FRAKIS-K: anamnestische Fragen, 102 Items zum expressiven Wortschatz, 3 Items zum Gebrauch von Plural, Artikeln und Wortkombinationen.
Durchführung: Papier- und Bleistift-Version
Auswertung: FRAKIS: Die Auswertung erfolgt jeweils getrennt für die drei Bereiche Wortschatz, Flexionsmorphologie und Satzkomplexität. Qualitativ: Flexionsmorphologie und Satzkomplexität können anhand von Klassifikationsschemata qualitativ ausgewertet werden. Für den Bereich Flexionsmorphologie erfolgt die qualitative Auswertung getrennt nach Subskalen. Anhand der Klassifikationsschemata werden einzelnen Rohwertbereichen jeweils Beschreibungen zugeordnet (z. B. für die Subskala „Pluralbildung“: keine Pluralbildung, beginnende Pluralbildung, etc.). Quantitativ: Die jeweilige Gesamtsumme der angekreuzten Items wird für die Bereiche Wortschatz, Flexionsmorphologie und Satzkomplexität ermittelt. Für die Rohwerte der einzelnen Bereiche können jeweils anhand der Normtabellen Perzentilspannen ermittelt werden, die in T-Wert-Spannen überführt werden können. Zu den einzelnen Perzentilrängen werden Interpretationen angeführt (z. B. unterhalb des Normbereich, unterer Normbereich etc.).

FRAKIS-K: Die Auswertung erfolgt getrennt nach den beiden Bereichen Wortschatz sowie Grammatik und Sätze. Quantitativ: Die Summe der angekreuzten Wörter wird aufsummiert. Anhand der Normtabelle können Perzentilspannen ermittelt werden, die in T-Wert-Spannen überführt werden können. Für die Antworten zu den drei anamnestischen Fragen kann jeweils abgeglichen werden, für wie viel Prozent der Kinder aus der Normstichprobe dieselben Angaben gemacht wurden (aufgeteilt nach Alter in Monaten).
Normierung: ja,
FRAKIS: N=1240 Eltern (von 635 Jungen, 605 Mädchen; 2005–2007); FRAKIS-K: N=1174 Eltern aus der ursprünglichen Normierungsstichprobe (2005–2007); jeweils geschlechtsspezifische und -unspezifische Altersnormen (T-Werte, Perzentilbänder) für 13 Altersklassen in monatlichen Abständen
Gütekriterien: Angaben zur internen Konsistenz und Split-half-Reliabilität liegen vor.
Kommentar: offizielle deutsche Version des amerikanischen CDI

Sprachbeurteilung durch Eltern – Kurztest für die U7 (SBE-2-KT), von Suchodoletz/Sachse (2009)

Zielgruppe: Kinder im Alter von 21 – 24 Monaten
Ziel: Screening von Risikokindern für Sprachentwicklungsstörungen bei der U7
Dauer: ca. 5 Min.

Art und Aufbau: Elternfragebogen/Fremdbeurteilungsinstrument; 57 Items zum expressiven Wortschatz (Die Eltern müssen entscheiden, ob das Kind die jeweiligen Wörter aktiv verwendet), 1 Frage zur expressiven Grammatik (Mehrwortäußerungen).
Durchführung: Papier- und Bleistift-Version
Auswertung: Quantitativ: die Anzahl angekreuzter Wörter wird zusammengezählt. Sofern die Frage zur Produktion von Mehrwortäußerungen mit „ja" beantwortet wird, wird ein Punkt zum Summenwert der angekreuzten Wörter addiert (max. 58 Punkte). Es werden kritische Werte für die Altersgruppen 21–22 Monate und 23–24 Monate angegeben. Rohwerte können in alters- und geschlechtsspezifische Prozentränge transformiert werden.
Normierung: ja; Stichprobe von N=685 Kindern (349 Jungen, 336 Mädchen; 2008), geschlechtsspezifische und -unspezifische Normen (kritische Werte, Prozentränge) für 2 Altersklassen (21–22 Monate, 23–24 Monate)
Gütekriterien: Angaben zur internen Konsistenz und Split-Half-Reliabilität liegen vor.

Weitere Verfahren:

- Patholinguistische Diagnostik bei Sprachentwicklungsstörungen (PDSS) (vgl. Kap. 4.7)
- Test zum Satzverstehen bei Kindern (TSVK) (vgl. Kap. 7.3)
- Psycholinguistische Analyse kindlicher Aussprachestörungen (PLAKSS II) (vgl. Kap. 6.3)
- Beurteilung pragmatischer Leistungen, z. B. CCC (vgl. Kap. 10.4)

Tabelle 2 stellt eine zusammenfassende Übersicht der für zweijährige Kinder verfügbaren Verfahren dar.

Tab. 2: Kurzübersicht über Verfahren zur Erfassung sprachlicher Leistungen von Zweijährigen

Verfahren	Autoren / Erscheinungsjahr	Altersbereich	Inhalt
Elternfragebögen			
ELFRA-2	Grimm/Doil (2000, 2006)	24 Monate	Wortschatzliste (260 Wörter), Syntax und Morphologie (36 Fragen), Kurzversion = Wortschatzliste (256 Wörter)
ELAN-R	Bockmann/Kiese-Himmel (2012)	16 bis 26 Monate	Wortschatzliste (319 Wörter)
FRAKIS	Szagun et al. (2009)	18 bis 30 Monate	Wortschatzliste (600 Wörter), Grammatik und Sätze (71 Items), Kurzversion (102 Wörter + 3 Grammatikfragen)
SBE-2-KT	von Suchodoletz/Sachse (2009)	21 bis 24 Monate	Wortschatzliste (57 Wörter)
Sprachentwicklungstests			
SETK 2	Grimm (2016)	2;0 bis 2;11 Jahre	4 Untertests: Verstehen von Wörtern und Sätzen Produktion von Wörtern und Sätzen
PDSS	Kauschke/Siegmüller (2010)	ab 2;0 Jahre	Verstehen und Produktion; Phonologie, Lexikon, Grammatik (nur teilweise normiert)
TSVK	Siegmüller et al. (2011)	ab 2;0 Jahre	Rezeptive syntaktische und morphologische Fähigkeiten
PLAKSS-II	Fox-Boyer (2014)	ab 2;6 Jahre	Psycholinguistische Überprüfung der Aussprache

6 Diagnostik im Bereich Aussprache

Die Diagnostik kindlicher Aussprachefähigkeiten stellt eine in der sprachtherapeutischen Praxis häufig zu absolvierende Aufgabenstellung dar (Fox-Boyer 2014c). Die Zielsetzung der Untersuchung eines Kindes mit Aussprachestörungen ist die Rekonstruktion seines phonologischen Systems auf der Basis einer „gründlichen phonetischen Untersuchung" (Hacker 2002, 35), welche die Überprüfung der Vollständigkeit des Phoninventars einschließt.

Im Sinne der ICF steht im Rahmen der Analyse der Aussprachefähigkeiten von Kindern bislang vor allem die Funktionsebene im Fokus der Diagnostik. So gilt es, zunächst die auditiven Wahrnehmungs- und die phonematischen Diskriminationsleistungen eines Kindes in den Blick zu nehmen. Im Mittelpunkt der Diagnostik steht dann die Erfassung der Lautbildung und -verwendung (Phon- und Phoneminventar). Hierbei soll die Unterscheidung zwischen phonetischen Störungen (Lautbildungsstörungen; Artikulationsstörungen) und phonologischen Störungen ermöglicht werden. Im Kontext phonetischer Auffälligkeiten ist weiterhin die Prüfung der orofazialen Sensomotorik angezeigt (vgl. Kap. 17.6).

Dies ergänzend sollten aber auch Aspekte der Aktivität und Partizipation sowie Umwelt- und personenbezogene Faktoren Berücksichtigung finden (Schauß-Golecki 2014; Kap. 6.2)

Aussprachestörung vs. Artikulationsstörung

Der Terminus Aussprachestörung wird als Oberbegriff phonetischer und phonologischer Störungen verwendet – teilweise aber auch mit Artikulationsstörungen gleichgesetzt. Artikulationsstörungen sollen hier jedoch als synonymer Begriff für Lautbildungsstörungen und phonetische Störungen gelten. In den Kommentaren der ICD-10 zu *F80.0 Artikulationsstörung* heißt es bei Dilling/Freyberger (2014, 281): „Die Störung wird auch spezifische Sprechstörung genannt." Gleichzeitig wird als „dazugehöriger Begriff" aber auch die „phonologische Entwicklungsstörung" bezeichnet (Dilling/Freyberger 2014, 281). Der Begriff der „Artikulationsstörung" wird in den Heilmittelrichtlinien als SP3 für alle Formen phonetisch-phonologischer Störungen verwendet, wenn keine weiteren Störungsbereiche das Vorliegen einer komplexen Sprachentwicklungsstörung (SP1) anzeigen.

Da die Einschätzung von Aussprachefähigkeiten als beispielsweise „altersentsprechend" oder „verzögert" nur dann möglich ist, wenn man über spezifisches Wissen hinsichtlich der Entwicklung im Bereich der Aussprachefähigkeiten verfügt, sollen noch einmal kurz wichtige Aspekte benannt werden (vgl. Kap. 6.1).

6.1 Grundlagen zur Entwicklung der Ausspracheﬁähigkeiten

Für die korrekte Produktion und Verwendung von Sprachlauten sind phonetisch-artikulatorische und phonologisch-sprachsystematische Fähigkeiten notwendig, deren Entwicklung sich gegenseitig bedingen. Kinder, die die deutsche Sprache lernen, müssen insgesamt 23 Konsonanten und 16 Vokale (bezogen auf das Hochdeutsche) erwerben (Fox-Boyer 2014b). Die Entwicklung der Lautwahrnehmung ist die Voraussetzung für die Lautproduktion: „Erst wenn ein Kind in der Lage ist, Laute auditiv zu unterscheiden und zu klassifizieren, kann es lernen, diese auch selbst richtig zu produzieren und anzuwenden“ (Weinrich/Zehner 2017, 23).

An dieser Stelle sollen nur knapp diagnostisch relevante Aspekte der physiologischen Lautbildung und -verwendung zusammengestellt werden (Fox-Boyer 2014b; Fox-Boyer/Salgert 2014); Fox-Boyer/Schäfer 2015; Höhle 2002; Klann-Delius 2016; Weinrich/Zehner 2017):

- Perzeption:
  - postnatale Diskriminationsfähigkeit aller Lautkontraste
  - Abnahme der Sensibilität gegenüber nicht-muttersprachlichen Vokal- und Konsonantenkontrasten hin zu muttersprachlich-relevanten Kontrasten
  - Übergang zur phonologischen Wahrnehmung anhand perzeptiver Fähigkeiten/phonetischer Kenntnisse → Betonung, Phonotaktik und das statistische Auftreten von Phonemen ermöglichen den Einstieg in den Wortschatzerwerb.

Für eine Einführung zur frühen Sprachwahrnehmung sei auf Fox-Boyer/Schäfer (2015) verwiesen.

- Produktion:
  - Schrei als erste Lautproduktion
  - Grund- und Gurrlaute sowie stimmliche Expansion
  - Babbling ab ca. 6 Monaten; Produktion kanonischer Silben
  - Erwerb des Phonemsystems – verläuft über Zwischenstadien, die durch phonologische Prozesse gekennzeichnet sind (Silbenstrukturprozesse, Substitutionsprozesse, Assimilationsprozesse).
  - Diese Prozesse sind nur selten derart stark ausgeprägt, dass sie sich über eine längere Zeit konstant zeigen.
  - Am Ende des 3. Lebensjahres: fast alle Konsonanten im phonetischen Lautbestand des Kindes vorhanden, [s]/[z] werden als letzte Laute wesentlich später korrekt artikuliert.
  - Erwerb des phonologischen Regelsystems ist mit 4;0–4;6 Jahren weitgehend abgeschlossen (noch bis 5;0 Jahre können vereinzelt phonologische Prozesse auftreten).

– Phonetische Fehlbildungen der Sibilanten [s], [z] (Sigmatismus; Lispeln) mit interdentaler [θ], [ð] oder addentaler Realisierung finden sich noch bei bis zu 35 % der Fünfjährigen und auch noch bei ca. 25 % der Acht- bis Zehnjährigen (Fox-Boyer 2016a, 81).

Für eine Einführung sei auf Fox-Boyer (2016a) verwiesen.

Diese Regularitäten liegen den eingesetzten diagnostischen Verfahren bezüglich der Auswertung (u. a. phonologische Prozessanalyse) zugrunde. Sie geben weiterhin Informationen über die Reihenfolge der Intervention bei vorhandenen Aussprachestörungen.

6.2 Prinzipien des diagnostischen Vorgehens

Eine valide und reliable Diagnostik im Bereich Aussprache erfasst den individuellen Entwicklungsstand eines Kindes, insbesondere seine Output-Kompetenzen. Der internationale Standard in der logopädischen Diagnostik funktioneller Aussprachestörungen wird nach Fox-Boyer (2014a, 45) wie folgt beschrieben:

- Erhebung anamnestischer Daten, u. a. zur Ermittlung von Risikofaktoren
- Erhebung/Beobachtung der Spontansprache des Kindes
- Durchführung eines validen und reliablen Testverfahrens (i. d. R. als Benenntest)
- Überprüfung der Phon-Stimulierbarkeit (Inwieweit ist dem Kind eine Imitation der einzelnen Phone möglich?)
- Überprüfung der Wortrealisationskonsequenz

Weinrich/Zehner (2017, 48) ergänzen in ihrer Skizzierung einer logopädischen Screening-Diagnostik: Erfassung der auditiven Diskriminationsfähigkeit, Sequenzerfassung, Überprüfung der Gedächtnisfähigkeiten, Überprüfung der orofazialen Sensomotorik, Screening der Grob- und Feinmotorik und Beobachtung kognitiver Fähigkeiten. Dieses Vorgehen kann individuell auf die Bedürfnisse des Kindes angepasst und die Auswahl der zu überprüfenden Bereiche kann je nach Vorinformationen adaptiert werden (Weinrich/Zehner 2017). Eine ggf. angezeigte erweiterte Analyse der phonetisch-phonologischen Fähigkeiten würde daraufhin die Überprüfung u. a. der phonologischen Bewusstheit, des Schluckvorgangs, des Wortschatzes und/oder des Sprachverständnisses beinhalten (Weinrich/Zehner 2017). Kannengieser (2015) hat für diese Bandbreite diagnostischer Informationen *Leitfragen für die Diagnostik von Aussprachestörungen* zusammengestellt.

Wichtig ist, dass gerade die anamnestischen Daten auch Informationen zur Ebene Aktivität/Partizipation (gemäß der ICF) liefern, z. B. zur sozialen Wahrnehmung der Störung (Wie ausgeprägt ist das Störungsbewusstsein des Kindes? Wie hoch ist der Leidensdruck, der ggf. durch Reaktionen von Außenstehenden auf das Kind wirkt?) (Klose et al. 2009). So ist die Frage nach der Verständlichkeit des Kindes hoch relevant, wenn es darum geht, die Teilhabe dieses Kindes einzuschätzen. Gerade diese Daten können das geplante Vorgehen bei der Intervention somit maßgeblich beeinflussen.

Schauß-Golecki (2014) thematisiert Komponenten der Ebenen Aktivität und Partizipation der ICF und verweist auf Assessments, die diese Ebenen berücksichtigen. So stehen aus dem anglo-amerikanischen Raum ins Deutsche übertragene Assessments und Verfahren zur Verfügung:

- ASAP-K (Analyse der sprachlichen Aktivität und Partizipation bei Kindern, Neumann 2011): Fragebogen, der sich an das betroffene Kind selbst, Eltern, Geschwister, Freunde etc. richtet
- ICS-G (Skala zur Verständlichkeit im Kontext: Deutsch) Neumann (2012), übersetzte Version des ICS (Intelligibility in Context Scale): Elternfragebogen zur Verständlichkeit des Kindes von verschiedenen Kommunikationspartnern
- FOCUS-G (Focus on the Outcome of Communication Under Six-German), Neumann et al. (2017): Der Fragebogen zur Erfassung der kommunikativen Partizipation im Vorschulalter überprüft das Sprechen und die Aussprache des Kindes, seine Verständlichkeit und darüber hinaus weitere Fragen, u.a. zur Selbständigkeit und zu Bewältigungsstrategien. Es liegen eine Version für Eltern und eine für Therapeuten vor.

> Die Diagnostik der phonetisch-phonologischen Ebene beinhaltet in Anlehnung an (Weinrich/Zehner 2017, 54) im Ergebnis somit Aussagen
>
> - zum Phoneminventar,
> - zur Stimulierbarkeit einzelner Laute,
> - zum phonologischen System (Lautverwendung),
> - zur Ausformung der Laute (Lautbildung),
> - zur Verständlichkeit,
> - zum Kommunikationsverhalten (Störungsbewusstsein etc.).

6.2.1 Erhebung anamnestischer Daten

Für die Erhebung anamnestischer Daten bei Kindern mit Verdacht auf Aussprachestörungen sei zunächst auf die differenzierten, grundlegenden Informationen zur Anamnese in Kapitel 3.3 verwiesen.

Darüber hinaus werden gerade für Kinder mit Verdacht auf Aussprachestörungen ggf. weitere spezifische Aspekte zu erfragen sein, die in allgemeinen Anamnesebögen evtl. so nicht zu finden sind. Dies betrifft beispielsweise den Hörstatus, vorhandene HNO-Befunde etc. Derartige spezifische Zusammenstellungen zur Anamnese bei Aussprachestörungen finden sich u.a. bei Weinrich/Zehner (2017), Kannengieser (2015) oder Fox-Boyer (2016a). Dies ergänzend hat Michalske (2012) eine *Checkliste Artikulationsstörungen* zusammengestellt, welche Hinweise auf eine sich entwickelnde Artikulationsstörung oder ungünstige Rahmenbedingungen anzeigt. Auch sie kann im Rahmen der Anamnese Verwendung finden.

In Anlehnung an die ICF beschreibt Fox-Boyer (2014a) Fragestellungen, deren Beantwortung nicht nur Informationen zur Ebene der Funktionen, sondern auch zur Ebene Aktivität/Partizipation liefern, die im Rahmen der Anamnese Verwendung finden können (Fox-Boyer 2014a, 45):

- Ebene Funktion:
  - Sind Auffälligkeiten phonetischer und/oder phonologischer Art beobachtbar?
  - Wie stark ist das Kind in seiner Verständlichkeit eingeschränkt?
- Ebene Aktivität/Partizipation:
  - Ist das Kind zu verbaler Kommunikation bereit?
  - Verändert sich das Kommunikationsverhalten je nach Bekanntheitsgrad des Kommunikationspartners?
  - Vermeidet das Kind Laute (bzw. Wörter mit diesen Lauten), was zu Satzabbrüchen oder Umstellungen führt bzw. sich in undeutlicher oder leiser Aussprache zeigt?
  - Wie erfolgt die Reaktion auf das Nicht-Verstehen?
  - Wie geht das Kind mit der eigenen Störung um (Selbstbewusstsein; Störungsbewusstsein)?

6.2.2 Einschätzung der Spontansprache

Natürlich werden Aussprachestörungen bereits in der Spontansprache des Kindes auffällig. Wie in Kap. 3.6 dargestellt, ist eine alleinige Prüfung der Aussprachefähigkeit des Kindes auf der Basis von Spontansprachdaten jedoch schwierig. So kann nicht davon ausgegangen werden, dass das Kind alle zu überprüfenden Laute und Lautverbindungen in den gewünschten Wortpositionen auch tatsächlich im Rahmen der Spontansprachsituation verwendet. Entscheidet man sich dennoch für diesen Weg, geben hier systematisch konstruierte Lautbefundbögen, mit deren Hilfe die weitere Analyse (u. a. Phoninventar, phonologische Prozesse) erfolgen kann, einen entsprechenden Überblick (Schrey-Dern 2006; Weinrich/Zehner 2017). Hacker (2002) empfiehlt die Verknüpfung der Analyse freier Sprachproben und der Erfassung über das Benennen von Prüfwörtern. Für eine Diskussion siehe auch Fox-Boyer (2016a, 135ff.).

6.2.3 Überprüfung der auditiven Wahrnehmungs- und Differenzierungsleistungen

Überprüfung auditiver Wahrnehmungsfähigkeit ist grundlegend

Bevor eine Überprüfung der Aussprachefähigkeit im engeren Sinne erfolgt, ist die auditive Wahrnehmungsfähigkeit sicherzustellen (beispielsweise über entsprechend vorliegende Befunde) oder zu überprüfen bzw. überprüfen zu lassen (vgl. Kap. 12.1.1). Zu den auditiven Wahrnehmungs- und Diskriminationsleistungen zählen auch die Lokalisation, die Diskrimination, die Selektion und die Analyse auditiver Informationen (für einen Überblick siehe Lauer 2006).

Diskrimination

Zur wichtigen Überprüfung der phonematischen Differenzierungsfähigkeit (als Leistung der auditiven Diskrimination) liegen verschiedene Diagnostikverfahren vor. In der Regel wird hier mit Minimalpaaren gearbeitet, wobei das Kind aufgefordert wird, die ähnlich klingenden Begriffe auditiv zu unterscheiden und das entsprechend zugehörige Bild zu zeigen. Die Items hierfür liegen i. d. R. als Audiodateien vor, die dem Kind dargeboten werden. Falls Verfahren Verwendung finden, die ohne diese objektive Darbietungsform arbeiten, ist darauf zu achten, dass die mündliche Vorgabe der Items mit verdecktem Mundbild erfolgt.

Zur Überprüfung werden folgende Verfahren eingesetzt:

- Münchner Auditiver Screeningtest für Verarbeitungs- und Wahrnehmungsstörungen (MAUS) (Nickisch et al. 2004)
- Auditive Verarbeitungs- und Wahrnehmungsstörungen bei Schulkindern, Minimalpaarliste (Nickisch et al. 2016)
- PDSS, Band Phonologie: Phonemdifferenzierung (Kauschke/Siegmüller 2010)
- Die Bildwortserie zur Lautagnosieprüfung und zur Schulung des phonematischen Gehörs (Schäfer 1986)
- Heidelberger Lautdifferenzierungstest (H-LAD) (Brunner et al. 2005)
- Heidelberger Vorschulscreening zur auditiv-kinästhetischen Wahrnehmung und Sprachverarbeitung (HVS) (Brunner et al. 2001).

Analyse

Die Analysefähigkeit wird über die Lautidentifikation und Positionsbestimmung von Lauten in Wörtern überprüft. Diese Leistung zählt zur phonologischen Bewusstheit im engeren Sinne (für einen Überblick siehe Schnitzler 2008). Verfahren, die diese Fähigkeit überprüfen, sind in Tabellen 11 und 12 dargestellt.

Heidelberger Lautdifferenzierungstest (H-LAD), Brunner et al. (2005)

Zielgruppe: Schulkinder, 1. bis 4. Klasse
Ziel: Überprüfung der auditiv-kinästhetischen Wahrnehmung
Dauer: Einzeltestung; PC-Version ca. 15 Min.; Papier- und Bleistift-Version ca. 25 Min.
Art und Aufbau: Test mit 2 Untertests – mit jeweils einer rezeptiven und produktiven Aufgabenstellung
Durchführung: Items werden dem Kind über den PC oder einen CD-Spieler vorgespielt: Untertest 1 *Differenzierung von Konsonanten* (32 Items): vorgegebene Minimalpaare (Wörter oder Silben) sollen auditiv als gleich oder ungleich erkannt und anschließend nachgesprochen werden; Untertest 2 *Analyse und Differenzierung von Konsonantenhäufung im Anlaut* (12 Items): Die ersten beiden Konsonanten von Wörtern mit Konsonantenhäufungen müssen als isolierte Laute korrekt wiedergegeben werden.
Auswertung: anhand des Manuals, bei der PC-Version rechnergestützt möglich; quantitativ: Rohwertsummen werden mit den klassenstufenspezifischen Normtabellen in T-Werte und Prozentränge transformiert; individuelle qualitative Analyse der Nachsprechleistung anhand der Fehlerarten möglich
Normierung: ja, mit einer anfallenden Stichprobe von 272 Kindern von 7 bis 11 Jahren

Gütekriterien: Angaben zur Objektivität, zur inneren Konsistenz und zur Konstrukt-Validität liegen vor.
Kommentar: Der Einsatz des H-LAD bietet sich aufgrund der Angaben zur Prüfung der Güte des Verfahrens explizit für die 2. Klassenstufe im Rahmen der Abklärung von möglichen Schriftspracherwerbsstörungen an.

Heidelberger Vorschulscreening zur auditiv-kinästhetischen Wahrnehmung und Sprachverarbeitung (HVS), Brunner et al. (2001)

Zielgruppe: Vorschüler im Alter von 5;2 bis 6;10 Jahren
Ziel: Überblick über den Entwicklungsstand des Kindes im Hinblick auf seine sprachanalytischen und auditiv-kinästhetischen Wahrnehmungsfähigkeiten
Dauer: PC-Version ca. 17 Min.; Papier- und-Bleistift-Version ca. 25 Min.
Art und Aufbau: Das Prüfverfahren setzt sich aus sieben Leistungsbereichen zusammen: *auditive Merkspanne* (Zahlen nachsprechen), *expressive Anlautanalyse* (Benennen des Anlauts eines vorgesprochenen Wortes), *Silben segmentieren* (vorgegebene Wörter in Silben sprechen und klatschen), *phonematische Differenzierung* (sinnvolle und Pseudowörter, die als Wortpaare vorgegeben werden, als gleich/nicht gleich bewerten), *Artikulomotorik* (Zungenbrecher und mehrsilbige Nonsense-Wörter nachsprechen), *Wortfamilien erkennen* (Kind muss entscheiden, welches von drei vorgegebenen Wörtern nicht dazugehört), *Reimwörter erkennen*
Durchführung: Der Test ist entweder über CD-Player (Papier-und-Bleistift-Version) durchzuführen oder über PC (PC-Version).
Auswertung: Die Auswertung und Profilerstellung erfolgen in der PC-Version rechnergestützt. Die Rohwertsummen sind anhand altersspezifischer Normtabellen, die getrennt für alle Aufgabenstellungen und die Altersgruppen 5;2 bis 5;11 bzw. 6;0 bis 6;10 Jahre vorliegen, in T-Werte/Prozentränge transformierbar.
Normierung: ja; (1998–2001)
Gütekriterien: Angaben zur inneren Konsistenz und zur Validität liegen vor.
Kommentar: Die Ergebnisse der Durchführung des Verfahrens bieten einen differenzierten Einblick in die sprachanalytischen und auditiv-kinästhetischen Sprachfähigkeiten. Die Normierungsdaten stammen allerdings aus den Jahren 1998 bis 2001!

Weitere Verfahren, die ebenfalls die Diskriminationsfähigkeit überprüfen, sind u. a. bei Tollkühn/Spreer (2005) beschrieben:

Barth, K. (2016): Die diagnostischen Einschätzskalen zur Beurteilung des Entwicklungsstandes und der Schulfähigkeit (DES). Ernst Reinhardt, München

Breuer, H., Weuffen, M. (2006): Gut vorbereitet auf das Lesen- und Schreibenlernen? Schuleingangsdiagnostik zur Früherkennung und Frühförderung. Beltz Verlag, Weinheim

Schäfer, H. (1986): Die Bildwortserie zur Lautagnosieprüfung und zur Schulung des phonematischen Gehörs. Beltz Verlag, Weinheim

6.2.4 Überprüfung der Aussprachefähigkeiten

Zur Überprüfung der Aussprachefähigkeit gehört neben den bereits thematisierten Wahrnehmungsfähigkeiten auch die Überprüfung der Mundmotorik im Kontext phonetischer Auffälligkeiten, weiterhin der zentrale Bereich der Überprüfung des Phon- und Phoneminventars und nicht zuletzt ggf. die Abklärung im Bereich der Differentialdiagnostik.

Überprüfung der Mundmotorik

Bei Kindern mit dem Verdacht einer vorliegenden phonetischen Störung, ist die Überprüfung der Mundmotorik angezeigt. Nach Weinrich/Zehner (2017) werden bei der Überprüfung der Artikulationsmotorik folgende Parameter betrachtet, die für eine ggf. anstehende spätere Lautanbahnung wichtig sind:

- *„Kraft*
- *Schnelligkeit*
- *Beweglichkeit*
- *Bewegungssteuerung (= Zielgerichtetheit)*
- *Koordination*
- *Tonus" (Weinrich/Zehner 2017, 56)*

Hierzu liegen bei einzelnen Prüfverfahren direkt entsprechende Items vor (Kauschke/Siegmüller 2010) oder sind separat über entsprechende Aufgabenstellungen zu prüfen. Dazu stehen Dokumentations- bzw. Überprüfungsbögen zur Verfügung, z. B. der Befundbogen *Zungen- und Mundmotorik* aus dem IDIS (Schöler 1999), oder es sind entsprechende Zusammenstellungen in Materialien zum Bereich myofunktionelle Störungen/orofaziale Dysfunktion mit enthalten (vgl. auch Kap. 17.6).

Materialien aus dem Bereich mundmotorischer Übungen zur qualitativen Erfassung einsetzbar

Weiterhin können auch gängige Materialien mit mundmotorischen Übungen für die Überprüfung der Artikulationsmotorik eingesetzt werden. Hierbei ist allerdings zu beachten, dass auch alle relevanten Parameter systematisch erfasst werden (da diese Materialien nicht mit dieser Zielstellung erstellt wurden).

Für weiterführende Überprüfungen im orofazialen Bereich sei ebenfalls auf die Ausführungen in Kapitel 17.6 verwiesen.

Überprüfung des Phon-/Phoneminventars

Zur Überprüfung des Phon- bzw. Phoneminventars kommt in aller Regel ein Bilderbenennverfahren zum Einsatz. Wird das Bild vom Kind nicht erkannt oder kann das Kind dieses nicht benennen, sollte zunächst ein Lückensatz angeboten werden, in dem das Kind das Zielwort ergänzen soll (Fox-Boyer 2014c). Als nächste Abstufung sollte dem Kind eine Auswahlentscheidung angeboten werden („Ist das eine Giraffe oder ein Zebra?"). Als letzter Schritt sollte dann erst das Nachsprechen des Zielwortes erfolgen (Fox-Boyer 2014c).

Für die Diagnostik kindlicher Aussprachefähigkeiten ist die Prüfung des deutschen Phon- und Phoneminventars in den verschiedenen Wortpositionen notwendig (Schwierigkeitsgrad: Anlaut → Auslaut → Inlaut). Zudem sollte die Stimulierbarkeit fehlgebildeter Laute erfasst werden. Ein so zusammengestellter Lautbefund (Weinrich/Zehner 2017) gibt einen Überblick über die Vollständigkeit des Lautinventars und darüber, ob die Phone auch korrekt im Wort verwendet werden (Phoneminventar).

Differentialdiagnostik

Die Gruppe der Kinder mit Aussprachestörungen unterscheidet sich hinsichtlich der Ätiologie, der Verständlichkeit und vor allem durch die individuelle Symptomatik erheblich (Fox-Boyer et al. 2016). Im Hinblick auf die Auswahl von Interventionsmethoden sind die früher üblichen Einteilungen nach Schweregrad oder ätiologischen Gesichtspunkten nicht aussagekräftig. Psycholinguistische Modelle, z. B. von Dodd (2005) betrachten das Sprachverarbeitungssystem hinsichtlich möglicher Störungen und begründen hieraus entsprechende Untergruppen von Aussprachestörungen: phonetische Störungen, phonologische Verzögerungen, konsequente phonologische Störungen, inkonsequente phonologische Störungen und die verbale Entwicklungsdyspraxie (VED; vgl. Kap. 17.7). Zur Unterscheidung dienen die in Tabelle 3 dargestellten Ausprägungen.

Tab. 3: Diagnostische Hinweise auf phonetische, phonologische und dyspraktische Störungen (nach Konopatsch 2015, 117)

	Phonetische Störung	**Phonologische Störung**	**Verbale Entwicklungsdyspraxie**
Art der Fehler	Fehlbildungen	phonologische Prozesse	Fehlbildungen, Ersetzungen, Suchbewegungen
Stimulierbarkeit	fehlende Laute müssen angebahnt werden	fehlende Laute sind stimulierbar	Laute können nicht immer produziert werden
Konstanz	meist konstante Fehler	Fehler konstant oder inkonstant	inkonstante Fehler
Konsequenz	meist konsequente Fehler	Fehler konsequent oder inkonsequent	inkonsequente Fehler

„Eine klare Abgrenzung zwischen phonetischen und phonologischen Störungen ist nicht immer möglich. Es handelt sich vielmehr um Tendenzen" (Jahn 2007, 40)!

Eine mögliche Entscheidungshilfe hinsichtlich der Schwerpunktsetzung Phonologie vs. Phonetik bietet beispielsweis auch der *Bogen zur Klassifizierung von Aussprachestörungen* von Weinrich/Zehner (2017).

Diagnose der Ausssprachefähigkeit mehrsprachiger Kinder

Die Überprüfung der Aussprachfähigkeit mehrsprachiger Kinder stellt die diagnostischen Fachkräfte vor besondere Herausforderungen. Einmal mehr im Bereich der Aussprache stellt sich die Frage, ob für das Deutsche entwickelte Messverfahren auch bei mehrsprachig aufwachsenden Kindern eingesetzt werden können oder separate Verfahren zum Einsatz kommen sollten.

Ausspracheprüfung in den Sprachen des Kindes

Im internationalen Kontext wird die Überprüfung aller Sprachen des Kindes favorisiert, auch im Bereich der Aussprachediagnostik (De Lamo White/Jin 2011; McLeod et al. 2013). Gerade dies ist allerdings in der Praxis problematisch. Dieser Forderung kann aufgrund nur weniger mehrsprachiger Fachkräfte nur selten entsprochen werden. Spezielle Verfahren für bilinguale Kinder liegen bisher nur für Türkisch-Deutsch und Russisch-Deutsch vor (vgl. Kap. 11), u. a. Lammer/Kalmár (2009), Nas (2009) (s. Kap. 11.4).

6.2.5 Exkurs: Prosodie

Die prosodische Verarbeitung spielt im Verlauf des Spracherwerbs, beim Sprachlernen und in Kommunikations- und Interaktionssituationen eine große Rolle. Demzufolge ist bei vielen Sprach-, Sprech- und Kommunikationsstörungen die prosodische Verarbeitung mit beeinträchtigt und muss in der Diagnostik Berücksichtigung finden. Allerdings spielt die Erfassung prosodischer Verarbeitungsleistungen in den verfügbaren Sprachdiagnostika eine eher untergeordnete Rolle, zudem werden zumeist allein rezeptive Parameter abgeprüft (Spreer/Sallat 2011). Eine Auswahl diagnostischer Verfahren zur Einschätzung prosodischer Fähigkeiten im Kindesalter ist in Tabelle 4 dargestellt.

> *„Die Prosodie kann Testergebnisse verfälschen. So führt beispielsweise eine überbetonte Darbietung der sprachlichen Vorgaben zu höheren Leistungen in sprachlichen Arbeitsgedächtnisaufgaben (Satzreproduktion, Kunstwortnachsprechen) und bei Aufgaben zum Sprach- und Instruktionsverständnis" (Spreer/Sallat 2011, 116).*

6.3 Verfahren zur Überprüfung für den Bereich Phonetik/Phonologie

Aktuelle phonetisch-phonologische Analyseverfahren erlauben gegenüber den früher etablierten rein segmentorientierten Verfahren eine differenzierte phonologische Prozessanalyse zur Ableitung spezifischer Interventionsmaßnahmen.

Für den Bereich der Aussprachediagnostik liegen sowohl Test- als auch Screeningverfahren vor, die sich wiederum in prozess- und segmentorientierte Verfahren unterscheiden lassen (Fox-Boyer et al. 2016).

Tab. 4: Auswahl diagnostischer Verfahren zur Einschätzung prosodischer Fähigkeiten im Kindesalter in Anlehnung an Spreer/Sallat (2011, 115f.)

Name, Autor	Zielgruppe/ Alter	Überprüfungsbereiche der Prosodie
Patholinguistische Diagnostik bei Sprach entwicklungsstörungen - PDSS (Kauschke/ Siegmüller 2010)	2;0–6;11 Jahre	produktiv: Überprüfung des Wortakzents über Bildbenennung
Prosodie-Analyse (ProsA) (Walther/Otten 2016)	4;0–8;11 Jahre	rezeptiv: Formtest: auditive Diskriminationsfähigkeit für prosodische Merkmale (Tonhöhen, Pausen, Betonungen); Funktionstests: Satzmodus erkennen (Frage vs. Aussage); Wortgrenzen erkennen; Satzfokus erkennen; optional: emotionalen Gehalt einer Äußerung erkennen
Inventar diagnostischer Informationen bei Sprachenwicklungsauffälligkeiten (IDIS) (Schöler 1999)	Kinder im Vorschulalter	reproduktiv: vorgegebene Rhythmen reproduzieren rezeptiv: vorgegebene Rhythmuspaare als gleich oder unterschiedlich bewerten
Differenzierungsprobe (DP 0, DP I, DP II) (Breuer/ Weuffen 2006)	DP 0: 4–5 Jahre DP I: 5–6 Jahre DP II: 6–7 Jahre	rezeptiv (nur DP II): Vergleichen vorgegebener, kurzer, einfacher Tonfolgen reproduktiv: Nachklatschen eines vorgegebenen Rhythmus
Allgemeiner Deutscher Sprachtest (ADST) (Steinert 2011)	3. bis 10. Kl.	rezeptiv: betonte Wörter in vorgegebenen Sätzen markieren produktiv: in vorgegebenen Wörtern/Sätzen vorgegebene Betonungen realisieren; vorgegebene Wörter richtig betonen; Interpunktion in Sätzen ergänzen
Hörverstehenstest (HVT) (Urban 1986)	4. bis 7. Kl.	rezeptiv: vorgegebene Sätze unterschiedlichen Modalitäten zuordnen (z. B. traurig, sachlich, bittend, Auskunft suchend)
Tübinger Luria-Christensen Neuropsychologische Untersuchungsreihe für Kinder (TÜKI) (Deegener et al. 1997)	5 bis 16 Jahre	rezeptiv: Vergleich von Tonhöhen und Tonhöhengruppen; Beurteilung akustischer Signale (re)produktiv: (Re-)Produktion von Tonhöhenverhältnissen, Melodien und Rhythmen

Qualitätsmerkmale von Verfahren zur Aussprachediagnostik

Für die Einschätzung der Qualität eines Verfahrens zur Aussprachediagnostik lassen sich folgende Kriterien zur Bewertung heranziehen (Fox-Boyer 2014a, 45):

- Basierend auf linguistischen Kriterien:
  - mögliche Wort- und Silbenstrukturen sowie Phone/Phoneme einer Sprache in ihren verschiedenen Auftretensmöglichkeiten berücksichtigt

  - jedes Phonem in jeder möglichen Silbenposition als Einzellaut/Konsonantenverbindung möglichst mehrfach überprüfbar
- Überschaubare Quantität (Durchführungsdauer)
- Zielwörter im Wortschatz kleiner Kinder vorhanden und gut visuell darstellbar (Stimulusqualität)
- Items, mit denen bekannte physiologische und pathologische Prozesse überprüft werden können
- Normierung

Phonetische vs. phonologische Störung

Für den Bereich der Diagnostik im Bereich Aussprache ist eine Trennung vorzunehmen, welche die verschiedenen Aspekte von Aussprachestörungen berücksichtigt. Dies sind zunächst die **Lautbildungsfähigkeiten** (Phonetik), die Erfassung der Fähigkeiten eines Kindes, einen Laut zielsprachlich korrekt zu bilden. Des Weiteren sind es die **phonologischen Fähigkeiten** eines Kindes, die Berücksichtigung der bedeutungsunterscheidenden Funktion von Lauten.

Die eingesetzten Verfahren sind i. d. R. als Bildbenennungsverfahren konzipiert, welche die genannte(n) Zielstruktur(en) beinhalten.

Analyseverfahren zur Ausspracheuntersuchung bei Kindern (AVAK/SVA), Hacker/Wilgermein (2001)

Zielgruppe: Vorschul- und Schulkinder mit Aussprachestörungen
Ziel: Erfassung kindlicher Aussprachestörungen und ihrer grundlegenden Systematik
Dauer: AVAK: ca. 45 Min.; SVA: ca. 15 Min.
Art und Aufbau: Einzelprüfverfahren; Überprüfung von Einzelkonsonanten und Doppelkonsonanz mittels Bilderbenenntest, Screening-Version (SVA) mit 44 Items
Durchführung: Dem Kind werden schwarz-weiße Abbildungen gezeigt, die es benennen soll. Den Ausgangspunkt der Untersuchung bildet das einfache Lexem. Die Auswahl umfasst insgesamt 113 Nomen des kindlichen Wortschatzes.
Auswertung: Qualitativ: anhand der Äußerungen des Kindes werden die Silbenstrukturen, die initiale, mediale und finale Konsonanz differenziert analysiert, das Phoninventar ermittelt, die funktionale Belastung geprüft und ggf. vorhandene phonologische Prozesse beschrieben. Eine computerbasierte Auswertung über eine CD-ROM ist möglich.
Normierung: nicht normiert
Gütekriterien: Es liegen keine Angaben vor.
Kommentar: Die Überprüfung erfolgt anhand von Bildern, die benannt werden sollen, wobei immer mehrere Bilder pro Seite dargestellt sind. Dies erschwert die Durchführung für Kinder mit einer Aufmerksamkeitsproblematik. Weiterhin liegt noch ein farbiges Bilderbuch vor (Hacker/Leimkühler 2003), das ebenfalls zur Überprüfung genutzt werden kann. Hier sind alle Items einzeln und in Situationsbildern kombiniert dargestellt.

Ausspracheprüfung für die Praxis (APP) – Österreich. Ein logopädisches Verfahren zur therapieorientierten Diagnostik kindlicher Aussprachestörungen, Brunner (2015)

Zielgruppe: Kinder im Alter von 3 bis 6 Jahren aus dem österreichischen Sprachraum
Ziel: Ausspracheprüfung unter Berücksichtigung des österreichischen Wortschatzes und der österreichischen Aussprache
Dauer: ca. 15–20 Min.
Art und Aufbau: Bilderbenenntest: Das Überprüfungsmaterial besteht aus der Handanweisung, dem Diagnoseblock zur Protokollierung und dem Ringbuch-Bilderbuch mit den zu benennenden Abbildungen.
Durchführung: Das Kind soll die farbigen Einzelabbildungen benennen. Die audio-/videographierte Aufnahme wird erst im Anschluss transkribiert.
Auswertung: Qualitativ: die Auswertung umfasst die Schritte Transkription mit gleichzeitiger Prozessanalyse und eine sich anschließende Zusammenstellung des Lautinventars und der Wort- und Silbenstrukturen.
Normierung: Eine Standardisierung und Normierung des Verfahrens liegt noch nicht vor.
Gütekriterien: Es liegen keine Angaben vor.
Kommentar: Erstes Verfahren, das explizit für den österreichischen Markt konzipiert wurde. Bisher allerdings noch nicht standardisiert/normiert.

LOGO –Ausspracheprüfung, Wagner (2011)

Zielgruppe: Kinder im Alter von 3 bis 7 Jahren
Ziel: Erhebung und Analyse der Aussprachefähigkeit mittels phonologischer Prozessanalyse
Dauer: ca. 20 Min.
Art und Aufbau: Einzelüberprüfung; Bilderbenenntest zur Überprüfung aller Vokale, Konsonanten und wichtiger Konsonantenverbindungen; Kurzversion: LOGO Screening mit 28 Items
Durchführung: Kind benennt 108 farbig dargestellte Prüfwörter (Nomen). Diese werden gleichzeitig transkribiert oder zunächst als Audiodatei gespeichert. Die Situation sollte der einer Betrachtung eines Bilderbuches nachempfunden sein (Dialog über die Bilder zwischen Überprüfer und Kind stehen im Vordergrund).
Auswertung: Erstellen des Lautinventars, Klassifizierung der Prozesse auf Wort- und Silbenebene, Klassifizierung der Konsonanten und Konsonantenverbindungen, phonologische Prozessanalyse – nach Vorgaben des Manuals
Normierung: nicht normiert
Gütekriterien: Es liegen keine Angaben vor.
Kommentar: Dieses kindgerechte Bildbenennverfahren ist nicht normiert und standardisiert.

Pyrmonter Aussprache Prüfung (PAP), Babbe (2003f)

Zielgruppe: Kinder mit Verdacht auf Aussprachestörungen
Ziel: Erkennung sowie differenzierte Beschreibung phonologischer Störungen im Kindesalter
Dauer: Keine Angaben (> 20 Min.)
Art und Aufbau: Einzeltestung; Bildbenennverfahren in Form zweier Kartenspiele (Domino-Puzzle; Schwarzer Peter)
Durchführung: Spielerische Durchführung mittels zweier Kartenspiele, wobei das Kind im Spielverlauf die abgebildeten Gegenstände benennt. Es werden hierfür die bekannten Spielformen des Dominos und des Schwarzer-Peter–Spiels verwendet. Wird keine Überprüfung als Spiel gewünscht, können die Karten auch zum Benennen der Items genutzt werden. Je 1 Kartensatz für Einzellaute, Lautverbindungen sowie für die phonetisch-phonologische Analyse (insgesamt 82 Items).
Auswertung: Analyse des Lautinventars sowie phonologische Prozessanalyse; hierzu liegen Hinweise im Manual vor.
Normierung: nicht normiert
Gütekriterien: Es liegen keine Angaben zu Gütekriterien vor.
Kommentar: Die Konstruktion des Verfahrens als Spielform spricht Kinder sehr gut an. Die gewählten Items sind jedoch nicht gut kontrolliert und das Handbuch weist fachliche Fehler auf.

Psycholinguistische Analyse kindlicher Aussprachestörungen (PLAKSS-II), Fox-Boyer (2014c)

Zielgruppe: Kinder ab 2;6 Jahren
Ziel: Ermittlung des Ausspracheststatus (als Erst- oder Verlaufsdiagnostik)
Dauer: ca. 10–20 Min.
Art und Aufbau: Einzelüberprüfung; Bilderbenenntest zur Überprüfung aller Laute und wesentlicher Lautverbindungen (96 Items); weiterhin: Screeningversion mit 30 Items sowie ein 25-Wörter-Test zur Lautbildungskonsequenz
Durchführung: Haupttest: Dem Kind werden die entsprechenden farbigen Bilder zum Benennen vorgelegt. Das Ringbuch enthält dafür 99 Bilder entsprechend des Wortschatzes kleiner Kinder, mit denen alle Laute und wesentlichen Lautverbindungen der deutschen Sprache in allen Wortpositionen überprüft werden.

25-Wörter-Test: Durch dreimaliges Benennen von 25 Bildkarten (Auswahl von Wörtern, deren Aussprache Kindern oft Schwierigkeiten bereitet) kann geprüft werden, ob ein Kind konsequent in seiner Lautbildung ist, d. h. die Laute zu verschiedenen Zeitpunkten identisch produziert.
Auswertung: Qualitativ: Analyse des Phon- und Phoneminventars, Silbenstrukturanalyse, phonologische Prozessanalyse, Inkonsequenzanalyse; Quantitativ: es liegen Normen für die Altersgruppen von 2;6 Jahre bis 6 Jahren vor.
Normierung: ja, repräsentative Stichprobe (1999–2012)
Gütekriterien: Angaben zur Übereinstimmungsreliabilität liegen vor.

Kommentar: Ein Vorteil des Verfahrens ist, dass beim Bestimmen der phonologischen Prozesse diese gleich im Bogen hinsichtlich Verzögerung oder Pathologie eingeschätzt werden können.

Weitere Verfahren, die ebenfalls Informationen zu den Ausssprachefähigkeiten der Kinder erheben:

- Sprachstandserhebungstest für Kinder im Alter zwischen 3 und 5 Jahren (SET 3–5) (vgl. Kap. 4.7)
- Patholinguistische Diagnostik bei Sprachentwicklungsstörungen (PDSS) (vgl. Kap. 4.7).

Weitere hier nicht näher beschriebene Verfahren:

- Aachener Dyslalie Diagnostik (Stiller/Tockuss 2000)
- Schubi-Artikulationstest (Willikonsky 2006)

Weitere ältere, segmentorientierte Verfahren sind ausführlich bei Tollkühn/Spreer (2005) beschrieben.

7 Diagnostik im Bereich Grammatik

„Wie organisiert das Kind seine sprachlichen Äußerungen?“ oder „Wie löst das Kind die grammatischen Anforderungen?“ (Motsch 2017, 72) – diese Fragen verweisen auf das prozessorientierte Vorgehen innerhalb der Diagnostik, um Organisationsprinzipien auf der syntaktisch-morphologischen Ebene zu erfassen (vgl. Motsch 2017, 72). Neben der Beantwortung dieser Fragen, die zu einer Beschreibung der konkreten morphologisch-syntaktischen Fähigkeiten eines Kindes führen, gilt es, auch vorhandene, an der Entstehung einer möglichen Störung beteiligte Faktoren (u. a. Arbeitsgedächtniskapazität, phonematische Differenzierungsfähigkeit) separat zu prüfen (Motsch 2017, 73) (vgl. Kap. 4.6 bzw. Kap. 6.2.3).

7.1 Grundlagen zur Entwicklung grammatischer Fähigkeiten

Der Erwerb der Grammatik lässt sich unterteilen in den Erwerb der Syntax, der Strukturregeln für eine Kombination von Wörtern zu Sätzen, und den Erwerb der Morphologie, d. h. der Flexion, Derivation und Komposition in ihren verschiedenen Ausprägungen. Das Tempo des Erwerbs der einzelsprachlichen Grammatik wird möglich, da der syntaktische und der morphologische Erwerb nebeneinander ablaufen (nicht-serieller Entwicklungsverlauf) (Siegmüller 2014). Anhand der Forschungsdaten von Clahsen (1988), der die grammatischen Entwicklungsphasen des Deutschen langzeitlich beschrieb, trat die „Dynamik“ der Grammatikentwicklung und somit auch verschiedene „Zwischengrammatiken“, die Kinder in ihrer Entwicklung durchlaufen, zutage (Siegmüller 2014). Die Entwicklungsstufen von Clahsen bieten dabei unabhängig der Altersrelation ein Orientierungssystem, das bis heute starken Einfluss auf diagnostische Vorgehensweisen hat – nicht zuletzt als „[...] Basis zur Interpretation von klinischen Daten aus Spontansprachanalysen“ (Siegmüller 2014, 19). Tabelle 5 stellt die Entwicklung syntaktisch-morphologischer Fähigkeiten anhand dieser Erwerbsphasen dar.

Grammatikerwerb nicht im Vorschulalter abgeschlossen

Für den Erwerb grammatischer Fähigkeiten liegen über das multizentrische Forschungsprojekt GED 4–9 (Grammatikerwerb deutschsprachiger Kinder zwischen vier und neun Jahren; Motsch/Becker 2014) nunmehr aktuelle Daten vor, welche die bisher breit rezipierten Entwicklungsdaten von Clahsen (1988) untersetzen. In den Jahren 2013 bis 2014 wurden in diesem Projekt annähernd 1000 Kinder hinsichtlich ihrer grammatischen Fähigkeiten untersucht (Motsch/Rietz 2016). Hierbei wurde deutlich, dass die Annahme eines i. d. R. im Vorschulalter abgeschlossenen grammatischen Erwerbsprozesses so nicht haltbar ist:

Tab. 5: Entwicklung syntaktisch-morphologischer Fähigkeiten (nach Reber/Schönauer-Schneider 2014, 127)

	Phase I **12–18 Monate**	**Phase II** **18–24 Monate**	**Phase III** **24–30 Monate**	**Phase IV** **30–36 Monate**	**Phase V** **ab 37 Monate**
Verwendete Wortarten	Zeigewörter (da) Nomen Verbpartikel (auf, ab)	Verben	Verben: haben, sein **Modalverben** (dürfen, müssen) Personalpronomen	**Präpositionen** (auf, über) Bestimmte Artikel (der, die, das)	**Konjunktionen** (und, oder; weil,wenn)
Aspekt und Tempus			**Präsens** Perfekt, meist auswendig gelernte Partizipien, dann **Übergeneralisierung** (hab geesst)	Präferenz von „haben"-Perfekt **Vorsilbe** der Partizipien zunehmend korrekt Imperfekt von sein: **war**	**Partizipien** grundlegend korrekt, jedoch noch Übergeneralisierungen **Futur** (ich werde das machen) **Passiv** (das muss gekocht werden)
Verbflexion		Verbstamm (mach) Infinitiv (mach-en)	1. Person (ich mach-e) 3. Person (mach-t)	2. Person (du mach-st)	
Kasus			**Nominativ** als Grundform	Übergeneralisierung des **Nominativs** (ich werf ein Ball/der Ball) Allmählich Gebrauch des **Akkusativs** (ich will denBall)	Übergeneralisierung des **Akkusativs** (mit den Ball) allmählich erster Gebrauch des **Dativs** (mit dem Ball)
Syntax	1-Wort-äußerungen	2-Wortäußerungen mit variabler Wortstellung	Variable Mehrwortäußerungen, viele Auslassungen Verb häufig am **Satzende (Finalstellung)** (Ina Ball spielen)	Finites Verb in Zweitstellung (Das Auto hupt laut) Flexibles Vorfeld (ich/im Garten/heute laufe...)	Verbfinalstellung in **Nebensätzen** korrekt (wenn ich fertig bin, ...)
Fragen	Nur durch Intonation	Intonation und Fragepronomen (Das Ente? Wo Auto?)	Wie Phase II, auch mehrteilig (Was das? Wo Auto fahrt?)	Inversion (Kommst du?)	Zweites Fragealter: Warum? Allmählich indirekte Fragen (Ob der Papa kommt?)

- *„Der Erwerb grammatischer Regeln zieht sich unter Zugrundelegung des 90%-Korrektheitskriteriums bis in die Schulzeit hinein.*
- *Selbst die ‚frühen' Regeln (Verbzweitstellungsregel im Hauptsatz, Subjekt-Verb-Kontroll-Regel), die bislang bereits im dritten Lebensjahr als erworben galten, werden von einigen sprachnormalen Kindern erst im neunten Lebensjahr mit einem Korrektheitsniveau von über 90% erworben.*
- *‚Späte' Regeln (Kasus, Verbendstellungsregel im Nebensatz, Passivkonstruktionen) haben viele sprachnormale Kinder im neunten Lebensjahr noch nicht erworben" (Motsch/Rietz 2016, 8).*

Motsch und Rietz (2016, 8) resümieren, dass sich der Grammatikerwerb (entgegen bisheriger Annahmen) weder leicht noch schnell vollzieht. Bei dieser langandauernden, schwierigen Lernaufgabe ist die Streubreite der Normalität wesentlich größer als bisher vermutet (Motsch/Rietz 2016, 8). Weiterhin werden auch Sprachwandelphänomene beschrieben, die über die große Stichprobe des GED-Projekt sichtbar wurden.

7.2 Prinzipien des diagnostischen Vorgehens

Als diagnostische Zielstellungen einer therapierelevanten Diagnostik formuliert Motsch (2017, 73): „a) Feststellung der erreichten morphologischen und syntaktischen Fähigkeiten; b) Feststellung vorhandener, am Entstehen der grammatischen Störung beteiligter ursächlicher Faktoren (Bedingungen)." Zu ergänzen sind hier wichtige Informationen zur Ebene der Aktivität/Partizipation (gemäß der ICF). Auch für den Bereich Grammatik gilt, dass im Sinne der ICF bislang vor allem die Funktionsebene im Fokus der Diagnostik steht. Gerade die anamnestische Erhebung sollte und kann weitere relevante Informationen hervorbringen. Gumpert/Vogt (2014) nennen mögliche ICF-orientierte Fragen für das Elterngespräch:

- *„Wie verhält sich das Kind im Umgang mit seinen sprachlichen Einschränkungen (Coping-Strategien, Reaktionen, …)?*
- *Welchen Einfluss haben die sprachlichen Einschränkungen auf das Spiel- und Sozialverhalten des Kindes (Kontakt mit anderen Kindern, …)?*
- *Welche Personen im Umfeld des Kindes reagieren wie auf seine Schwierigkeiten (Unterstützung, Einstellungen, …)?*
- *Welche weiteren (Gesundheits-)Leistungen sind für die Familie zugänglich (Förderung, außerfamiliäre Kontakte, …)?*
- *Wie erklären sich die Eltern die Störung und ihre Folgen?*
- *Was wünschen sich die Eltern und das Kind" (Gumpert/Vogt 2014, 61)?*

Auch diese Daten sind für das geplante Vorgehen bei der Intervention, die Zielableitung und -erreichung hoch relevant.

Entwicklungsorientierung

Als Standard des diagnostischen Vorgehens wird die *Entwicklungsorientierung* beschrieben, welche die „konstruktive grammatische Eigengestaltung des Kindes" in den Mittelpunkt rückt (Motsch 2017, 73). Im Fokus stehen dabei die wesentlichen Fähigkeiten für das grammatische Lernen und somit auch die Frage nach dem bereits erworbenen Regelwissen eines Kindes. In der Regel werden somit folgende grammatische Phänomene überprüft:

> Zentrale, im Rahmen der Diagnostik überprüfte grammatische Fähigkeiten (Motsch 2017, 73):
>
> Morphologische Fähigkeiten:
> - Subjekt-Verb-Kongruenz (SVK)
> - Kasusmarkierung (Dativ/Akkusativ)
> - Pluralmarkierung
> - Genusmarkierung
>
> Syntaktische Fähigkeiten:
> - Verbzweitstellung im Hauptsatz (V2)
> - Verbendstellung im Nebensatz (V-End im NS)
> - Überwindung der Auslassung obligatorischer Satzglieder

Übergangsgrammatik vs. interventionsbedürftige Störung

Diagnostik im Bereich der Grammatik hat die Aufgabe altersgemäße morphologisch-syntaktische Fähigkeiten von physiologischen Übergangsgrammatiken und interventionsbedürftigen syntaktisch-morphologischen Störungen (Erwerbsverzögerungen und/oder erwerbsuntypische Symptome) zu unterscheiden (Kannengieser 2015; Thelen 2014). Übergangs- oder Zwischengrammatiken werden dann in der kindlichen Sprachentwicklung sichtbar, wenn das Kind fehlerhafte Strukturen bildet (im Sinne der Erwachsenengrammatik), die anzeigen, dass das Kind eine zuvor erworbene Regel übergeneralisiert bzw. eine andere Regel noch nicht erworben hat. Nach Motsch (2008) gilt eine Regel dann als erworben, wenn eine Struktur zu 90 % korrekt produziert wird – werden weniger als 80 % einer grammatischen Struktur expressiv korrekt angewandt, wird ein Therapiebedarf angenommen.

Motsch (2010) benennt drei unterschiedliche Möglichkeiten, die grammatischen Fähigkeiten eines Kindes zu erfassen:

- Spontansprachanalyse des Kindes
- Testdiagnostische Erfassung der grammatischen Fähigkeiten
- Verbindung der Vorzüge dieser beiden Vorgehensweisen im Sinne einer Evozierung sprachlicher Äußerungen des Kindes

Spontansprachanalysen

Für die Analyse des Grammatikerwerbsstandes eines Kindes kommen Spontansprachanalysen zum Einsatz, die auch unabhängig der Verwendung weiterer Diagnostikinstrumente stets durchgeführt werden sollen (Kannengieser 2015; für eine Einführung vgl. Kap. 3.6). Nach erfolgter Erhebung der Sprachprobe und Transkription stehen folgende Analyseinstrumente zur Verfügung:

Analyseinstrumente für die Spontansprache

- Profilanalyse (Clahsen 1986)
- COPROF: Computerfassung der Profilanalyse (Clahsen/Hansen 1991)
- Diagnosebogen Dysgrammatismus (Kruse 2007)
- ASAS – Aachener Screeningverfahren zur Analyse von Spontansprache (Schrey-Dern 2006)
- Qualitative Grammatikauswertung der Patholinguistischen Diagnostik bei Sprachentwicklungsstörungen (PDSS), die als Auswertungsraster eingesetzt werden kann (Kauschke/Siegmüller 2010).

Kannengieser (2015) ergänzt, dass eine Analyse der Spontansprache auch freihändig erfolgen kann, indem „[…] dominierende Konstituenten- und Satzstrukturen sowie die grammatischen Fehler aufgelistet werden" (Kannengieser 2015, 164). Allerdings sollte nicht nur nach fehlerhaften und unvollständigen Strukturen geschaut, sondern auch aufgeführt werden, über welche grammatischen Fähigkeiten das Kind bereits verfügt (vgl. Kannengieser 2015). Dieses Extrakt kann dann im Anschluss mit einer Übersicht zur Grammatikentwicklung verglichen werden, um ein individuelles Profil des Kindes zu bestimmen und so ggf. notwendige Therapieziele abzuleiten. Als Hilfestellung hierfür kann auch die *Checkliste diagnostischer Fragen* von Kannengieser (2015) zum Einsatz kommen. Diese bietet für vielfältige Fragestellungen zusätzliche Hinweise zum Evozieren entsprechender grammatischer Strukturen, so wie dies die ESGRAF(-R) von Motsch (2009b; 2000) seit vielen Jahren effektiv als Erhebungsmethode einsetzt.

Bei den im Folgenden beschriebenen und benannten Verfahren ist die konkrete Therapieableitung aus den Ergebnissen der Diagnostik sehr unterschiedlich. Dies ist der qualitativ und/oder quantitativ ausgerichteten Diagnostik geschuldet. Für eine Therapieindikation und die Formulierung entsprechender Zielstellungen ist stets ein Blick auf das gesamte grammatische Profil eines Kindes notwendig (Thelen 2014), eingebettet wiederum in sein gesamtes sprachliches Profil.

Für die Überprüfung rezeptiver Fähigkeiten (z.B. über Satz-Bild-Zuordnung, Satzausagierung) ist es unabdingbar, die Arbeitsgedächtnisleistungen des Kindes für die Interpretation der erhobenen Daten hinzuzuziehen. Informationen zur Überprüfung der Arbeitsgedächtnisleistungen sind in Kap. 4.2 und Kap. 14.1.3 ausführlich dargestellt.

7.3 Verfahren für die Erfassung rezeptiver Leistungen

Für die Erfassung rezeptiver Fähigkeiten im Bereich der Grammatik liegen mehrere Verfahren vor, die einen breiten Altersbereich abdecken. Die Verfahren sind fast ausnahmslos als Bild-Auswahl-Verfahren (Satz-Bild-Zuordnung) konstruiert, wobei zwei bis drei Distraktoren verwendet werden. Daneben kommen Ausagierungsaufgaben oder Grammatikalitätsurteile zum Einsatz. Diese Verfahren sind bisher als Einzelüberprüfungsverfahren konstruiert. In der Forschung werden aktuell Möglichkeiten einer Gruppenüberprüfung getestet, die über die bisherigen Screeningbögen zu ausgewählten Phänomenen hinausgehen (u. a. Lüke et al. 2016).

Tabelle 6 gibt einen Überblick über die hier beschriebenen Diagnostikverfahren im Bereich Grammatik. Neben den rezeptiven, sind auch produktive Verfahren mit verortet.

Tab. 6: Überblick der diagnostischen Schwerpunkte der Diagnostikverfahren im Bereich Grammatik

Verfahren / Überprüfte Strukturen	expressiv					rezeptiv			
	ESGRAF 4–8	GRASP[GS]	MuSE-Pro	PDSS	SGF 2	GRASP[GS]	TROG-D	TSVK	PDSS
Verbzweitstellung im Hauptsatz	X	X	X	X					X
Subjekt-Verb-Kongruenz	X	X	X		X				
Nebensätze	X	X	X			X	X	X	
Kasus (Akkusativ/Dativ)	X	X	X	X	X	X	X	X	X
Genus	X	X			X				
Plural	X	X		X	X		X	X	
Passiv	X					X	X	X	X
weitere Strukturen...		X					X	X	X

Test zur Überprüfung des Grammatikverständnisses (TROG-D), Fox-Boyer (2016b)

Zielgruppe: Kinder im Alter von 3;0 bis 10;11 Jahren, bei denen eine Beeinträchtigung des Sprachverständnisses vermutet wird
Ziel: Überprüfung des Grammatikverständnisses
Dauer: Einzeltestung, ca. 10–20 Min.
Art und Aufbau: Der Test überprüft das Verstehen von insgesamt 21 grammatischen Strukturen, u. a. Passiv, 2-Element-Sätze, 3-Element-Sätze, Plural, Kasus, Präpositionen, Verneinung, Personalpronomen, Relativsätze, Konjunktionen, Koordination und Subordination.
Durchführung: Zu einem vorgegebenen Satz muss das jeweils passende Bild aus einer Auswahl von je vier Bildern herausgesucht werden (die drei Ablenker-Bilder sind grammatisch oder lexikalisch möglichst minimal verändert). Jede grammatische Struktur wird in einem Block von je vier Testsätzen überprüft. Abbruchkriterien liegen vor.

Auswertung: Qualitativ: anhand des Antwortverhaltens des Kindes lassen sich ein ggf. vorhandenes generelles Sprachverständnisproblem identifizieren und Aussagen zu Störungsschwerpunkten aufgrund des gezeigten (un)systematischen Fehlermusters vornehmen. Quantitativ: die Anzahl korrekt gelöster Blöcke lässt sich als Rohwertsumme in T-Werte und Prozentränge transformieren (Normtabellen in Jahresstufen).
Normierung: ja, anhand von N=870 Kindern (2005)
Gütekriterien: Angaben zur inneren Konsistenz, zur Split-Half-Reliabilität und zur konvergenten Validität liegen vor.
Kommentar: Für das Verfahren spricht der große abgedeckte Altersbereich und die Möglichkeit der qualitativen Auswertung neben der quantitativen Auswertung mit hoher Güte.

Test zum Satzverstehen von Kindern (TSVK), Siegmüller et al. (2011)

Zielgruppe: 2;0 bis 8;11 Jahre alte Kinder (Langversion für Kinder mit bereits bestehendem Verdacht auf grammatische Verarbeitungsstörung)
Ziel: Erfassung des grammatischen Störungsprofils in der rezeptiven Modalität
Dauer: 20–60 Min. (Screen 10–20 Min.)
Art und Aufbau: Einzeltest als Satz-Bild-Zuordnung mit altersabhängig bis zu 6 Subtests aus 90 Stimulussätzen zu Situationsbildern (bzw. 36 Sätze in der Kurzversion). Geprüft werden *[1] Verb-Argument-Struktur, [2] Tempusmarkierung (Perfekt), [3] Wortstellungsvariationen, [4] Passiv-Strukturen, [5] Bindungsregeln, [6] Relativsätze*. Ein Abbruchkriterium liegt für die Langform vor.
Durchführung: Dem Kind wird das Testbuch mit je drei farbigen Abbildungen pro Seite vorgelegt. Das Kind soll das Bild zeigen, das am besten zu einem vorgegebenen Satz passt. Je nach Alter des Kindes werden die entsprechenden Subtests durchgeführt.
Auswertung: Quantitativ: die korrekten Lösungen eines Subtests ergeben als Summe den Rohwert, der anhand der Normtabellen in Jahresschritten in einen T-Wert übertragen werden kann – so entsteht ein T-Wert-Profil über alle durchgeführten Subtests hinweg. Qualitativ: Durchführung einer Fehleranalyse für die Subtests mit auffälligem T-Wert. Hierzu wird jeweils die Fehlerhäufung eines Ablenkertyps interpretiert. Interpretationshinweise sind angegeben.
Normierung: ja
Gütekriterien: Angaben zur Durchführungs- und Auswertungsobjektivität, zur Reliabilität über die interne Konsistenz und zur Validität u. a. über Vergleiche mit TROG-D und PDSS liegen vor.
Kommentar: Im Sinne einer Profildiagnostik lässt sich das genaue Störungsprofil für eine breite Altersgruppe in der rezeptiven Modalität ermitteln. Zusätzlich ist eine qualitative Fehleranalyse möglich.

Passiv & Co. – Ein Satzverständnistest für Kinder ab 4 Jahren, Lorenz et al. (2017)

Zielgruppe: Kinder im Alter von 4;0 bis 7;11 Jahren
Ziel: Einschätzung von Sprachverständnisleistungen; Differentialdiagnostik von Satzverständnisstörungen
Dauer: Einzeltestung; Voruntersuchung (Wortschatz): 10–15 Min.; Hauptuntersuchung: 20–30 Min. pro Subtest
Art und Aufbau: Subtest A für Kinder ab 4;0 Jahren; Subtest B für Kinder ab 7;0 Jahren: Über Satz-Bild-Zuordnungsaufgaben wird im Subtest A das Verständnis von semantisch reversiblen Aktiv- und Passivsätzen geprüft. Subtest B prüft für die älteren Kinder das Verständnis semantisch reversibler Aktivsätze mit kanonischer und nicht-kanonischer Wortstellung (Objekttopikalisierung).
Durchführung: Voruntersuchung (Wortschatz): Das Kind ordnet ein vorgesprochenes Wort (Nomen, Verb) einer von jeweils sechs vorgelegten Abbildungen zu. Hauptuntersuchung: Das Kind ordnet einen vorgesprochenen Satz jeweils einer von zwei farbigen Handlungsabbildungen zu.
Auswertung: Quantitativ: die Anzahl korrekter Zuordnungen ergibt den Rohwert, der getrennt für die Subtests A und B ermittelt wird. Die vorhandene Normtabelle in Halbjahres- bzw. Jahresschritten ermöglicht eine Einordnung der Ergebnisse als „unbeeinträchtigte Leistung“ oder „beeinträchtigte Leistung“. Qualitativ: anhand des im Ergebnis des Tests zu findenden Störungsmusters „[…] können spezifische Therapieziele im Rahmen der grammatischen Therapie bei Sprachentwicklungsstörungen individuell abgeleitet werden“ (Lorenz et al. 2017, 30).
Normierung: ja; anhand von insgesamt N=190 Kindern (2010–2015)
Gütekriterien: Angaben zur Objektivität, zur internen Konsistenz und zur Validität liegen vor.

Weitere Verfahren, die in Teilen auch rezeptive grammatische Leistungen überprüfen, sind in anderen Kapiteln beschrieben:

- Sprachentwicklungstest für drei- bis fünfjährige Kinder (SETK 3–5) (vgl. Kap. 4.7)
- Sprachstandserhebungstest für Kinder im Alter zwischen 3 und 5 Jahren (SET 3–5), (vgl. Kap. 4.7)
- Patholinguistische Diagnostik bei Sprachentwicklungsstörungen (PDSS), (vgl. Kap. 4.7)
- Sprachstandserhebungstest für Kinder im Alter zwischen 5 und 10 Jahren (SET 5–10), (vgl. Kap. 4.8).

Ältere Verfahren, die an dieser Stelle nicht näher ausgeführt werden, sind im Folgenden aufgelistet:

Grimm, H., Schöler, H. (1998): Heidelberger Sprachentwicklungstest (HSET). Hogrefe, Göttingen

Penner, Z. (1999): Screeningverfahren zur Feststellung von Störungen der Grammatikentwicklung. Edition SZH/SPC, Luzern

Schrey-Dern, D. (1994): Morphologisch-syntaktische Analyse. In: Springer, L., Schrey-Dern, D. (Hrsg.): Logopädische Diagnostik von Sprachentwicklungsstörungen. Forum Logopädie. Thieme, Stuttgart

7.4 Verfahren für die Erfassung produktiver Leistungen

Als Vergleichsbasis für die Bewertung der mit elizitierenden Verfahren erhobenen produktiven Fähigkeiten im Bereich Morphologie und Syntax dienen i. d. R. Vergleichsnormen hinsichtlich des Erwerbs grammatischer Regeln. Für die Überprüfung produktiver grammatischer Leistungen werden die in Kap. 7.1 beschriebenen Phänomene fokussiert. In Tabelle 6 ist ein Überblick über die überprüften Bereiche je Verfahren dargestellt. Die ausführlichen Beschreibungen der Verfahren schließen sich hier an.

Grammatikanalyse der Sprachproduktion bei Kindern im Grundschulalter (GraSp^GS^), König (2015)

Zielgruppe: Kinder der 1. bis 4. Klasse
Ziel: informelle Überprüfung aller für die Grammatikentwicklung zentralen morphologisch-syntaktischen Phänomene in der kindlichen Produktion
Dauer: ca. 40 Min.
Art und Aufbau: Einzelüberprüfungsverfahren; Einschätzung der zentralen morphologisch-syntaktischen Phänomene (Genus, Plural, Verbzweitstellung im Hauptsatz, Verbflexion, Kasus, Nebensätze, Partizip Perfekt und Konjunktiv II); weiterhin können ausgewählte grammatische Strukturen in der Rezeption geprüft werden (u. a. Passiv, Akkusativ-Dativ-Gegenüberstellung, Objekttopikalisierung).
Durchführung: Anhand des Rahmenthemas Zoo werden mittels farbigem Bilderbuch und diversen Spielgegenständen kindliche Äußerungen evoziert. Routinierte Diagnostiker können die notwendigen Mitschriften im Protokollbogen parallel ausführen – ansonsten wird eine Audioaufnahme empfohlen.
Auswertung: Die analysierten kindlichen Äußerungen werden im Protokollbogen als (in)korrekt eingeschätzt. Zur Einordnung der Ergebnisse eines Kindes wird auf vorliegende Entwicklungsdaten von Kindern referiert (Clahsen 1982; Motsch 2004). Die Zielgruppe (Kinder der Klassen 1 bis 4) sollte über alle evozierten morphologisch-syntaktischen Strukturen bereits verfügen. „In diesem Alter auftretende Schwierigkeiten können deshalb direkt als Auffälligkeiten festgehalten werden“ (König 2015, 21).
Normierung: nein
Gütekriterien: Es liegen keine Angaben vor.
Kommentar: Dieses informelle Verfahren überprüft kindgemäß zentrale morphologisch-syntaktische Phänomene der Sprachproduktion – allerdings ohne Angabe zur Güte des Verfahrens.

Grammatiktest für 4- bis 8-jährige Kinder (ESGRAF 4–8). Evozierte Sprachdiagnose grammatischer Fähigkeiten für 4–8-jährige Kinder, Motsch/Rietz (2016)

Zielgruppe: Kinder im Alter von 4;0 bis 8;11 Jahren
Ziel: Erfassung aller zentralen grammatischen Strukturen
Dauer: ca. 40–45 Min.
Art und Aufbau: Einzelüberprüfung; Erfassung der morphologisch-syntaktischen Fähigkeiten: Verbzweitstellung im Hauptsatz, Verbendstellung im Nebensatz, Subjekt-Verb-Kongruenz, Kasus (Akkusativ in Nominal-/Präpositionalphrase, Dativ in Nominal-/Präpositionalphrase, Genitiv in Nominalphrase und Possessiv-s), Genus, Plural, Passivkonstruktionen. Weiterhin liegen schriftliche Klassenscreenings (für die Klassen 1 und 2) zur Erfassung von Verbzweitstellung im Hauptsatz (inkl. Verbtrennung), Subjekt-Verb-Kongruenz (inkl. Partizip), Verbendstellung im Nebensatz, Plural, Genus, Akkusativ und Dativ vor.
Durchführung: Die Überprüfung ist als Spielformat konzipiert. Hypothesengeleitet können ggf. auch nur einzelne Subtests durchgeführt werden. Zur Überprüfung der entsprechenden Zielstruktur werden Äußerungen des Kindes evoziert. Die Überprüfung in der Gruppe als Klassenscreening erfolgt über Kopiervorlagen, welche die Schüler entsprechend der Anweisungen ausfüllen. Zur Durchführung werden weiterhin eine Reihe separat bestellbarer Gegenstände und Abbildungen benötigt.
Auswertung: Quantitativ: die erreichten Rohwertpunkte werden anhand der Normtabellen für die einzelnen Subtests in unterschiedlichen Altersabstufungen in Prozentränge transformiert. Eine PC-gestützte Auswertung ist ebenfalls möglich. Anhand der Subtest-spezifischen Auswertung lassen sich auch qualitative Aussagen zu potenziellen Interventionsbereichen/Therapiezielen ermitteln.
Normierung: ja, mit 968 Kindern (2014)
Gütekriterien: Angaben zur Objektivität, zur Reliabilität (Split-Half-Reliabilität, interne Konsistenz, Retest-Reliabilität) und zur Inhalts- und Konstruktvalidität liegen vor.
Kommentar: Die Weiterentwicklung des ESGRAF-R (Motsch 2009a) bietet als weiterhin flexibles Verfahren nunmehr eine standardisierte Durchführung und Auswertung sowie eine Normierung. Praktikable Klassenscreenings ergänzen das Verfahren für den Einsatz im schulischen Setting.

Morphologische und syntaktische Entwicklung – Produktion (MuSE-Pro), Berg (2015)

Zielgruppe: Kinder im Alter von 5 bis 8 Jahren
Ziel: Untersuchung der produktiven grammatischen Fähigkeiten bei Kindern
Dauer: Einzelüberprüfung, ca. 15 Min.
Art und Aufbau: Informelles Verfahren, mit dem fünf zentrale Bereiche überprüft werden: Verbzweitstellung im Hauptsatz, Subjekt-Verb-Kongruenz, Akkusativmarkierung, Dativmarkierung, Verbendstellung im Nebensatz
Durchführung: Den inhaltlichen Rahmen des gesamten Verfahrens bildet eine Hundegeschichte. Mit einem Ratespiel und kindgerechten Bildern werden zu allen

analyserelevanten Strukturen jeweils 10 Äußerungen evoziert. Das Protokollieren auf dem Auswertungsbogen ist direkt während der Durchführung möglich.
Auswertung: Die Äußerungen des Kindes werden mit 0/1 Punkt(en) je Item bewertet. Im Anschluss erfolgt die Berechnung des prozentualen Korrektheitsgrads je überprüfter Struktur bzw. für den Gesamttest. Die Feststellung eines Förderbedarfs in der grammatischen Entwicklung erfolgt pro überprüfter Struktur, sobald der angegebene Punktwert/kritische Wert unterschritten wird. Eine qualitative, differenzierte Auswertung ist nicht vorgesehen.
Normierung: nein
Gütekriterien: Angaben zur Aussagekraft liegen anhand von Korrelationen mit dem SETK 3–5, HSET-Subtests sowie Übereinstimmung mit der ESGRAF-R vor.
Kommentar: Dieses Verfahren bietet einen schnellen Überblick über die Fähigkeiten des Kindes in den relevanten Strukturen. Hervorzuheben ist weiterhin die kindgerechte Durchführung des Verfahrens.

Screening grammatischer Fähigkeiten für die 2. Klasse (SGF 2), Mahlau (2016)

Zielgruppe: Kinder, in den ersten 8 Wochen der 2. Klasse
Ziel: Erfassung grammatischer Fähigkeiten
Dauer: Gruppentestung; max. 45 Min./eine Schulstunde
Art und Aufbau: Screening mit fünf Subtests: Bestimmen von Artikeln und Pluralformen, Einsetzen der Akkusativ- und der Dativform, Subjekt-Verb-Kongruenz
Durchführung: Jeder Schüler erhält ein separates Testheft, in dem die entsprechenden Aufgaben zu erledigen sind. Der Diagnostiker gibt der Schülergruppe mündlich Instruktionen. Es ist zu beachten, dass für die Bearbeitung ausreichende Schreibkenntnisse vorhanden sein müssen.
Auswertung: Quantitativ: anhand der Auswertungsrichtlinien des Manuals werden/wird 0/1 Punkt(e) vergeben. Diese können anhand von Normtabellen in Prozentränge übertragen werden.
Normierung: ja, anhand von 2.253 Kindern (2011–2015)
Gütekriterien: Angaben zur inneren Konsistenz, zur Split-Half-Reliabilität, zur Konstrukt- und zur prognostischen Validität liegen vor.
Kommentar: Die Konstruktion als Gruppenüberprüfungsverfahren ist für den Einsatz im schulischen Kontext hochrelevant – allerdings mit der Einschränkung der eingeschränkten Einsatzmöglichkeit (die ersten 8 Schulwochen der Klassenstufe 2 und nur über die schriftsprachliche Modalität).

Weitere Verfahren, die in Teilen auch produktive grammatische Leistungen überprüfen:

- Sprachentwicklungstest für drei- bis fünfjährige Kinder (SETK 3–5) (vgl. Kap. 4.7)
- Sprachstandserhebungstest für Kinder im Alter zwischen 3 und 5 Jahren (SET 3–5), (vgl. Kap. 4.7)
- Sprachstandserhebungstest für Kinder im Alter zwischen 5 und 10 Jahren (SET 5–10) (vgl. Kap. 4.8).

8 Diagnostik im Bereich Wortschatz und Wortfindung

Die Überprüfung semantisch-lexikalischer Fähigkeiten eines Kindes umfasst produktive (expressive) und rezeptive Fähigkeiten, inklusive der differenzierten qualitativen Erfassung semantisch-lexikalischer Strukturen. Dies umfasst auch die differenzierte Beschreibung von Symptomen in der Spontansprache (u. a. Bewältigungsstrategien) sowie die Erhebung von Wortverarbeitungsleistungen.

Für ein strukturiertes Vorgehen zur differenzierten Beschreibung der verschiedenen Dimensionen der semantisch-lexikalischen Fähigkeiten eines Kindes hat Glück (2009) ein diagnostisches Modell vorgelegt (vgl. Kap. 8.2; Glück/Elsing 2014b). Dieses stellt für eine ggf. angezeigte Therapie relevante, handlungsleitende Informationen bereit, die eine differenzierte Auswahl von Therapiezielen und -methoden ermöglichen (Glück/Elsing 2014b).

8.1 Grundlagen zur Entwicklung von Lexik und Semantik

Zunächst: Eine Beschreibung der Meilensteine der semantisch-lexikalischen Entwicklung ist ohne Verweis auf die phonologische, syntaktische und pragmatische Entwicklung nicht möglich. Dies wird auch bei den vom Kind eingesetzten Worterwerbsstrategien/-mechanismen deutlich (für einen Überblick Albers 2009).

Die im folgenden genannten Aspekte skizzieren für die diagnostische Erfassung relevante Meilensteine, wobei für eine differenzierte Darstellung zum Wortschatz- und Wortbedeutungserwerb auf folgende Publikationen verwiesen wird: Aitchison (1997), Rothweiler (2001) und Rupp (2013).

Anhand der Ausführungen von Weinert (2004), Grimm/Weinert (2008) sowie Glück/Elsing (2014a) lässt sich skizzieren:

- *früher Worterwerb mit assoziativen, kontextgebundenen Wortbedeutungen*
  - 12 Monate: erster produktiver Wortgebrauch
  - 18 Monate: 50 Wörter werden produktiv verwendet, ca. 200 sind rezeptiv verfügbar
- *schnelles Wortschatzwachstum: Wortschatzspurt mit Über- und Untergeneralisierungen*
  - ab ca. 18 Monaten: fast mapping (schnelle Zuordnung von Wort und Bedeutung)
  - ab 50 Wörtern produktiv: erste Wortkombinationen
  - ab ca. 2 Jahren: Ausdifferenzierung nach Wortarten
- *zunehmende grammatische Kompetenzen unterstützen den Worterwerb*
  - zunehmend verfügbar werdende Satzrahmen
  - nicht referentiell unterscheidbare Bedeutungen (vor allem Verbbedeutungen) werden so unterscheidbar

- *Entwicklung im Schulalter – Schriftsprache als Triebkraft*
  - Neuorganisation des mentalen Lexikons
  - Erwerb abstrakter Begriffe als Bestandteil und Motor sprachlicher und kognitiver Entwicklung im Schulalter
  - Bildungssprache und Fachsprache als Erwerbsaufgabe für das Schulalter

8.2 Prinzipien des diagnostischen Vorgehens

Fragestellungen, die für den diagnostischen Prozess handlungsleitend sind und die differenzierte Zielstellungen diagnostischen Handelns in diesem Bereich einmal mehr deutlich machen, benennt Glück (2009):

a) *„Welche sprachlichen und kognitiven Strategien setzt das Kind beim Erwerb neuer Wörter ein?*
b) *Wie stehen dem Kind informationsverarbeitende Basisfunktionen für den Erwerb neuer Wörter zur Verfügung?*
c) *Welche linguistische Struktur besitzt der aufgebaute bzw. verwendete Wortschatz?*
d) *Wie baut das Kind die strukturelle Organisation der Wissensbestandteile von Wörtern in seinem mentalen Lexikon auf?*
e) *Welchen prozessualen Bedingungen unterliegt der Abruf von Wörtern aus diesem Lexikon?*
f) *Welche Bewältigungsstrategien setzt das Kind ein, wenn es auf lexikalische Lücken oder Wortabrufschwierigkeiten stößt" (Glück 2009, 183)?*

Für die diagnostische Erfassung semantisch-lexikalischer Fähigkeiten eines Kindes wirken folgende Aspekte beeinflussend: Zunächst ist der hohe Umfang zu überprüfender Einheiten zu konstatieren. Allein der Duden führt gegenwärtig 140.000 Stichwörter. Eine wie auch immer ermittelte Auswahl hat stets mit der Repräsentativität der Items zu kämpfen (auch bezüglich des Nebengütekriteriums der Testfairness). Die interindividuelle Differenzierung des Wortschatzes nimmt mit steigendem Alter zu und auch der Sprachwandel betrifft den Bereich der Lexik besonders stark. Die Realisierung eines kriteriengeleiteten diagnostischen Vorgehens auf theoretischer Basis ist deshalb notwendig (Siegmüller/Beier 2016).

Diagnostisches Modell als Handlungsleitfaden

Hilfestellung zur Strukturierung bietet das *Diagnostische Modell bei semantisch-lexikalischen Störungen* von Glück mit drei Spezifikationsniveaus (Glück/Elsing 2014b). Ausgehend von einer Sprache des Kindes, die „weder altersgemäß flüssig noch lexikalisch angemessen entsprechend der Äußerungsintention besetzt ist" (Glück/Elsing 2014b, 173), entwickelte Glück Schwerpunkte der diagnostischen Fragestellung, die jeweils noch mit unterschiedlichen Überprüfungsaufgaben untersetzt sind. Auf der Ebene A soll ermittelt werden, inwiefern eine therapeutische Intervention indiziert ist. Hierzu werden drei Datenquellen aufgezeigt, die additiv entsprechende Informationen liefern sollen (in einer älteren Version der Graphik auch noch mit einem „+" zwischen den Bereichen kenntlich gemacht). Dazu gehört zum einen die Erfassung der *Sprachlernbiographie*, die u. a. gerade bei Kindern hoch relevant ist, die mehrsprachig aufwachsen, sowie die *Umfeldanalyse* (A1). Auch im Bereich Semantik-Lexik werden *Spontansprach-*

daten für die Einschätzung der Fähigkeiten des Kindes hinzugezogen (A2). Für eine Einschätzung zur Altersgemäßheit soll zusätzlich eine *gezielte Wortschatzüberprüfung* stattfinden, die Aussagen zur Komposition des mentalen Lexikons zulässt (A3).

Für eine gezielte Intervention in diesem Bereich werden die auf der Ebene A gesammelten Daten nicht ausreichend sein. Erst auf der Ebene B erfolgt die „differenzierte Betrachtung von Teilaspekten", wodurch „Hinweise zur Art der indizierten Therapie" möglich werden (Glück/Elsing 2014b, 173). Auch hier werden wiederum mehrere Bereiche fokussiert: die *Qualität des Wortwissens* auf der Lemma- und der Lexemebene (B2/B3), die *Qualität der Abrufprozesse* (B4) sowie die *Bewertung der Bewältigungsstrategien* für fehlende oder nicht abrufbare lexikalische Einheiten (B1).

Ebene C verweist auf relevante Basisvariablen, die dem Wortschatzerwerb zugrunde liegen. Dies sind *personale und soziale Variablen* (C1), verwendete *Wortschatzerwerbsstrategien* und Aussagen zu *kognitiven Prozessvariablen*. Nicht alle von Glück/Elsing (2014b) betrachteten Variablen sind auch therapeutisch zugänglich, jedoch relevant im Hinblick der Interpretation des gesamten Bedingungsgefüges.

> Nach Glück/Elsing (2014b) bedarf die differenzierte Beschreibung der semantisch-lexikalischen Fähigkeiten eines Kindes einer Vielzahl von Aspekten: Neben der Wortschatzverwendung, den aktiven und rezeptiven Wortschatzleistungen eines Kindes interessiert auch dessen Sprachlernbiographie. Außerdem stehen die Qualität des Wortwissens auf der Lemma- und der Wortform-Ebene, die Qualität der Abrufprozesse und die Nutzung von Erwerbs- und Bewältigungsstrategien im Fokus. Weitere Aussagen liefert das zugrundeliegende Bedingungsgefüge (personale und soziale Variablen, kognitive Prozessvariablen und Erwerbsstrategien) (Glück/Elsing 2014b, 173).

Weiterhin existieren Verfahren zum Grammatikverständnis, die über die qualitative Analyse explizit Aussagen zur Schnittstelle Lexikon – Syntax/Morphologie zulassen (z. B. TROG-D, Fox-Boyer 2016b). Für die Überprüfung von Sprachverständnisleistungen ab dem späteren Grundschulalter werden – je nach Lesefertigkeit – auch Leseverständnistests eingesetzt.

8.2.1 Methodisches Vorgehen in der Diagnostik im Bereich Semantik-Lexikon

Ein situationsangemessener Zugriff auf sprachliches Wissen unterliegt einer Reihe extrinsischer und intrinsischer Bedingungen (Glück 2005). Für eine Überprüfung entsprechender Fähigkeiten sind diese Faktoren zu berücksichtigen bzw. können gezielt variiert werden. In Anlehnung an Snyder und Godley (1992) beschreibt Glück (2005, 183) folgende beeinflussende intrinsische Faktoren:

- Wortart (beispielsweise werden Nomen schneller als Verben abgerufen)
- Wortlänge (Abrufgeschwindigkeit nimmt mit der Wortlänge ab)

- Worthäufigkeit (hochfrequente Wörter werden schneller und sicherer abgerufen)
- Erwerbsalter (Abrufqualität ist bei früh oder erst kürzlich gelernten Wörtern höher)
- Abstraktheit (Abrufgeschwindigkeit und -genauigkeit bei Konkreta höher als bei Abstrakta)
- Kategorie-Typ (Abrufgeschwindigkeit bei Basiskategorien höher als bei entsprechenden Hyponymen)

Vor diesem Hintergrund gibt beispielsweise Glück (2011, 22) für die Itemauswahl für den WWT 6–10 die Kriterien Wortart, Verwendungshäufigkeit, Wortlänge, semantischer Bereich und bildliche Darstellbarkeit an.

Für die Überprüfung semantisch-lexikalischer Fähigkeiten kommen im Rahmen der zur Verfügung stehenden Diagnostikverfahren ganz unterschiedliche Methoden zum Einsatz, die wiederum ganz verschiedenartige Aussagen zu den Fähigkeiten des Kindes zulassen:

Bildbenennung als klassische Form der Wortschatzdiagnostik

Objekt-/Bildbenennung: Bei dieser klassischen Form, den aktiven Wortschatz eines Kindes zu überprüfen, wird es aufgefordert, einen vorgelegten Realgegenstand oder ein vorgelegtes Objektbild bzw. ein Bild mit einer dargestellten Tätigkeit zu benennen. Die hierbei Verwendung findenden Einzelwörter können linguistisch sehr gut kontrolliert werden (Rupp 2013). Aufgrund der eingeschränkten Darstellbarkeit wird i. d. R. auf Nomen, Verben und wenige Farbadjektive zurückgegriffen. Sicherzustellen ist weiterhin, dass eine Mehrdeutigkeit der Darstellungen ausgeschlossen sein sollte. Manche der ausgewählten Objekte erlangen erst aufgrund des dargestellten Kontextes Eindeutigkeit. In diesem Falle weist ein Pfeil auf den entsprechenden Situationsbildern auf das zu benennende Teilobjekt hin.
Schnellbenennverfahren: Zur Überprüfung der Abrufgeschwindigkeit wird das sogenannte Schnellbenennverfahren eingesetzt (engl. rapid naming). Auch hierbei hat das Kind wiederum die Aufgabe, die dargestellten Objekte möglichst schnell zu benennen. Dafür liegen Materialien vor, die aus semantisch und/oder phonologisch ähnlichen Begriffen konstruiert sind (Glück 2005; Rupp 2013).
Benennkonsistenz/Zweifachbenennung: Der bei Wortfindungsstörungen als Kardinalsymptom beschriebene fluktuierende Abruf kann diagnostisch durch ein wiederholtes Benennen überprüft werden (Rupp 2013). Inkonsequente und inkonsistente Benennungen sprechen für eine Abrufstörung (Glück 2005). Diese Überprüfung der Abrufstabilität mit der *Double Naming Technique* kann selbständig mit bestehenden Verfahren durchgeführt werden oder ist explizit in der Konstruktion eines Verfahrens vorhanden (z.B. WWT 6–10, Glück 2011 WWTexpressiv – Wiederholung).
Benennen nach Vorgabe einer Definition/einer Beschreibung: Hierbei werden dem Kind über die Beschreibung verschiedene Hinweisreize (Cues) wiederum gezielt und gestaffelt präsentiert (Glück 2005).
Benennen nach Vorgabe des Antonyms: Anhand des vorgegebenen semantischen Inhalts ist das Kind hier aufgefordert, einen entsprechenden Eintrag aus dem mentalen Lexikon abzurufen. Bei der Vorgabe von Antonymen besteht die

Schwierigkeit darin, dass das jeweilige Antonym nicht immer eineindeutig ist (z. B.: alt → neu; alt → jung).

Benennen nach phonologischen Vorgaben: Dem Kind wird eine phonologische Information vorgegeben. Dies ist beispielsweise die Vorgabe eines Anlauts, zum dem das Kind entsprechende Vertreter benennen muss, oder auch die Vorgabe einer bestimmten Silbenzahl. Diese Abrufhilfe kommt beispielsweise im WWT 6–10, *Abrufhilfen* (Glück 2011) zum Einsatz.

Sätze ergänzen: Dem Kind werden Teile eines Satzes vorgesprochen und das Kind ist aufgefordert, diesen Satz semantisch korrekt (unter Nennung des fehlenden Wortes oder Teilsatzes) zu beenden. Hierfür bietet die Vorgabe entsprechende semantische und syntaktische Cues.

Oberbegriff finden: Bei dieser klassischen Aufgabenstellung zur taxonomischen Organisation/Kategorisierung werden dem Kind verschiedene Repräsentanten vorgelegt und das Kind wird aufgefordert, den zugehörigen Oberbegriff zu benennen, indem es gefragt wird: „Was ist das alles?" oder „Wie heißt das alles zusammen?"

Wortskelette beleben: Den Kindern werden bei dieser Aufgabenstellung Wortfragmente vorgegeben, die sie vervollständigen sollen.

Definieren: Bei der Aufforderung, einen Begriff zu definieren, gibt das Kind viele Informationen dazu preis, wie reichhaltig und wie prototypisch sein Wortbedeutungswissen zu dem jeweiligen Item ist (Rupp 2013). Allerdings bleibt hier unklar, ob das Kind ggf. vorhandene Strukturen nicht abrufen kann bzw. inwieweit das jeweilige Kind die komplexe Aufgabenstellung (deutlich über dem Einzelwortniveau) überfordert (Rupp 2013). Bei Dickmann et al. (1994) wurden im Rahmen der semantisch-lexikalischen Analyse sechs Gegenstände vorgegeben, die das Kind definieren sollte. Dabei wurden die Antworten des Kindes in den Aspekten „funktional", „perzeptiv", „emotional", „assoziativ", „Teil-Ganzes-Relation" und „Oberbegriff" erwartet.

Analyse der Spontansprache

An dieser Stelle sei zunächst auf die allgemein gültigen Hinweise für die Durchführung und Analyse der Spontansprache des Kindes in Kap. 3.1 verwiesen.

Ermittlung der Reichhaltigkeit des Wortschatzes mit der Type-Token-Ratio

Zur zunächst quantitativen Analyse des Wortschatzes in der Spontansprache wird die zahlenmäßige Erfassung der Anzahl der verschiedenen Wörter, die das Kind verwendet, sowie die Häufigkeit, mit der ein Wort in diesem Korpus erscheint, erfasst (Glück 2005). Anhand dieser beiden Werte lässt sich die „lexikalische Breite" einer Sprachprobe als *Anzahl-Häufigkeits-Verhältnis* (Type-Token Ratio) errechnen (Glück 2005) – dafür werden die Types (Anzahl der verschiedenen Wörter innerhalb des Korpus) mit den Tokens (Anzahl aller geäußerten Wörter) ins Verhältnis gesetzt.

Verwendete Wortarten

Weitere Aussagen zum verwendeten Wortschatz eines Kindes ermöglicht die Analyse der verwendeten Wortarten. Das ASAS (Schrey-Dern 2006) stellt hierfür einen Analysebogen zur Verfügung, der altersbezogen mögliche Inhalts- und Funktionswörter strukturiert erfasst.

Analyse von Bewältigungsstrategien bei lexikalischen Lücken

Mit den semantisch-lexikalischen Analysekriterien (SemLexKrit) (Glück 2013b) liegt ein ausdifferenzierter Kriterienkatalog zur Analyse von Sprachproben vor. (Es liegen unterschiedliche Versionen der SemLexKrit vor, u. a. bei Glück 2009). Die Notation der aktuellen Version orientiert sich am WWT 6–10 (Glück 2011). Die Übersicht beinhaltet verschiedenes Bewältigungsverhalten (einfach und fortgeschritten), verschiedene semantisch-orientierte oder phonologisch orientierte Ersetzungsformen, die Kinder bei eingeschränkten semantisch-lexikalischen Fähigkeiten zeigen.

8.2.2 Methodisches Vorgehen in der Diagnostik von Wortfindungsstörungen

Wortfindungsstörungen (WFS), bei der es einer Person nicht gelingt, entsprechend der Äußerungsintention Wörter produktiv zu verwenden, basieren auf Speicher- und/oder Abrufschwierigkeiten (Glück 2005). Für die Diagnostik von Wortfindungsstörungen, sogenannten Zugriffsstörungen, werden die Parameter *Benenntempo*, *Benennkonsistenz* und *Benennungsgenauigkeit* überprüft (Siegmüller 2015b). Anhand der entsprechenden Ergebnisse können Aussagen über das Vorliegen einer Wortfindungsstörung getroffen werden. Der WWT 6–10 (Glück 2011) bietet beispielsweise in der PC-Version eine Möglichkeit zur Messung der Benenngeschwindigkeit.

Zum Einsatz kommt weiterhin die Methode des automatisierten Schnellbenennens: Das Kind ist bei diesem Aufgabentyp aufgefordert, semantisch und/oder phonologisch ähnliche bzw. unähnliche Objekte/Begriffe, die in einer Reihe dargeboten werden, zu benennen (z. B. TASB, Glück 2001; TEPHOBE, Mayer 2016). Durch diese hohe Anforderung werden Fehler provoziert, sodass auch hinsichtlich der Abrufgenauigkeit im Bereich der Semantik und der Phonologie eine Auswertung erfolgen kann.

Hinsichtlich der Differentialdiagnostik werden folgende differenzierende Parameter benannt (Siegmüller 2015b, 70):

- Benennkonsistenz → Abgrenzung zu lexikalisch-semantischen Entwicklungsstörungen
- Wortfindungsstörungen zeigen sich nur bei lexikalischen Stimuli, nicht bei Lauten und Unsinnsilben → Abgrenzung zur Entwicklungsdyspraxie
- Wortfindungsstörungen auch bei rhythmischem Material (Lieder, Reime) → Abgrenzung zum Stottern
- Benenngenauigkeit und -tempo → Differenzierung innerhalb der Wortfindungsstörung

8.3 Verfahren zur Überprüfung des Wortschatzes und der Wortfindung

Die vorliegenden Verfahren für den Bereich Semantik-Lexik erfassen ganz unterschiedliche Bereiche (vgl. das diagnostische Modell nach Glück, Kapitel 8.2). Grundsätzlich wird zwischen Verfahren zur Überprüfung rezeptiver und/oder expressiver Fähigkeiten unterschieden. Neben den hier beschriebenen Verfahren lassen sich Untertests zur Überprüfung des Wortschatzes für unterschiedliche Altersgruppen auch in Entwicklungs-, Schuleingangs- und Intelligenztests finden (vgl. Tab. 7).

Tab. 7: Überblick zu Überprüfungsverfahren im Bereich Wortschatz

Aufgabentyp	überprüfter Bereich / Verfahren	AWST-R	GraWo	MSS	MSVK	PDSS	PPVT-4	SCREENIKS	SET 3–5	SET 5–10	WWT 6–10
Bild- oder Objektbenennung	Aktiver Wortschatz	X				X				X	X
Zeigen von Bildern/Objekten	Passiver Wortschatz		X	X	X	X	X	X	X		X
Benennung von Oberbegriffen	Oberbegriffsbildung					X		X	X	X	X
Kategorisieren von Objekten/Repräsentanten zu einem Oberbegriff finden	Struktur des Lexikons			X	X	X			X		
Finden semantischer Relationen (Synonyme oder Gegensätze)	Vernetzung lexikalischer Einträge										X

Aktiver Wortschatztest für 3- bis 5-jährige Kinder – Revision (AWST-R), Kiese-Himmel (2005)

Zielgruppe: Kinder im Alter von 3;0 bis 5;5 Jahren
Ziel: Erfassung des expressiven Wortschatzumfangs
Dauer: ca. 15–20 Min.
Art und Aufbau: Einzelüberprüfung des expressiven Wortschatzes als Bildbenenntest
Durchführung: 75 farbige, fotografische Darstellungen (Substantive und Verben), die in zwei DIN-A5-Ringbüchern zusammengestellt sind, werden den Kindern nacheinander gezeigt. Die Kinder sind aufgefordert, den Gegenstand bzw. die dargestellte Tätigkeit zu benennen. Die Antworten des Kindes werden direkt im Testprotokoll erfasst.

Auswertung: Quantitative Auswertung zum Wortschatzumfang: Die anhand des Manuals als korrekt bewerteten Antworten werden mit den Normtabellen, die in Halbjahresschritten von 3;0 bis 5;5 Jahren vorliegen, in Prozentränge transformiert.

Qualitative Auswertung für Aussagen zur lexikalisch-semantischen Organisation: Die itembezogene Auswertung erfolgt im Auswertungsprotokoll nach einer vorgegebenen Struktur: getrennt für die überprüften Substantive und Verben erfolgt eine Einschätzung in den Bereichen lexikalisch-semantische Relationen und Kategorien, ausgesuchte morphologische Merkmale sowie nach phonologischen Ähnlichkeiten zwischen Zielwort und Antwort des Kindes.

Normierung: ja, Stichprobe N=551 Kinder aus 10 Bundesländern (2003/2004)

Gütekriterien: Angaben zur Reliabilität (Split-Half-, Retest-Reliabilität, innere Konsistenz) und zur Inhalts-, kriteriumsbezogenen und Konstruktvalidität liegen vor.

Kommentar: Neben seiner Funktion als standardisiertes, quantitatives Testverfahren für die expressive Wortschatzdiagnostik (Einschränkung: Normierung 2003/2004) bietet es umfangreiche Hilfestellungen zur qualitativen Auswertung hinsichtlich Anknüpfungspunkten sowohl für eine weiterführende Diagnostik als auch für mögliche therapeutische Interventionen.

Peabody Picture Vocabulary Test (PPVT-4), Lenhard et al. (2015)

Zielgruppe: Kinder und Jugendliche im Alter von 3;0 bis 16;11 Jahren

Ziel: Erfassung des rezeptiven (Hör-)Wortschatzes von Kindern

Dauer: Einzeltestung, 10–20 Min.

Art und Aufbau: Der PPVT-4 besteht aus 228 Items, die auf 19 Itemsets mit jeweils 12 Items verteilt sind. Die Sets sind mit aufsteigender Schwierigkeit konstruiert. Die Auswahl der Items erfolgt laut Manual unter Berücksichtigung von Geschlecht, Ethnie und kulturellem Hintergrund der Testpersonen.

Durchführung: Die Durchführung des Tests erfolgt ohne Zeitbegrenzung. Je nach Alter des Kindes wird ein anderes Start-Set gewählt. Ausgehend hiervon wird anhand der Leistung des Kindes (ggf. durch Zurückgehen auf leichtere Items) und anhand von Abbruchkriterien die Anzahl zu bearbeitender Sets so eingegrenzt, dass das Kind nur Aufgaben mit angemessenem Schwierigkeitsgrad bearbeiten muss. Dem Kind werden dafür pro Item jeweils 4 farbige Illustrationen gezeigt. Aus diesen muss das Kind das zum Wort passende Bild zeigen. Das entsprechende Ergebnis wird vom Testleiter notiert.

Auswertung: quantitativ

Normierung: ja, anhand einer Stichprobe mit 3555 in Deutschland lebenden Kindern (2013/2014)

Gütekriterien: Angaben zur inneren Konsistenz, zur Retest-Reliabilität, zur Inhalts- und konvergenten Validität liegen vor.

Kommentar: Der PPVT-4 bietet mit seiner für das Deutsche adaptierten Version eine gute Möglichkeit, den rezeptiven Wortschatz über die gesamte Vorschul- und Schulzeit hinweg standardisiert einzuschätzen.

Wortschatz- und Wortfindungstest für 6- bis 10-Jährige (WWT 6–10), Glück (2011)

Zielgruppe: Kinder im Alter von 5;6 bis 10;11 Jahren
Ziel: Untersuchung expressiver und rezeptiver semantisch-lexikalischer Fähigkeiten
Dauer: in der Standardversion zwischen 15–25 Min. (Kurzform) und 25–50 Min. (Langform)
Art und Aufbau: Einzeltestung; je nach diagnostischer Zielstellung können unterschiedliche Subtests durchgeführt werden; Expressiver Wortschatz (Bildbenenntest) – auch mit Wiederholung (zur Erfassung der Abrufstabilität) oder mit Abrufhilfen (allgemein, semantisch und/oder phonologisch); Rezeptiver Wortschatz (Wort-Bild-Zuordnung; 1 aus 4) – überprüft werden dabei Nomen (Objekte), Verben, Adjektive und Adverbien (Gegenteile) und kategoriale Nomen (Oberbegriffe).
Durchführung: Das Verfahren ist als Software/PC- oder Papierversion durchführbar. Die Softwareversion übernimmt die Anzeige der Testitems, erstellt Audioaufnahmen der Antworten des Kindes und unterstützt automatisiert die Protokollierung und Auswertung.
Auswertung: quantitativ und qualitativ; in Abhängigkeit der durchgeführten Subtests ergeben sich unterschiedliche Auswertungsmöglichkeiten: u. a. quantitative Aussagen zur Antwortgenauigkeit, eine qualitative Analyse der Falschantworten, eine quantitative Analyse der Antwortzeit, Aussagen zur Antwortkonstanz und zur Wirksamkeit von Abrufhilfen oder eine qualitative Analyse der gewählten Ablenker in der rezeptiven Überprüfung. Bei der Durchführung mittels Softwareversion erfolgt die Auswertung rechnergestützt, die meisten Auswertungen werden von der Software automatisch generiert.
Normierung: ja, N=880 Kinder
Gütekriterien: Angaben zur Objektivität, zur inneren Konsistenz, zur inhaltlichen, Konstrukt- und Kriteriumsvalidität liegen vor.
Kommentar: Der WWT bietet in der Auswertung vielfältige differentialdiagnostische Aussagen und differenzierte Angaben zur Qualität der Speicherung (Lemma-/Lexemebene) und der Abrufprozesse.

Grazer Wortschatztest (GraWo), Seifert et al. (2017)

Zielgruppe: Schüler der 1. bis 3. Klasse (jeweils zu Beginn und am Ende des Schuljahres)
Ziel: Messung des rezeptiven Wortschatzes in Bezug auf die deutsche Sprache; Identifizierung von Kindern mit wahrscheinlichen Wortschatzdefiziten/unterdurchschnittlichen rezeptiven Wortschatzleistungen
Dauer: ca. 15–30 Min.
Art und Aufbau: Einzel- und Gruppenüberprüfung möglich; Der GraWo besteht aus 30 Wort-Bild-Zuordnungsaufgaben. Hierbei werden Verben, Adjektive, Präpositionen und Nomen (monomorphematische Nomen, Komposita und kategoriale Nomen) überprüft. Jedes Zielitem hat drei Distraktoren (jeweils semantisch, phonologisch oder unrelatiert). Die Auswahl der Items erfolgte laut Manual

unter Berücksichtigung von Wortfrequenz, Wortlänge, Wortart und Zugehörigkeit zu einem semantischen Bereich.
Durchführung: Jedes Kind erhält ein Testheft mit schwarz-weißen Illustrationen. Bei jedem Item wird ein Wort vom Untersuchungsleiter laut vorgelesen und das Kind soll im Testheft das passende Bild ankreuzen (1 aus 4). Es werden zunächst zwei Beispielaufgaben gemeinsam gelöst. Die Durchführung erfolgt ohne Zeitbegrenzung.
Auswertung: Quantitativ: Die Anzahl richtig gelöster Aufgaben entspricht dem Rohwert. Dieser kann mittels Normtabellen in Prozentrangwerte transformiert werden. Hierfür liegen Normtabellen für den Schuljahresbeginn bzw. das Schuljahresende der Klassenstufen 1 bis 3 vor. Es liegen jeweils auch separate Normwerte für Kinder mit anderen Erstsprachen als Deutsch (L2 Deutsch) vor; optional kann auch eine qualitative Analyse erfolgen (hinsichtlich der Wortarten und angekreuzten Distraktortypen)
Normierung: ja, anhand einer Stichprobe mit 1000 Kindern in Österreich und Deutschland (2015)
Gütekriterien: Es liegen Angaben zur Reliabilität (interne Konsistenz, Split-Half-Reliabilität und Retest-Reliabilität) und Konstruktvalidität vor.
Kommentar: Mit dem GraWo liegt erstmals ein Verfahren vor, dass auch in den Klassenstufen 2 und 3 als Gruppenscreening rezeptive Wortschatzfähigkeiten misst

Weitere, hier nicht ausführlich beschriebene Verfahren sind u. a.:

- Beobachtungsbogen für Wortfindungsstörungen (BbWfs), (Glück 2005)
- Semantisch-lexikalische Analyse (Dickmann/Klasen 1994).

9 Diagnostik im Bereich Sprachverständnis

Sprachverstehen (i.d.R. synonym verwendet: Sprachverständnis) ist nicht direkt beobachtbar, sondern nur anhand von Re-Aktionen des Kindes einschätzbar.

Für das Verstehen gesprochener Sprache sind ganz unterschiedliche Komponenten verantwortlich. Neben auditiven Sprachwahrnehmungsfähigkeiten ist das Wortverstehen, das Phrasen- und Satzverstehen, das Textverstehen und das Verstehen des kommunikativen Sinns differenziert betrachtbar (Kannengieser 2015). Für das Zusammenspiel der Teilleistungen, die bei der Rezeption einer Äußerung angenommen werden, existieren unterschiedliche Modellvorstellungen (z.B. das im Bereich der Sprachheilpädagogik/Sprachtherapie weit verbreitete inkrementelle Modell von Levelt 1989. (für einen Überblick siehe Hachul/Schönauer-Schneider 2012).

Relevanz von grammatischen Fähigkeiten und Arbeitsgedächtniskapazität

Als Basis für das Sprachverstehen ist zunächst die Sprachwahrnehmungsfähigkeit zu nennen, die wiederum entscheidend von der Arbeitsgedächtniskapazität, die einen kurzfristigen Erhalt des Höreindrucks ermöglicht (rehearsal), abhängig ist. Beim Decodieren der wahrgenommenen Äußerung erfolgt eine semantische und syntaktische Analyse, wobei auf entsprechende Einträge des mentalen Lexikons zurückgegriffen wird. Die dabei konstruierte Äußerungsbedeutung wird mit dem Kontext und dem Weltwissen abgeglichen und führt zu der finalen Interpretation des Gehörten (Kannengieser 2015).

9.1 Grundlagen zur Entwicklung des Sprachverständnisses

Die Entwicklung des Sprachverständnisses ist von vielfältigen Teilfähigkeiten abhängig (u.a. Wahrnehmungsfähigkeit, kognitive Entwicklung, gemeinsame Aufmerksamkeit). Das Verstehen sprachlicher Inhalte einer Kommunikationssituation beginnt mit ersten Assoziation zwischen Äußerungen und Vorgängen, Personen bzw. Objekten (Kannengieser 2015). Zollinger (2000) spricht von der Integration kognitiver und kommunikativer Prozesse. So gilt es, die Referenz der sprachlichen Information auf das Wahrgenommene zu entdecken (Handlungen, Objekte, Personen, Emotionen, etc.). Gegen Ende des ersten Lebensjahres ist das beginnende Wortverständnis zu verorten. Dieses zunächst stark situationsgebundene Verstehen weicht nach und nach einem situationsübergreifenden Verständnis. In diesem Kontext sind vor allem frühe Kategorisierungsfähigkeiten und Symbolisierungsfähigkeiten des Kindes von Interesse (Hachul/Schönauer-Schneider 2012). Auf dem Weg zum Satzverständnis gibt es einen fließenden Übergang, der mit ca. 12 Monaten angegeben wird. Hierbei verwendet das Kind verschiedene Verständnisstrategien (auf dem Weg zum Decodieren anhand linguistischer Hinweise), deren Kenntnis für die Beurteilung von Missverständnissen wichtig ist (für einen Überblick Hachul/Schönauer-Schneider 2012). Drei- bis vierjährige Kinder verstehen dann bereits kürzere, rein sprachlich dargebotene Geschichten – der Übergang zum Textverstehen. Für die Kinder ist es hierbei schwierig, dass sich die Bedeutung nicht nur aus den Elementen des Satzes, sondern auch aus dem Kontext ergibt. Weiterhin ist dafür spezifisches Situations- und Konventionswissen und allgemeines Weltwissen notwendig.

Ausführliche Zusammenstellungen zur Entwicklung des Sprachverständnisses finden sich bei Kannengieser (2015), Mathieu (2000), Hachul/Schönauer-Schneider (2012) und Gebhard (2001).

9.2 Prinzipien des diagnostischen Vorgehens

Die Beobachtung der Spontansprache bzw. die Beobachtung des spontanen Verhaltens eines Kindes ermöglicht eher Aussagen zum Situationsverstehen als zum Sprachverstehen im engeren Sinne (Hachul/Schönauer-Schneider 2012). Erst eine isolierte Betrachtung des Wort-, Satz- und Textverstehens ermöglicht differenzierte Aussagen zu den Sprachverstehensleistungen eines Kindes.

Aufgabentypen zur Prüfung des Sprachverstehens

Hachul/Schönauer-Schneider (2012, 46) beschreiben fünf gängige Modi zur Prüfung von Sprachverstehensleistungen, die bei unterschiedlichen Altersgruppen zum Einsatz kommen:

Objektauswahlverfahren: Das Kind wird hierbei aufgefordert, aus mehreren Realgegenständen denjenigen auszuwählen, der zuvor benannt wurde. Die Art und Anzahl der Distraktoren bestimmen hierbei den Schwierigkeitsgrad.
Bildauswahlverfahren/Zeigen: Das Kind soll aus mehreren vorliegenden Abbildungen dasjenige heraussuchen, das zuvor genannt wurde. Hierbei bestimmen wiederum die Art und Anzahl der Distraktoren sowie der Abstraktionsgrad der Abbildungen (von Fotografien bis hin zu schemenhaften Zeichnungen) den Schwierigkeitsgrad der Aufgabenstellung. I. d. R. werden dem Kind dabei drei bis vier Abbildungen vorgelegt. Die jeweiligen Distraktoren sind als phonologischer, semantischer und/oder assoziativ-thematischer Ablenker ausgewählt (Rupp 2013). Diese Aufgabenstellung wird bereits bei zweijährigen Kindern erfolgreich eingesetzt (SETK-2, Grimm 2016).
Objektmanipulationsverfahren: Bei Aufgaben dieser Art liegen dem Kind Spielgegenstände vor und es soll beschriebene Handlungen ausagieren. Dies sind einzelne Sätze (formuliert als Aussagen oder Aufforderungen), mehrere Sätze oder auch kurze Geschichten. Diese Aufgaben kommen bei Kindern ab drei Jahren zum Einsatz (SETK 3–5, Grimm et al. 2015).
Malen zu Sätzen/Geschichten: Diese weniger gebräuchliche Aufgabenstellung, die eher im informellen Rahmen Anwendung findet, kann nach Hachul/Schönauer-Schneider (2012) ab 4 Jahren eingesetzt werden. Es werden wiederum Sätze oder auch kleine Geschichten vorgegeben, zu denen frei gemalt wird, oder

das Kind soll vorliegende Zeichnungen entsprechend ergänzen (Hachul/Schönauer-Schneider 2012, 46).
Fragen beantworten: Hier werden dem Kind kurze Fragen zu einer Geschichte gestellt. Diese sind als Ja-/Nein-Fragen oder als W-Fragen konzipiert und werden ab drei bis vier Jahren eingesetzt (Hachul/Schönauer-Schneider 2012, 46).

Bei Rupp (2013) findet sich folgende weitere Methode, die zur Überprüfung des rezeptiven Wortschatzes eingesetzt wird:

Satzplausibilität: Dem Kind werden einfache Sätze vorgesprochen und das Kind muss entscheiden, ob dieser Satz plausibel ist, ob er „stimmt" (z. B. „Das Pferd macht miau."). Hier wird allerdings automatisch auf Satzebene getestet. Falls das Kind bei dieser Aufgabenstellung falsche Antworten gibt, kann keine differenzierte qualitative Aussage mehr darüber getroffen werden, in welchem Bereich das Kind Schwierigkeiten hat (Rupp 2013).

Neben den vorliegenden standardisierten und normierten Testverfahren ermöglichen informelle Überprüfungen aufgrund der möglichen flexiblen Vorgehensweise ein individuelleres Vorgehen, womit die spezifischen Fähigkeiten eines Kindes noch stärker in den Blick genommen werden können. Hachul/Schönauer-Schneider (2012, 67ff.) beschreiben dazu sehr differenziert mögliche Methoden auf der Wort-, Satz- und Textebene. Zur qualitativen Überprüfung des Sprachverstehens findet sich hier weiterhin ein Leitfaden zum diagnostischen Vorgehen. In dieser tabellarischen Zusammenstellung werden, je nach Alter des jeweiligen Kindes, bereits bestehende Verfahren mit ihren Prüfungsmodi und überprüften Fähigkeiten dargestellt. Sollten diese bestehenden Verfahren nicht ausreichen, können vom Diagnostiker eigene Prüfsituationen entwickelt werden, wozu die Publikation ebenfalls Möglichkeiten aufzeigt (Hachul/Schönauer-Schneider 2012).

9.3 Verfahren zur Überprüfung des Sprachverständnisses

Für die Überprüfung des Sprachverständnisses liegen spezifische diagnostische Verfahren, bzw. entsprechend ausgerichtete Untertests von standardisierten und normierten Testverfahren vor, welche die Wort-, Satz- und/oder Textebene berücksichtigen (vgl. Tab. 8). Zu beachten ist der Fokus des jeweiligen Verfahrens in der Schnittmenge von grammatischen Phänomenen und Satz- bzw. Textbedeutung. Die Darstellung der Verfahren endet mit dem Verweis auf einzelne Verfahren zur Überprüfung des Leseverständnisses, die bereits im Grundschulalter eingesetzt werden und in diesem Band in Kap. 14.4 ausführlicher dargestellt sind. Ergänzend wird ein Verfahren zur *Analyse kindlicher Sprachverstehenskontrollprozesse (ASVK)* (Schmitz 2012) beschrieben.

Tab. 8: Überblick zu Überprüfungsverfahren zum Wort-, Satz- und Textverstehen

Verfahren	Beschreibung	Alter	Wortebene	Satzebene	Textebene
ELFRA	Kap. 5.2	12 bzw. 24 Monate	X		
ETS 4–8	Kap. 4.7	4–8 Jahre	X	X	
GraWo	Kap. 8.3	1. bis 3. Schuljahr	X		
IVÜS	Kap. 9.3	4–8 Jahre		X	
LiSe-DaZ	Kap. 11.3	3;0–7;11 Jahre	(X)	X	
MSS	Kap. 4.8	4–6 Jahre	X	X	
MSVK	Kap. 9.3	5;0–7;0 Jahre	X	X	
Passiv & Co.	Kap. 7.3	4;0–7;11 Jahre		X	
PDSS	Kap. 4.7	2;0–6;11 Jahre	X	X	
PPVT-4	Kap. 8.3	3;0–16;11 Jahre	X		
SET 3–5	Kap. 4.7	3;0–5;11 Jahre	X	X	
SET 5–10	Kap. 4.8	5;0–10;11 Jahre		X	X
SETK–2	Kap. 5.2	2;0–2;11 Jahre	X	X	
SETK 3–5	Kap. 4.7	3;0–5;11 Jahre		X	
TROG-D	Kap. 7.3	3;0–10;11 Jahre	(X)	X	
TSVK	Kap. 7.3	2;0–8;11 Jahre		X	
WWT 6–10	Kap. 8.3	5;6–10;11 Jahre	X		

Marburger Sprachverständnistest für Kinder (MSVK), (Elben/Lohaus 2000)

Zielgruppe: 5-Jährige und Kinder der ersten Klasse
Ziel: Erfassung der Sprachverständniskompetenzen (Semantik, Syntax und Pragmatik)
Dauer: ca. 30–45 Min.
Art und Aufbau: Einzel- oder Gruppentestung; Das Verfahren besteht aus sechs Untertests/Skalen: *Semantik – passiver Wortschatz:* Wort-Bild-Zuordnung; 1 aus 4; verwendete Wortarten: Substantive, Verben, Adjektive; *Semantik – Wortbedeutung:* Repräsentanten vorgegebenen Oberbegriffen zuordnen.

Syntax – Satzverständnis: Satz-Bild-Zuordnung; 1 aus 3; *Syntax – Instruktionsverständnis:* graphische Umsetzung eines mehrteiligen Arbeitsauftrags (Einkreisen, Verbinden, Ankreuzen, Unterstreichen) bezogen auf vorgegebene Abbildungen.

Pragmatik – Personenbezogene Sprachzuordnung: ein Satz ist als Äußerung einer von mehreren Personen anhand einer vorliegenden bildlichen Darstellung zuzuordnen; *Pragmatik – Situationsbezogene Sprachzuordnung:* eines von drei Bildern ist einem vorgegebenen Satz zuzuordnen, den eine Person anhand der dargestellten Situation sagen könnte.

Durchführung: Das Kind erhält ein Testheft, in dem es die rezeptiven Aufgabenstellungen vornehmlich durch Ankreuzen umsetzt. Zunächst werden jeweils mehrere Beispielaufgaben bearbeitet.

Auswertung: Quantitativ: die anhand des Auswertungsmodus ermittelten Rohwerte lassen sich für die einzelnen Untertests mittels Normtabellen, die getrennt nach Altersgruppen (Kindergartenkinder und erste Klasse) und Geschlecht vorliegen, in T-Werte und Prozentränge transformieren.

Normierung: ja, anhand einer Stichprobe von insgesamt N=1.045 Kindern (493 Kindergartenkinder und 552 Erstklässler)

Gütekriterien: Angaben zur Retest-Reliabilität und inneren Konsistenz sowie zur Konstrukt-Validität liegen vor.

Kommentar: Nur der MSVK bietet als standardisiertes und normiertes Verfahren eine differenzierte Prüfung von Wort-, Satz- und Situationsverstehen. Der große Vorteil ist die Möglichkeit zur Gruppentestung, wobei hier i. d. R. mehr Zeit eingeplant werden sollte als angegeben.

Informelles Verfahren zur Überprüfung von Sprachverständnisleistungen (IVÜS), Endres/Baur (2000)

Zielgruppe: Kinder im Alter von 4 bis 8 Jahren

Ziel: Überprüfung von Sprachverständnisleistungen auf Satzebene

Dauer: ca. 15–30 Min.

Art und Aufbau: Einzelüberprüfung; konzipiert in Anlehnung an die Verfahren LSVT bzw. PSST von Wettstein (1983, 1997); besteht aus 14 Subtests mit jeweils vier bis zehn Items; Überprüfung unterschiedlich komplexer Sätze und Texte, syntaktischer Strategien, Negationen, Passivkonstruktionen, Personalpronomen und Nebensatzstrukturen (Kausal-, Temporal- und Konditionalstrukturen); die Auswahl der zu überprüfenden Items kann individuell erfolgen.

Durchführung: Das Kind soll zunächst das vorgelegte Material benennen (Bei Wortschatzproblemen werden die Figuren und Gegenstände vom Untersucher benannt). Anschließend wird das Kind aufgefordert, verbal formulierte Situationen mit den Spielfiguren adäquat darzustellen/nachzuspielen. Zur Durchführung werden diverse Spielzeugfiguren/Gegenstände benötigt.

Auswertung: Zur Auswertung und Interpretation der Ergebnisse liegen keine Angaben vor. Anhand der systematischen und aufeinander aufbauenden Darbietung relevanter Satzstrukturen lassen sich qualitative Aussagen zu den Sprachverständnisleistungen machen.

Normierung: nein

Gütekriterien: Es liegen keine Angaben vor.
Kommentar: Das systematisch erstellte Überprüfungsmaterial bietet anhand einer individuellen Überprüfung von Sprachverständnisleistungen konkrete Ableitungen für Therapieziele.

Analyse kindlicher Sprachverstehenskontrollprozesse (ASVK), Schmitz (2012)

Zielgruppe: Kinder im Alter von 3;6 bis 4;11 Jahren
Ziel: Erfassung von frühen Sprachverstehenskontrollprozessen (Überprüfung, ob ein Kind bemerkt, dass es etwas nicht versteht und wie es darauf reagiert)
Dauer: Langversion ca. 30–40 Min.; Kurzform ca. 15 Min.
Art und Aufbau: Einzelüberprüfung; Das Kind soll insgesamt 36 vorgegebene Handlungen mit dem vorliegenden Spielmaterial ausführen (Kurzform: 12 Items). Hierbei haben je nach Verhalten des Kindes spezifische Untersucherreaktionen zu erfolgen. Die Situation ist für die Auswertung per Video aufzuzeichnen.
Durchführung: Das Kind erhält via CD Anweisungen, die mit dem vorliegenden Spielmaterial für das Kind durchführbar bzw. nicht durchführbar sind. Nicht durchführbare Anweisungen werden durch Sprachverstehensprobleme provoziert (z.B. Objekt nicht anwesend; partiell mehrdeutig). Die Reaktionen des Kindes ohne bzw. mit Nachfrage werden im Anschluss anhand der Videoaufzeichnung in den Protokollbogen eingetragen.
Auswertung: Quantitativ: anhand der jeweiligen Reaktion des Kindes auf die Handlungsanweisungen werden spezifische Punktwerte vergeben. Diese können anhand von vorliegenden Mittelwerten (und Standardabweichungen) einer empirischen Studie (N=37) für die einzelnen Itemtypen eingeschätzt werden. „Zur Ableitung von Therapiezielen müssen Art und Ausmaß der Störung auf diesen (primären) Sprachverstehensebenen [Wort-, Satz- und/oder Textebene] mit entsprechenden Testverfahren näher bestimmt werden“ (Schmitz 2012, 21).
Normierung: nein
Gütekriterien: Angaben zur Reliabilität und Validität einer empirischen Studie, aus der die orientierenden Werte stammen, liegen vor.
Kommentar: Das Verfahren bietet erstmals differenzierte qualitative Aussagen zu Sprachverstehenskontrollprozessen in einer standardisierten Situation (für diese eng umschriebene Altersgruppe).

Weitere Verfahren, die an dieser Stelle nicht näher beschrieben werden (Hachul/Schönauer-Schneider (2012)):

- Teddy-Test (Friedrich 1998)
- Mäusegeschichte (Gebhard 2001)
- Annageschichte (Mathieu 2000).

10 Diagnostik im Bereich Pragmatik und Kommunikation

Definition von Pragmatik

Pragmatik wird verstanden als „die Produktion und das Verstehen von Bedeutung im Kontext" (Meibauer 2014, 21). Für diesen, an die jeweilige Situation angepassten Gebrauch (nicht)sprachlicher Mittel ist es notwendig, die kommunikative Funktion von Sprache zu kennen bzw. zu erkennen und den sozial adäquaten Gebrauch der Laut- und Schriftsprache zu erwerben (Kauschke 2012; Perkins 2007).

Für die Erfassung entsprechender Kompetenzen ist es wichtig, die Bandbreite der Aspekte, welche die kommunikativ-pragmatische Kompetenz formen, die verbalen, die non- und paraverbalen und notwendigen Basiskompetenzen diagnostisch in den Blick zu nehmen. Da das Auftreten einer unangemessenen Sprachverwendung nicht nur abhängig vom jeweiligen Kontext, sondern auch von den jeweiligen Kommunikationspartnern ist, ist eine aussagekräftige isolierte Testung kommunikativ-pragmatischer Fähigkeiten nur begrenzt möglich (Sallat/Spreer 2014c).

10.1 Grundlagen zur Entwicklung pragmatisch-kommunikativer Fähigkeiten

keine ausreichende Datenbasis

Für die Einschätzung der kommunikativ-pragmatischen Fähigkeiten ist es notwendig, grundlegende Aspekte ihrer Entwicklung zu kennen. Für viele Teilaspekte steht dazu bis heute allerdings keine ausreichend abgesicherte Datenbasis zur Verfügung (Meibauer 2014). Die Auflistung in Tabelle 9 enthält deshalb viele Informationen, die aus ganz unterschiedlich konzipierten Studien stammen und einzelne Puzzle-Steine der Entwicklung darstellen. Gerade in der längsschnittlichen Betrachtung einzelner Aspekte besteht noch deutlicher Forschungsbedarf. Für eine differenzierte Darstellung der Entwicklung pragmatisch-kommunikativer Fähigkeiten sei auf Achhammer (2014) und Achhammer et al. (2016) verwiesen.

10.2 Prinzipien des diagnostischen Vorgehens

„The assessment of pragmatics is […] quite distinct from typical language assessment methods, in which norms can be derived from standardised tests given on one occasion" (Adams 2002, 975).

soziale, kognitive und linguistische Aspekte

Spreen-Rauscher (2007) formuliert in Anlehnung an Adams (2002) zwei Hauptlinien in der Erfassung pragmatischer Fähigkeiten: die Erfassung formal-linguistischer Aspekte von Pragmatik und die Erfassung sozial-kognitiver Kompetenzen. Für die Beurteilung kommunikativ-pragmatischer Fähigkeiten und potenzieller Ursachen kommunikativer Schwierigkeiten ist es demnach unumgänglich, „[…]die Betrachtung sprachlicher Pragmatik im Zusammenhang sozialer, kognitiver und linguistischer Entwicklungsprozesse […]" zu sehen (Spreen-Rauscher 2007, 591).

Tab. 9: Ausgewählte, diagnostisch relevante Aspekte der Entwicklung kommunikativ-pragmatischer Fähigkeiten in Anlehnung an die Zusammenstellungen von Achhammer et al. (2016)

Altersbereich	kommunikativ-pragmatische Fähigkeiten
0 bis 3 Jahre	– referentieller Blickkontakt – Verwendung von Gestik als Vorläufer für referentiellen Wortgebrauch – Zeigegeste verstehen und gebrauchen – Unterscheidung von Emotionen – Einsatz von Prosodie für kommunikative Zwecke – erste dialogische Struktur über Bezugspersonen
4 bis 6 Jahre	– Turn Taking (mittels Pausen, Blicken, Prosodie) – Erwerb der Theory of Mind bereitet den Weg für das Erschließen von Inferenzen – Unabhängigkeit der Kommunikation von der gegenwärtigen Situation
Grundschulalter	– Erwerb der Schriftsprache als pragmatischer Meilenstein – Beherrschen von Gesprächsregeln – adäquater Einsatz von Anrede- und Höflichkeitsformeln – individuelle kommunikative Bedürfnisse unterschiedlicher Kommunikationspartner werden berücksichtigt – Verständnis für Implikaturen und Ambiguitäten – Unterscheidung von wörtlicher und nicht wörtlicher Bedeutung – beginnendes Verständnis von Ironie – Entwicklung der empathischen Gesprächsführung – Erwerb der Geschichtengrammatik

Achhammer et al. (2016) stellen dafür ein hypothesengeleitetes Vorgehen vor, das bei Verdacht auf pragmatisch-kommunikative Störungen versucht, die Bandbreite derjenigen Aspekte zu erfassen, die auf die kommunikativ-pragmatischen Fähigkeiten eines Kind direkt oder indirekt Einfluss nehmen (vgl. Abb. 7). Das diagnostische Vorgehen bezieht sich explizit auf die Erfassung bei vermuteten Beeinträchtigungen auf dieser Sprachebene und ist ggf. in eine breitere diagnostische Vorgehensweise zu integrieren, die hier mit angedeutet ist.

> *„Es bieten sich dem Untersucher grundsätzlich drei Möglichkeiten, um sich ein Bild von den sozial-kommunikativen Fähigkeiten eines Kindes zu machen. Er kann die Eltern befragen, Interaktionen zwischen Eltern und Kindern analysieren oder selbst mit dem Kind Kontakt aufnehmen und bestimmte Situationen und Abläufe so vorstrukturieren, dass er kommunikative Handlungen des Kindes beobachten kann" (Sarimski/Möller 1991, 152).*

Neben der gerade bei sehr kleinen Kindern angezeigten Befragung der Eltern bzw. anderer Bezugspersonen steht als weitere methodische Vorgehensweise die Einschätzung der kommunikativ-pragmatischen Fähigkeiten anhand von Beobachtungen des Kindes (Interaktionsanalyse) im Vordergrund. Vereinzelt liegen auch (standardisierte) Elizitationsverfahren zur Erhebung entsprechender Kompetenzen vor (i. d. R. in Form von Aufgabenstellungen in Als-ob-Situationen). Separat betrachtet werden weiterhin Verfahren, die konkret die Erzählfähigkeit eines Kindes erheben.

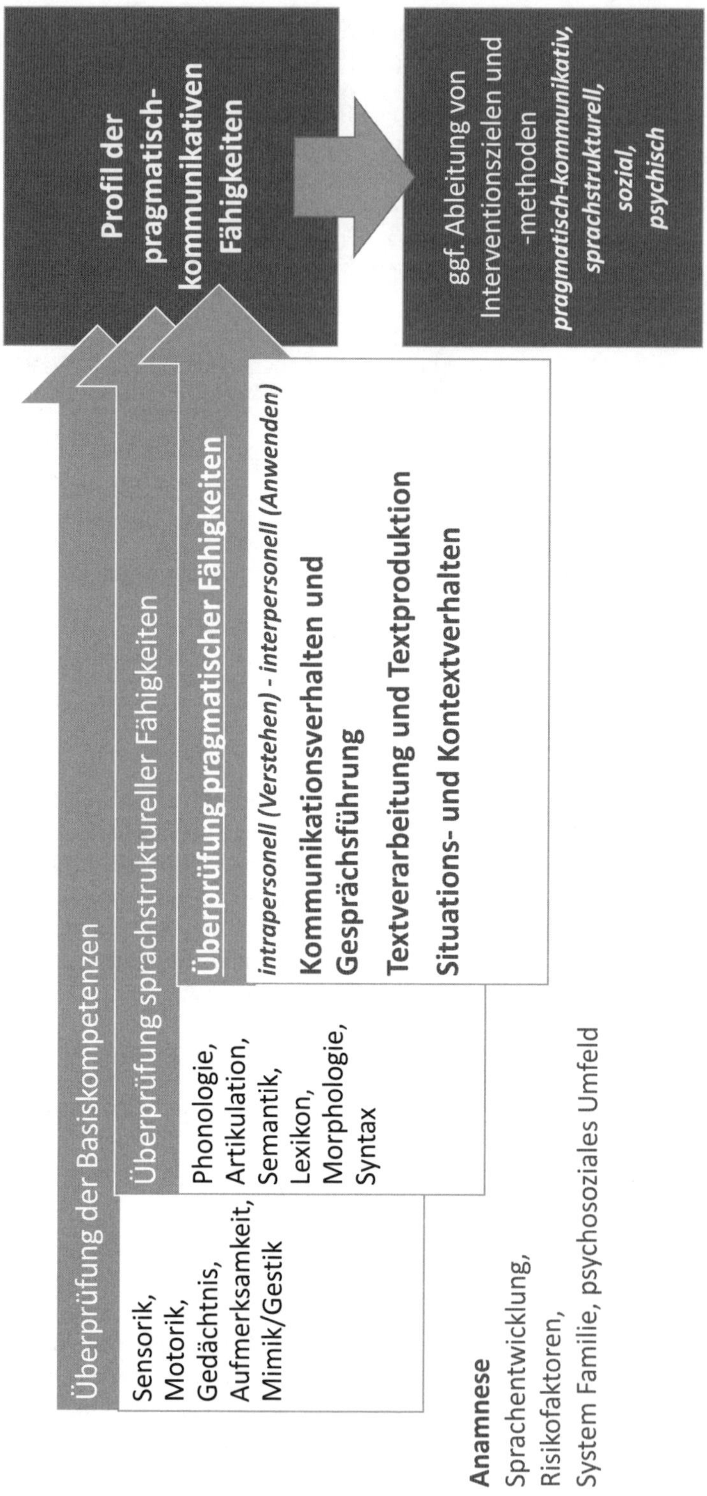

Abb. 7: Diagnostisches Vorgehen bei vermuteten pragmatisch-kommunikativen Störungen (in Anlehnung an Achhammer et al. 2016)

Nach einer ausführlichen Anamnese erfolgt, je nach erstellten Hypothesen, die Überprüfung der Basiskompetenzen, welche die Grundlage des kommunikativen Handelns darstellen. Falls die anamnestischen Informationen dies nahelegen, werden (ausgewählte) sprachstrukturelle Fähigkeiten überprüft. Bereits hier werden, je nach gewählten Methoden und Verfahren, bereits kommunikativ-pragmatische Kompetenzen des Kindes sichtbar. Direkt bezugnehmend erfolgt dann die Überprüfung der pragmatischen Kompetenzen. In den folgenden Unterkapiteln sind die zentralen Aspekte der jeweiligen Schritte beschrieben.

Anamnese

Auch im Bereich Kommunikation/Pragmatik ist die Erhebung anamnestischer Daten unerlässlich. Vor dem Hintergrund der ICF wird der Betrachtung und Beschreibung von Informationen in Form von bio-psycho-sozialen Faktoren ein hoher Stellenwert eingeräumt. Für die Anamnese liegen unterschiedliche Materialien und Handreichungen vor (vgl. Kap. 3.3). Für den Bereich Kommunikation/Pragmatik sei auf den Anamnesebogen von Achhammer et al. (2016) verwiesen. Wichtige Bereiche, die bei vermuteten Beeinträchtigungen im Bereich Kommunikation und Pragmatik im Speziellen erfasst werden sollten, sind demnach (Achhammer et al. 2016, 104):

- Basisfunktionen: Wahrnehmung und Motorik
- Vorsprachliche Kommunikationsentwicklung
- Nonverbale und paraverbale Kommunikation
- Kommunikationsverhalten
- Kommunikationsorganisation
- Reaktion auf Kommunikation
- Peer-Interaktion
- Spielverhalten

Überprüfung der Basiskompetenzen

Nach Perkins (2007) lassen sich Basiskompetenzen bestimmen, die er als Elemente der Pragmatik bezeichnet. Neben semiotischen Elementen (sprachliche und nichtsprachliche Zeichen) lassen sich als Basis kommunikativen Handelns weiterhin kognitive Elemente (Speicherung, Abruf, Arbeitsgedächtnis) sowie motorische und sensorische Elemente betrachten.

Einige Beobachtungs- und Einschätzbögen erfassen diese Aspekte indirekt mit, wenn beispielsweise beurteilt werden soll, ob ein Kind (kompensatorisch) Gestik und Mimik für kommunikative Zwecke einsetzt oder in Kommunikationssituationen aufmerksam ist. Im Rahmen der Diagnostik kommunizierender Kinder ist gerade die Überprüfung sensorischer und motorischer Fähigkeiten entscheidend, um beispielsweise potentielle Kommunikationsformen/-methoden in den Blick nehmen zu können.

Um die Bandbreite dieser Basiskompetenzen abprüfen zu können, wird ggf. das Hinzuziehen weiterer, medizinisch-therapeutischer Professionen notwendig, um beispielsweise die Hörfähigkeit von einem Phoniater oder den sozial-emotionalen Entwicklungsstand von einem Psychologen einschätzen zu lassen.

Überprüfung sprachstruktureller Fähigkeiten

Hierbei ist der Entwicklungsstand in den Bereichen Phonetik/Phonologie, Semantik/Lexik und Morphologie/Syntax in gleicher Weise einzuschätzen. Entsprechende Vorgehensweisen und diagnostische Verfahren sind in den Kapiteln 6 bis 9 beschrieben.

Überprüfung kommunikativ-pragmatischer Fähigkeiten

Die nonverbalen, paraverbalen sowie sprachlichen Fähigkeiten, die der Pragmatik zugeordnet werden, lassen sich in drei große Bereiche strukturieren: Das Situations- und Kontextverhalten, die Textverarbeitung/Textproduktion sowie das Kommunikationsverhalten/die Gesprächsführung. Für alle drei Bereiche lassen sich jeweils Kompetenzen für das Verstehen/Erkennen und das Produzieren/Anwenden unterscheiden (Achhammer et al. 2016). Die erwartete Ausprägung der Kompetenzen ist je nach Alter des Kindes unterschiedlich und kann bis dato mangels fehlender abgesicherter Erwerbsdaten noch nicht spezifiziert werden. Es folgt eine verkürzte Auflistung. Eine differenzierte Darstellung findet sich bei Achhammer et al. (2016).

- **Kommunikationsverhalten/Gesprächsführung:**
  - **Verstehen/Erkennen:** Kennen von Gesprächs- und Diskursregeln, Erkennen von übergaberelevanten Stellen bei Gesprächen, Zuhörerverhalten, erweitertes Monitoring des Sprachverstehens, Verstehen nichtwörtlicher Rede
  - **Anwendung:** Gesprächsführung/Diskursgestaltung, Fähigkeiten zum Turn Taking, Umgang mit Themenwechsel und Abdrift, Reparaturen, Verwenden nichtwörtlicher Rede
- **Textverarbeitung/Textverständnis:**
  - **Texte/Äußerungen verstehen:** Verständnis für Präsuppositionen, Inferenzen erkennen, Sinnentnahme aus mündlichen und schriftlichen Texte (Kohärenz/Kohäsion)
  - **Texte/Äußerungen produzieren:** Anpassen des Informationsgehalts (Präsupposition), Beachten des Einsatzes von Kohärenz/Kohäsion, Förderung mündlicher und schriftlicher Erzählfähigkeit
- **Situations- und Kontextverhalten:**
  - **Verstehen/Erkennen (Soziale Interpretation):** Verstehen nonverbaler Mittel, Verständnis für Kontexthinweise (sozialer Kontext z. B. sozialer Status, Erwartungen; Sachkontext z. B. Raum, Zeit, Thema), Verstehen von Ge-

danken und Intentionen anderer (Perspektivübernahme), Verstehen von sozialen Rollen und Beziehungen (z. B. Freundschaften, Gruppen)
- **Produzieren/Anwenden (Soziale Interaktion):** Einsatz nonverbaler Mittel, Verbesserung der Flexibilität durch Strategien, angemessene Wortschatzverwendung, Höflichkeit, Rücksichtnahme, Wertschätzung und Interaktion in Gruppen und Beziehungen

10.2.1 Besonderheiten der diagnostischen Arbeit mit Kindern, die (noch) keine Lautsprache verwenden

Für die Überprüfung von Kindern, die (noch) nicht über Lautsprache verfügen, stehen auch diagnostische Verfahren zur Verfügung, die sehr sensitiv und differenziert Kommunikationsmöglichkeiten erheben. Genauere Ausführungen dazu finden sich in Kap. 15 *Diagnostik im Bereich Unterstützte Kommunikation.*

Dies trifft auch auf Kinder mit komplexen Beeinträchtigungen zu. Gerade für den Bereich der nonverbalen Kommunikation gilt es, Fähigkeiten und Potentiale aus dem Bereich der Basiskompetenzen zu beschreiben, die für die Entscheidung über die Notwendigkeit und die Form des Einsatzes Unterstützter Kommunikation grundlegend sind.

10.2.2 Besonderheiten der diagnostischen Arbeit mit Kindern, die mehrsprachig aufwachsen

Zunächst zu nennen sind dabei die Besonderheiten in der Sprachentwicklung. Alle notwendigen Informationen dazu sind in Kap. 11 zusammengestellt. An dieser Stelle soll noch einmal gesondert darauf hingewiesen werden, dass kulturspezifische Kommunikationsstandards bei der Erfassung pragmatisch-kommunikativer Fähigkeiten Berücksichtigung finden müssen. Scharff Rethfeldt (2013) argumentiert, dass Kommunikationsregeln bereits innerhalb einer Sprachgemeinschaft variieren, wobei die Varianz in Verbindung mit Mehrsprachigkeit und folglich Interkulturalität noch einmal deutlich zunimmt. Personen, die in einer anderen Kultur sozialisiert wurden, sprechen i. d. R. nicht nur eine andere Muttersprache, sondern haben auch andere Kommunikationsgewohnheiten, da Kommunikation und ihre Regularitäten kulturspezifischen Besonderheiten unterliegen (z. B. höflicher oder direkter) (Ehrhardt/Heringer 2011).

10.3 Verfahren für den Altersbereich bis 3 Jahre

Im Altersbereich bis ca. drei Jahre liegen vielfältige diagnostische Instrumente vor, die es ermöglichen, die kommunikativ-pragmatischen Fähigkeiten eines Kindes einzuschätzen. Aufgrund des Alters der Kinder handelt es sich hier in der Regel um Beobachtungsbögen bzw. Fragebögen, mit deren Hilfe die kindlichen Fähigkeiten eingeschätzt werden können. Die vorhandenen Bögen richten sich häufig an die

Eltern, die wertvolle Informationen über die alltäglichen kommunikativen Fähigkeiten ihres Kindes und entsprechende Rahmenbedingungen liefern, oder an Fachkräfte, die das Kind in kommunikativen Situationen beobachten und einschätzen.

Materialien für diese Altersgruppe haben häufig das Ziel, die vorsprachliche Kommunikation und Interaktionen des Kindes sowie Vorläuferfähigkeiten wie etwa die Aufmerksamkeitsfokussierung zu erfassen.

Beobachtungsbogen für vorsprachliche Fähigkeiten und Eltern-Kind-Interaktion (BFI), Schelten-Cornish/Wirts (2008)

Zielgruppe: Kinder bis zum 3. Lebensjahr, die bereits als sprachlich verzögert diagnostiziert wurden
Ziel: Erfassung von vor- und frühsprachlichen, interaktiven Fähigkeiten anhand der Analyse von Interaktionen
Dauer: Beobachtung/Analyse einer Spielsequenz von 5–10 Min.
Art und Aufbau: Beobachtungsbogen; Beobachtung und Protokollieren in verschiedenen Bereichen (Kontaktverhalten/Basiskompetenzen, Interaktionsformen und -funktionen sowie Interaktionsverhalten der Bezugsperson).
Durchführung: Eine Spielsituation mit einer Bezugsperson (möglichst Symbolspielzeug wie Puppen oder Kochutensilien einsetzen; Buchbetrachtung) wird mit Video aufgenommen und im Anschluss mit dem Beobachtungsbogen analysiert.
Auswertung: Analysieren der Spielsequenz anhand der Kriterien des Beobachtungsbogens. Beurteilungshinweise dazu sind in der Handanweisung angegeben.
Normierung: nein
Gütekriterien: Es liegen Angaben zur Validierung vor.
Kommentar: Open-source-Material, das eine differenzierte Erfassung der frühen interaktiven Fähigkeiten eines Kindes ermöglicht.

Weitere Verfahren:
- Elternfragebögen für die Früherkennung von Risikokindern (ELFRA) (vgl. Kap. 5.2)
- CSBS-DP Säugling/Kleinkind Checkliste, Schelten-Cornish (2006); dt. Übersetzung von: Communication and Symbolic Behavior Scales Developmental Profile by Wetherby/Prizant
- Entwicklungsprofil, Zollinger (1995)
- Beurteilungsschema für vorsprachliche Kommunikationsformen (PVCS-Kurzform), Sarimski (2007); dt. Übersetzung von: Preverbal Communication Schedule von Kiernan/Reid (1987).

10.4 Verfahren für das Vorschul- und Schulalter

Im Vorschulalter öffnet sich das methodische Spektrum der Erfassung von Fähigkeiten dieser Sprachebene. Bereits für vierjährige Kinder existieren beispielsweise entsprechende Aufgabenstellungen in standardisierten Testverfahren, die einzelne Aspekte des Bereichs Pragmatik erfassen. Allerdings dominieren weiterhin Beobachtungs- bzw. Einschätzungsbögen.

Im schulischen Kontext nehmen die pragmatisch-kommunikativen Fähigkeiten eine besondere Rolle ein. Im Schulalter werden diese Aspekte vor allem im Deutschunterricht, aber zunehmend auch im Fachunterricht bewusstgemacht und damit explizit vermittelt. In den Formulierungen der Bildungsstandards für die Grundschule durch die Kultusministerkonferenz (KMK 2004), welche die Grundlage der Lehrpläne der Bundesländer bilden, wird die Bedeutung der pragmatisch-kommunikativen Kompetenzen in der schulischen Bildung bzw. für die schulische Bildung besonders deutlich. In Betrachtung der Kompetenzen, welche die Schüler über die schulische Bildung erwerben sollen, die sich beispielsweise den Lernbereichen des Deutschunterrichts zuordnen lassen, wird dies augenscheinlich. Ein großer Teil der dort formulierten Kompetenzen lassen sich entsprechend dem Bereich Kommunikation-Pragmatik zuordnen, z. B.: „Sprechbeiträge und Gespräche situationsangemessen planen", „Wirkungen der Redeweise kennen und beachten", „Sich in eine Rolle hineinversetzen und sie gestalten" (KMK 2004, 9; Sallat/Spreer 2014b).

Beobachtungsbogen für Pragmatische Fähigkeiten (BFP), Schelten-Cornish et al. (2012)

Zielgruppe: Kinder ab dem 1. Lebensjahr
Ziel: Erfassung der pragmatischen Fähigkeiten des Kindes und der Bezugsperson sowie der Kommunikationspersönlichkeit des Kindes
Dauer: Beobachtung/Analyse mehrerer fünf- bis zehnminütiger Interaktionen des Kindes
Art und Aufbau: Vierseitiger Beobachtungsbogen; zur Einschätzung der pragmatischen Fähigkeiten ist der Bogen in Items folgender Bereiche unterteilt: *nonverbale Fähigkeiten, linguistische Fähigkeiten, kognitive Ressourcen, kommunikative Intentionen, Aufrechterhalten des Gesprächs, Anpassung an Zuhörer bzw. Situation, Interaktionsverhalten der Bezugsperson.*
Durchführung: Auswertung der Interaktionsbeobachtung mehrerer fünf- bis zehnminütiger Interaktionen des Kindes – mit Bezugspersonen/Erwachsenen und möglichst auch mit einem Gleichaltrigen
Auswertung: Analysieren der Interaktion anhand der Kriterien des Beobachtungsbogens. Beurteilungshinweise dazu sind in der Handanweisung angegeben.
Normierung: nein
Gütekriterien: keine Angaben
Kommentar: open-source-Zusammenstellung vieler relevanter pragmatischer Kompetenzen und des Interaktionsverhaltens der Bezugspersonen

Childrens' Communication Checklist (CCC), Spreen-Rauscher (2003b; 2003a)

Zielgruppe: Kinder im Alter von 7 bis 9 Jahren
Ziel: Erfassung sprachlich-pragmatischer Fähigkeiten

Dauer: ca. 5–10 Min.
Aufbau und Durchführung: Siebenseitiger Einschätzungsbogen; die beschriebenen Aussagen sind über eine dreistufige Likert-Skala für das jeweilige Kind einzuschätzen.
Auswertung: Die Auswertungsangaben beziehen sich auf eine englische Stichprobe von N = 59 Kindern mit spezifischen Sprachentwicklungsstörungen in den ersten Schuljahren. Anhand der Auswertungskriterien werden die Werte in einzelnen Skalen und einer pragmatischen Gesamtskala ermittelt. Bei der Interpretation ist zu beachten, dass es sich um eine noch nicht abgeschlossene Forschungsversion handelt (eingeschränkte Aussagekraft als Diagnostikum).
Normierung: nein, Forschungsversion
Gütekriterien: Angaben zu Gütekriterien liegen für die englische Version vor (Bishop 1998).
Kommentar: Die Normierung einer deutschen Adaption des Nachfolgerverfahrens CCC-2 (Bishop 2003) wird aktuell durchgeführt.

Curriculumbasierte Beobachtungskriterien (CuBe), Sallat/Spreer (2014b)

Zielgruppe: Schüler der Klassen 1 bis 4
Ziel: Einschätzung kommunikativ-pragmatischer Kompetenzen, die für den Deutschunterricht der Klassenstufe 4 der Grundschule als erworben gelten
Dauer: Die ca. 5 Min. dauernde Einschätzung basiert auf vielfältigen Beobachtungen und Erfahrungen, welche die Lehrkraft über unterschiedliche Aufgabenstellungen im unterrichtlichen Setting erfasst hat.
Aufbau/Durchführung: Einseitiger Einschätzungsbogen; vorgegebene Kompetenzen sind anhand einer vierstufigen Likert-Skala einzuschätzen.
Auswertung: Die beschriebenen Kompetenzen werden für einzelne Lernbereiche getrennt zwischen „gelingt" bis zu „gelingt nie" eingeschätzt.
Normierung: nein
Gütekriterien: Keine Angaben, aktuell laufen erste Untersuchungen zur Güte des Einschätzungsbogens.
Kommentar: praxisnahe Aufstellung relevanter pragmatischer Kompetenzen für das Grundschulalter, welche die Schüler im Unterricht erwerben sollten.

Das pragmatische Profil, Dohmen et al. (2009)

Zielgruppe: Bezugspersonen von Kindern im Alter von 1;0 bis 4;11 Jahren (Interview I) bzw. 5 bis 10 Jahren (Interview II)
Ziel: strukturierte Analyse pragmatisch-kommunikativer Fähigkeiten
Dauer: ca. 30–45 Min.
Art und Aufbau: Interviewleitfaden; Kurz- und Langformen mit den Fragen des Interviews liegen jeweils getrennt für beide Altersgruppen vor.
Durchführung: Über das gemeinsame Besprechen von Fragen, welche sich auf die Bereiche *Kommunikative Intentionen ausdrücken*, *Reaktion auf Kommunika-*

tion, Kommunikationsorganisation und *Kommunikationskontext* beziehen, sollen den Eltern Interaktions- und Kommunikationsstrategien ihrer Kinder sowie auffällige Bereiche in der pragmatischen Entwicklung verdeutlicht werden.
Auswertung: qualitative Analyse der Antworten
Normierung: nein
Gütekriterien: keine Angaben
Kommentar: umfassender Interviewleitfaden für den Bereich Pragmatik im deutschsprachigen Raum

Dortmunder Beobachtungsinstrument zur Interaktions- und Narrationsentwicklung (DO-BINE), Quasthoff et al. (2011)

Zielgruppe: Kinder im Alter von 4 bis 7 Jahren
Ziel: Erfassung der interaktiven Erzählfähigkeit
Dauer: keine Angabe
Durchführung: In einem Stuhlkreis-Format mit mehreren Kindern werden zwei erzählenswerte Vorfälle inszeniert, die das jeweilige Kind im Anschluss einzeln einer instruierten Fachkraft erzählt. Die Interaktion wird dokumentiert und standardisiert ausgewertet.
Auswertung: Die Auswertung richtet sich nach dem zugrundeliegenden Kompetenzmodell globaler Diskursfähigkeiten (Quasthoff 2006). Auf dieser Basis werden Punkte für die Erzählung des Kindes vergeben.
Normierung: nein
Gütekriterien: Angaben zur Reliabilität und Ergebnisse verschiedener Validierungsstudien liegen vor.
Kommentar: erstes standardisiertes Beobachtungsinstrument zur Erfassung der interaktiven Erzählkompetenz

Informeller Screeningbogen der Erzählfertigkeiten, Schelten-Cornish (2015)

Zielgruppe: Vorschul- und Schulkinder
Ziel: differenzierte Einschätzung der mündlichen/schriftlichen Erzählfähigkeit
Dauer: keine Angaben
Art und Aufbau: Beobachtungsbogen; dreiseitiger Einschätzungsbogen
Durchführung: Zur Beurteilung werden drei vom Kind erzählte/aufgeschriebene Geschichten protokolliert.
Auswertung: Anhand der Einschätzungen der auf dem Screeningbogen benannten Fähigkeiten lässt sich die mündliche/schriftliche Entwicklungsstufe des Erzählens des Kindes ermitteln.
Normierung: nein
Gütekriterien: keine Angaben
Kommentar: In dieser 2. Auflage des Materials ist ein zusätzlicher Bogen zur Erfassung der Erzählfortschritte enthalten, der therapiebegleitend eingesetzt werden kann.

Weitere Verfahren:

- Sprachentwicklung und Literacy bei deutschsprachig aufwachsenden Kindern (seldak), (vgl. Kap. 4.7)
- Sprachstandserhebungstest für Kinder im Alter zwischen 3 und 5 Jahren (SET 3–5), (vgl. Kap. 4.7)
- Patholinguistische Diagnostik bei Sprachentwicklungsstörungen (PDSS), (vgl. Kap. 4.7)
- Sprachentwicklung und Literacy bei Kindern im Schulalter (1. bis 4. Klasse) (selsa), (vgl. Kap. 4.8)
- Begleitende alltagsintegrierte Sprachentwicklungsbeobachtung in Kindertageseinrichtungen (BaSiK), (vgl. Kap. 4.8)
- Marburger Sprachverständnistest für Kinder (MSVK) (vgl. Kap. 9.3)
- Informelle Verfahren zur Überprüfung von Sprachverständnisleistungen (IVÜS), (vgl. Kap. 9.3).

Weitere, nicht näher beschriebene Verfahren:

- Heidelberger Sprachentwicklungstest (HSET), Grimm/Schöler (1998)
- Beobachtungsbogen für 3- bis 6-jährige Kinder (BBK 3–6), Frey et al. (2008)
- Beurteilen – Beraten – Fördern: Materialien zur Diagnose, Therapie und Bericht-/Gutachtenerstellung bei Lern-, Sprach- und Verhaltensauffälligkeiten in Vor-, Grund- und Sonderschule, Heuer (2008)
- Kriterien zur Erfassung pragmatischer Fähigkeiten im Hinblick auf den Lexikonerwerb, Dohmen/Vogt (2004)
- Beobachtungshilfe zur Beschreibung von Kommunikation in Kindergarten und Schule (BzBK), Kolonko/Krämer (1993).

Die Tabelle 10 stellt eine zusammenfassende Übersicht relevanter Überprüfungsbereiche der vorgestellten Verfahren für den Bereich Pragmatik und Kommunikation dar.

Tab. 10: Übersicht relevanter Überprüfungsbereiche diagnostischer Verfahren für den Bereich Pragmatik und Kommunikation

		Verfahren	BaSiK U3/Ü3	BFI	BFP	CCC	CuBe	DO-BINE	ELFRA	HSET	IVÜS	MSVK	PDSS	Pragm. Profil	Screen. Erzählfert.	seldak	selsa	SET 3–5
Situations- und Kontextverhalten	Verstehen	Verstehen nonverbaler Mittel	X	X	X	X			X	X						X	X	X
		Verständnis für Kontexthinweise – Sozialer Kontext					X			X	X	X						X
		Verständnis für Kontexthinweise – Situationskontext					X			X	X	X						X
		Verstehen von Gedanken und Intentionen anderer (Perspektivübernahme)	X				X			X	X	X	X					X
	Anwenden	Einsatz nonverbaler Mittel	X	X	X	X			X	X				X		X	X	X
		Berücksichtigung des sozialen und situativen Kontextes	X		X	X	X	X		X	X		X	X	X	X	X	X
		Eingehen auf Gedanken und Intentionen anderer (Perspektivübernahme)	X		X		X	X		X	X		X		X	X	X	X
Textverarbeitung/ Textproduktion	Verstehen	Verständnis von Präsuppositionen					X							X				
		Informationen inferieren	X			X	X									X	X	
	Anwenden	Anpassen des Informationsgehaltes an Gesprächspartner (Präsupposition)	X		X	X	X	X					X	X	X	X	X	
		Einsatz von Kohärenz/Kohäsion	X		X	X	X			X			X	X	X	X	X	
Kommunikationsverhalten/ Gesprächsführung	Verstehen	Kennen von Gesprächs- und Diskursregeln	X		X		X											X
		Erkennen übergaberelevanter Stellen bei Gesprächen	X		X													
		Zuhörerverhalten			X		X									X	X	
		Erweitertes Monitoring des Sprachverstehens			X		X											
		Verstehen nichtwörtlicher Rede																
	Anwenden	Gesprächsführung/Diskursgestaltung	X		X													
		Turn Taking	X		X									X		X	X	X
		Umgang mit Themenwechsel und Abdrift												X				
		Reparaturen			X		X							X				
		Verwenden nichtwörtlicher Rede													X			

11 Diagnostik der Sprachentwicklung bei mehrsprachigen Kindern

Von Agnes Groba

Ziele Die Diagnostik mehrsprachiger Kinder hat zum Ziel, die sprachlich-kommunikativen Fähigkeiten der Kinder unter besonderer Berücksichtigung ihrer mehrsprachigen Entwicklungsgeschichte und Lebenswelt möglichst genau zu beschreiben. Sie soll die sprachlichen Ressourcen und Schwächen der Kinder in beiden bzw. allen beteiligten Sprachen herausarbeiten, einen möglichen Sprachtherapie- bzw. Sprachförderbedarf feststellen und ICF-basiert die Ableitung von teilhabeorientierten Zielen der Therapie oder Förderung ermöglichen (Chilla 2014, 65; Scharff Rethfeldt 2013, 132).

11.1 Grundlagen zur Diagnostik bei mehrsprachigen Kindern

Diagnostik beider Sprachen Im Idealfall ist es wünschenswert, beide bzw. alle Sprachen eines mehrsprachigen Kindes zu untersuchen, um die auf mehrere Sprachen verteilten Fähigkeiten (*distributed skills*; Kohnert 2010, 458) vollständig abbilden zu können (Thordardottir 2015, 349). Zudem ermöglicht die Untersuchung beider Sprachen die zuverlässige Diagnose einer spezifischen Sprachentwicklungsstörung (SSES), da bei einer genuinen SSES zwingend alle zu erwerbenden Sprachen des mehrsprachigen Kindes betroffen sind (de Langen-Müller et al. 2012).

Förderbedürftige Auffälligkeiten in nur **einer** Sprache – z. B. im Deutschen – lassen sich in der Regel auf mangelnde Kontaktintensität mit dem Deutschen zurückführen (Scharff Rethfeldt 2013, 132). Zur genaueren Abklärung sind die vergangenen und aktuellen Erfahrungskontexte des Kindes beim Lernen des Deutschen genauer zu bestimmen.

Kenntnis mehrsprachiger Entwicklungsverläufe Bei der Beurteilung der sprachlichen Fähigkeiten im Deutschen liegt eine wesentliche Aufgabe darin, physiologische Phänomene der **simultan** bzw. **sukzessiv** mehrsprachigen Entwicklung von Indikatoren einer Sprachentwicklungsstörung abzugrenzen (Scharff Rethfeldt 2013, 144). Hierfür hilfreiche Überblicke über die typischen Verläufe des doppelten Erstspracherwerbs von Geburt an (simultan) sowie des Erwerbs von Deutsch als Zweitsprache (DaZ, sukzessiv) finden sich zum Beispiel bei De Houwer (2009) bzw. Haberzettl (2014), Jeuk (2015) oder Kniffka/Siebert-Ott (2009). Die tabellarische Auflistung von Scharff Rethfeldt (2013, 138) und die Überblicksliteratur zu Sprachentwicklungsauffälligkeiten bei mehrsprachigen Kindern von Chilla et al. (2010), De Houwer (2017), Ebert/Kohnert (2016), Kohnert (2010) sowie Paradis et al. (2011) helfen zusätzlich bei der diagnostischen Einordnung beobachteter Phänomene.

Die Untersuchung der anderen Sprache(n) des Kindes trägt – wie oben beschrieben – wesentlich zur Diagnosestellung bei. Sie bringt jedoch einige Herausforderungen mit sich (Kap. 11.4), die im praktischen Alltag häufig dazu führen, dass die Fähigkeiten des Kindes in der nicht-deutschen Sprache nicht umfangreich überprüft werden können. In diesem Fall erfolgt die Einschätzung der nicht-deutschen Sprache insbesondere mittels Elternbefragungen und Beobachtungen zum Sprachverhalten (Kap. 11.2.1).

11.2 Prinzipien des diagnostischen Vorgehens

Wiederholtes und multidimensionales Testen

In Abhängigkeit der Entwicklungsphase, der untersuchten sprachlichen Fähigkeiten oder des involvierten Themenfeldes können sich die Kompetenzen eines mehrsprachigen Kindes in den beiden Einzelsprachen sehr unterschiedlich gestalten (Kohnert 2010, 458; Francis 2011). Die punktuelle Erhebung einer einzelnen sprachlichen Leistung in einer der Sprachen erscheint somit unzureichend. Stattdessen wird ein multimethodisches Vorgehen für die Testung beider Sprachen zu wiederholten Untersuchungszeitpunkten vorgeschlagen (Kohnert 2010, 461). Über einen gewissen Entwicklungszeitraum hinweg lassen sich mehrere klinische Marker sammeln und im soziokulturellen Gesamtbild des Kindes interpretieren (Scharff Rethfeldt 2013, 140). Auch wenn dies mit einem erhöhten Zeitaufwand verbunden ist, rechtfertigt die geminderte Wahrscheinlichkeit von Fehldiagnosen (*overidentification & underidentification*, Paradis et al. 2011, 213) das empfohlene Vorgehen.

Einflussfaktoren berücksichtigen

Bei der Diagnostik mehrsprachiger Kinder muss grundsätzlich die hohe Heterogenität der Zielgruppe berücksichtigt werden (Chilla 2015, 95). Für das einzelne Kind gelingt dies, indem die individuelle Ausprägung von Faktoren, welche die mehrsprachige Entwicklung beeinflussen, in Erfahrung gebracht wird (Kap. 11.2.1). Hierunter fallen insbesondere das Alter beim ersten Kontakt mit den verschiedenen Sprachen (Erwerbsalter), die damit verbundene Kontaktdauer sowie die Inputquantität pro Einzelsprache (De Houwer 2009). Die Qualität des Inputs (Rinker et al. 2016) sowie die konkreten Sprachen und daran geknüpften Sozialisationskontexte, Einstellungen und kulturellen Codes können ebenfalls Einfluss auf die mehrsprachige Entwicklung nehmen (für einen Überblick Paradis et al. 2011). Diese anamnestischen Informationen helfen dabei einzuordnen, ob bestimmte Testergebnisse auf die gegebenen Inputfaktoren und -strukturen zurückzuführen sind oder SSES-Indikatoren darstellen könnten (Tuller 2015, 312). Zudem lässt sich über die anamnestischen Angaben feststellen, ob das untersuchte Kind hinsichtlich der genannten Faktoren mit der mehrsprachigen Normierungsstichprobe eines Testverfahrens vergleichbar ist und somit die entsprechenden Normwerte herangezogen werden können.

Umgang mit Normwerten

In Anbetracht der hohen Heterogenität in der mehrsprachigen Entwicklung wird es jedoch stets Fälle geben, in denen das untersuchte Kind hinsichtlich seiner bilingualen Erwerbsbedingungen nicht mit der Normierungsgruppe eines Testverfahrens übereinstimmt. Für den praktischen Alltag wird daher abgewogen, wie man bei bilingualen Kindern mit Testverfahren umgeht, die nicht speziell für sie konzipiert sind (Thordardottir 2015, 349). Prinzipiell gilt, dass man die Normwerte von Verfahren, die auf monolinguale Kinder ausgerichtet sind, nicht unreflektiert auf mehrsprachige Kinder anwenden kann. Bei genauer Kenntnis der mehrsprachigen Entwicklung des Kindes können monolinguale Vergleichswerte jedoch mit einem hohen Maß an gebotener Vorsicht eine orientierende Funktion erfüllen.

... bei simultan bilingualen Kindern

Für simultan bilinguale Kinder, die von Geburt an kontinuierlichen und intensiven Input in beiden Sprachen erhalten, gelten dieselben sprachlichen Entwicklungsmeilensteine hinsichtlich z. B. des Zeitpunktes der ersten Wörter und Wortkombinationen wie für einsprachig aufwachsende Kinder (Paradis et al. 2011, 44). Die morphosyntaktische Entwicklung in ihren beiden Einzelsprachen ist ebenfalls mit monolingualen Kindern vergleichbar (De Houwer 2009, 288). Bei einer Erhebung des Wortschatzes über Checklisten für Eltern von Kindern im zweiten Lebensjahr (De Houwer 2010) oder über ein rezeptives Wort-Bild-Zuordnungsverfahren im Alter von vier Jahren (Sundara et al. 2006) liegen ihre Ergebnisse zudem im monolingualen Durchschnitt.

Ob monolinguale Normen für ein simultan bilinguales Kind orientierend herangezogen werden können, hängt jedoch wesentlich von seinen individuellen Inputbedingungen ab. Als Voraussetzung für die orientierende Anwendung monolingualer Normen sollte der untersuchten Sprache mindestens 40 bis 50 % bzw. 60 % des Inputanteils (für eine Untersuchung der rezeptiven bzw. expressiven Modalität) zukommen (Cattani et al. 2014; Thordardottir 2011). Um auf die individuell variierenden Mehrsprachigkeitsausprägungen adäquat reagieren zu können, schlägt Thordardottir (2015, 351) auf der Basis von Forschungsdaten weiterhin eine grobe Faustregel zum Umgang mit Cut-off-Werten in Bezug auf monolinguale Normwerte bei simultan bilingualen Kindern vor: Wird die stärkere Sprache des Kindes getestet, gelten demnach Ergebnisse unter -1,5 bis -1,75 Standardabweichungen als auffällige Werte (im Gegensatz zu -1,25 bei monolingualen Kindern). Bei einer Testung der schwächeren Sprache (mit ca. 25 % Inputanteil) wird auf -2,25 bis -2,5 Standardabweichungen korrigiert und bei etwa ausgeglichenen Fähigkeiten in beiden Sprachen werden -1,75 bis -2 Standardabweichungen als kritische Grenze angesetzt. Die Autorin betont aber, dass der Status der gelernten Sprache (z. B. Minderheitensprache) sowie der getestete sprachliche Bereich die zu erwartenden Leistungen beeinflussen (Thordardottir 2015, 351). Die Faustregel sollte daher als vage Orientierung zur informellen Einschätzung verstanden werden.

... bei sukzessiv bilingualen Kindern

Mit dem Ziel einer diagnostischen Einordnung haben verschiedene Studien mit sukzessiv bilingualen Kindern untersucht, ab welcher Kontaktdauer mit der Zweitsprache sie monolingual vergleichbare Werte erzielen. In einem Überblick fasst Paradis (2016) zusammen, dass dies für die verschiedenen sprachlichen Fähigkeiten sehr unterschiedlich ausfällt. Weiterhin besteht eine hohe Variation in Abhängigkeit des Alters, der Erstsprache, der Sprachlernfähigkeiten des Kindes, der Inputbedingungen in der Zweitsprache und des Bildungslevels der Mutter. Während makrostrukturelle Fähigkeiten auf der Textebene und das Nachsprechen von Pseudowörtern (s. auch Kap. 11.2.3) schon nach relativ kurzer Kontaktdauer in einem mit der monolingualen Norm vergleichbaren Bereich liegen können, variieren die Angaben für semantisch-lexikalische und morphosyntaktische Fähigkeiten zwischen etwa drei bis sieben Kontaktjahren. In Anbetracht dieser hohen Varianz, der langen Kontaktdauer und individuell variierenden Einflussfaktoren rät Paradis (2016, 179) von einer orientierenden Anwendung monolingualer Normen bei sukzessiv bilingualen Kindern ab. Vielmehr sind Referenzen zu einer vergleichbaren sukzessiv bilingualen Gruppe unter Kontrolle der Erstsprache und der Dauer des Zweitsprachkontakts zu favorisieren (Paradis et al. 2013). Diese sind auch Formeln zur Korrektur monolingualer Normwertvergleiche vorzuziehen, die für bestimmte Testverfahren bei mehrsprachigen Kindern vorschlagen werden (Ehl et al. 2013; Glück 2011).

Qualitative Auswertung

Bei mehrsprachigen Kindern, für deren Mehrsprachigkeitsausprägung es noch keine Testverfahren mit passenden Normierungsgruppen gibt, rückt somit die qualitative Auswertung von Testergebnissen in den Fokus. Sie wird vor dem Hintergrund der anamnestischen Daten und in Bezug zu den wissenschaftlichen Kenntnissen über die gesunde und gestörte mehrsprachige Entwicklung vollzogen (für eine empfohlene Überblicksliteratur siehe Kap. 11.1). Auch wenn dieses Vorgehen nicht psychometrisch abgesichert erfolgen kann, tragen die informelle Analyse und sorgfältige Interpretation der Untersuchungsergebnisse wesentlich zur Diagnosestellung bei. Zudem liefern sie wertvolle Ansatzpunkte für die Therapie- oder Förderplanung. Scharff Rethfeldt (2016) argumentiert in diesem Sinne prinzipiell für eine höhere Gewichtung der sozialen Evidenz und alternativer Untersuchungsmethoden (Kap. 11.2.3) gegenüber dem norm-orientierten Vorgehen. Hierbei liegt ein besonderer Schwerpunkt auf der kultursensiblen Beschreibung des individuellen sprachlichen Entwicklungsverlaufs unter Berücksichtigung der soziokulturellen Einflussfaktoren. Eine wesentliche Voraussetzung hierfür bildet u. a. die interkulturelle Kompetenz der Sprachtherapeuten.

11.2.1 Erhebung der Sprachentwicklungsbiographie und des Sprachverhaltens in beiden Sprachen

Zu Beginn der Diagnostik werden die oben genannten Einflussfaktoren im Rahmen einer Anamnese zur Sprachentwicklungsbiographie ausführlich erfragt. Die Sichtung vorliegender Befunde sowie eine differenzierte Beobachtung des kindlichen Gesprächsverhaltens in verschiedenen Sprachen ergänzen diesen grundlegenden diagnostischen Schritt. Im soziokulturellen Ansatz zur Diagnostik bilingualer Kinder stellen diese Informationen den Interpretationsrahmen für alle folgenden Untersuchungsergebnisse dar (für einen Überblick De Lamo White/Jin 2011).

Anamnese

Die Anamnese zur Entwicklungsgeschichte bildet das Fundament der Diagnostik. Ebenso wie bei einsprachig aufwachsenden Kindern stehen dabei die für die Sprachentwicklung relevanten Bereiche (z. B. Hörvermögen) und Meilensteine sowie Risikofaktoren und Ausschlusskriterien im Fokus (Kap. 3.3). Bei mehrsprachigen Kindern erfolgt die Anamnese unter Berücksichtigung soziokultureller Aspekte für alle beteiligten Sprachen. Darüber hinaus wird sie zur Identifizierung der Einflussfaktoren um eine detaillierte Erfragung der mehrsprachigen Lebenswelt ergänzt (Scharff Rethfeldt 2013, 141). Hiermit stellt sie das Gerüst, um einordnen zu können, ob die diagnostizierten sprachlichen Fähigkeiten des Kindes aus seinen Inputbedingungen ableitbar sind oder auf eine SSES hinweisen könnten (Tuller 2015, 312).

Die untenstehende Auflistung (geordnet nach Erscheinungsjahr) beinhaltet Anamnesebögen, die speziell für mehrsprachige Kinder konzipiert sind und teilweise mit Übersetzungen in verschiedene Sprachen vorliegen. Erste Bögen bieten zudem quantifizierende Auswertungsvorgaben, die für eine vergleichende Einordnung der erhobenen Informationen zur mehrsprachigen Lebenswelt und Sprachentwicklung genutzt werden können. Je nach Sprachkompetenz von InterviewerIn und Elternteil sollte dennoch der Einsatz von Dolmetschern oder Sprach- und Kulturmittlern in Erwägung gezogen werden (für zusammengefasste Empfehlungen zum Dolmetschen Chilla et al. 2010, 107; Scharff Rethfeldt 2013, 145). Insbesondere für die Erfragung der Fähigkeiten in einer Sprache, die das Elternteil nicht selbst mit dem Kind spricht, können die Einschätzungen von anderen Bezugspersonen oder pädagogischen Fachkräften (z.B. Lehrern, Erziehern) die Anamnese sinnvoll ergänzen (Bedore et al. 2011; Kap. 3.3).

- **Anamnesebogen für zweisprachige Kinder – Mappe A/B** (Jedik 2006a; 2006b)**:**
  - **Sprachen:** Arabisch, Deutsch, Englisch, Französisch, Griechisch, Italienisch, Polnisch, Russisch, Serbokroatisch, Spanisch, Türkisch
  - **Art:** geschlossene Fragen (mit Übersetzung)
- **Alberta Language and Development Questionnaire (ALDeQ,** Paradis et al. 2010**) und Alberta Language Environment Questionnaire (ALEQ,** Paradis 2011); verfügbar unter https://www.ualberta.ca/linguistics/cheslcentre/questionnaires, 05.10.2017**:**
  - **Sprachen:** Englisch
  - **Art:** geschlossene Fragen mit Punktwerten für vorgegebene Antwortmöglichkeiten, Ermittlung verschiedener Scores für Sprachgebrauch und Sprachumgebung (ALEQ) sowie Sprachentwicklung (ALDeQ; Vergleich mit kanadischer Normierungsgruppe möglich)
  - **Nachfolgeversion für zahlreiche Sprachen (noch in Entwicklung)**: Questionnaire for Parents of Bilingual Children – PABIQ (*COST Action IS0804*, 2011, zit. nach Tuller 2015)
- **Sprachdiagnostik bei mehrsprachigen Vorschulkindern – Ein Praxisleitfaden** (Asbrock et al. 2011b)**:**
  - **Sprachen:** Deutsch, Russisch, Türkisch
  - **Art:** geschlossene Fragen (mit Übersetzung), Überblick zur mehrsprachigen Entwicklung, Empfehlungen für Diagnostik, Elternberatung und Therapie
- **Fragebogen zum Erhalt von Informationen zum Bilingualen Patientenprofil (BPP) – Kinder; Multilingual und Interkulturell orientierte Anamnese (MIA)** (Scharff Rethfeldt 2012a; 2012b); verfügbar unter http://www.logo-com.net/logo-com.net/Veroffentlichungen.html, 05.10.2017**:**
  - **Sprachen:** Chinesisch, Deutsch, Englisch, Russisch, Türkisch; MIA zusätzlich auf Arabisch, Bulgarisch
  - **Art:** geschlossene Fragen (mit Übersetzung), Skizze zum Sprachumfeld

- **Mehrsprachen-Kontexte 2.0.** Erfassung der Inputbedingungen von mehrsprachig aufwachsenden Kindern (Ritterfeld/Lüke 2013); verfügbar unter http://hdl.handle.net/2003/31166, 05.10.2017**:**
  - **Sprachen:** Deutsch
  - **Art:** Skizze zum sprachlichen Sozialisationskontext, 5 Fragen zum Mehrsprachentypus
- **Zusatzmodul Anamnese bei mehrsprachigen Kindern** (Gumpert 2014)**:**
  - **Sprachen:** Deutsch
  - **Art:** tabellarischer Bogen mit Stichwörtern (für individuelle Frageformulierungen), Ergänzung zu „Sprachtherapeutische Anamnese bei Kindern" (Kap. 3.3).

Manche der in Kap. 11.3 bis 11.5 vorgestellten Verfahren enthalten weitere Anamnesebögen (Gagarina et al. 2010). Die folgend aufgelisteten Kurzfragebögen erfüllen nicht den Zweck einer umfassenden Anamnese, sondern dienen einer ersten Einschätzung der Sprachentwicklung bzw. dem Erkennen von Kindern mit möglichem Sprachförderbedarf im Deutschen:

- **Elternfragebogen: 18–20 / 30 / 54 Monate (CPLOL)**; verfügbar unter http://www.cplol.eu/documents/category/14-questionnaire-on-speech-and-language-development.html, 05.10.2017**:**
  - **Sprachen:** Dänisch, Deutsch, Englisch, Estnisch, Französisch, Griechisch, Italienisch, Österreichisch, Portugiesisch, Russisch, Türkisch
  - **Art:** 12–13 Ankreuzfragen mit quantitativer Auswertung → ggf. Empfehlung zur vertiefenden logopädischen Diagnostik
- **Deutsch als Zweitsprache – Elternfragebogen (DaZ-E,** Keller/Grob 2013)**:**
  - **Sprachen:** Albanisch, Bosnisch/Serbisch/Kroatisch, Deutsch, Englisch, Französisch, Italienisch, Portugiesisch, Spanisch, Tamilisch, Türkisch
  - **Art:** 17 Ankreuzfragen zur Einschätzung der Deutschkenntnisse des Kindes durch die Eltern; quantitative Auswertung für Normwertvergleiche, validiert

Beobachtung des Sprachverhaltens

Scharff Rethfeldt (2013, 147) empfiehlt als zweiten Schritt des diagnostischen Handelns, Videos (z. B. über Smartphones) von der Interaktion des Kindes in seinen verschiedenen Sprachen mit unterschiedlichen Bezugspersonen aufzeichnen zu lassen. Diese können für eine Analyse der Spontansprache genutzt werden (Kap. 3.6), sofern der Untersucher oder ein Kooperationspartner sie beherrscht. Für nicht-beherrschte Sprachen ermöglicht die Beobachtung des Interaktionsverhaltens unter Berücksichtigung kulturspezifisch-geprägter Aspekte zumindest eine Einschätzung der kommunikativ-pragmatischen Fähigkeiten (z. B. hinsichtlich Gestik, Blickkontakt, Sprecher-Hörer-Wechsel; Kap. 10 und Kap. 11.2.2).

11.2.2 Vorgehen auf den einzelnen sprachlichen Ebenen

Die für alle Sprachen des Kindes erhobenen Anamnese- und Beobachtungsinformationen ermöglichen im nächsten Schritt eine individuell-angepasste Auswahl von Testverfahren und weiteren Überprüfungsaufgaben. Diese werden hypothesengeleitet zur Erhebung der sprachlichen Fähigkeiten auf der phonetisch-phonologischen, morphosyntaktischen, semantisch-lexikalischen und/oder kommunikativ-pragmatischen Ebene eingesetzt. Die nachstehenden Abschnitte tragen für die einzelnen sprachlichen Ebenen zusammen, welche grundlegenden Aspekte bei der Testdurchführung, -auswertung und -interpretation bei der Diagnostik mehrsprachiger Kinder zu berücksichtigen sind.

Phonetik – Phonologie

Auf der phonetisch-phonologischen Ebene kann als Einstieg ein in verschiedene Sprachen übersetzter Fragebogen zur Verständlichkeit des Kindes in der deutschen und nicht-deutschen Sprache eingesetzt werden (Kap. 11.5). Ist daraufhin eine vertiefende Erfassung der Aussprachefähigkeiten indiziert, wird zu einer Bestimmung des phonetischen und phonologischen Inventars in beiden Sprachen geraten (Goldstein/Fabiano 2007). Dies erfolgt idealerweise über Testverfahren in verschiedenen Sprachen (Kap. 11.4 und Kap. 11.5) oder in Ergänzung zur Erhebung des deutschen Lautbefundes (Kap. 6) mittels einer Elternbefragung zur Aussprache der Laute in der nicht-deutschen Sprache (Fox-Boyer/Salgert 2014, 115).

Bei der Auswertung werden die korrekten und fehlerhaften Produktionen von sprachübergreifend-geteilten und einzelsprachspezifischen Phonemen sowie Silbenstrukturen analysiert, wobei Transferphänomene und dialektale Prägungen nicht als fehlerhaft gewertet werden (Goldstein/Fabiano 2007). Die Interpretation der beobachteten phonetischen und phonologischen Phänomene im Rahmen des Klassifikationsmodells nach Dodd (2005) bleibt insbesondere hinsichtlich einer Einordnung in physiologische verzögerte vs. pathologische Prozesse aktuell noch schwierig. Grund hierfür ist die unzureichende Datenlage zu typischen und untypischen phonologischen Prozessen bei mehrsprachigen Kindern mit verschiedenen Sprachkombinationen (für einen Überblick Fox-Boyer/Salgert 2014).

Morphologie – Syntax

Die Symptome einer Sprachentwicklungsstörung prägen sich auf der morphosyntaktischen Ebene einzelsprachspezifisch verschieden aus (Leonard 2014b). Daher überprüfen die für verschiedene Sprachen konzipierten Verfahren (Kap. 11.4 und 11.5) teilweise unterschiedliche Aspekte des grammatischen Erwerbs. Aktuell werden zudem Verfahren mit parallelen Versionen in verschiedenen Sprachen auf der Basis von sowohl universell als auch einzelsprachspezifisch zu untersuchenden Strukturen entwickelt: Diese testen z. B. das Verstehen von exhaustiven W-Fragen (Schulz 2015) sowie die Produktion von Subjekt-Verb-Kongruenz (De Jong 2015), Kasus (Ruigendijk 2015) und Objektklitika (Prévost 2015). Grammatische Entwicklungsschritte, die im Deutschen von einem Dysgrammatismus betroffen sein können, sind u. a. der Erwerb der Verbzweitregel, der Subjekt-Verb-Kongruenz (SVK) und der Nebensatzstruktur (Kap. 7). Diese Aspekte können z. B. mit dem Testverfahren von Schulz/Tracy (2011) überprüft werden (Kap. 11.3).

Simultan bilinguale Kinder mit SSES zeigen vergleichbare dysgrammatische Muster wie einsprachige Kinder (für einen Überblick Rothweiler et al. 2012; Uljarevic et al. 2016) und können daher mit der gebotenen Vorsicht unter Berücksichtigung ihrer Inputbedingungen mit den für monolinguale Kinder vorgestellten Methoden (Kap. 7) untersucht werden.

Für sukzessiv bilinguale Kinder kann für eine Beurteilung ihrer morphosyntaktischen Leistungen im Deutschen als Orientierungswert dienen, dass die oben genannten grammatischen Entwicklungsschritte im ungestörten Erwerb (bei Erwerbsbeginn von ca. drei Jahren) innerhalb von 8 bis 20 Kontaktmonaten erreicht werden (Chilla 2014, 63; Wojtecka et al. 2013). Nach Rothweiler et al. (2012) gilt hierbei insbesondere der ausbleibende Erwerb der SVK als klinischer SSES-Marker. Der Genuserwerb scheint im sukzessiven Deutsch-Erwerb über einen längeren Zeitraum hinweg sehr fehleranfällig (Jeuk 2015, 71) und uneinheitlich zu sein (Chilla 2014, 63; Haberzettl 2014, 12). Fehlerhafte Genusmarkierungen bei sukzessiv bilingualen Kindern sollten demnach nicht als Hinweis auf eine Sprachentwicklungsstörung missinterpretiert werden (Scharff Rethfeldt 2016, 38).

Semantik – Lexikon

Für die Erfassung der semantisch-lexikalischen Fähigkeiten ist anzustreben, einen Wortschatztest, der für verschiedene Sprachen analog entwickelt wurde, in beiden Sprachen des Kindes durchzuführen (Haman et al. 2015). Hierfür eignet sich das international etablierte Verfahren *MacArthur Communicative Development Inventories* (CDI, Fenson et al. 1993). Es ist in mehr als 60 Sprachen – darunter auch Deutsch (FRAKIS, Kap. 5.2) – verfügbar (http://wordbank.stanford.edu/, 05.10.2017) und gibt Hinweise für die Auswertung im bilingualen Kontext (http://mb-cdi.stanford.edu/scoringdb_p.htm, 05.10.2017). Werden die verschiedensprachigen Versionen der Verfahren PPVT-4 (Lenhard et al. 2015; Kap. 8), SBE-2-KT (von Suchodoletz/Sachse 2012; Kap. 5.2 und 11.5) oder WWT 6–10 (Glück 2011; Kap. 8.3 und 11.5) zu diesem Zweck eingesetzt, sind maßgebliche methodische Einschränkungen zu berücksichtigen (Scharff Rethfeldt 2016, 40). Diese gehen auf die Konstruktion der Verfahren mittels Übersetzungen anstelle von einzelsprachspezifischen Entwicklungen zurück (vgl. hierzu auch Kap. 11.5).

Neben der üblichen einzelsprachspezifischen Auswertung beider Testversionen können das Gesamt- und das Konzeptvokabular ermittelt werden (Pearson et al. 1993). Das Gesamtvokabular beschreibt die Summe aller deutschen und nicht-deutschen Wörter, die das Kind kennt. Das Konzeptvokabular gibt die Anzahl der Wortbedeutungen (Lemmata) an, die das Kind in mindestens einer der beiden Sprachen erworben hat. Solange noch keine passenden bilingualen Normwerte verfügbar sind, kann beispielsweise das Konzeptvokabular orientierend im Vergleich zu monolingualen Normwerten eingesetzt werden (Holmström et al. 2016; Klassert/Kauschke 2014; Peña et al. 2015b; aber Gross et al. 2014). Ob das Konzept- oder das Gesamtvokabular (oder als weitere Alternative ein koordiniertes Maß; Peña et al. 2015a) hierfür besser geeignet ist, wird noch diskutiert (Gatt et al. 2015) und die Kompatibilität fällt vermutlich in Abhängigkeit der individuellen Profile der Kinder und der verschiedenen Testversionen unterschiedlich aus (O'Toole et al. 2016).

Bei der Interpretation der Testergebnisse ist weiterhin stets der individuelle Sprachlernkontext des Kindes zu berücksichtigen, da der Wortschatzumfang in den Einzelsprachen u. a. mit dem Bildungslevel der Mutter und der Quantität und Qualität des Inputs korreliert (David/Wei 2008; Marchman et al. 2004; O'Toole et al. 2016; Rinker et al. 2016). Zudem ist die inhaltliche Wortschatzzusammensetzung von den spezifischen Erfahrungskontexten eines Kindes in der jeweiligen Sprache abhängig, sodass bestimmte Wortfelder natürlicherweise in der einen oder anderen Sprache besser ausgebildet werden (De Houwer 2009, 195). Diese Aspekte sollten insbesondere auch dann Berücksichtigung finden, wenn die semantisch-lexikalischen Fähigkeiten nur für das Deutsche untersucht werden können.

Ergänzend zum Wortschatzumfang liefert eine Überprüfung der semantischen Organisation und der Wortformsicherheit ein umfassendes Bild zu den semantisch-lexikalischen Fähigkeiten des untersuchten Kindes (Klassert/Kauschke 2014, 128).

Kommunikation – Pragmatik

Für die Beurteilung der kommunikativ-pragmatischen Ebene können die oben beschriebene Beobachtung zum Interaktionsverhalten des Kindes (Kap. 11.2.1) und die in Kap. 10 aufgelisteten Verfahren herangezogen werden. Zudem enthalten einige der in Kap. 11.3 bis Kap. 11.5 zusammengefassten Verfahren Items zur Einschätzung kommunikativ-pragmatischer Fähigkeiten mehrsprachiger Kinder. Die Durchführung, Auswertung und Interpretation dieser Verfahren sollte hierbei stets kultursensibel erfolgen. Dies beinhaltet zum Beispiel, ein als „untypisch" wahrgenommenes Blickkontaktverhalten hinsichtlich kulturell-geprägter nonverbaler Kommunikationsformen zu reflektieren und erst vor diesem Hintergrund zu interpretieren (Niebuhr-Siebert 2014, 190). Rücksprachen mit den Eltern und/oder Sprach- und Kulturmittlern können hierbei hilfreich sein.

Ein weiteres Instrument, das jedoch noch in Entwicklung ist, soll in Zukunft Aufschluss über die Fähigkeit zum handlungsorientierten Sprechen mehr- und einsprachiger Vorschulkinder geben (Roche et al. 2016). Die interaktive Spiel-App elizitiert authentische Sprachhandlungen und dient einer Analyse der produzierten Wörter, Strukturen und Strategien unter Berücksichtigung des Einflusses von Bilingualität und Kontaktdauer.

Analyse der Erzählfähigkeit

Als vielversprechend für die Identifizierung von SSES bei bilingualen Kindern auf der kommunikativ-pragmatischen Ebene gilt ferner die Analyse der Erzählfähigkeiten (Rezzonico et al. 2015). Basierend auf der Annahme, dass die narrativen Fähigkeiten zur Darstellung eines kohärenten Zusammenhangs (Makrostruktur) relativ unabhängig von den einzelnen Sprachen sind, sollten sie zu einem geringeren Grad durch einzelsprachspezifische Erfahrung beeinflusst werden. Hiermit lässt sich erklären, dass sukzessiv bilinguale Kinder schon nach relativ kurzer Kontaktzeit und selbst in ihrer als schwächer eingestuften Sprache monolingual vergleichbare Werte beim Aufbau einer makrostrukturellen Kohärenz erreichen (Gagarina et al. 2015; Paradis 2016, 173). Demgegenüber bleiben sie in der Verwendung von kohäsiven Mitteln zur sprachlichen Darstellung und Verknüpfung der Erzählepisoden (Mikrostruktur) länger hinter monolingualen Vergleichswerten zurück, da diese stärker von der Erfahrung mit der Einzelsprache abhängen (Kupersmitt et al. 2014).

Die makrostrukturellen Werte differenzieren jedoch sowohl bei bilingualen als auch monolingualen Kindern gut zwischen sprachentwicklungsgestörten und -gesunden Kindern (Boerma et al. 2016). Mit dem *Multilingual Assessment Instrument for Narratives* (MAIN; Gagarina et al. 2012) liegt ein Verfahren zur Erfassung makro- und mikrostruktureller Fähigkeiten bei mehrsprachigen Kindern vor, das in mehr als 25 Sprachen verfügbar ist (Kap. 11.5).

11.2.3 Erhebung von Sprachverarbeitungsfähigkeiten und Sprachlernpotenzial

Aufgrund der hohen Heterogenität in den Inputbedingungen mehrsprachiger Kinder wird an der Weiterentwicklung von Untersuchungsaufgaben gearbeitet, die zu einem geringeren Grad von der individuell stark variierenden Erfahrung mit der Testsprache abhängen. Hierbei rücken insbesondere diagnostische Verfahren in den Fokus, die generelle Sprachverarbeitungsprozesse oder Sprachlernfähigkeiten überprüfen, wie z. B. das Nachsprechen von Pseudowörtern oder Sätzen sowie die Methode des dynamischen Testens.

Nachsprechaufgaben

Nachsprechen von Pseudowörtern

Das Nachsprechen von Pseudowörtern hat sich sprachenübergreifend als klinischer SSES-Indikator bewährt und überprüft die Sprachverarbeitungsprozesse eines Kindes relativ unabhängig von seinem auf Spracherfahrung beruhenden semantisch-lexikalischen und morphosyntaktischen Wissen (für einen Überblick s. Chiat 2015; Leonard 2014b). Dennoch enthalten die nachzusprechenden Pseudowörter ein variierendes Maß an sprachspezifischen Merkmalen in Form ihrer Phoneme, Silbenstrukturen und ggf. Morpheme sowie hinsichtlich ihrer Phonotaktik, Prosodie und ihrer Ähnlichkeit zu existierenden Wörtern. Die Nachsprechleistung bilingualer Kinder kann daher vom Ausmaß des Kontakts mit der getesteten Einzelsprache (Ebert et al. 2014; Sharp/Gathercole 2013; Summers et al. 2010) sowie vom Grad an einzelsprachspezifischer Prägung der im Test genutzten Pseudowörter beeinflusst werden (Thordardottir/Brandeker 2013). Um diesen Effekt zu minimieren, wurde ein Nachsprechtest entwickelt, der „quasi-universelle“ Pseudowörter enthält (Chiat 2015). Es handelt sich um zwei- bis fünfsilbige Stimuli mit neutraler Prosodie und einfacher CV-Silbenstruktur (Abfolge von Konsonant/Consonant und Vokal/Vowel) aus einem sprachenübergreifenden Lautinventar (Chiat 2015, 148). Diese quasi-universellen Stimuli eignen sich gut für die Diagnostik sowohl bilingualer als auch monolingualer Kinder (Boerma et al. 2015). Die Nachsprechleistung kann jedoch auch in Abhängigkeit der phonologischen Struktur der Einzelsprache, mit der das untersuchte Kind vertraut ist, unterschiedlich ausfallen (z. B. fällt es leichter, lange Pseudowörter nachzusprechen, wenn man in seiner Erstsprache lange anstelle von kurzen Wörtern gewöhnt ist; Gibson et al. 2015). Eine Normierung des Nachsprechtests für verschiedene bilinguale Subgruppen und Sprachkombinationen ist daher noch abzuwarten.

Die beschriebenen quasi-universellen Pseudowörter ähneln in ihrer Prosodie, Silbenanzahl und -struktur (nicht aber in ihrem Lautinventar) den Items des Mottier-Tests (Pseudowörter aus 2–6 Silben mit einfacher CV-Struktur und neutraler Betonung; Mottier 1951). Bei der Neunormierung des Mottier-Tests im deutschsprachigen Raum erzielten 6- bis 17-jährige mehr- und einsprachige Kinder vergleichbare Leistungen im Nachsprechen dieser Pseudowörter (Wild/Fleck 2013). Allein in der Altersgruppe 5-Jähriger werden separate Normen ausgewiesen, da die mehrsprachigen Kinder hier signifikant bessere Werte erreichten. Bevor Normwerte für den quasi-universellen Nachsprechtest (Chiat 2015) zur Verfügung stehen, stellt die Neunormierung des Mottier-Tests eine Alternative dar.

Nachsprechen von Sätzen

Das Nachsprechen von Sätzen ist ebenfalls eine etablierte Methode zur Diagnostik von Sprachentwicklungsstörungen (Conti-Ramsden et al. 2001). Sie bewährt sich auch bei bilingualen Kindern (Ziethe et al. 2013), insbesondere wenn die Fehlertypen (physiologische Ersetzungen und Hinzufügungen von Funktionswörtern vs. SSES-typische Auslassungen) und der Einfluss des Wortschatzumfangs berücksichtigt werden (Komeili/Marshall 2013).

Im Vergleich zum Nachsprechen von Pseudowörtern ist das Satznachsprechen aufgrund der enthaltenen Wörter und morphosyntaktischen Strukturen zu einem noch höheren Grad von der Erfahrung eines Kindes mit der Testsprache abhängig (Armon-Lotem/Meir 2016). Mit Anstieg des enthaltenen einzelsprachspezifischen Wissens im Test steigt aber auch die diagnostische Aussagekraft zur Differenzierung sprachentwicklungsgestörter bzw. -gesunder Kinder (Armon-Lotem/Meir 2016). Der von Marinis/Armon-Lotem (2015) vorgestellte Satzwiederholungstest mit parallel gehaltenen Versionen in mehr als 19 Sprachen beinhaltet daher sowohl universelle als auch einzelsprachspezifische SSES-anfällige Strukturen. Erste Studien zeigen, dass dieser noch zu normierende Test für die Identifikation von bilingualen Kindern mit SSES geeignet ist (Armon-Lotem/Meir 2016; Fleckstein et al. 2016; Lein et al. 2016).

Sprachlernpotenzial erfassen

Dynamisches Testen

Eine Alternative zu den bisher beschriebenen diagnostischen Aufgaben, die einen eher statischen Erhebungscharakter haben, liegt in der Methode des dynamischen Testens (*Dynamic Assessment*; für einen Überblick Gorman 2015). Beim dynamischen Testen soll – anstelle des Sprachwissens – das Sprachlernpotenzial von Kindern erfasst werden. Für einen bestimmten sprachlichen Bereich wird zunächst der aktuelle Sprachwissensstand des Kindes erhoben. Es folgt eine Phase, in der dem Kind Hilfestellungen für die nächste in diesem Bereich zu erlernende sprachliche Zielstruktur gegeben werden. Diese Hilfestellungen sind entweder kurze Interventionen in Form von Erklärungen und Veranschaulichungen (*Mediated Learning Experience, Test-Teach-Retest Approach*; Peña et al. 2014) oder gestaffelte Anweisungen und Hinweise (*Graduated Prompting Approach*; Hasson et al. 2013). Bilinguale sprachentwicklungsgestörte Kinder zeigen nach einer solchen *Teach*-Phase eine geringere Fähigkeit zur Verbesserung ihrer sprachlichen Fähigkeiten als bilinguale sprachgesunde Kinder (Kapantzoglou et al. 2012) und benötigen eine höhere Anzahl an unterstützenden Hinweisen (Camilleri/Law 2014; Hasson et al. 2013). Das dynamische Testen differenziert somit erfolgreich zwischen mehrsprachigen Kindern mit versus ohne Sprachentwicklungsstörungen. Zudem prädiziert es den späteren tatsächlichen Wissensstand auf der untersuchten sprachlichen Ebene (Petersen/Gillam 2015).

Erste internationale Studien erprobten den Einsatz dynamischer Testmethoden bei mehrsprachigen Kindern in den Bereichen Semantik-Lexikon (Camilleri/Law 2014; Hasson et al. 2013; Kapantzoglou et al. 2012; Patterson et al. 2013), Satzbildung (Hasson et al. 2013), Aussprache (Hasson et al. 2013), phonologische Bewusstheit (Patterson et al. 2013), Erzählfähigkeiten (Peña et al. 2014) und Schriftsprache (Petersen/Gillam 2015). Zusammenfassend zeigen sie für den semantisch-lexikalischen Bereich, die Satzbildung, die Textebene und die Schriftsprache eine vielversprechende diagnostische Aussagekraft des dynamischen Testens bei mehrsprachigen Kindern.

Nachdem im englischen Sprachraum bereits zwei Instrumente zum *Dynamic Assessment* für den Praktiker zur Verfügung stehen (Hasson et al. 2013; Miller et al. 2001), ist zu erwarten, dass entsprechende Verfahren auch im deutschsprachigen Raum entwickelt und zunehmend an Bedeutung gewinnen werden. In Kombination mit anderen Verfahrenstypen könnte ihr Einsatz die Diagnosestellung in Zukunft sinnvoll ergänzen.

11.3 Verfahren zur Erfassung der sprachlichen Fähigkeiten im Deutschen

Die im Folgenden aufgelisteten Verfahren (geordnet nach Alter der Zielgruppe) dienen einer Bestimmung des sprachlichen Entwicklungsstandes mehrsprachiger Kinder im Deutschen. Sie können von deutschsprachigen Fachkräften mit theoretischem Wissen über mehrsprachige Entwicklungsverläufe durchgeführt und ausgewertet werden. Mit Ausnahme des Mottier-Tests sind sie primär für sukzessiv mehrsprachige Kinder mit Deutsch als Zweitsprache konzipiert. Zusätzlich zu diesen Testverfahren können die in Kap. 11.5 aufgelisteten mehrsprachigen Instrumente Anwendung finden, welche neben einer Erhebung des Deutschen noch weitere Sprachen untersuchen.

Linguistische Sprachstandserhebung – Deutsch als Zweitsprache (LiSe-DaZ), Schulz/Tracy (2011)

Zielgruppe: Kinder im Alter von 3 bis 7 Jahren mit Deutsch als Zweitsprache (DaZ; Alter bei Deutsch-Erwerbsbeginn: 24–47 Monate) und 3- bis 6-jährige Kinder mit Deutsch als Muttersprache (DaM)
Ziel: Einschätzung insb. des grammatischen Entwicklungsstandes im Deutschen zur Ableitung konkreter Förderinhalte
Dauer: 20–30 Min. Durchführung, ca. 30–45 Min. Auswertung
Art und Aufbau: *Modul Sprachverständnis:* Verstehen der Verbbedeutung, Verstehen von W-Fragen, Verstehen von Negation; *Modul Sprachproduktion:* Analyse von Satzklammer (Satztyp und Verbposition), Subjekt-Verb-Kongruenz (SVK), Wortklassen, Kasus
Durchführung: Einzeltestung mit Bildmaterial und Handpuppe, begleitende Audio-/Videoaufnahme, Protokollierung
Auswertung: Übertragung in z.T. gruppenspezifische Auswertungsbögen, Bestimmung von Förderbedarf auf Basis der Rohwerte pro Untertest (nur für DaZ), Transformation in T-Werte und Prozentränge bzw. Prozentangaben und Quartile
Normierung: separate Normen für DaZ- (N=609) und DaM-Kinder (N=303) in jährlichen Abständen, bei 3- und 4-jährigen DaZ-Kindern Differenzierung in je 2 Untergruppen mit unterschiedlicher Kontaktzeit
Gütekriterien: Angaben zu Objektivität (Intra-Klassen-Korrelationen von 2 unabhängigen Auswertern), Reliabilität (interne Konsistenz) und Validität (Konstrukt-, Konvergente, Diskriminante, Kriteriums-, Extremgruppen-Validität) liegen vor.
Kommentar: bisher einziges Verfahren mit nach Kontaktdauer differenzierten Normierungsgruppen, Test- und Materialkonstruktion spezifisch auf mehrsprachige Kinder ausgerichtet, Förderbedarf wird jedoch nicht alters- und kontaktdauerspezifisch und nur bei DaZ-Kindern ermittelt

Screening der kindlichen Sprachentwicklung (SCREENIKS), Wagner (2014a)

Zielgruppe: Kinder im Alter von 4 bis 7 Jahren mehr- und einsprachige Kinder (mind. 24 Kontaktmonate mit dem Deutschen)
Ziel: Erfassung der sprachlichen Fähigkeiten in den Bereichen Aussprache, Grammatik und Wortschatz als Basis für eine spezifische Förderung
Dauer: 20–25 Min. Durchführung, keine zusätzliche Protokollier- und Auswertungszeit

Art und Aufbau: Subtest *Aussprache:* Lautüberprüfung, phonematische Differenzierung (Minimalpaare); Subtest *Grammatik:* Subjekt-Verb-Kongruenz (produktiv), Pluralbildung (produktiv), Akkusativ und Dativ in Präpositionalphrasen (produktiv), Verstehen morpho-syntaktischer Strukturen; Subtest *Wortschatz:* Passiver Wortschatz, Verständnis von Präpositionen (nur 4-/5-Jährige), Oberbegriffe finden/nennen (nur 6-/7-Jährige)
Durchführung: Einzeltest am Computer, parallele Bewertung der Reaktionen über Beurteilungstasten
Auswertung: computergestützte Auswertung, Interpretation und Berichterstellung (Vergleichsberichterstellung bei wiederholter Testung möglich), automatische Angabe von Normwerten (Prozentränge) und Cut-off-Werten sowie Auflistung der fehlerhaft gelösten Items
Normierung: separate Normen für 4- bis 5-jährige und 6- bis 7-jährige mehrsprachige (N=330) bzw. einsprachige (N=832) Kinder
Gütekriterien: Angaben zu Objektivität (Beurteilerübereinstimmung), Reliabilität (interne Konsistenz, Retest-Reliabilität, exploratorische Faktorenanalyse) und Validität (Kriteriums-, Konstrukt-, Extremgruppen-, konvergente Validität) sowie Sensitivität und Spezifität liegen vor.
Kommentar: zeiteffiziente Durchführung und Auswertung, keine differenzierte Beschreibung und Unterteilung der mehrsprachigen Stichprobe

Neunormierung des Mottier-Tests für 5- bis 17-jährige Kinder mit Deutsch als Erst- oder als Zweitsprache, Wild/Fleck (2013)

Zielgruppe: Kinder und Jugendliche im Alter von 5 bis 17 Jahren mit Deutsch als Erst- und Zweitsprache
Ziel: Überprüfung der phonologischen Verarbeitungsspanne und Wahrnehmung
Dauer: keine Angabe
Art und Aufbau: Nachsprechaufgabe, 30 Kunstwörter (je sechs Pseudowörter aus zwei bis sechs einfachen CV-Silben)
Durchführung: Einzeltestung, Nachsprechen der Kunstwörter nach mündlicher Vorgabe
Auswertung: Anzahl richtig nachgesprochener Kunstwörter auszählen, Ermittlung von Prozentrang und T-Wert
Normierung: Normierungsstichprobe aus insg. 1.242 Kindern (davon 445 mehrsprachig) in neun Altersgruppen, separate Normen für 5-jährige, mehr- vs. einsprachige Kinder (aufgrund vergleichbarer Werte mehr- und einsprachiger Kinder in den anderen Altersklassen zusammengefasste Normwerte)
Gütekriterien: keine Angaben
Kommentar: schnell und einfach durchzuführen, keine Differenzierung der mehrsprachigen Stichprobe nach z. B. Erstsprache oder Kontaktdauer

Die folgenden Instrumente finden insbesondere im Kindergarten- bzw. Schulkontext Anwendung. Ihre Ergebnisse geben Hinweise für das weitere pädagogische Vorgehen zur Sprachförderung.

Sprachverhalten und Interesse an Sprache bei Migrantenkindern in Kindertageseinrichtungen (sismik), Ulich/Mayr (2003) und sismik PLUS (https://www.sismikplus.eu/index.htm, 04.10.2017)

Zielgruppe: mehrsprachig aufwachsende Kinder im Alter von ca. 3;6 Jahren bis Schuleintritt, die zuhause noch mit einer oder zwei anderen Sprachen als Deutsch aufwachsen
Ziel: Einschätzung der Sprachentwicklung und des Sprachverhaltens im Deutschen zur Ableitung konkreter Anhaltspunkte für die Förderung
Dauer: variiert
Art und Aufbau: strukturierter Beobachtungsbogen aus Ankreuzfragen mit abgestuften Häufigkeiten zu den Bereichen: *Sprachverhalten in verschiedenen Situationen, Sprachliche Kompetenz im engeren Sinn, Familiensprache des Kindes, das Kind in seiner Familie*
Durchführung: Beobachtungen alleine oder im Team, Situationen mehrfach beobachten bzw. bewusst herbeiführen, ggf. Elterngespräch
Auswertung: qualitative Auswertung einzelner Beobachtungen als konkrete Ansatzpunkte für die Sprachförderung; quantitative Auswertung: Aufsummierung der Skalenwerte (gemäß Beobachtungshäufigkeiten) für einzelne Teilbereiche zum Vergleich mit Normwerten; sismik PLUS: automatische Normwertberechnung, Quervergleiche mit Sammelergebnissen von anderen Datenbanknutzern
Normierung: alters- und teilweise geschlechtsspezifische Normen von insg. 2011 Kindern (und ca. 900 Erzieher)
Gütekriterien: keine Angaben
Kommentar: Sensibilisierung der Beobachter für Sprachlernsituationen im pädagogischen Alltag, keine separaten Normen für verschiedene Mehrsprachigkeitstypen

Niveaubeschreibungen Deutsch als Zweitsprache für die Primarstufe und für die Sekundarstufe 1, Sächsisches Bildungsinstitut (2013)

Zielgruppe: Schüler der Primarstufe (Klasse 3 bis 4) und Sekundarstufe 1 (Klasse 5 bis 9) mit Deutsch als Zweitsprache
Ziel: Beurteilung von Kompetenz und Kompetenzzuwachs im Deutschen als Zweitsprache als Basis für sprachdidaktische Entscheidungen
Dauer: Beobachtungszeitraum von 4 bis 6 Wochen
Art und Aufbau: Beobachtungsinstrument für 6 (Primarstufe) bzw. 7 (Sekundarstufe) Kompetenzbereiche (mit insg. 25 bzw. 27 Sprachaneignungsaspekten): Weite der sprachlichen Handlungs- und Verstehensfähigkeit, Wortschatz, Aussprache, Lesen, Schreiben, Grammatik, Persönlichkeitsmerkmale (nur Sekundarstufe)
Durchführung: idealerweise im Team mehrerer Lehrkräfte beobachten, jederzeit einsetz- und wiederholbar (ca. alle 3 bis 4 Monate, wenigstens jährlich), Einschätzung auf einer 4-stufigen Skala (4. Niveaustufe entspricht Zielvorgaben der Bildungsstandards im Fach Deutsch für den Primarbereich bzw. Hauptschulabschluss)

Auswertung: Erstellung eines individuellen Kompetenzprofils (zusammenfassender Bogen) zum Vergleich der erreichten Niveaustufen in den verschiedenen Sprachaneignungsprozessen
Normierung: keine Normwertvergleiche intendiert
Gütekriterien: Angaben zu Objektivität (Beobachterübereinstimmung und -genauigkeit), Reliabilität (interne Konsistenz) und Validität (Kriteriums-Validität) gegeben
Kommentar: hohe Relevanz für schulischen Kontext: prozessbegleitende Bestimmung von Bereichen mit vordringlichem Lernbedarf bzw. besonderen Stärken möglich, konkrete und differenzierte Formulierungen der Niveaustufen, Teilnahme an Schulungen für Durchführung erforderlich

Praxismaterial Förderdiagnostik. Werkzeuge für den Sprachunterricht in der Sekundarstufe I, Junk-Deppenmeier/Jeuk (2015)

Zielgruppe: mehrsprachige Schüler der Klassen 5 und 6, die bereits grundlegende Deutschkenntnisse erworben haben
Ziel: Beschreibung der individuellen Kompetenzen und Schwierigkeiten von SchülerInnen zur Feststellung von Förderbedarf und möglichen Förderinhalten
Dauer: Gesamtdauer variabel (individuelle Auswahl an Bausteinen möglich; Dauer der einzelnen Bausteine s. unten)
Art und Aufbau: „Werkzeugkoffer" mit sechs Bausteinen: Sprachbiographie, C-Test (Ergänzung von Wortteillücken in fünf kurzen Texten; 40 Min.), Hörverstehen (Ankreuzfragen zu einem Text; 20 bis 30 Min.), Leseverstehen (Ankreuzfragen, Satzergänzungen und Stichpunktschema zu einem Lesetext; 45 Min.), mündliches Erzählen (Bildergeschichte; 10 Min.), schriftliches Erzählen (zu einem Bildimpuls; 45 bis 60 Min.) inkl. Schreibgespräch (Besprechung von Textqualität; 20 bis 30 Min.)
Durchführung: je nach Baustein in Einzelsituation oder Gruppe möglich, wiederholt einsetzbar
Auswertung: bei C-Test Normwertvergleiche und qualitative Fehleranalyse, bei Hör-/Leseverstehen Abgleich mit Risikowerten und qualitative Analyse, bei übrigen Aufgaben differenzierte qualitative Analysen (z. B. hinsichtlich Satzstruktur, Wortschatz, Flexion, strukturelle und stilistische Erzählkompetenz, Rechtschreibung, Textqualität)
Normierung: für C-Test separate Normwerte von mehr- (N=90) und einsprachigen (N=155) Kindern (aufgrund der Heterogenität der mehrsprachigen Zielgruppe „mit der gebotenen Vorsicht einschätzen", Junk-Deppenmeier/Jeuk 2015, 5)
Gütekriterien: Angaben zur Reliabilität für C-Test gegeben (Dürrstein 2013)
Kommentar: differenzierte Hinweise für Analyse und Förderableitungen, lernprozessbegleitender Einsatz möglich, keine Differenzierung der mehrsprachigen Normierungsgruppe

Für den (vor-)schulischen Kontext liegen weitere Verfahren zur Erfassung des Leistungsstands im Deutschen als Zweitsprache vor:

- Diagnostische Leitfragen (Knapp 2001)
- Kenntnisse in Deutsch als Zweitsprache erfassen – Screening-Modell für Schulanfänger (Hölscher 2002)
- Fit in Deutsch (Niedersächsisches Kultusministerium 2006)
- Deutsch als Zweitsprache – Sprache gezielt fördern: Einstufungshilfen Heft A–D (Kehbel et al. 2011)

Abbildung 8 fasst die beschriebenen deutschsprachigen Instrumente im Hinblick auf das Alter der Zielgruppe sowie bezüglich der überprüften sprachlichen Fähigkeiten zusammen. Außerdem enthält die Tabelle die in Kap. 11.5 aufgelisteten mehrsprachigen Verfahren, die über eine Version zur Überprüfung der Sprachfähigkeiten im Deutschen verfügen.

11.4 Verfahren zur Erfassung der sprachlichen Fähigkeiten in anderen Sprachen

In Kap. 11.1 wurde darauf hingewiesen, dass die Diagnostik mehrsprachiger Kinder im Idealfall die gesamten – und somit auf mehrere Sprachen verteilten – sprachlichen Fähigkeiten erfassen sollte. Um die nicht-deutsche Sprache des Kindes adäquat untersuchen zu können, müssen aber bestimmte Bedingungen erfüllt sein (Chilla 2014, 65; Gagarina 2014, 75), die im praktischen Alltag leider häufig nicht gegeben sind: Hierunter fällt u. a., dass

1. Forschungserkenntnisse über die gesunde und auffällige Sprachentwicklung in der nicht-deutschen Sprache vorliegen und Kennzeichen von Spracherosionen im Migrationskontext bekannt sind,
2. kultursensible Testverfahren für eine Überprüfung der Entwicklung in der nicht-deutschen Sprache im Migrationskontext existieren und
3. die Testverfahren durch einen in der Sprache kompetenten Untersucher durchgeführt und ausgewertet werden.

Der letzte Punkt lässt sich durch Verfahren zur Elternbefragung umgehen (z.B. Fragebögen, Wortschatz-Checklisten). Die ebenfalls vorgeschlagene Anwendung von computergestützten Verfahren ohne Kenntnis der getesteten Sprache bleibt aber (entgegen den Angaben in den entsprechenden Testmanualen) diskutabel: Aufgrund des deutschsprachigen Interaktionskontextes zwischen Therapeut und Kind ist der für eine Testung empfohlene monolinguale Sprachmodus nicht gewährleistet (Grosjean 2001). Auf Rückfragen des Kindes kann nicht selbst in der Testsprache (sondern nur computergestützt oder auf Deutsch) eingegangen werden und die Protokollierung und Bewertung expressiver Reaktionen in einer nicht-beherrschten Sprache stellt trotz der in den Verfahren gegebenen Hilfen eine große Herausforderung dar. Es wird daher empfohlen, die direkte Untersuchung der anderen Sprache nur bei Kenntnis derselben durchzuführen (Gagarina 2014) oder von Kooperationspartnern mit der entsprechenden fachlichen und sprachlichen Kompetenz ausführen zu lassen.

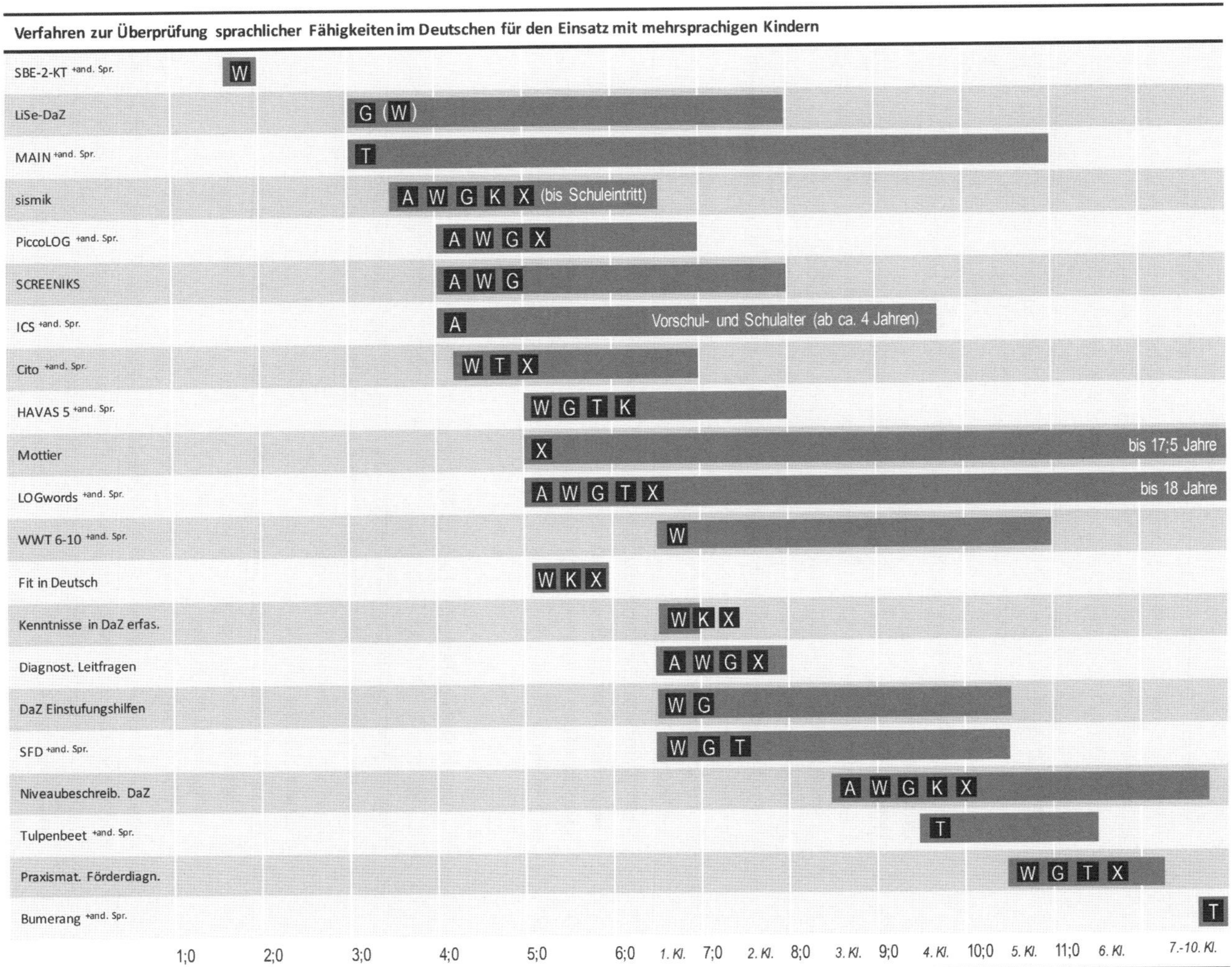

Legende: A = Aussprache; W = Wortschatz (rezeptiv und/oder produktiv); G = Grammatik (rezeptiv und/oder produktiv); T = Textverständnis und/oder Textproduktion; K = Kommunikation (z. B. Gesprächsführung, Sprachverhalten, Interaktion etc.); X = Sonstiges (z. B. phonologisches Arbeitsgedächtnis, phonologische Bewusstheit, Schriftsprache etc.); Kl.= Klasse

Abb. 8: Verfahren zur Überprüfung sprachlicher Fähigkeiten im Deutschen für den Einsatz mit mehrsprachigen Kindern

Die verfügbaren Verfahren sind wiederum nach aufsteigendem Alter der Zielgruppe aufgelistet.

Sprachstandstest Russisch für mehrsprachige Kinder (SRUK), Gagarina et al. (2010)

Zielgruppe: sukzessiv oder simultan mehrsprachige Kinder im Alter von 3 bis 6 Jahren, die mit der Erstsprache Russisch außerhalb eines russischsprachigen Landes aufwachsen (mind. ein russischsprachiges Elternteil)
Ziel: Einschätzung der Erstsprachkompetenz im Russischen
Dauer: 40–60 Min.
Art und Aufbau: Untertests zur Sprachproduktion: Lexikon (Nomen und Verben), Kasus (Akkusativ und Dativ Singular), Verbflexion (1./2. P. Sg. Präsens); Untertests zum Sprachverständnis: Grammatische Strukturen (Satzverständnis), Lexikon (Nomen und Verben); Anamnesebögen (auf Deutsch und Russisch) für Eltern von Kindergarten- bzw. Schulkindern
Durchführung: Einzeltestung durch russischsprachigen Untersucher mittels Bildmaterial und Gegenständen für Handlungsausführungen (Computerversion geplant), paralleles Eintragen der Reaktionen in Protokollbögen
Auswertung: Übertragung der Rohwerte pro Untertest in altersspezifische Auswertungsraster, Ermittlung eines Inputindexes auf Basis der Anamnese zur Einordnung der Testergebnisse geplant
Normierung: vorläufige Normierungsstichprobe: je nach Untertest 75–150 Kinder (Stand 2010; Gagarina 2014: >300 Kinder; überwiegend Kinder mit Migrationshintergrund mit zwei russischsprachigen Elternteilen)
Gütekriterien: keine Angaben
Kommentar: bilingual-spezifische Aspekte bei Auswahl des Wortmaterials berücksichtigt, Einbindung des Input-Scores in Ergebnisinterpretation vorgesehen

Türkisch Artikulations-Test (TAT), Nas (2010)

Zielgruppe: türkischsprachige Kinder im Alter von 3 bis 14 Jahren
Ziel: Einschätzung des sprachlichen Entwicklungsstandes im Türkischen in den Bereichen Phonetik und Phonologie
Dauer: 15–20 Min.
Art und Aufbau: Lautbefund mit 118 Testitems (Tonbeispiele auf CD), alle türkischen Konsonanten und Vokale in An-, In- und Auslaut vertreten; Protokollbogen, Auswertungsbogen
Durchführung: Einzeltest, Bildbenennung über deutschsprachige Instruktion oder türkischen Fragesatz bzw. Aufforderung zum Nachsprechen auf Basis der angegebenen phonetischen Transkription, Tonaufnahme der Reaktion, gemäß Manual ohne Türkischkenntnisse durchführbar
Auswertung: Angabe von Spontanantwort vs. nachgesprochen, Beurteilung des Ziellauts im Vergleich zur angegebenen IPA-Transkription (Artikulationsbeispiel

als Hilfe auf CD), Auswertung des phonetischen und phonemischen Inventars in Bezug zu angegebenen Altersgruppen und Ermittlung von phonologischen Prozessen zur Diagnosestellung
Normierung: keine; qualitative Analyse
Gütekriterien: keine Angaben
Kommentar: Testitems aus Erfahrungswelt türkischsprachiger Kinder in Deutschland, Vorgabe des Zielwortes zum Nachsprechen sowie Bewertung der Reaktion ohne Türkischkenntnisse diskutabel, keine genauen Auswertungsvorschriften, keine abgesicherte Vergleichsbasis für die angegebenen Altersgruppen

Weiteres Verfahren zur Überprüfung der Aussprache im Türkischen:

- Wiener Lautprüfverfahren für türkisch-sprechende Kinder (WIELAU-T; Lammer/Kalmár 2009).

Screening der Erstsprachefähigkeit bei Migrantenkindern – Version 2 (SCREEMIK 2), Wagner (2008)

Zielgruppe: sukzessiv mehrsprachige Kinder im Alter von 4 bis 5 Jahren mit den Erstsprachen Russisch oder Türkisch
Ziel: Einschätzung des Sprachstandes in der Erstsprache zur Diagnostik von Sprachentwicklungsstörungen
Dauer: 15–20 Min., keine zusätzliche Protokollier- und Auswertungszeit
Art und Aufbau: Aussprache (Russisch/Türkisch): Lautproduktion im An-, In-, Auslaut; Grammatik (Russisch): Verständnis von Präpositionen, Überprüfung von Genitiv, Dativ, Akkusativ (produktiv), Überprüfung der Subjekt-Verb-Kongruenz (produktiv), Hörverständnis-Sätze; Wortschatz (Russisch/Türkisch): Farbkenntnisse (rezeptiv), passiver Wortschatz (Substantive, Verben)
Durchführung: computergestützte Einzeltestung, parallele Bewertung der Reaktionen über Beurteilungstasten (im Vergleich zu schriftlich angegebenen Lösungen), gemäß Manual von monolingual deutsch-sprechenden Fachkräften durchführbar
Auswertung: computergestützte Auswertung, Interpretation und Berichterstellung (Vergleichsberichterstellung bei wiederholter Testung möglich), automatische Angabe von Normwerten (Prozentränge) und Cut-off-Werten sowie Auflistung der fehlerhaft gelösten Items
Normierung: separate Normen von russisch-deutschen (n=406) und türkisch-deutschen (n=388) in Deutschland lebenden Kindern im Alter von 4;0–4;11 und 5;0–5;11 Jahren
Gütekriterien: Angaben zur Objektivität (Beurteilerübereinstimmung), Reliabilität (interne Konsistenz), Validität (Kriteriums-, Konstrukt-Validität) sowie Sensitivität und Spezifität gegeben
Kommentar: zeiteffiziente Durchführung und Auswertung, keine Überprüfung von russisch/türkisch-spezifischen Lauten (damit für deutschsprachige Person Beurteilung möglich ist), keine Überprüfung der türkischen Grammatik, keine Differenzierung verschiedener Mehrsprachigkeitsausprägungen in der Vergleichsstichprobe

Evozierte Diagnostik grammatischer Fähigkeiten für mehrsprachige Kinder (ESGRAF-MK), Motsch (2011)

Zielgruppe: sukzessiv mehrsprachige Kinder mit den Erstsprachen Türkisch, Russisch, Polnisch, Italienisch oder Griechisch im Alter von 4 bis 10 Jahren
Ziel: Beurteilung der expressiven morphosyntaktischen Leistungen in der Erstsprache zur Diagnostik von Sprachentwicklungsstörungen
Dauer: ca. 10–12 Min., keine zusätzliche Auswertungszeit, aber Zeit für Einarbeitung in grammatische Regeln und Stimuli der Testsprache erforderlich
Art und Aufbau: pro Sprache 14–24 Items, unterteilt in „Basics" (für alle Kinder) und „späte Fähigkeiten" (in Abhängigkeit der Sprache ab 6.–8. Lebensjahr, 2–4 Items)
Durchführung: Einzeltest am Computer mit eingesprochenen Instruktionen in der Erstsprache, Beurteilung der Korrektheit der Antworten über Tastendruck, gemäß Manual ohne Kenntnis der Testsprache durchführbar
Auswertung: automatisierte Berechnung des Prozentwerts falscher Äußerungen und Angabe der fehlerhaften morphosyntaktischen Strukturen, Interpretation als „auffällig" bei 14–18 %, d. h. 2–4 fehlerhaften Items (Basics) bzw. 12–16 % (gesamter Test)
Normierung: keine
Gütekriterien: keine Angaben
Kommentar: Festlegung des kritischen Werts ist diskutabel, Übungsitems nur bei polnischer Version, einige Items durch Übersetzung evoziert (monolingualer Testmodus nicht gegeben)

Abbildung 9 gibt einen Überblick über die beschriebenen Verfahren zur Untersuchung anderer (nicht-deutscher) Sprachen. Unter Angabe des Alters der Zielgruppe, der überprüfbaren Sprachen (Typ bzw. Anzahl) und sprachlichen Fähigkeiten sind ferner die in Kap. 11.5 beschriebenen Verfahren enthalten.

11.5 Verfahren zur Erfassung der sprachlichen Fähigkeiten in beiden Sprachen des Kindes

In Deutschland existieren aktuell verschiedene mehrsprachige Testinstrumente, deren nicht-deutsche Versionen durch Übersetzungen einer deutschen Ausgangsform konstruiert worden sind. Ein Problem liegt hierbei darin, dass sich viele Teststimuli aufgrund sprachenspezifischer Konzepte und Konstruktionen nicht äquivalent in andere Sprachen übersetzen lassen (Scharff Rethfeldt 2016, 40). Mit der Übersetzung verändert sich zudem der durch verschiedene psycholinguistische Variablen erfassbare Schwierigkeitsgrad der einzelnen Stimuli (z. B. Erwerbsalter, phonologische und morphologische Komplexität, Frequenz, semantische Klasse). Außerdem ist die Abdeckung einzelsprachspezifisch relevanter Strukturen für die SSES-Abklärung nicht mehr gewährleistet. Aus diesem Grund beinhaltet die erstrebenswerte Konstruktion eines bilingualen Testverfahrens eine parallelisierte einzelsprachspezifische Vorgehensweise (Haman et al. 2015). Pro Einzel-

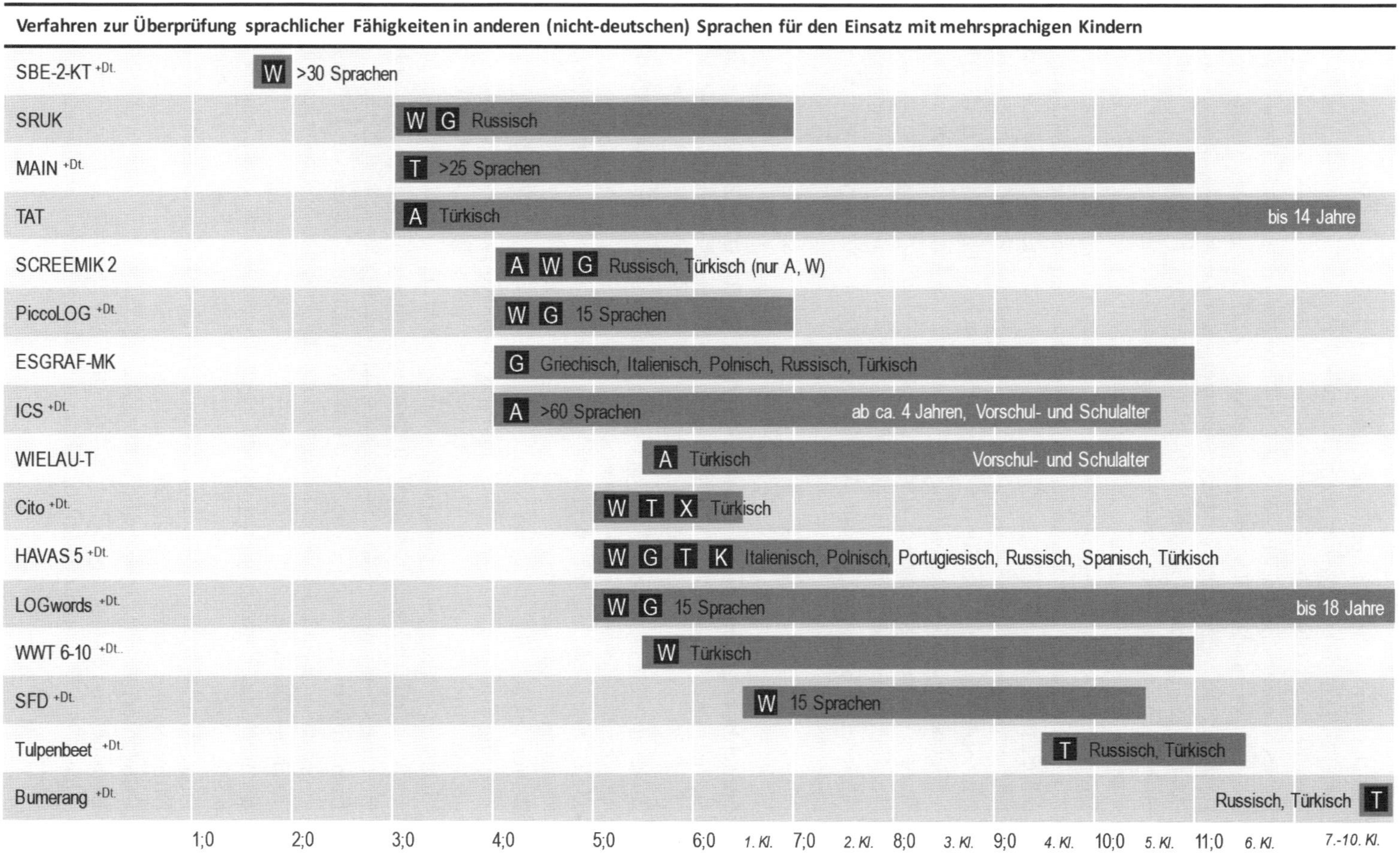

Abb. 9: Verfahren zur Überprüfung sprachlicher Fähigkeiten in anderen (nicht-deutschen) Sprachen für den Einsatz mit mehrsprachigen Kindern

Legende: A = Aussprache; W = Wortschatz (rezeptiv und/oder produktiv); G = Grammatik (rezeptiv und/oder produktiv); T = Textverständnis und/oder Textproduktion; K = Kommunikation (z. B. Gesprächsführung, Sprachverhalten, Interaktion etc.); X = Sonstiges (z. B. phonologisches Arbeitsgedächtnis, phonologische Bewusstheit, Schriftsprache etc.); Kl=Klasse

sprache werden hierbei sprachspezifische und –universelle Stimuli zusammengestellt, die in ihrem Schwierigkeitsgrad zwischen den Sprachen vergleichbar und für eine SSES-Überprüfung in der entsprechenden Einzelsprache relevant sind. Dieses Vorgehen liegt der Erstellung von Testaufgaben zugrunde, die im Rahmen eines internationalen Forschungsprojektes (*COST Action IS0804*) in Parallelversionen für zahlreiche Sprachen (darunter auch Deutsch) konstruiert wurden (*Language Impairment Testing in Multilingual Settings*, LITMUS). Die Aufgaben überprüfen verschiedene sprachliche Fähigkeiten und werden aktuell noch hinsichtlich ihrer diagnostischen Aussagekraft erprobt, bevor sie für verschiedene Subgruppen bilingualer Kinder normiert werden können (Armon-Lotem et al. 2015). Die individuelle Auswertung soll Informationen aus dem PABIQ-Anamnesebogen mit einbeziehen (Kap. 11.2.1). Ein kombinierter Wert aus der Testung beider Sprachen könnte den Sprachentwicklungsstand des Kindes auf den verschiedenen sprachlichen Ebenen zuverlässig angeben (Lugo-Neris et al. 2015).

Bei der Durchführung bilingualer Verfahren sollte darauf geachtet werden, die Testung der beiden Sprachen klar voneinander zu trennen (Gagarina et al. 2012). Für die Testung der nicht-deutschen Sprache gelten hierbei die in Kap. 11.4 beschriebenen Bedingungen. Die Auflistung erfolgt nach ansteigendem Alter der Zielgruppe.

Sprachbeurteilung durch Eltern – Kurztest für die U7 (SBE-2-KT), von Suchodoletz/Sachse (2012) für Kinder mit anderen Muttersprachen

Zielgruppe: in Deutschland aufwachsende Kinder mit einer nicht-deutschen Erstsprache im Alter von 21–24 Monaten
Ziel: Früherkennung von mehrsprachigen Kindern mit Sprachentwicklungsverzögerungen (*Late Talkers*)
Dauer: ca. 5 Min.
Art und Aufbau: Screeningverfahren aus einer Wortschatz-Checkliste mit 57 deutschen Wörtern und ihren Übersetzungen sowie eine Frage zur Produktion von Mehrwortäußerungen, Übersetzungen für >30 Sprachen: verfügbar unter https://www.ph-heidelberg.de/sachse-steffi/professur-fuer-entwicklungspsychologie/elternfrageboegen-sbe-2-kt-sbe-3-kt/sbe-2-kt-fremdspr.html, 4.10.2017
Durchführung: Ankreuzen der vom Kind gesprochenen Wörter auf Deutsch und in der anderen Sprache sowie Beantwortung der Frage zu Mehrwortäußerungen durch die Eltern
Auswertung: Berechnung der Anzahl gesprochener Wörter in den beiden überprüften Sprachen, Ermittlung des Konzeptwortschatzes (Kap. 11.2.2), orientierender Vergleich dieses Wertes mit Normwerten deutsch monolingualer Kinder
Normierung: nur für deutsche Version (Kap. 5.2)
Gütekriterien: nur für deutsche Version (Kap. 5.2)
Kommentar: einfach zugänglich und zeiteffizient einsetzbar, aufgrund von Übersetzung der Teststimuli und nicht erfolgter Normierung/Validierung nur zur groben Orientierung geeignet

Multilingual Assessment for Narratives (MAIN), Gagarina et al. (2015; 2012)

Zielgruppe: simultan oder sukzessiv mehrsprachige Kinder im Alter von 3 bis 10 Jahren
Ziel: Einschätzung der Erzählfähigkeit (Makro- und Mikrostruktur) und des Geschichtenverständnisses in beiden Sprachen bilingualer Kinder zur Abklärung von Sprachentwicklungsstörungen
Dauer: ca. 15 Min.
Art und Aufbau: 4 makro- und mikrostrukturell analog konstruierte Bildergeschichten aus je 6 Bildern mit vergleichbarer, kognitiver und sprachlicher Komplexität, aktuell für >25 Sprachen entwickelt: verfügbar unter http://zas.gwz-berlin.de/zaspil56.html, 4.10.2017
Durchführung: Einzeltestung beider Sprachen durch erstsprachlich-kompetente Untersucher (4–7 Tage Pause zwischen den 2 Testzeitpunkten), Elizitierung je zweier Erzählungen pro Sprache durch Modellerzählung, Nacherzählung oder direkte Erzählung zum Bildmaterial, 10 Verständnisfragen zur Geschichte
Auswertung: Auswertungsbögen für Analyse von Makrostruktur (Setting, Ziel-Versuch-Ergebnis-Episoden), Anzahl an verbalisierten inneren Zuständen der Protagonisten und Verständnisfragen; Auflistung von einzelsprachspezifisch auszuwählenden Aspekten der Mikrostrukturanalyse (Länge der Erzählung, Lexik, syntaktische Komplexität); Ermittlung des Anteils an Code-Switching
Normierung: vorläufige Vergleichswerte von 302 bilingualen und 267 monolingualen Kindern, noch keine Vergleichswerte für mikrostrukturelle Aspekte
Gütekriterien: keine Angaben
Kommentar: sorgfältige parallele Entwicklung in zahlreichen Sprachen, zeitintensive und methodisch anspruchsvolle Auswertung

Intelligibility in Context Scale (ICS), McLeod et al. (2012); Skala zur Verständlichkeit im Kontext: Deutsch, Neumann et al. (2016)

Zielgruppe: mehr- und einsprachige Kinder im Vorschul- und Schulalter (ab ca. 4 Jahren) mit Verdacht auf Aussprachestörungen
Ziel: Einschätzung der Verständlichkeit von Kindern in verschiedenen Personenkreisen (ICF-basierte Ergänzung zur Diagnose von Aussprachestörungen)
Dauer: ca. 5 Min.
Art und Aufbau: 7 Fragen mit 5-Punkt-Antwort-Skala dazu, wie sehr das Gesagte des Kindes von Personen aus verschiedenen Kontexten verstanden wird, in >60 Sprachen (jeweils mit englischen Übersetzungen) verfügbar: http://www.csu.edu.au/research/multilingual-speech/ics, 4.10.2017
Durchführung: Beantwortung des Fragebogens durch ein Elternteil, ggf. füllt je ein Elternteil einen Bogen für seine (vom Kind gesprochene) Erstsprache aus
Auswertung: pro Einzelsprache Berechnung des durchschnittlichen Skalenwertes: Ermittlung eines Verständlichkeitswerts zwischen 1.00 (gering) und 5.00 (hoch)
Normierung: bisher keine Vergleichswerte für bilinguale Kinder (Kim et al. 2016), Durchschnittswerte zur Orientierung für verschiedene Sprachen erhoben (z. B. Chi-

nesisch, Deutsch, Englisch; Neumann et al. 2016), Vorschlag eines Cut-off-Wertes von 4.6 (McLeod et al. 2015)
Gütekriterien: Angaben zu Reliabilität (interne Konsistenz, Retest-Reliabilität) und Validität (Kriteriums-Validität) für verschiedene Sprachversionen (z. B. Englisch, Deutsch) liegen vor (McLeod et al. 2015; Neumann et al. 2016)
Kommentar: einfach und zeiteffizient durchführbar, bei bilingualen Kindern wird in den erfragten Personenkreisen (z. B. Kernfamilie vs. Lehrer) ggf. nur eine der Sprachen gesprochen, sodass manche Fragen u.U. nicht adäquat beantwortet werden können

Cito-Sprachtest (Version 2/3), Cito Deutschland (2004, 2013); Duindam et al. (2010)

Zielgruppe: mehr- und einsprachige Kinder im Alter von 4;3 bis 6;11 Jahren
Ziel: Messung des Sprachstandes auf Deutsch (4;3–6;11 Jahre) und Türkisch (5;0–6;6 Jahre) zur Feststellung von Sprachförderbedarf
Dauer: deutsche Version ca. 25–30 Min., türkische Version ca. 40 Min.
Art und Aufbau: deutsche und türkische Subtests zu passiver Wortschatz, kognitive Begriffe, phonologische Bewusstheit, Textverständnis
Durchführung: vollständig digitalisierte Durchführung am Computer in der Einzelsituation
Auswertung: Reaktionen des Kindes über Computermaus werden vom Programm registriert und ausgewertet
Normierung: für deutsche Version (2013) je nach Untertest und Altersgruppe anhand von 259–2128 Kindern normiert, für türkische Version (2004) anhand von insg. 4354 Kindern
Gütekriterien: Angaben zu Reliabilität (interne Konsistenz) und Validität (Konkurrenz-Validität) liegen vor
Kommentar: geringer Durchführungs- und Auswertungsaufwand, Ergebnisse für verschiedene Mehrsprachigkeitstypen im wissenschaftlichen Bericht angegeben, mit Ausnahme des Subtests zur phonologischen Bewusstheit Übersetzungen für deutsche und türkische Version genutzt

Hamburger Verfahren zur Analyse des Sprachstands bei Fünfjährigen (HAVAS 5), Reich/Roth (2014)

Zielgruppe: mehrsprachige Kinder im Alter von 5 bis 7 Jahren ein Jahr vor und bei der Einschulung
Ziel: Erkennen von Sprachförderbedarf insb. bei zweisprachigen Kindern und Ableitung passender Fördermaßnahmen
Dauer: ca. 5–10 Min. Durchführung, ca. 30–45 Min. Auswertungszeit
Art und Aufbau: profilanalytisches Verfahren zur Analyse von Aufgabenbewältigung (Erzählfähigkeit), Bewältigung der Gesprächssituation, Wortschatz, Verbmorphologie/-stellung (einzelsprachspezifisch), Verbindung von Sätzen/Aus-

sagen (einzelsprachspezifisch); auf Deutsch, Italienisch, Polnisch, Portugiesisch, Russisch, Spanisch und Türkisch
Durchführung: mündliches Erzählen einer 6-szenigen Bildergeschichte (Katze und Vogel) in beiden Sprachen, Tonaufnahme der Einzeltestung
Auswertung: Teilnahme an einer Schulung und Sprachkenntnis erforderlich, Ermittlung von Punktwerten für die o. g. Bereiche und qualitative Analyse zur Erstellung eines Sprachprofils (inkl. Verhältnis zwischen Sprachen)
Normierung: Vergleichswerte einer Stichprobe von 80 Kindern (Neugebauer/Becker-Mrotzek 2013)
Gütekriterien: Angaben zu Reliabilität (interne Konsistenz) und Validität (empirische Faktorenstruktur) liegen vor (Neugebauer/Becker-Mrotzek 2013)
Kommentar: differenzierte Analyse des Sprachstandes zur Bestimmung des relevanten Sprachaneignungsaspekts für eine mögliche Förderkonzeption, komplexe und zeitintensive Auswertung

Weitere profilanalytische Verfahren für mehrsprachige Kinder (auf Deutsch, Russisch und Türkisch):

- Tulpenbeet (Reich et al. 2008): Erfassung der narrativen Bildungssprache im 4./5. Schuljahr
- Bumerang (Reich et al. 2009): Erfassung der bildungs- und fachsprachlichen Kompetenz beim Übergang von Sekundarstufe 1 in den Beruf.

LOGwords™ Pro Plus (Version 1.2), LOGMEDIA (2012)

Zielgruppe: Kinder und Jugendliche von 5 bis 18 Jahren
Ziel: Erfassung des Sprachstandes in beiden Sprachen zur Ableitung von Hinweisen für die Therapieplanung
Dauer: keine Angabe
Art und Aufbau: 16 Subtests für die Bereiche Artikulation, aktiver Wortschatz, Sprachverständnis, auditive Wahrnehmung, visuelle Wahrnehmung, Motorik, Mundinspektion; rezeptive Untertests in 16 Sprachen
Durchführung: Einzeltestung über multilinguale Diagnostik-Software mit berührungsempfindlichem Computerbildschirm oder Maus
Auswertung: computergestützte Erfassung und Auswertung der Reaktionen, teilweise müssen qualitative Beurteilungen durch Untersucher eingegeben werden
Normierung: Normierung durch insg. >4000 Kinder in 4 Altersgruppen mit 2-Jahresabständen (pro Altersgruppe jeweils 60 Kinder pro Fremdsprache und 100 deutschsprachige Kinder)
Gütekriterien: keine Angaben (Manual, 2012)
Kommentar: Version 1.4.0 verfügbar, sehr umfangreiches Testinstrument, motivierendes Computerprogramm, Wechsel von deutschen und nicht-deutschen Aufgaben (kein monolingualer Testmodus), keine einzelsprachspezifische Konstruktion, sondern Übersetzung der Teststimuli, keine Differenzierung verschiedener mehrsprachiger Subtypen

Ähnlich konstruiertes Testinstrument zur Sprachstandserfassung von 4- bis 6-jährigen Kindern: PiccoLOGTM – Sprachstandserfassung im Kindergarten, LOGMEDIA (2010)

Wortschatz- und Wortfindungstest für 6- bis 10-Jährige (WWT 6–10), Glück (2011)

In Ergänzung zu der Verfahrensbeschreibung in Kap. 8.3 erfolgt an dieser Stelle eine **Zusammenfassung** hinsichtlich relevanter Aspekte für die Diagnostik bei mehrsprachigen Kindern: rezeptive und expressive Subtests auf Deutsch und Türkisch, Einbeziehung des Erwerbsalters und Gesamtwortschatzes in die Auswertung zum orientierenden Vergleich mit deutsch-monolingualer Normstichprobe (keine bilinguale Normierungsstichprobe)
Kommentar: deutsche Zielwörter wurden ins Türkische übertragen (keine einzelsprachspezifische Konstruktion), Ablenkerwörter der rezeptiven Version wurden für das Türkische jedoch teilweise neu zusammengestellt; ergänzend zum Gesamtwortschatz kann auch Konzeptwortschatz ermittelt werden

Sprachstandsüberprüfung und Förderdiagnostik – Testverfahren für Grundschulkinder mit Deutsch als Erst- und Zweitsprache, Hobusch et al. (2016)

Zielgruppe: Kinder mit Deutsch als Erst- oder Zweitsprache im 1. bis 4. Schuljahr (SFD1–4)
Ziel: Feststellung von Förderbedarf im Deutschen (um im Schulunterricht angemessen mitarbeiten zu können) und Ableitung von individuellen Förderinhalten
Dauer: SFD1 ca. 60 Min., SFD2 ca. 40 Min., SFD3/4 ca. 50 Min.
Art und Aufbau: Untertests zu passiver Wortschatz (für SFD1 in 16 Sprachen), Präpositionen, Artikel (nur SFD2/3/4), Text- und Hörverständnis (nur SFD1/3/4), Singular/Plural (nur SFD1), Farbenkenntnis (nur SFD1), mündliche Sprachproduktion (Bildergeschichte, spontanes Erzählen und Nachfragen)
Durchführung: SFD1 und Bildergeschichte in Einzeltestung, SFD2/3/4 in Gruppen durchführbar, Protokollierung der Reaktionen, gemäß Manual kann passiver Wortschatz in den nicht-deutschen Sprachen über Audio-CD auch ohne entsprechende Sprachkenntnis der Testleiter überprüft werden
Auswertung: Auszählung der richtigen Lösungen und Ermittlung von T-Werten/Prozenträngen für die Zuweisung von „Sprachgruppen“ (→ Kind kann dem Regelunterricht angemessen/teilweise/nicht folgen) bzw. qualitative Einschätzung (Bildergeschichte), Entscheidung über Förderbedarf (additiv/Vorbereitungskurs) auf Basis von Normvergleichen zu Kindern mit Deutsch als Erstsprache
Normierung: Normwerte (erhoben 1997) von insg. 466 Kindern mit Deutsch als Erstsprache (D) und 572 Kindern mit Deutsch als Zweitsprache (DaZ), auch von beiden Gruppen gemischt angegeben (D und DaZ); Neunormierung (2014/15) des Untertests Wortschatz für SFD1 mit insg. 162 D-Kindern und 148 DaZ-Kindern
Gütekriterien: Angabe zur Reliabilität (interne Konsistenz) liegt für SFD1 vor.

Kommentar: Testergebnis liefert direkten Bezug zur Fähigkeit einer Teilnahme am Unterricht ohne/mit Sprachförderung; keine einzelsprachspezifische Konstruktion, sondern Übersetzung der Teststimuli; keine Differenzierung verschiedener mehrsprachiger Subtypen

11.6 Zusammenfassung und Implikationen der Diagnostik

Die Sprachentwicklungsdiagnostik bei mehrsprachigen Kindern erfordert eine multimethodische Herangehensweise, die auf Basis einer ausführlichen Anamnese individuell anzupassen ist. Neben den vorgestellten Verfahren (für einen Überblick s. Abb. 8 und 9) können hierfür in Kombination auch alternative Untersuchungsmethoden wie das Dynamic Assessment (Kap. 11.2.3) zum Einsatz kommen. In beiden Bereichen wird viel Forschungsarbeit geleistet, sodass von einer zeitnahen Entwicklung und Normierung weiterer Untersuchungsverfahren auszugehen ist. Aktuell helfen die qualitative und – sofern möglich – normwertorientierte Auswertung sowie die kultursensible Interpretation der erhobenen sprachlichen Fähigkeiten bei der umfassenden Beschreibung des kindlichen Entwicklungsstandes in seinen beiden Sprachen. Darauf aufbauend können ICF-basiert Aktivität und Teilhabe des Kindes in seinem mehrsprachigen Lebensumfeld genau beschrieben werden. Der vorgestellte diagnostische Ablauf wird in Abb. 10 veranschaulicht (in Anlehnung an Scharff Rethfeldt 2013, 141).

Durch das sensible und reflektierte Eingehen auf das einzelne Kind lassen sich im diagnostischen Prozess individuell ausgerichtete Ansatzpunkte für eine Unterstützung seiner mehrsprachigen Entwicklung ableiten. In dieser Weise liefert die Diagnostik vielfältige Informationen für eine möglicherweise indizierte Elternberatung, Förderung und/oder Therapie zur Verbesserung der sprachlichen Fähigkeiten des Kindes in der deutschen und/oder nicht-deutschen Sprache.

Implikationen für das weitere Vorgehen

Eine Förderung der deutschen Sprache ist indiziert, wenn die Diagnostik für die nicht-deutsche Sprache keine Hinweise auf Entwicklungsauffälligkeiten geliefert hat, das Kind aber durch seine beobachteten sprachlichen Schwächen im Deutschen in seiner Aktivität und Teilhabe in deutschsprachigen Kontexten eingeschränkt ist. Im Rahmen des ICF-Systems argumentiert Chilla (2014, 66) dafür, dass trotz des Nichtvorliegens einer SSES in diesem Fall auch eine therapeutische Intervention angezeigt sein kann.

Zeigt die Diagnostik, dass sich die Entwicklung im Deutschen gemäß physiologischer mehrsprachiger Entwicklungsverläufe vollzieht, die nicht-deutsche Sprache aber von Spracherosion betroffen ist, können eine gezielte Elternberatung zur Förderung der nicht-deutschen Sprache (Empfehlungen in Chilla/Fox-Boyer 2016), zum Einsatz von Diskursstrategien (Lanza 1997) und/oder die Teilnahme des Kindes am herkunftssprachlichen Unterricht (HSU) angezeigt sein.

Legen die Diagnostikergebnisse aufgrund von entsprechenden Auffälligkeiten in beiden Sprachen das Vorliegen einer Sprachentwicklungsstörung nahe, so ist eine spezifische Sprachtherapie einzuleiten. Stimmen die Sprachkenntnisse von Kind und Therapeut überein, sollte in beiden Sprachen interveniert werden. In

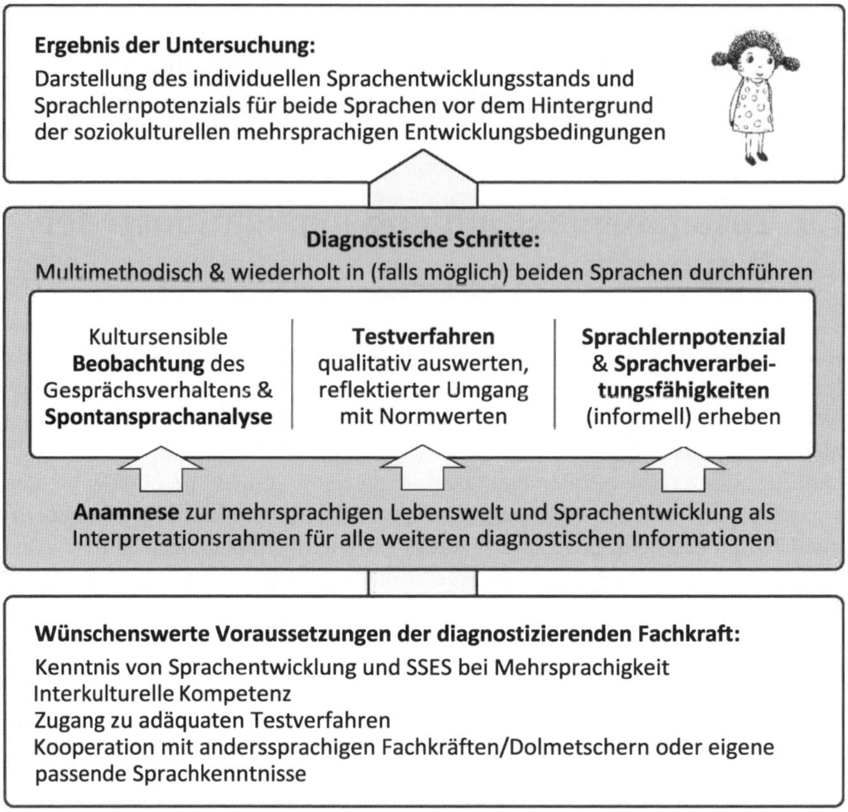

Abb. 10: Veranschaulichung des diagnostischen Ablaufs zur Erhebung des Sprachentwicklungsstands mehrsprachiger Kinder

dem häufigeren Fall, dass die therapeutische Fachkraft nur die Umgebungssprache direkt behandeln kann, können der Einsatz von bilingualen Therapiemethoden (Kohnert 2010, 468) sowie eine Anleitung der Eltern zu Ko-Therapeuten (Tsybina/Eriks-Brophy 2010) indirekt zur Verbesserung auch der nicht-deutschen Sprache beitragen.

Auf Basis der ausführlichen Diagnostik verfolgen sowohl die Förderung als auch die Therapie mehrsprachiger Kinder das Ziel, die Kinder in der Entfaltung ihrer sprachlichen Fähigkeiten in allen beteiligten Sprachen optimal zu unterstützen.

12 Diagnostik weiterer Entwicklungsbereiche im Kontext der Beurteilung sprachlicher Fähigkeiten

Sprache als Teil der Gesamtentwicklung

Die kindliche Sprachentwicklung als komplexer vielschichtiger Prozess ist nicht als isolierter Vorgang zu betrachten, sondern immer als Teil der kindlichen Gesamtentwicklung zu verstehen. Hierbei muss vor allem auf die Interdependenz mit anderen Entwicklungsbereichen wie Sensorik, Motorik, Kognition sowie dem sozial-emotionalen Funktionsbereich hingewiesen werden. So wird es notwendig, nicht nur die sprachlichen Fähigkeiten eines Kindes einzuschätzen, sondern diese auch vor dem Hintergrund der individuellen Fähigkeiten in den anderen Entwicklungsbereichen zu bewerten.

Daher steht beispielsweise gemäß der Ausschlussdefinition einer SSES neben der Erfassung der originär sprachlichen Fähigkeiten der betroffenen Kinder die Überprüfung weiterer Entwicklungsbereiche im Fokus: So ist es zwingend notwendig, die nonverbalen intellektuellen Fähigkeiten der Kinder zu überprüfen. Daneben muss die Hörfähigkeit der Kinder überprüft werden, was in der Regel bei den U-Untersuchungen durch die betreuenden Kinderärzte, bei den Vorschuluntersuchungen oder der amtsärztlichen Untersuchung zum Schuleintritt erfolgt (vgl. Kap. 5.1).

Es ist somit von hoher Relevanz, stets den diagnostischen Prozess in Bezug auf entwicklungsbereichsübergreifende Informationsquellen hin zu reflektieren und ggf. entsprechende Zuarbeiten einzuholen bzw. das eigene diagnostische Vorgehen entsprechend der Hypothesen zu erweitern. Dafür sollen in diesem Kapitel notwendige grundlegende Informationen bereitgestellt werden. Weiterführend kann an dieser Stelle auf folgende Publikationen hingewiesen werden:

- Entwicklungsdiagnostik (Wahrnehmung, Motorik): von Suchodoletz (2005); Esser/Petermann (2010)
- Intelligenzdiagnostik: Daseking/Petermann (2015)
- Sozial-Emotionales Verhalten: Döpfner/Petermann (2012)
- Sprachstörungen bei Kindern mit kognitiven Beeinträchtigungen: Aktas (2012).

12.1 Wahrnehmung

Die Frage, in welcher Weise einem Kind unterschiedliche Wahrnehmungsleistungen zur Verfügung stehen, ist für die Einschätzung der sprachlichen Fähigkeiten im Entwicklungsverlauf entscheidend. Dies betrifft grundlegend den Bereich der auditiven Wahrnehmung, schließt aber auch visuelle und taktil-kinästhetische Wahrnehmungsleistungen mit ein.

12.1.1 Auditive Wahrnehmung

Die auditive Wahrnehmung ist nicht mit dem peripheren Hören – also dem Hören per se – gleichzusetzen, sondern beschreibt die Erfassung, Weiterleitung, Verarbeitung und Bewertung auditiver Informationen (Rosenkötter 2013). Ihre Verarbeitung erfordert unterschiedliche kognitive Fähigkeiten und Aufmerksamkeit. Hinsichtlich der Aufgaben der auditiven Wahrnehmung unterscheidet Rosenkötter (2013) (vereinfacht ausgedrückt):

- die Verarbeitung einfacher akustischer Signale (Töne, Geräusche),
- die Wahrnehmung sprachlicher Reize (Laute, Silben, Wörter),
- die phonologische Bewusstheit.

Diagnostik peripheren Hörens

Die Hörfähigkeit ist die Grundlage der auditiven Wahrnehmung. Zur Früherkennung angeborener Hörstörungen wurde ein generelles Hörscreening bei Neugeborenen eingeführt (UNHS). Ohne Mitarbeit des Kindes kann so eine objektive Hörüberprüfung stattfinden (eingesetzte Verfahren – *OAE: Otoakustische Emissionen*; *AABR: Automatisierte Hirnstammaudiometrie*). Aufgrund der hohen Sensitivität werden Neugeborene mit Hörstörungen so mit hoher Zuverlässigkeit erfasst. Aber auch bei allen weiteren Vorsorgeuntersuchungen steht die Hörfähigkeit im Fokus. Ggf. wird eine eingehende pädaudiologische Untersuchung empfohlen. Eichel (2015, 86) skizziert die Erstdiagnostik zur Abklärung dieser peripheren Hörstörung: umfassende Anamnese → subjektive Hörprüfungen (u.a. Verhaltensaudiometrie; Tonaudiometrie; Sprachaudiometrie) → HNO-Untersuchung → objektive Hörprüfungen (z.B. OAE; AABR) → im Einzelfall spezielle Untersuchungen unter Einbeziehung anderer Fachdisziplinen. Für eine differenzierte Darstellung sei auf Eichel (2015) und Leonhardt (2012) verwiesen.

Auditive Wahrnehmungs- und Verarbeitungsstörung

Ist die periphere Hörleistung unbeeinträchtigt, sind aber gleichzeitig zentrale Prozesse des Hörens eingeschränkt, besteht der Verdacht auf das Vorliegen einer *Auditiven Wahrnehmungs- und Verarbeitungsstörung (AVWS)*. Nach Lauer (2006) umfasst die diagnostische Erfassung der dabei im Fokus stehenden zentralen Prozesse des Hörens:

- die vorbewusste und bewusste Analyse, Differenzierung und Identifikation von Veränderungen akustischer oder auditiv-sprachlicher Signale (bzgl. Zeit, Frequenz und Intensität),
- Prozesse der binauralen Interaktion (z.B. Lokalisation, Diskrimination, Selektion),
- dichotische Verarbeitung.

Für Informationen zur Diagnosestellung, die anhand der Einschätzung auditiver Teilfunktionen geschieht, sei auf die *Leitlinie Auditive Verarbeitungs- und Wahrnehmungsstörungen* der DGPP (2015) verwiesen. Für erste anamnestische Erhebungen kann auch der Anamnesebogen zur Erfassung auditiver Verarbeitungs- und Wahrnehmungsstörungen (AVWS) der DGPP zum Einsatz kommen: http://

www.dgpp.de/Profi/Sources/FragAVWS.pdf, 04.10.2017. Daneben liegen weitere Beobachtungsbögen zur auditiven Wahrnehmung vor (Eggert/Reichenbach 2005).

Im Folgenden sind exemplarisch Materialien beschrieben, die im Rahmen der Diagnostik auditiver Verarbeitung und Wahrnehmung zum Einsatz kommen (für eine differenzierte Darstellung Lauer 2006; DGPP 2015; Eichel 2015). Für die in diesem Kontext ebenfalls relevante Einschätzung der Fähigkeiten zur phonologischen Bewusstheit, der bewussten Wahrnehmung und geistigen Manipulation sprachlicher Einheiten (Wort, Silbe, Laut) sei auf das Kap. 14.3 verwiesen.

Test-CD für die auditiven Funktionen, AUDIVA (2005)

Zielgruppe: Kinder im Vorschul- und Grundschulalter und z.T. auch für Jugendliche und Erwachsene
Ziel: Prüfung der auditiven Funktionen
Dauer: keine Angaben; je nach Auswahl der gewählten Testmethoden
Art und Aufbau: Das Verfahren besteht aus vielen gebräuchlichen Testmethoden, u. a.: Sätze nachsprechen; Geschichte nacherzählen; Wortergänzungstest (phonologische Bewusstheit); Lautverbindungstest; dichotischer Hörtest (mit zweisilbigen Wörtern); akustische Merkfähigkeit (Nonsens-Silben, Zahlen); Lautunterscheidungstest (ohne und mit Störgeräusch); Hochtonverstehen; Rhythmus klopfen; Melodie summen; Tonfolgen erkennen; Rhythmus erkennen.
Durchführung: Bei allen Tests muss die Vorgabe über Kopfhörer geschehen. Die Leistungen des Kindes werden direkt in den umfangreichen Testbogen eingetragen.
Auswertung: Qualitativ und quantitativ: neben der qualitativen Analyse der differenzierten Aufgabenstellung stehen für die Auswertung einzelner Testaufgaben für einzelne Altersgruppen Referenzwerte aus verschiedenen Studien zur Verfügung, mit denen anhand der Rohwertsummen Prozentränge ermittelt werden.
Normierung: Es liegen Prozentrangnormen anhand einer Untersuchung mit 7- und 8-jährigen Grundschülern vor (N=174).
Gütekriterien: keine Angaben
Kommentar: Die Test-CD bietet eine breite Zusammenstellung relevanter Aufgabenstellungen für den Bereich auditiver Funktionen. Die zur Verfügung gestellten Normwerte gelten allerdings nur für einzelne Aufgabenstellungen und Altersgruppen. Angaben zur Güte des Verfahrens fehlen. Inzwischen liegt auch eine Erweiterung (Test-CD spezial) vor, die allerdings über keine Normierung verfügt.

Münchner Auditiver Screeningtest für Verarbeitungs- und Wahrnehmungsstörungen (MAUS), Nickisch et al. (2004)

Zielgruppe: Kinder der Klassenstufen 1 bis 4
Ziel: Identifikation von Kindern, bei denen eine hohe Wahrscheinlichkeit für eine auditive Verarbeitungs- und Wahrnehmungsstörung (AVWS) besteht

Dauer: ca. 15 Min. in der PC-Version; ca. 20 Min. in der Papier-Bleistift-Version (jeweils inkl. Auswertung)
Art und Aufbau: Untertests: *Silbenfolgen* (Nachsprechen von 3-er- bis 5-er-Silbenfolgen analog zum Mottier-Test), *Wörter im Störgeräusch* (Nachsprachen von einsilbigen hochfrequenten Wörtern sind mit sprachsimuliertem Rauschen unterlegt; monaurale Darbietung), *Phonemdifferenzierungs-/Phonemidentifikationstest* (analog zum H-LAD werden CV- oder CCV-Silbenpaare (sinnfrei) präsentiert, wobei zunächst erfragt wird, ob die Anzahl der Silben identisch ist; im Anschluss ist das Silbenpaar zu wiederholen)
Durchführung: MAUS wird über Audiometrie-Kopfhörer bei einem Schallpegel von 65dB durchgeführt. Die Items werden entweder über CD-Player oder über PC bzw. über ein Audiometer angeboten.
Auswertung: Die Auswertung und die Profilerstellung erfolgen in der Softwareversion rechnergestützt. Es erfolgt eine Bewertung via Punkteschema. Die Rohwerte können in T-Werte anhand von Tabellen, getrennt für die Altersgruppen 6–7;5 Jahre, 7;6–8;5 Jahre und 8;6–11 Jahre, transformiert werden.
Normierung: ja, mit insgesamt 356 Münchner Grundschulkindern
Gütekriterien: Angaben zur inneren Konsistenz und zur Kriteriumsvalidität liegen vor.

12.1.2 Visuelle Wahrnehmung

Die Informationsaufnahme erfolgt über alle Sinne, wobei man davon ausgeht, dass der größte Teil der Informationen visuell verarbeitet wird. Die Überprüfung der visuellen Wahrnehmung ist somit von hoher entscheidender Bedeutung. Die Funktionen der visuellen Wahrnehmung sind dabei vielfältig und komplex [u.a. Erkennen von Gesichtern, Formen und Wörtern vor anders strukturiertem Hintergrund (Figur-Grund-Wahrnehmung), Formkonstanzwahrnehmung und Wahrnehmung räumlicher Beziehungen] (Rosenkötter 2013).

Die Überprüfung der visuellen Wahrnehmung ist bereits über die U-Untersuchungen der Kinderärzte mit abgedeckt. Werden Hinweise auf Schwierigkeiten bei der visuellen Wahrnehmung beobachtet, ist eine augenärztliche Abklärung zum Ausschluss einer Sehstörung angeraten.

Die Überprüfung von Leistungen der visuellen Wahrnehmung ist fast bei allen Intelligenztests enthalten. Die schwierige Abgrenzung zwischen visueller Wahrnehmung und Verarbeitung und kognitiven Fähigkeiten wird beispielsweise bei den nonverbalen Intelligenztests sichtbar (Rosenkötter 2013, 111).

Für den deutschen Sprachraum steht ein weit verbreitetes Diagnostikmaterial zur Verfügung: *Frostigs Entwicklungstest zur visuellen Wahrnehmung 2 (FEW 2)*, deutsche Bearbeitung von Büttner et al. (2008). Die explizite Trennung motorikfreier (motorikreduzierter) und motorikabhängiger Anteile erlaubt eine differenzierte Beurteilung der kindlichen Entwicklung im Bereich visueller Wahrnehmung. Die acht Subtests prüfen folgende Bereiche: *1. Auge-Hand-Koordination, 2. Lage im Raum, 3. Abzeichnen, 4. Figur-Grund, 5. räumliche Beziehungen, 6. Gestaltschließen, 7. visuo-motorische Geschwindigkeit, 8. Formkonstanz.*

12.1.3 Taktil-kinästhetische Wahrnehmung

Der Bereich der taktil-kinästhetischen Wahrnehmung beschreibt die taktile Perzeption (Oberflächensensibilität: Wahrnehmung von Berührung, Druck, Temperatur, Oberflächenschmerz und Bewegung auf der Haut) und die kinästhetische Wahrnehmung (Tiefensensibilität: Wahrnehmung der Bewegung des eigenen Körpers/von Körperteilen, von muskulären Spannungszuständen und der Körperhaltung.

Bedeutung im Kontext der Aussprache

Im Kontext der Erfassung sprachlicher Fähigkeiten spielt sie vor allem in Bezug auf die Aussprache eine wichtige Rolle. So bedarf es zur Abstimmung der komplizierten Abläufe von Mund- und Zungenbewegungen u. a. des Lage- und Bewegungsempfindens und des Tast- und Berührungssinns, was im Falle einer Störung auch zu Ausspracheauffälligkeiten führen kann (Colmant et al. 2008; Debuschewitz et al. 2004).

Hierfür liegen zwei Instrumente zur Überprüfung vor:

Kiese-Himmel, C. (2003): Göttinger Entwicklungstest der Taktil-Kinästhetischen Wahrnehmung (TAKIWA). Hogrefe, Göttingen

Kiese-Himmel, C. (2000): Diagnostischer Elternfragebogen zur taktil-kinästhetischen Responsivität im frühen Kindesalter (DEF-TK). Hogrefe, Göttingen

12.2 Sozial-emotionales Verhalten

Für die Einschätzung des sozial-emotionalen Verhaltens von Kindern stehen eine ganze Bandbreite von diagnostischen Verfahren zur Verfügung, die wiederum auf unterschiedlichen Methoden beruhen.

Einschätzskalen für Bezugspersonen und die Kinder selbst

Häufig werden Einschätzskalen verwendet, anhand derer Bezugspersonen (Eltern, Erzieher, Lehrkräfte) oder die Kinder selbst Einschätzungen vornehmen sollen. Exemplarisch sollen die folgenden benannt werden:

- Fragebögen zur Erfassung des Elternurteils:
  - Elternfragebogen für Klein- und Vorschulkinder (CBCL 1½-5) (Achenbach/Arbeitsgruppe Deutsche Child Behavior Checklist 2002)
  - Fragebogen zu Stärken und Schwächen – Eltern (SDQ-deu-E) (http://sdqinfo.org/, 04.10.2017; Goodman 1997)
- Fragebögen zur Erfassung des Erzieher- und Lehrerurteils:
  - Fragebogen zu Stärken und Schwierigkeiten – Lehrerversion (SDQ-deu-L) (http://sdqinfo.org/, 04.10.2017; Goodman 1997)
  - Fragebogen für ErzieherInnen von Klein- und Vorschulkindern (C-TRF 1½-5) (Achenbach/Arbeitsgruppe Deutsche Child Behavior Checklist 2000).

Im Folgenden sollen zwei weit verbreitete dieser Verfahren näher vorgestellt werden.

Fragebogen zu Stärken und Schwächen – Eltern (SDQ-Deu-E) (deutsche Version des Strengths and Difficulties Questionnaire, SDQ), Goodman (1997)

Zielgruppe: Kinder ab 4 Jahren und Jugendliche
Ziel: Erfassung von Verhaltensauffälligkeiten und Verhaltensstärken
Dauer: ca. 5 Min.
Art und Aufbau: zweiseitiger Fragebogen; bestehend aus fünf Einzelskalen mit jeweils fünf Merkmalen: *Emotionale Probleme, Hyperaktivität/Aufmerksamkeitsprobleme, Umgang mit Gleichaltrigen, Verhaltensauffälligkeiten und prosoziales Verhalten.*
Durchführung: Die Eltern bewerten die einzelnen Items anhand einer dreistufigen Skala als *nicht zutreffend/0; teilweise zutreffend/1; eindeutig zutreffend/2.*
Auswertung: Die Punktwerte der Antworten werden addiert. Im Anschluss wird anhand der Ergebnisse der Gesamtproblemwert ermittelt (die Skala *prosoziales Verhalten* wird hierfür nicht berücksichtigt). Zur Interpretation liegen Cut-off-Werte vor.
Normierung: ja; Tabellen mit deutschen Normen für diese Version wurden von Woerner et al. (2002) vorgelegt.
Gütekriterien: Angaben zur Reliabilität und zur Validität liegen vor.
Kommentar: Der Fragebogen ist in mehr als 60 Sprachen verfügbar und steht als open-source-Material zur Verfügung (www.sdqinfo.org). So kann er auch sehr gut in der Arbeit mit Eltern eingesetzt werden, die andere Sprachen sprechen.

Elternfragebogen für Klein- und Vorschulkinder (CBCL 1½-5), Achenbach/Arbeitsgruppe Deutsche Child Behavior Checklist (2002)

Zielgruppe: Klein- und Vorschulkinder von 1;6 bis 5 Jahren
Ziel: Erfassung von psychischen und emotionalen Auffälligkeiten
Dauer: 10–15 Min.
Art und Aufbau: Elternfragebogen, bestehend aus 99 Problem-Items.
Durchführung: Die Eltern werden gebeten, die Problem-Items hinsichtlich des Auftretens in den letzten beiden Monaten als *nicht zutreffend, etwas oder manchmal zutreffend* oder *genau oder häufig zutreffend* einzuschätzen.
Auswertung: Aus den Items werden sieben Problemskalen (emotionale Reaktivität; ängstlich/depressiv; körperliche Beschwerden; sozialer Rückzug; Schlafprobleme; Aufmerksamkeitsprobleme und aggressives Verhalten) sowie drei übergeordnete Skalen gebildet, die externalisierende Auffälligkeiten, internalisierende Auffälligkeiten und die Gesamtauffälligkeit abbilden.
Normierung: ja, N=700
Gütekriterien: Angaben zur Reliabilität und Validität liegen vor.
Kommentar: Das Manual liegt bisher nur in englischer Sprache vor.

Emotionale und soziale Schulerfahrungen

In der schulischen Praxis kommen weiterhin häufig die *Fragebögen zur Erfassung emotionaler und sozialer Schulerfahrungen von Grundschulkindern* zum Einsatz, die getrennt für die Klassenstufen 1 und 2 (*FEESS 1–2*) (Rauer/Schuck 2004) bzw. 3 und 4 (*FEESS 3–4*) (Rauer/Schuck 2003) vorliegen. Diese Gruppenüberprüfungsverfahren dienen der Erfassung grundlegender emotionaler und sozialer Erfahrungen und somit psychologisch bedeutsamer und pädagogisch relevanter Sichtweisen, Einschätzungen, Bewertungen und Einstellungen von Grundschulkindern. So werden Dimensionen des Sozialklimas und des Fähigkeits-Selbstkonzepts ebenso in den Blick genommen wie Aspekte des Schul- und Lernklimas. Über die Auswertung können Profile für einzelne Kinder und ganze Klassen ermittelt werden.

Weitere Verfahrensbeschreibungen zum Bereich sozial-emotionale Entwicklung finden sich in folgenden Publikationen:

Döpfner, M., Steinhausen, H. C. (2012). KIDS 3-Störungsübergreifende Verfahren zur Diagnostik psychischer Störungen im Kindes-und Jugendalter. Hogrefe, Göttingen

12.3 Kognition

Die kognitive Entwicklung und die Sprachentwicklung stellen teilweise domänenspezifische, unabhängige Phänomenbereiche dar, wenngleich sich wichtige Zusammenhänge in den Entwicklungsveränderungen nachweisen lassen (Weinert 2004, 20).

Intelligenztests

Somit spielt auch die Überprüfung der allgemeinen kognitiven Leistungsfähigkeit (Intelligenz) im Kontext der Diagnostik (schrift-)sprachlicher Fähigkeiten eine wichtige Rolle. Den Verfahren, die dabei zum Einsatz kommen, liegen allerdings ganz unterschiedliche Vorstellungen zum Konzept *Intelligenz* zugrunde, wobei im Schwerpunkt durchgängig zwischen angeborenen und erworbenen Bestandteilen der Intelligenz unterschieden wird. Testverfahren wie die kulturfairen Intelligenztests nach Cattell (CFT 1-R/CFT 20-R), die Matrizentests nach Raven (z. B. CPM, SPM) oder die nonverbalen Intelligenztests SON-R heben dabei vor allem auf das angeborene Potenzial des Kindes ab (Kany/Schöler 2009; vgl. auch Kap. 4.5). Verfahren wie der KABC-II (Melchers/Melchers 2015) erfassen auch erworbenes Wissen (kristalline Intelligenz). Gerade die kulturfairen Verfahren verzichten so weit wie möglich auf die Überprüfung erworbenen, somit kulturellen Wissens. Bei der Überprüfung kognitiver Fähigkeiten von Kindern, die in/mit verschiedenen Kulturen aufwachsen, sind diese Verfahren unbedingt zu empfehlen (Kany/Schöler 2009).

Im Kontext der Überprüfung sprachlicher Fähigkeiten kommen häufig nonverbale Intelligenztests zum Einsatz, die eine Abgrenzung von Schwierigkeiten im „Sprache-Lernen“ von generellen Lernschwierigkeiten unterstützen sollen. Diese sind in Kap. 4.4 ausführlich beschrieben.

Die Beurteilung kognitiver Fähigkeiten eines Kindes fällt i. d. R. in den Arbeitsbereich der Psychologie. Im schulischen Kontext sind hier weiterhin Schulpsychologen, Beratungslehrer oder Sonderpädagogen – je nach Vorgaben des jeweiligen Bundeslandes – als Diagnostiker tätig. Diese müssen über die entsprechende Qualifikation verfügen, die eine verfahrensbezogene, spezifische Aus- oder Weiterbildung einschließt.

Für Beschreibungen der vielfältigen Verfahren sei an dieser Stelle auf Kany/Schöler (2009) und Hesse/Latzko (2017) verwiesen.

12.4 Motorik

Die Bewegungsfähigkeit (Motorik) ist, wie auch bereits für den Entwicklungsbereich Sprache beschrieben, mit allen anderen Entwicklungs- und Leistungsbereichen verwoben (Bergeest et al. 2015). Gerade in der frühen kindlichen Entwicklung wirkt sich die Motorik auf weitere Prozessbereiche aus und integriert sich in Handlungen in enger Verbindung mit der Wahrnehmung, der kognitiven Entwicklung, der Begriffsbildung und der Artikulation, der Emotionalität, dem Sozialverhalten und der Kommunikation/Interaktion (Bundschuh/Winkler 2014, 291). Diese Verknüpfungen werden auch in Konzepten wie der Psychomotorik oder der Sensomotorik deutlich.

Unterschieden werden muss die Betrachtung von Grundmustern der Bewegungskompetenz in Form einer quantitativen Leistungserhebung und der qualitativen Verhaltensbeschreibung, indem Aspekte der Fein- und Grobmotorik sowie ggf. vorhandener Kompensationsmechanismen, die das Kind in verschiedenen Settings zeigt, beobachtet und dokumentiert werden.

Unterschiedliche Bewegungsdimensionen im Fokus

Welche ausgewählten Bewegungsdimensionen die einzelnen vorhandenen Diagnostikverfahren überprüfen ist sehr unterschiedlich. Mangels Definition der einzelnen Bewegungsdimensionen bleibt eine Objektivierung in der Zusammenschau unmöglich (Reichenbach 2016). Reichenbach (2016) hat versucht, die in den verschiedenen Verfahren benannten Bewegungsdimensionen neu zu kategorisieren. Die folgende Übersicht stellt übergeordnete *Bewegungsdimensionen* voran und ergänzt in Klammern ausgewählte, weitere zuordenbare Dimensionen, so wie von Reichenbach (2016, 124f.) dokumentiert:

- Gleichgewicht (Koordination statisch)
- Koordination (motorische Kombinationsfähigkeit, grobmotorisch)
- Bewegungsgeschwindigkeit (Tempo, Schnelligkeit)
- Reaktionsfähigkeit (Reaktionsschnelligkeit)
- Tonus (Spannungsregulation)
- Kraft (Sprungkraft)
- Beweglichkeit (Gelenkigkeit, Bewegungselastizität)
- Rhythmus (Rhythmisierungsfähigkeit)
- Orientierungsfähigkeit (Rechts-Links-Orientierung)
- Bewegungspräzision (Bewegungssteuerung, Bewegungsrichtung)
- Fußmotorik

- Feinkoordination (Handgeschick, Grafomotorik, Auge-Hand-Koordination)
- Ausdauer
- visuomotorische Kontrolle (Augenmotorik)
- Anpassungsfähigkeit (Umstellungsfähigkeit, Angemessenheit)
- Seitendifferenz (Mitbewegungen)

Welche der genannten Dimensionen mit welchem Diagnostikverfahren fokussiert werden, stellen die aktuellen Auflagen der Publikationen von Reichenbach (2016) und Bös (2017) differenziert dar. Die Bandbreite reicht auch hier von informellen Beobachtungsverfahren bis hin zu standardisierten und normierten Testverfahren.

Zur Vermeidung von Frustrationen sollten nur bei Kindern mit leichten motorischen Einschränkungen Testverfahren für den Bereich Motorik herangezogen werden (Bergeest et al. 2015). Bergeest et al. (2015) weisen weiterhin auf folgende grundlegende Schwierigkeiten in der diagnostischen Arbeit mit Kindern mit körperlich-motorischen Beeinträchtigungen hin, die es zu beachten gilt (Bergeest et al. 2015, 242): Dies betrifft zum einen die große Varianz der Leistung(-sbereitschaft) in Abhängigkeit der Beziehung zu einer Person (z. B. der Lehrer). Zum anderen sind große Unterschiede auch in Abhängigkeit der räumlichen Umgebung oder durch Leistungsdruck sichtbar (v. a. bei Kindern mit cerebralen Bewegungsstörungen und bei Anforderungen an Koordination, Schnelligkeit, Rhythmus, Verbalität und Belastung).

Eine aktuelle Zusammenstellung und Beschreibung von Verfahren zur Bewegungsdiagnostik findet sich in folgenden Publikationen:

Bös, K. (Hrsg.) (2016): Handbuch motorischer Tests. Hogrefe, Göttingen
Reichenbach, C. (2016): Bewegungsdiagnostik in Theorie und Praxis. Bewegungsdiagnostische Verfahren und Modelle. Bedeutung für Praxis und Qualifizierung. Verlag modernes lernen, Dortmund

Für grundlegende Informationen zur motorischen Entwicklung von Kindern sei verwiesen auf:

Holle, B. (2011): Die motorische und perzeptuelle Entwicklung des Kindes. Beltz, Weinheim

13 Diagnostik im Bereich Redefluss

Von Susanne Cook

Definition Zu den kindlichen Redeflussstörungen zählen sowohl Stottern als auch Poltern. Stottern ist charakterisiert durch unfreiwillige Wiederholungen von Silben und Lauten, Dehnungen von Lauten und Blockierungen vor oder in einem Wort (Bloodstein 1995). Poltern ist eine Störung des Redeflusses, bei welcher das Sprechen als entweder zu schnell, irregulär oder beides wahrgenommen wird. Dies zeichnet sich beispielsweise aus durch eine abnormale Laut-, Silben- und Pausenstruktur, durch stotteruntypische Unflüssigkeiten und durch eingeschränkte Verständlichkeit (Sick 2014; St. Louis/Schulte 2011).

Zielstellung Eine fundierte Diagnostik stellt sowohl Art, Beginn, Dauer und Ausmaß der Störung fest. Zudem muss die Auswirkung auf soziale Funktionsfähigkeit, Aktivität und Teilhabe und damit die Lebensqualität des Betroffenen untersucht werden. Die von der Weltgesundheitsorganisation entwickelte International Classification of Functioning, Disability and Health (ICF) (DIMDI 2005) bietet hierfür einen strukturellen Rahmen, an dem sich Diagnostik, Behandlungsplanung und Effektivitätskontrolle von Therapien ausrichten sollen (Neumann et al. 2016).

Im Rahmen einer umfassenden Diagnostik müssen zudem auch mögliche Komorbiditäten identifiziert und eine Therapie-Indikation überprüft werden.

Dieses Kapitel beinhaltet die beiden Störungsbilder Stottern und Poltern. Für Stottern wird ein kurzer Überblick über normale und stottertypische Sprechunflüssigkeiten gegeben und die Definitionen nach DSM-5 und ICD-10 beschrieben. Danach werden die Begriffe offene und verdeckte Symptomatik und Begleitsymptomatik erläutert. Für Poltern wird eine Zusammenfassung von poltertypischen Sprechunflüssigkeiten gegeben und die Definitionen nach ICD-10 beschrieben. Im Anschluss werden beide Störungsbilder vor dem Hintergrund der ICF dargestellt und mögliche Komorbiditäten genannt.

Es folgt eine genauere Beschreibung der Diagnostik von Stottern und Poltern mit einer Liste verfügbarer Diagnostikmaterialien.

13.1 Grundlegende Aspekte zur Erfassung von Redeflussauffälligkeiten

13.1.1 Stottern

Stottern ist eine Störung des normalen Sprechflusses, welche meist im Kindesalter beginnt und bis ins Erwachsenenalter andauern kann (Neumann et al. 2016). Im diagnostischen und statistischen Manual der American Psychiatric Association (DSM 5) (Falkai 2015) wird Stottern mit 315.35 codiert, in der internationalen Klassifikation der Erkrankungen (ICD-10, Weltgesundheitsorganisation WHO 2001) mit F98.5.

Neumann und Kollegen bezeichnen das in der Kindheit ohne erkennbare Ursache beginnende Stottern auch als *originäres* Stottern. Des Weiteren gibt es noch das erworbene (neurogene oder psychogene) Stottern. Dieses Kapitel bezieht sich auf das originäre Stottern.

Kernsymptomatik

Es ist gekennzeichnet von sogenannten Kernsymptomen (Wiederholungen „Ba-Ba- Ball"; Dehnungen „mmmmmmöchte…"; Blockierungen „—-Pizza") und sogenannten Begleitsymptomen, welche aus dem Versuch heraus, die Kernsymptome zu überwinden, entstehen. Begleitsymptome können sowohl hör- und sichtbar sein (offene Symptomatik), zum Beispiel Einschub von Lauten oder Geräuschen wie Räuspern vor einem gefürchteten Wort (Starter), Augen zukneifen, als auch psychischer Natur sein (verdeckte Symptomatik), zum Beispiel Schamgefühl, Vermeidung von Wörtern oder Situationen.

normale vs. stottertypische Sprechunflüssigkeiten

Bei der Diagnostik von kindlichem Stottern ist es wichtig, normale Sprechunflüssigkeiten von stottertypischen Sprechunflüssigkeiten zu unterscheiden. Normale Sprechunflüssigkeiten sind Wiederholungen ganzer Wörter („Ich, ich, ich hab heute mit Max gespielt.") oder Satzteile („Ich hab heute, ich hab heute mit Max gespielt."), gefüllte Pausen („Ich äh hab heute mit Max gespielt."), ungefüllte Pausen („Ich … hab heute mit Max gespielt."), Floskeln („Ich – du weißt schon – hab heute mit Max gespielt.") und funktionelle Dehnungen („Ich habe heute soooo lange mit Max gespielt.") (Walter/Richter 2016).

Erste Symptome kindlichen Stotterns treten häufig zwischen dem 3. und 6. Lebensjahr auf, also in der Entwicklungsphase sprachlicher und kommunikativer Fähigkeiten. Es bestehen Wechselwirkungen zwischen Sprachentwicklung und Stottern, deren Ausmaße aber zum momentanen Zeitpunkt nur hypothetisch sind (Sandrieser/Schneider 2015).

Persistierendes Stottern

Ein persistierendes Stottern kann sich beim Zusammenwirken mehrerer Risikofaktoren entwickeln, beispielsweise dem männlichen Geschlecht, stotternde Familienangehörige (ein hohes Risiko der Persistenz besteht besonders für Söhne stotternder Frauen) sowie durch Umwelteinflüsse (aufrechterhaltende Faktoren). Es gibt keine ausreichende Evidenz für die Herausbildung und Persistenz von Stottern bezüglich sprachlicher Entwicklung und kommunikativer Fähigkeiten (Neumann et al. 2016). Für eine umfassende Diagnostik im Kindesalter ist es zudem wichtig, auch eine Diagnostik der Sprachentwicklung durchzuführen, so kann die Grundlage für eine fundierte Beratung und mögliche Therapie geschaffen werden (Sandrieser/Schneider 2015). Eine erste Einschätzung kann die „Screening Liste Stottern (SLS)" geben.

Screening Liste Stottern (SLS), Sandrieser/Schneider (2015)

Zielgruppe: Kinder ab zwei Jahren
Ziel: Elternfragebogen zur Entscheidung, ob bei einem Verdacht auf eine Redeflussstörung eine Stotterdiagnostik und Elternberatung notwendig sind
Dauer: 5–10 Min.
Art und Aufbau: Der Fragebogen wurde von Riley und Riley (1989) entwickelt und liegt in einer deutschen Bearbeitung sowohl in Papierform (Sandrieser/Schneider

2015) als auch in einer leicht modifizierten Form als interaktive Version vor. Erfasst werden Art, Häufigkeit und Dauer der Symptomatik und Reaktionen des Kindes und des Umfeldes auf die Unflüssigkeiten. In der Papierversion werden fünf Fragen gestellt, die interaktive Version fragt zudem, ob die Eltern beunruhigt sind.
Durchführung: Fragebogen für Eltern
Auswertung: Die Antworten resultieren in einem Punktwert, welcher eine Empfehlung über das weitere Vorgehen abgibt. In der Papierversion gibt es drei Kategorien: *Keine Diagnostik nötig, Wiederholung des Screenings nach drei Monaten, Stotterdiagnostik notwendig.* In der interaktiven Version gibt es zwei Kategorien: Keine Notwendigkeit für Abklärung und Beratung, es sei denn, die Eltern machen sich Sorgen, und Notwendigkeit zur weiteren Abklärung durch einen Stottertherapeuten.
Normierung: Die flämische Version wurde an 700 Kindern normiert.
Gütekriterien: keine Angaben

Kommentar: Die Screening Liste ist ein wertvolles Instrument zur Abklärung der Frage, ob eine ausführliche Diagnostik des Redeflusses notwendig ist und kann sehr gut von Kinderärzten oder Erziehern eingesetzt werden (Sandrieser/Schneider 2015). Alle vier Domänen der ICF sind in den Fragen erfasst, jedoch wurde der Fragebogen nicht an der ICF orientierend konzipiert. Die Screening Liste ist enthalten im Buch „Stottern im Kindesalter“ (Sandrieser/Schneider 2015) und die interaktive Version auf der Website der Interdisziplinären Vereinigung der Stottertherapeuten e.V. (ivs) unter https://www.ivs-online.de/inhalt/service/stottertest/#test, 04.10.2017.

13.1.2 Poltern

Poltern ist eine mehrdimensionale Sprechstörung, die sich ab dem Vorschulalter entwickeln kann (Weiss 1964).

Poltertypische Unflüssigkeiten werden in zwei Kategorien unterschieden: Unflüssigkeiten bezüglich der Sprechmotorik und bezüglich linguistischer Variablen (Ward 2006). Es gibt bisher noch keine einheitliche Definition des Polterns. Der größte Konsens besteht zurzeit für die von St. Louis und Kollegen (St. Louis et al. 2007) formulierte Arbeitsdefinition, welche von St. Louis und Schulte (2011) nochmals spezifiziert wurde.

Definition

Demnach wird Poltern als eine Redeflussstörung angesehen, welche sich durch Sprache auszeichnet, die als zu schnell, irregulär oder beides wahrgenommen werden kann. Dies kann von Auffälligkeiten wie exzessiven Unflüssigkeiten, exzessivem Zusammenziehen oder Auslassen von Silben sowie abnormen Pausen, Silbenbetonung und Sprechrhythmus begleitet sein (Sick 2014). Poltern ist in der DSM-5 nicht aufgeführt. In der ICD-10 ist es mit F98.6 codiert. Es existiert weiterhin noch kein Testverfahren, welches eine zweifelsfreie Diagnose stellt, da es bisher noch keinen Konsens darüber gibt, welche Symptome unbedingt zur Diagnose Poltern zählen. Derzeit geht man davon aus, dass zumindest die Kernsymptome der schnellen und/oder irregulären Sprechweise und phonetisch/temporalen Auffälligkeiten vorhanden sein müssen, um die Diagnose Poltern stellen zu können (Sick 2014), oder das Vorhandensein von hohem und/oder irregulärem Sprechtempo in Kombination mit auffällig vielen stotteruntypischen Unflüssigkeiten in Form von lockeren Wiederholungen von Wörtern, Phrasen und Silben sowie Satzabbrüchen und Revisionen (van Zaalen/Winkelman 2009). Dies kann anhand der Spontansprachanalyse überprüft werden. Da Polterer ihre Sprechweise oft kurzzeitig gut kontrollieren können, ist es nicht immer möglich, eine aussagekräftige Diagnose nur anhand einer Spontansprachanalyse zu stellen. Daher wird empfohlen, innerhalb der Erstdiagnostik auch die orale Diadochokinese, Variationen des Sprechtempos, die Selbstwahrnehmung, Kommunikation und Pragmatik, die auditive Merkfähigkeit für Zahlen- und Silbenfolgen sowie die Nacherzählung zu überprüfen (Sick 2014).

Bei jungen Kindern liegt häufig auch eine Sprachentwicklungsstörung, Stottern, eine auditive Verarbeitungsstörung oder eine Lese-Rechtschreibstörung vor. Daher müssen für eine umfassende Diagnosestellung junge Kinder zumindest auch hinsichtlich einer Sprachentwicklungsstörung untersucht werden (Sick 2014).

13.1.3 Redeflussstörungen vor dem Hintergrund der ICF

> *„Because the ICF focuses on both functioning and disability, rather than just on the disability component, it is now possible to describe both fluency and stuttering, as well as other positive and negative aspects of the speaker's experiences of fluent and disfluent speech" (Yaruss/Quesal 2004, 43).*

Eine umfassende Diagnostik von Redeflussstörungen muss zusätzlich zu den offen messbaren Symptomen auch die verdeckten Symptome und die gesundheitsbezogene Lebensqualität des Betroffenen erfassen (Franic/Bothe 2008). Es existiert zwar keine allgemein anerkannte Definition von gesundheitsbezogener Lebensqualität, jedoch gehen Franic und Bothe (2008) davon aus, dass diese multidimensional ist. Die International Classification of Functioning, Disability and Health (ICF) (DIMDI 2005) bietet hierfür eine gute Grundlage, da sie neben der Funktionsfähigkeit im Alltag auch andere Ressourcen und Kompetenzen betrachtet, welche für eine gelungene Teilhabe im Alltag erforderlich sind (Rapp 2007). Die ICF ist in zwei Teile mit jeweils zwei Komponenten untergliedert. Teil 1 betrachtet die Funktionsfähigkeit und Behinderung mit (a) Körperfunktionen und –strukturen und (b) Aktivitäten im Alltag (s. Kap. 1.1). Beispiele für die Körperfunktionen und -strukturen im Bereich Stottern sind Kern- und Begleitsymptomatik sowie hirnfunktionelle und -strukturelle Basis; im Bereich Poltern zählen Sprechflüssigkeit, Sprechrhythmus, Sprechgeschwindigkeit und Sprechmelodie dazu. Beispiele für Aktivitäten im Alltag im Bereich Stottern sind kommunikative Kompetenz und soziale Einbindung, im Bereich Poltern zählen Lesen, Schreiben und Sprechen hinzu. Teil 2 der ICF betrachtet Kontextfaktoren mit (c) den Umweltfaktoren und (d) personenbezogenen Faktoren. Beispiele für Umweltfaktoren im Bereich Stottern und Poltern sind Familie, Ausbildung, Schule,

Freunde, Partnerschaften. Beispiele für personenbezogene Faktoren im Bereich Stottern sind Gedanken und Einstellungen, emotionale Reaktionen auf das Stottern wie Angst und Scham. Im Bereich Poltern zählen ebenfalls Gedanken und Einstellungen sowie Impulsivität und geringe Sprechkontrolle dazu (Cook 2013; Neumann et al. 2016).

13.1.4 Differenzialdiagnostik von Stottern und Poltern

Obligate und fakultative Merkmale zur Abgrenzung von Stottern und Poltern

Reines Stottern kann von reinem Poltern gut abgegrenzt werden, es bestehen allerdings auch Mischformen (Freund 1966). Während Stottern im Verlauf häufig fluktuiert und mit Begleitsymptomatik auftritt, ist Poltern kontinuierlich, mit situativen Schwankungen und ohne Begleitsymptomatik. Neumann et al. (2016) unterscheiden zwischen obligaten und fakultativen Merkmalen, welche die beiden Redeflussstörungen voneinander abgrenzen.

obligate Merkmale von Redeflussstörungen

Als **obligat** werden die folgenden Merkmale bezeichnet:

- *Sprechgeschwindigkeit* (Poltern: erhöht, irregulär; Stottern: meist nicht erhöht).
- *Wiederholungen* (Poltern: vorwiegend Wort- und Satzteilwiederholungen; Stottern: Laut-, Teilwort- und einsilbige Wortwiederholungen)
- *Dehnungen und Blockierungen* (Poltern: nicht vorhanden; Stottern: können vorhanden sein)
- *phonetisch-temporale und/oder phonologische Auffälligkeiten* (Poltern: meist vorhanden in Form von Elisionen, Kontaminationen, Nuscheln; Stottern: gelegentlich vorhanden, als Coping-Strategie)
- *Prosodie* (Poltern: oft unangepasste Prosodie, Monotonie, eingeschränkte Variabilität von Tonhöhenunterschieden; Stottern: evtl. als ungünstige Coping-Strategie, zum Beispiel Tonhöhenveränderung bei Ankämpfverhalten)

Fakultative Merkmale von Redeflussstörungen

Als **fakultativ** gelten folgende Merkmale, welche meist nur bei Poltern auftreten: Auffälligkeiten in Lexikon und Semantik, Aufmerksamkeitsstörung, fehlende Selbstwahrnehmung, Störungen in der Pragmatik, Auffälligkeiten beim Lesen (z.B. Auslassungen, Wortgliederungsstörungen) und Schreiben. Ein Adaptionseffekt bleibt beim Poltern meist aus, während er beim Stottern einsetzt und der Lee-Effekt (Delayed Auditory Feedback, DAF) führt bei Poltern meist zu unflüssigerem Sprechen, während er bei Stottern meist zu flüssigerem Sprechen führt. Pragmatische Auffälligkeiten bei Stottern können manchmal infolge von Vermeideverhalten auftreten, beim Lesen wird bei Stotternden die Kern- und Begleitsymptomatik ähnlich wie in der Spontansprache beobachtet (Neumann et al. 2016).

13.2 Vorgehensweisen im Bereich Stottern

13.2.1 Anamnese, Familien- und Entwicklungsgeschichte

Zusätzlich zur ärztlichen Anamnese muss eine ausführliche sprachtherapeutische Anamnese durchgeführt werden. Die folgenden Anamneseleitfäden stehen zur Verfügung:

Anamnesefragebogen für Stottern bei Kindern und Jugendlichen, Ochsenkühn et al. (2015)

Zielgruppe: Kinder ab drei Jahren
Ziel: Elternfragebogen als Leitfaden zum Anamnesegespräch
Dauer: 40–60 Min. für Befragung und Auswertung
Art und Aufbau: Es handelt sich um einen Leitfaden zum Vorgehen im Anamnesegespräch. Erfasst werden Symptomatik und Verlauf der Unflüssigkeiten, mögliches Störungsbewusstsein des Kindes, vorhandene Copingstrategien, Allgemeinentwicklung und Familienanamnese.
Durchführung: Interview mit den Eltern
Auswertung: Die Informationen dienen der Therapieplanung sowie zur Planung der Elternberatung.
Normierung: nein
Gütekriterien: keine Angaben
Kommentar: Alle vier Domänen der ICF sind erfasst. Dieser Fragebogen ist enthalten in Ochsenkühn et al. (2015).

Elternfragebogen und Anamnesebogen für stotternde Kinder und Jugendliche, Sandrieser/Schneider (2015)

Zielgruppe: Kinder ab ca. zwei Jahren
Ziel: Erfassung von Vorgeschichte, sprachlicher Entwicklung, Anamnese und Familiengeschichte
Dauer: 45–60 Min. für Befragung
Art und Aufbau: Fragen zu Vorgeschichte, Entwicklung und allgemeinen Sprachentwicklung und Entwicklung des Stotterns werden im Elternfragebogen von den Eltern beantwortet. Spezifische Fragen zur Entwicklung des Stotterns, beobachteten Symptomen, Risikofaktoren und dem Umgang des Kindes mit dem Stottern werden im Anamnesegespräch mit den Eltern bearbeitet. Zudem werden weitere spezifische und allgemeine Fragen zur Persönlichkeit des Kindes, Reaktionen der Umgebung, bisheriger Therapien und die Therapiemotivation besprochen.
Durchführung: Der Elternfragebogen wird von den Eltern selbständig vor dem ersten Termin ausgefüllt, die Anamneseerhebung erfolgt in einem Gespräch mit den Eltern.

Auswertung: Die Informationen dienen der Planung des weiteren Vorgehens.
Normierung: nein
Gütekriterien: keine Angaben
Kommentar: Alle vier Domänen der ICF sind erfasst. Beide Fragebögen sind enthalten in Sandrieser/Schneider (2015).

Elternfragebogen und Gesprächsleitfaden zur Anamnese des Stotterns von Vorschulkindern, Bosshardt (2010)

Zielgruppe: Kinder im Vorschulalter
Ziel: Erfassung von Vorgeschichte, sprachlicher Entwicklung, Anamnese und Familiengeschichte
Dauer: 40–60 Min. für Befragung
Art und Aufbau: Im Kontaktfragebogen werden Fragen zu Familienanamnese, Stottern in der Familie, Entwicklung des Stotterns, Entwicklung und allgemeinen Sprachentwicklung des Kindes kurz abgefragt. Der Gesprächsleitfaden zur Anamneseerhebung im direkten Gespräch mit den Eltern behandelt weitere Fragen zur Entwicklung des Stotterns, Symptombeschreibung und Folgen des Stotterns.
Durchführung: Der Kontaktfragebogen wird von den Eltern selbständig vor dem ersten Termin ausgefüllt, die Anamneseerhebung erfolgt in einem Gespräch mit den Eltern.
Auswertung: Die Informationen dienen der Therapieplanung sowie zur Planung der Elternberatung.
Normierung: nein
Gütekriterien: keine Angaben
Kommentar: Alle vier Domänen der ICF sind erfasst. Beide Fragebögen sind enthalten in Bosshardt (2010).

Leitfaden Befunderhebung Anamnese für stotternde Kinder und Jugendliche Thum/Mayer (2014)

Zielgruppe: Kinder ab ca. drei Jahren
Ziel: Erfassung von Vorgeschichte, sprachlicher Entwicklung, Anamnese und Familiengeschichte
Dauer: 45–60 Min. für Befragung
Art und Aufbau: Dieser Gesprächsleitfaden richtet sich nach den vier Domänen der ICF und behandelt Umweltfaktoren, Körperfunktionen und –struktur, personenbezogene Faktoren sowie Aktivität und Teilhabe aus der Sicht der Eltern und ggf. der Sicht des Kindes. Die aufgeführten Kriterien dienen der Anregung und sollen im Dialog dem Gesprächspartner (Eltern, Kind) individuell angepasst werden.
Durchführung: Die Anamneseerhebung erfolgt in einem Gespräch mit den Eltern und ggf. dem Kind.
Auswertung: Die Informationen dienen der Planung des weiteren Vorgehens.
Normierung: nein

Gütekriterien: keine Angaben
Kommentar: Alle vier Domänen der ICF sind erfasst. Der Gesprächsleitfaden ist enthalten in Thum/Mayer (2014).

13.2.2 Diagnostik von offenem Stottern

Als diagnostisches Kriterium müssen mindestens 3 % aller gesprochenen Silben gestottert sein (Ambrose/Yairi 1999; Sandrieser/Schneider 2015).

Bewertung der Spontansprache

Es bieten sich verschiedene Tests zur Spontansprachbewertung an, drei werden im Folgenden vorgestellt: Die Aachener Analyse unflüssigen Sprechens, (AAUS, Schneider/Zückner 2005), das Stuttering Severity Instrument (SSI-4, Riley 2009) sowie der Test of Childhood Stuttering (TOCS, Gilham et al. 2009). Es werden Sprechproben in unterschiedlichen Kontexten erhoben (zum Beispiel Konversation mit bekannten oder unbekannten Personen, Vorlesen, Bildbeschreibung, Nacherzählen einer Bildgeschichte, Telefonat), um so ein möglichst umfassendes Bild der Spontansprache zu erhalten. Die AAUS und das SSI-4 können für Kinder, Jugendliche und Erwachsene angewendet werden, der TOCS ist geeignet für Kinder von 4 bis 12 Jahren. Zur Auswertung der Spontansprache bietet sich das Programm PRAAT (Boersma/Weenink 2017) an, welches kostenlos aus dem Internet heruntergeladen werden kann.

Differenzierte Analyse der Symptomatik mit PRAAT

PRAAT ist ein Programm für phonetische Analysen. Gesprochenes kann direkt mit dem Programm aufgezeichnet und analysiert werden. Die Verwendung von PRAAT erleichtert die Analyse von gesprochenen Silben, ohne dass der gesamte Text transkribiert werden muss, sowie die genaue Messung der Dauer eines Symptoms. Das Programm erlaubt es, einzelne Sprechabschnitte zu kennzeichnen, so dass man sich diese mehrmals anhören und die Silben in einem Silbenraster kennzeichnen kann. Wenn ein Stottersymptom auftritt, kann man dieses genau von Anfang bis Ende kennzeichnen und erhält somit die Dauer eines Symptoms.

Aachener Analyse unflüssigen Sprechens (AAUS), Schneider/Zückner (2005)

Zielgruppe: Kinder, Jugendliche und Erwachsene
Ziel: Erfassung qualitativer und quantitativer Daten bezüglich des Sprech- und Stotterverhaltens, Erfassung und Einteilung der Kern- und Begleitsymptomatik sowie eine detaillierte, qualitative Beschreibung des Stotterns inklusive vorhandener Blocklöse- und Sprechtechniken.
Dauer: 20–30 Min. für die Durchführung (und je nach Erfahrung des Untersuchers zwischen zweieinhalb und fünf Stunden für die Auswertung)
Art und Aufbau: Die AAUS beinhaltet das Manual, Auswertungsbögen sowie eine Übungs-DVD mit Videobeispielen und Übungstranskripten.
Durchführung: Erstellung einer ca. 20-minütigen Videoaufnahme, zur Analyse wird eine reine Redezeit von mindestens zwei Min. benötigt.
Auswertung: Mittels der Videoaufnahme werden die offenen Merkmale des Stotterns qualitativ und quantitativ erfasst. Im Auswertungsbogen wird nicht nur der

Prozentsatz der gestotterten Silben als Gesamtwert berechnet, sondern auch bezüglich der einzelnen Kernsymptome. Begleitsymptome werden genauer beschrieben und deren Ausprägung erfasst. Es wird auch die durchschnittliche Dauer der drei längsten Symptome berechnet. Zusätzlich werden nichtgestotterte Redeanteile beschrieben, um andere sprachliche (Satzumstellungen, Einschübe) und nichtsprachliche (Abbruch des Blickkontaktes, Hand vor den Mund) Auffälligkeiten zu erfassen.
Normierung: Nein, die Autoren geben an, dass in Verbindung mit dem SSI-4 ein Schweregrad bestimmt werden kann.
Gütekriterien: Keine Angaben zu Reliabilität und Validität, es liegt eine stichprobenartige Überprüfung der Reliabilität von 12 Fachleuten vor.
Kommentar: Aufgrund des hohen Zeitaufwandes eignet sich die AAUS eher zum Training einer Stotterdiagnostik sowie bei der Erstellung ausführlicher Gutachten, aber weniger zur täglichen Durchführung im Rahmen einer logopädischen Diagnostik.

Stuttering Severity Instrument 4th edition (SSI-4), Riley (2009)

Zielgruppe: Kinder, Jugendliche und Erwachsene
Ziel: Erfassung der offenen, sichtbaren Merkmale des Stotterns
Dauer: 20–30 Min. für die Durchführung und je nach Erfahrung des Untersuchers 30–60 Min. für die Auswertung
Art und Aufbau: Das SSI-4 ist unterteilt in die Erfassung der Häufigkeit der Symptomatik sowie die Berechnung der durchschnittlichen Dauer der drei längsten Symptome und die Beurteilung der hör- und sichtbaren Begleitsymptome (Geräusche, Grimassen, Kopfbewegungen, Bewegungen der Extremitäten).
Durchführung: Erstellung von zwei Audioaufnahmen (besser: Videoaufnahmen) von je einer spontansprachlichen Äußerung von mindestens 200 Silben Länge und einer Bildbeschreibung oder eines Lesetextes (ab ca. der 3. Klasse).
Auswertung: Mittels der Audio-/Videoaufnahme werden die offenen Merkmale des Stotterns erfasst. Die Rohwerte der drei Kategorien (Häufigkeit der Symptomatik, durchschnittliche Dauer der drei längsten Symptome, Begleitsymptomatik) werden zu einem Gesamtwert addiert, welcher in einem Schweregrad von sehr mild bis sehr schwer resultiert. In der Anleitung des SSI-4 gibt es keine genaue Angaben, wie Floskeln („also“) und Interjektionen („ähm“) zu zählen sind, es wird lediglich gesagt, dass diese als Silben mitgezählt werden. Der Übersetzer der deutschen Version empfiehlt daher bei einem gehäuften Auftreten solcher Einschübe als Starter oder Aufschubverhalten, diese gesondert zu zählen und so einen zweiten Schweregrad zu berechnen. Beide Schweregrade können dann gegenüber gestellt und interpretiert werden (Sandrieser/Schneider 2015).
Normierung: ja
Gütekriterien: In der amerikanischen Originalversion wurde das SSI-4 bezüglich moderner teststatistischer Kriterien (Objektivität, Reliabilität, Normierung, Herleitung des Gesamtindex) untersucht und konnte teilweise überzeugen. Eine Normierung der deutschen Version ist noch nicht vorgenommen worden, jedoch

gehen Sandrieser und Schneider (2015) davon aus, dass es akzeptabel ist, die amerikanischen Normen zu übernehmen, da es sich ihrer Ansicht nach um einen nicht sprachgebundenen Test handelt.
Kommentar: Das SSI-4 beinhaltet zusätzlich noch eine Skala zur Sprechnatürlichkeit und einen Selbsteinschätzungsbogen für Erwachsene. Es zählt derzeit zu den international gängigsten Verfahren in der Stotterdiagnostik. Die deutsche Version des SSI-4 ist in Sandrieser/Schneider (2015) abgedruckt.

Test of Childhood Stuttering (TOCS), Gilham et al. (2009)

Zielgruppe: Kinder im Alter von 4 bis 12 Jahren
Ziel: Identifizierung von kindlichem Stottern, Erfassung des Schweregrades und Evaluation von Veränderungen
Dauer: 20–25 Min. für die Testdurchführung, ca. 5 Min. für die Beobachtungsbögen und 15 Min. für die Auswertung
Art und Aufbau: Der TOCS besteht aus drei Teilen, einer standardisierten Erhebung der Sprechflüssigkeit, Beobachtungsskalen und klinischen Erhebungen.
Durchführung: Die Sprechflüssigkeit wird in vier Sprechaufgaben erhoben: *Wortebene* (schnelle Bildbenennung), *Satzebene* (Satzbildung anhand eines vorgegebenen Beispielsatzes), *Konversationsebene* (strukturierte Konversation anhand von Bildern) und *Erzählebene* (Erzählen einer Bildergeschichte). Die Beobachtungsbögen können von dem Untersucher oder einer anderen Person, die das Kind gut kennt, ausgefüllt werden. Die klinischen Erhebungen beinhalten klinische Interviews, Analyse der Häufigkeiten und Art der Unflüssigkeiten, der Sprechraten, der Symptomdauer, der Repetitionseinheiten, der Begleitsymptome, der Stotterhäufigkeiten und der Sprechnatürlichkeit.
Auswertung: Die Erhebung der Sprechflüssigkeit und die Werte aus den Beobachtungsskalen resultieren in einem Rohwert, von welchem eine Einschätzung des Schweregrades (normale Sprechflüssigkeit, mildes, moderates oder schweres Stottern) und Perzentilnormen abgeleitet werden können. Die klinischen Erhebungen liefern zusätzlich qualitative Informationen zur vorhandenen Stottersymptomatik.
Normierung: ja
Gütekriterien: In der amerikanischen Originalversion wurden die innere Konsistenz der Sprechflüssigkeitsmessungen sowie die Retest Reliabilitäten mit gut bewertet.
Kommentar: Der TOCS ist momentan auf Deutsch nur in einer Forschungsversion vorhanden (Neumann et al. 2014).

13.2.3 Diagnostik von verdecktem Stottern

Psychische Reaktionen auf das Stottern, wie die Einstellungen und Gefühle des Kindes zu sich selbst als Sprecher, zum Sprechen und Stottern sowie die emotionalen Reaktionen auf das Stottern können stotterauslösend oder aufrechterhaltend wirken und müssen daher untersucht werden (Sandrieser/Schneider 2015).

Kinder erleben ihr Stottern (KES), Walther (2009)

Zielgruppe: Kinder im Alter von 4;0 bis 7;11 Jahren
Ziel: Erfassen des Erlebens des Stotterns aus der Perspektive des betroffenen Kindes in relevanten Dimensionen, parallele Erhebung der Einschätzung der Eltern.
Dauer: ca. 15–20 Min. für die Durchführung und 5 Min. für die Auswertung.
Art und Aufbau: Fragebogen, in Interviewform durchführbar. 35 Fragen zu den Bereichen Alltagskommunikation, Reaktionen auf Stottern und Lebensqualität.
Durchführung: Nach dem Einführen der Antwortsymbole auf einer dreiteiligen Skala anhand von Übungsbeispielen liest der Untersucher die Fragen vor. Das Kind antwortet durch Zeigen auf das seiner Meinung nach zutreffende Symbol. Die Eltern füllen eine parallele Version des Bogens separat aus.
Auswertung: Den Antworten werden Punktwerte zugeordnet, welche für jeden Antwortbereich addiert und zu einem Gesamtwert summiert werden. Je höher die Punktzahl, desto höher die empfundene Einschränkung. Dies ermöglicht die Ermittlung eines Störungsschwerpunktes.
Normierung: Bis 2017 existieren nur vorläufige Daten.
Gütekriterien: Hohe Reliabilität: Interne Konsistenz war hoch (α=.865). Hohe Validität (Konstrukt- und Inhaltsvalidität).
Kommentar: Der Fragebogen ist ICF-basiert. Die Veröffentlichung ist in Vorbereitung.

Fragebogen zum Sprechen, Cook (2013)

Zielgruppe: Kinder und Jugendliche im Alter von 8;0 bis 17;11 Jahren
Ziel: Erfassung der psychosozialen Belastung durch das Stottern
Dauer: ca. 5 Min. für die Durchführung und 5 Min. für die Auswertung.
Art und Aufbau: Papier- und Bleistift-Verfahren. 27 Fragen zu den vier Kategorien: *Allgemein, Gefühle beim Stottern, verschiedene Sprechsituationen, Einfluss von Stottern auf verschiedene Lebensbereiche.* Antworten werden auf einer 6-stufigen Skala gegeben.
Durchführung: Der Fragebogen wird selbständig ausgefüllt, bei jüngeren Kindern können die Fragen vorgelesen werden.
Auswertung: Die Antworten werden codiert und addiert zur Ermittlung eines Schweregrades der psychosozialen Belastung durch das Stottern.
Normierung: Ja, der Fragebogen resultiert in einem Schweregrad der psychosozialen Belastung von sehr mild bis sehr schwer.
Gütekriterien: Hohe Reliabilität: Interne Konsistenz war hoch (α=.855); Retest Reliabilität war hochsignifikant (r=.925, p<.001). Hohe Validität (Inhaltsvalidität und Kriteriumsvalidität).
Kommentar: Der Fragebogen ist ICF-basiert. Fragebogen und Auswertung sind in Cook (2013) enthalten.

Overall Assessment of the Speaker's Experience of Stuttering – school age (OASES-S), Yaruss et al. (2010)

Zielgruppe: Kinder im Alter von 8;0 bis 12;11 Jahren
Ziel: Erfassung der psychosozialen Belastung durch das Stottern
Dauer: ca. 10–15 Min. für die Durchführung und 5 Min. für die Auswertung
Art und Aufbau: Papier- und Bleistift-Verfahren. 60 Fragen zu den vier Kategorien: *Allgemeine Informationen, Deine Reaktionen auf Dein Stottern, Kommunikation in Alltagssituationen, Lebensqualität.* Antworten werden auf einer 5-stufigen Skala gegeben.
Durchführung: Der Fragebogen wird selbständig ausgefüllt, bei jüngeren Kindern können die Fragen vorgelesen werden.
Auswertung: Die Antworten werden addiert zur Ermittlung eines Schweregrades der psychosozialen Belastung durch das Stottern.
Normierung: Ja, der Fragebogen wurde an 75 amerikanischen Schulkindern normiert und resultiert in einem Schweregrad der psychosozialen Belastung von mild bis schwer.
Gütekriterien: Hohe Reliabilität: Interne Konsistenz war hoch (abgesehen von Teil 1: *Allgemeine Informationen*), hohe Retest Reliabilität. Hohe Validität (Inhaltsvalidität und Konstruktvalidität).
Kommentar: Der Fragebogen ist ICF-basiert. Der Fragebogen ist in deutscher Übersetzung lizensiert und kann über www.StutteringTherapyResources.com (04.10.2017) als elektronischer Download erworben werden.

13.2.4 Zusammenfassung zur Diagnostik von Stottern

Die Mindestempfehlungen für eine umfassende Stotterdiagnostik der Interdisziplinären Vereinigung der Stottertherapeuten, ivs (2014) sehen den Einsatz von jeweils mindestens einem Evaluationsinstrument zur Erfassung der offenen und der verdeckten Symptomatik des Stotterns vor. In Kombination mit einer ausführlichen Anamnese kann dann gemeinsam mit den Eltern des stotternden Kindes eine Therapieentscheidung getroffen werden.

Anamnese und Evaluation der Symptomatik als Grundlage für Therapieentscheidung

Es ist wichtig, ein evidenzbasiertes (Neumann et al. 2016), theoretisch begründetes (Walther und Richter 2016) Therapiekonzept zu wählen. Nur so kann die optimale therapeutische Versorgung des stotternden Kindes gewährleistet werden. Es gibt verschiedene evidenzbasierte Therapieansätze für stotternde Kinder: Fluency Shaping (z. B. Lidcombe Programm, starke Evidenz), Modifikationstherapie (z. B. Kinder dürfen Stottern (KIDS, Sandrieser/Schneider 2015, offene Evidenz), und kombinierte Methoden (z. B. Stärker als Stottern (Thum/Mayer 2014, offene Evidenz)). Die genannten Ansätze zählen alle zu den direkten Ansätzen. Für junge Kinder gibt es zudem zwei indirekt orientierte Ansätze, den Palin PCI-Ansatz (Kelman/Nicholas 2014) sowie den RESTART-Demands and Capacities Model (RESTART-DCM) based treatment, de Sonneville-Koedoot et al. 2015, starke Evidenz).

Evaluation des Therapiefortschritts Der Therapiefortschritt muss in regelmäßigen Abständen mit den vorhandenen Instrumenten evaluiert werden. Zeigt sich nach einem Behandlungszeitraum von ca. drei Monaten nicht zumindest in einem der evaluierten Bereiche eine Veränderung, sollte ein anderes Therapiekonzept in Betracht gezogen werden (Neumann et al. 2016).

13.3 Vorgehensweisen im Bereich Poltern

„The determination of the presence of cluttering depends on whether a client manifests cluttering in a relatively pure form or in conjunction with other disorders, and particularly stuttering" (van Zaalen/Reichel 2015, 65).

Zielstellung Die Diagnostik des Polterns soll

1. Art und Ausmaß der Störung feststellen, um den Verdacht auf Poltern zu erhärten (Sick 2014) und ihre Auswirkung auf die soziale Funktionsfähigkeit, Aktivität und Teilhabe und damit die Lebensqualität des Betroffenen,
2. mögliche Komorbiditäten erkennen,
3. eine Therapie-Indikation prüfen und adäquate Behandlungsformen eruieren sowie
4. der Verlaufs- und Therapieerfolgskontrolle dienen.

13.3.1 Anamnese, Familien- und Entwicklungsgeschichte

Häufig liegen bei einem Verdacht auf kindliches Poltern auch der Verdacht auf eine Sprachentwicklungsstörung, Stottern, auditive Verarbeitungsstörung oder Lese-Rechtschreibschwäche vor. Es ist also wichtig, auch diese Bereiche im Anamnesebogen Poltern abzufragen.

Anamnesebogen Poltern für Kinder und Jugendliche, Sick (2014)

Zielgruppe: Kinder und Jugendliche
Ziel: Erfassung von Vorgeschichte, sprachlicher Entwicklung, Anamnese, Familiengeschichte, Therapiemotivation und Erwartungen
Dauer: Befragung im Umfang von 45–60 Min.
Art und Aufbau: Zunächst werden Fragen zur Vorgeschichte, Entwicklung, allgemeinen Sprachentwicklung und Störungen der Sprach- und Sprechentwicklung gestellt. Die Eltern (und ggf. das Kind, abhängig vom Alter) werden dann gebeten, eine möglichst genaue Beschreibung der gesamten Symptomatik zu geben; die Beschreibungen werden dann von dem Untersucher durch Nachfragen genauer präzisiert. Anschließend werden auch Reaktionen der Umgebung und Therapiemotivation und -erwartungen besprochen.
Durchführung: Die Anamneseerhebung erfolgt in einem Gespräch mit den Eltern und ggf. mit dem Kind.

Auswertung: Die Informationen dienen der Planung des weiteren Vorgehens.
Normierung: nein
Gütekriterien: keine Angaben
Kommentar: Alle vier Domänen der ICF sind erfasst. Der Anamnesebogen ist enthalten in Sick (2014).

13.3.2 Screening auf Poltern

Es existiert noch kein Test, der die Diagnose Poltern zweifelsfrei stellen lässt (Sick 2014). Das so genannte Predictive Cluttering Inventory (PCI, Daly 2006) ist eine Checkliste, welche den Verdacht auf Poltern erhärten kann. Die deutsche Übersetzung des PCI ist auf der Seite der International Cluttering Association abzurufen.

Predictive Cluttering Inventory (PCI), Daly (2006)

Zielgruppe: Kinder, Jugendliche und Erwachsene
Ziel: Screening zur Erfassung der Differentialdiagnosen zwischen normaler Sprechflüssigkeit, Stottern, Poltern und Stottern-Poltern
Dauer: ca. 10 Min. für Durchführung und Auswertung
Art und Aufbau: Papier- und Bleistift-Verfahren. 33 Fragen in vier Kategorien *(Pragmatik, Sprechmotorik, Sprache und Kognition, motorische Koordination und Schreibprobleme)* auf einer siebenstufigen Skala.
Durchführung: Der Fragebogen wird vom Untersucher ausgefüllt anhand von Beobachtungen des Sprechens des Patienten.
Auswertung: Punktwerte werden addiert. Der Gesamtwert wird zur Interpretation genutzt (Stottern-Poltern, Poltern).
Normierung: Es wird lediglich angegeben, dass es sich um ein vorläufiges Instrument handelt, vorläufige Daten haben ergeben, dass eine Gesamtpunktzahl zwischen 80 bis 120 Punkten auf eine Mischform Stottern-Poltern und eine Gesamtpunktzahl von mehr als 120 Punkten auf ein reines Poltern hinweisen.
Gütekriterien: keine Angaben
Kommentar: Dies ist bis 2017 das einzige Instrument, welches anhand der gestellten Fragen Angaben über ein mögliches Poltern oder einer Mischform von Stottern und Poltern machen kann. Die Checkliste ist kostenlos online abrufbar unter dem Link: http://associations.missouristate.edu/ica/Translations/PCI/Checkliste %20Poltern.pdf, abgerufen am 12.11.16.

13.3.3 Diagnostik von Poltern

Es gibt noch keine einheitliche Vorgehensweise in der Polterdiagnostik.

Diagnostikbatterie

Im Buch Poltern (Sick 2014) wird eine Diagnostikbatterie beschrieben, die einen Rahmen für eine umfassende Diagnostik des Polterns für Kinder, Jugendliche und Erwachsene vorgibt. Für die Durchführung werden mindestens 60–90

Min. benötigt, die Auswertungszeit ist je nach Erfahrung des Untersuchers unterschiedlich lang. Für die Diagnostik werden die folgenden Bereiche überprüft: *(1) Erhebung von Spontansprachproben zur Bewertung der Unterbereiche Sprechtempo, Phonetik, vorhandene Unflüssigkeiten, Sprache, Prosodie, Atmung und Stimme; (2) Nacherzählen einer Geschichte; (3) orale Diadochokinese; (4) Variationen des Sprechtempos; (5) kommunikativ-pragmatische Fähigkeiten; (6) Selbstwahrnehmung; (7) auditive Merkfähigkeit für Zahlen und Silbenfolgen und (8) Überprüfung von sprachlicher Strukturierung. Weiterhin können die Bereiche willentlich deutliches Artikulieren, Lesen, Schreiben, automatisiertes Sprechen, Stimme und Symbol-/Rollenspiel überprüft werden. Alle vier Domänen der ICF sind erfasst.*

14 Diagnostik im Bereich Schriftsprache

Von Claudia Steinbrink, Marita Konerding und Thomas Lachmann

Warum Diagnostik im Bereich Schriftsprache?

Die Lese-Rechtschreibstörung, die sich durch erwartungswidrige und anhaltende Schwierigkeiten im Erwerb des Lesens und/oder Schreibens auszeichnet, gehört mit einer Prävalenzrate von etwa 4 bis 8 % (Steinbrink/Lachmann 2014) zu den häufig auftretenden Entwicklungsstörungen schulischer Fertigkeiten. Eine fundierte Diagnostik des Lesens und Schreibens (ergänzt um eine Diagnostik der Intelligenz, vgl. Kap. 4.5 bzw. 12.3) ist die Grundlage sowohl der Diagnose der Lese-Rechtschreibstörung als auch der weiteren Förderplanung.

Für die Diagnostik im Bereich Schriftsprache ist aber nicht nur die Erfassung der Lese- und Rechtschreibleistungen im engeren Sinne relevant, sondern auch die Diagnostik sogenannter kognitiver Vorläuferfähigkeiten des Schriftspracherwerbs, von denen sich die phonologische Informationsverarbeitung als besonders wichtig erwiesen hat. Eine vorschulische Diagnostik von Leistungen im Bereich der phonologischen Informationsverarbeitung kann zur Früherkennung von Lese-Rechtschreibschwierigkeiten beitragen und ermöglicht frühzeitige Bemühungen um die Prävention von Lese-Rechtschreibschwierigkeiten anhand der Förderung phonologischer Leistungen. Im Schulalter hilft die Diagnostik der phonologischen Informationsverarbeitung dabei, das Störungsprofil zu spezifizieren, und ist relevant für Entscheidungen über Förderinhalte.

Themenüberblick

Das Kapitel 14.1 führt zunächst in Grundlagen zum Thema Schriftspracherwerb ein. Kapitel 14.2 wird Kriterien für die Diagnostik der Lese-Rechtschreibstörung erläutern. Der Rest des Kapitels ist diagnostischen Verfahren zur Erfassung der phonologischen Informationsverarbeitung (Kapitel 14.3), des Lesens (Kapitel 14.4) und des Rechtschreibens (Kapitel 14.5) im Kindesalter gewidmet und bietet sowohl einen tabellarischen Überblick über Verfahren in den betreffenden Inhaltsbereichen als auch die zusätzliche Beschreibung ausgewählter Testverfahren.

14.1 Grundlagen zum Schriftspracherwerb

Nachfolgend werden Grundlagen des Schriftspracherwerbs, die eine Relevanz für die Diagnostik im Bereich Schriftsprache aufweisen, einführend dargestellt. Dabei wird zunächst ein Modell des Schriftspracherwerbs vorgestellt (Kapitel 14.1.1), dann in das Thema Lese-Rechtschreibstörung eingeführt (Kapitel 14.1.2) und schließlich die Relevanz der phonologischen Informationsverarbeitung für den Schriftspracherwerb beleuchtet (Kapitel 14.1.3).

14.1.1 Ein Phasenmodell des Schriftspracherwerbs

In der internationalen Forschung wurden verschiedene Modelle des Schriftspracherwerbs aufgestellt und empirisch überprüft (siehe z. B. Ehri 2007 für einen Überblick über Modelle der Leseentwicklung). Das Modell von Frith (1985; 1986) wurde zwar auf Basis empirischer Daten zum Schriftspracherwerb im Englischen entwickelt und scheint nicht in allen Aspekten auf das Deutsche übertragbar zu sein, es bietet aber dennoch auch für das Deutsche einen guten Rahmen zur Erläuterung der basalen Lese-Rechtschreibentwicklung (vgl. auch Steinbrink/Lachmann 2014). Im Folgenden wird dieses Modell einführend dargestellt und mit Bezug auf das Deutsche erläutert. Dabei wird aufgezeigt, dass das Lesen und Schreiben unter Nutzung verschiedener Lese- und Rechtschreibstrategien erfolgen kann.

Modell des Schriftspracherwerbs nach Frith (1985, 1986)

Das Modell von Frith (1985; 1986) geht davon aus, dass die basale Schriftsprachentwicklung in drei Phasen abläuft. Jede der drei Phasen ist durch spezifische Lese-, bzw. Rechtschreibstrategien gekennzeichnet.

In der ersten Phase, der **logographischen Phase**, erfolgt das Lesen auf Basis hervorstechender graphischer Eigenschaften bekannter Wörter (z. B. direktes Erkennen des eigenen Namens anhand des Anfangsbuchstabens). Beim Schreiben wird die Verschriftung bestimmter Buchstaben oder Buchstabenkombinationen mit bestimmten Wortbedeutungen verbunden (z. B. *MS* als Verschriftung von *Maus*).

In der zweiten Phase, der **alphabetischen Phase**, werden regelhafte Beziehungen zwischen Phonemen (Sprachlauten) und Graphemen (Phoneme repräsentierende Buchstaben oder Buchstabengruppen) für das Lesen und Schreiben genutzt. So werden Wörter gelesen, indem die Grapheme in Phoneme umgewandelt und dann synthetisiert werden (z. B. Oma: /o:/ /m/ /a:/ → /o:ma:/). Beim Schreiben werden gesprochene Wörter in ihre Phoneme zerlegt, diese werden in Grapheme umgewandelt und niedergeschrieben (z. B. /o:ma:/: /o:/ /m/ /a:/ → *Oma*). Eine alphabetische Lese-, bzw. Rechtschreibstrategie funktioniert in einer sogenannten transparenten Sprache wie dem Deutschen (in der die Beziehungen zwischen Graphemen und Phonemen zumindest, was das Lesen betrifft, als recht regelhaft gelten) grundsätzlich recht gut und ermöglicht dem Kind das Lesen und Schreiben von unbekannten Wörtern und Pseudowörtern. Eine alphabetische Strategie führt aber auch im Deutschen nicht in jedem Fall zu fehlerfreiem Lesen und Schreiben, weil die Beziehungen zwischen Phonemen und Graphemen nicht in allen Fällen eindeutig und regelhaft sind. So kann es z. B. unter Verwendung einer alphabetischen Lesestrategie aufgrund der Auslautverhärtung im Deutschen (weiche Konsonanten werden am Silbenende hart ausgesprochen, z. B. *Lob*: /lo:p/) zu Fehlern kommen, und auch die Schreibung von Wörtern ist nicht immer eindeutig aus lautlichen Informationen ableitbar (z. B. Schreibung des Vokals /o:/ im Wort *Boot*: <oh> wie in *bohren*? <o> wie in *Bote*? Oder <oo> wie in *Moor*?). Außerdem ist davon auszugehen, dass eine alphabetische Strategie die Lesegeschwindigkeit beschränkt.

Die in der dritten Phase, der **orthographischen Phase**, ausgebildeten Lese- und Rechtschreibstrategien helfen, Fehler zu reduzieren, und machen das Lesen und Schreiben effizienter. In dieser Phase werden größere Einheiten zum Lesen und Schreiben genutzt, das Lesen und Schreiben ist also – anders als in der alphabetischen Phase – nicht mehr phonologisch. Auf diese Weise können z. B. beim orthographischen Lesen bekannte Wörter durch Abruf abstrakter Wortrepräsentationen aus dem Langzeitgedächtnis direkt erkannt werden (z. B. *Fuchs* →/fʊks/). Beim orthographischen Schreiben können u. a. bekannte Wörter durch Abruf abstrakter orthographischer Repräsentationen direkt niedergeschrieben werden (z. B. /fʊks/ → *Fuchs*).

Frith (1985; 1986) geht in ihrem Phasenmodell davon aus, dass beim Erwerb des Lesens und Schreibens alle drei Phasen jeweils nacheinander durchlaufen werden müssen, weil nachfolgende Strategien jeweils auf den vorhergehenden aufbauen. Wichtig ist jedoch, dass die Strategien der vorhergehenden Phasen nicht verlorengehen, sondern erhalten bleiben. Zum Beispiel können auch geübte Leser und Schreiber auf alphabetische Strategien zurückgreifen, wenn dies effektiver oder erforderlich ist. Dass diese Annahme plausibel ist, zeigt z. B. das Dual-Route-Cascaded-Modell des Wortlesens nach Coltheart (Coltheart 2007; Coltheart et al. 2001), welches von der Nutzung zweier basaler Lesestrategien (Leserouten) bei kompetenten Lesern ausgeht und als empirisch bestätigt gelten kann (vgl. auch Steinbrink/Lachmann 2014). Diese Lesestrategien oder Leserouten entsprechen weitgehend der oben beschriebenen alphabetischen vs. orthographischen Lesestrategie.

Relevanz für die Diagnostik

Die bisherigen Ausführungen zeigen, dass Kinder beim Lesen und Schreiben unterschiedliche Lese- und Rechtschreibstrategien nutzen können, dass diese Strategien in unterschiedlichem Maße erworben sein können und dass sie – wenn sie im falschen Kontext genutzt werden – auch für Lese-Rechtschreibfehler verantwortlich gemacht werden können. So kommt es z. B., wenn ein Kind vorrangig alphabetische Rechtschreibstrategien nutzt und orthographische Regeln (z. B. Dehnungs- und Dopplungsregeln) noch nicht anwendet, zu charakteristischen Fehlern, wenn die Aussprache eines Wortes nicht der Art entspricht, wie dieses zu schreiben ist. Zum Beispiel wird das Wort *Leiter* üblicherweise wie /laɪ̯tɐ/ ausgesprochen, was bei Nutzung einer alphabetischen Strategie zu Rechtschreibfehlern führen kann (/laɪ̯tɐ/ → *Leita* oder *Laita*). Ein weiteres Beispiel ist die Dopplung von Konsonanten. Da man diese beim Sprechen nicht hört, kann eine alphabetische Rechtschreibstrategie auch hier zu Fehlern in der Rechtschreibung führen (z. B. *Kamm*: /kam/ → *Kam*). Auch die Übergeneralisierung von orthographischen Rechtschreibstrategien erzeugt Rechtschreibfehler, wenn orthographisches Regelwissen auf Wörter angewendet wird, die alphabetisch zu schreiben sind (z. B. *Lama*: /la:ma/ → *Lamer*; *Schal*: /ʃa:l/ → *Schahl*). Im Rahmen der Lese-Rechtschreibdiagnostik kann es deshalb sinnvoll, sein zu ermitteln, über welche Lese- und Rechtschreibstrategien ein Kind verfügt und welche ihm noch Probleme bereiten. Hier kann insbesondere eine Betrachtung alphabetischer vs. orthographischer Lese- und Rechtschreibstrategien von Interesse sein.

14.1.2 Lese-Rechtschreibstörung

Definition der Lese-Rechtschreibstörung

Lesen und Schreiben sind sekundäre sprachliche Fertigkeiten. Auf der Basis einer evolutionär determinierten Sprachentwicklung werden sie als komplexe kognitive Fertigkeiten erlernt und automatisiert (Lachmann/van Leeuwen 2014). Bei adäquater Instruktion erfolgt der Schriftspracherwerb bei den meisten Kindern recht reibungslos. Sicherlich gibt es einige Kinder, die sich schwerer tun und denen auch am Ende der Grundschule noch viele Fehler beim Lesen und Schreiben passieren, etwa bei der Groß- und Kleinschreibung. Man würde aber in diesen Fällen immer noch von einem ungestörten Schriftspracherwerb sprechen.

Einige Kinder haben hingegen gravierende Probleme beim Erlernen des Lesens und Schreibens, und sie erwerben diese Fertigkeiten dauerhaft nicht vergleichbar mit der breiten Masse. Lassen sich entsprechende Minderleistungen im Schriftsprachbereich nicht durch sensorische Beeinträchtigungen (insbesondere Seh- oder Hörstörung) oder allgemeine Faktoren des Lernens (z. B. Einschränkungen in Bereichen wie Aufmerksamkeit, Kognition, Motivation, Emotion oder Feinmotorik) und Lehrens (z. B. inadäquate Instruktion, mangelnde Deutschkenntnisse oder längerer Krankenhausaufenthalt) erklären, so spricht man von einer Lese-Rechtschreibstörung (Steinbrink/Lachmann 2014). Ein wichtiges Definitionsmerkmal ist dabei, dass die Betroffenen aufgrund einer hirnorganisch bedingten Störung in der Entwicklung bestimmter Aspekte der Informationsverarbeitung die Schriftsprache nie adäquat erlernt haben; es handelt sich also um eine Entwicklungsstörung (Dilling et al. 2015). Dies grenzt die Lese-Rechtschreibstörung von den degenerativ bedingten Störungen des Schriftsprachgebrauchs ab, beispielsweise, wenn Erwachsene nach einer umgrenzten Verletzung des Gehirns bestimmte schriftsprachrelevante Fertigkeiten verlieren. Die Abweichung in der Entwicklung zeigt sich bei der Lese-Rechtschreibstörung zudem eng umschrieben, sie ist also spezifisch für die schriftsprachrelevanten Funktionen und äußert sich auch nur in dementsprechenden Leistungen (es sei denn, es liegen komorbide Störungen vor). Dies grenzt die Lese-Rechtschreibstörung von allgemeinen (z. B. geistige Behinderung) oder tiefgreifenden Entwicklungsstörungen (z. B. Autismus) ab, bei denen Erleben und Verhalten deutlich breiter beeinträchtigt sind und deren Symptomatik auch Störungen der Schriftsprache beinhalten kann.

Streit über diagnostische Kriterien

Abgesehen davon, dass es auch Ansätze gibt, die davon ausgehen, dass es sich bei Lese-Rechtschreibproblemen grundsätzlich nicht um eine diagnostische Kategorie, sondern eher um eine dimensionale Entwicklungs- und Lernvariationen handelt (z. B. Valtin 2001), besteht bei Vertretern der kategorialen Sichtweise über die bisher besprochenen, eher allgemeinen Bestandteile der Definition der Lese-Rechtschreibstörung breiter Konsens. Keine Einigkeit besteht hingegen über die diagnostischen Kriterien (u. a. bezüglich der Frage, in welchen schriftsprachlichen Leistungsbereichen, wie Orthographie, Geschwindigkeit und Genauigkeit des Lesens oder Leseverständnis, Probleme in welcher Ausprägung nachweisbar sein müssen), um die Diagnose Lese-Rechtschreibstörung vergeben zu können (Steinbrink/Lachmann 2014). Dies hängt auch von der Transparenz einer Orthographie (Grad der Eindeutigkeit der Verbindung zwischen Graphem und Phonem) ab (Ziegler et al. 2003).

Wie oben bereits angesprochen, wird die Umschriebenheit der Lese-Rechtschreibstörung u. a. darin sichtbar, dass keine Einschränkung in der allgemeinen kognitiven Leistungsfähigkeit vorliegt. Umstritten ist allerdings, ob hier der Nachweis ausreicht, dass die allgemeine kognitive Leistungsfähigkeit im Vergleich zu

Kindern des entsprechenden Alters, bzw. der entsprechenden Klassenstufe unbeeinträchtigt ist, oder ob zusätzlich zu fordern ist, dass auf Ebene des individuellen Kindes die Lese-Rechtschreibfähigkeiten deutlich von dessen allgemeiner kognitiver Leistungsfähigkeit abweicht (doppeltes Diskrepanzkriterium), und wenn ja, ob die allgemeine Intelligenz dafür ein geeignetes Maß darstellt (AWMF 2015; Linder 1951; Marx 2004; Stanovich 1994; Steinbrink/Lachmann 2014).

Voraussetzung für die Diagnostik und damit für die Förderung der betroffenen Kinder sind jedoch praktisch umsetzbare und allgemein anerkannte diagnostische Kriterien. Kapitel 14.2 wird sich ausführlicher mit den Kriterien zur Diagnostik der Lese-Rechtschreibstörung auseinandersetzen.

14.1.3 Phonologische Informationsverarbeitung und Schriftspracherwerb

Seit langem beschäftigt sich die Forschung mit der Frage, welche kognitiven Grundlagen für den Schriftspracherwerb wichtig sind und welche kognitiven Defizite als Ursache der Lese-Rechtschreibstörung anzusehen sind. Nach heutigem Stand der Wissenschaft ist hier die phonologische Informationsverarbeitung, bei welcher Sprachlaute genutzt werden, um gesprochene oder geschriebene Sprache zu verarbeiten (Wagner/Torgesen 1987), von besonderer Bedeutung: Sie gilt zum einen als wichtige kognitive Grundlage des Schriftspracherwerbs, welche mit der Entwicklung schriftsprachlicher Kompetenzen in Beziehung steht (Bowey 2007; Melby-Lervag et al. 2012). Zum anderen ist die Lese-Rechtschreibstörung häufig mit Defiziten im Bereich der phonologischen Informationsverarbeitung assoziiert (Melby-Lervag et al. 2012; Ramus et al. 2003; White et al. 2006). Dies ist einer der Gründe dafür, dass viele Wissenschaftler Defizite in der phonologischen Informationsverarbeitung als zugrundeliegende Ursache der Lese-Rechtschreibstörung ansehen (Snowling 2000; Vellutino/Fletcher 2007). Zwar wird die Frage nach zugrundeliegenden oder zusätzlichen, basalen auditiven (Goswami et al. 2002; Talcott/Witton 2002; Tallal 1980), artikulatorischen (Fawcett 2002) oder visuellen Verarbeitungsdefiziten (Becker et al. 2005; Stein 2001) oder Problemen bei der Automatisierung (Nicolson/Fawcett 1990) nach wie vor kontrovers diskutiert. Nichtsdestotrotz könnten Defizite in der phonologischen Informationsverarbeitung für einen substanziellen Anteil der Betroffenen eine Ursache der Lese-Rechtschreibstörung darstellen.

Komponenten der phonologischen Informationsverarbeitung nach Wagner und Torgesen (1987)

In Anlehnung an Wagner/Torgesen (1987) werden üblicherweise drei Komponenten der phonologischen Informationsverarbeitung betrachtet. Diese werden im Folgenden mit Bezug auf das Deutsche und anhand häufig verwendeter Aufgabentypen zur Erfassung der jeweiligen Komponente der phonologischen Informationsverarbeitung erläutert.

Die **phonologische Bewusstheit** meint die Fähigkeit, von der Bedeutungsebene der gesprochenen Sprache abzusehen und stattdessen ihre lautlichen Aspekte zu betrachten. In Anlehnung an Skowronek/Marx (1989) wird auch zwischen phonologischer Bewusstheit im weiteren und im engeren Sinne unterschieden.

Phonologische Bewusstheit im weiteren Sinne befasst sich mit größeren lautlichen Einheiten wie z. B. Silben, während phonologische Bewusstheit im engeren Sinne auf die Phoneme als kleinste bedeutungsunterscheidende lautliche Einheiten einer Sprache bezogen ist. Typische Aufgaben zur Erfassung der phonologischen Bewusstheit sind Analyseaufgaben wie das Zerlegen von Wörtern in Phoneme (z. B. Zerlegung von /ast/ in die Laute /a/, /s/ und /t/), Syntheseaufgaben wie das Zusammenfügen von Silben zu Wörtern (z. B. /fo:/ und /to:/ ergibt /fo:to:/) und Manipulationsaufgaben wie das Löschen einzelner Phoneme (z. B. /bRo:t/ ohne den zweiten Laut ergibt /bo:t/).

Das **phonologische Arbeitsgedächtnis** speichert kurzfristig sprachliche Informationen und hält diese bei der Bearbeitung einer kognitiven Aufgabe aufrecht. Zur Erfassung der Kapazität des phonologischen Arbeitsgedächtnisses werden häufig Aufgaben zum Nachsprechen von Ziffernfolgen oder zum Nachsprechen von Kunstwörtern eingesetzt.

Beim **Abruf phonologischer Repräsentationen aus dem Langzeitgedächtnis** geht es um die Effizienz der Umkodierung bekannter bildlich präsentierter Objekte in eine phonologische Repräsentation. Diese Komponente der phonologischen Informationsverarbeitung wird üblicherweise mit Aufgaben zum schnellen Benennen (Rapid Automatized Naming, RAN) bildlich dargebotener Farben, Objekte oder Zahlen gemessen (vgl. auch Kap. 8.2.2).

Phonemwahrnehmung als weitere Komponente der phonologischen Informationsverarbeitung

Zusätzlich zu den von Wagner/Torgesen (1987) beschriebenen Komponenten der phonologischen Informationsverarbeitung hat die **Phonemwahrnehmung** Relevanz für den Schriftspracherwerb (Steinbrink/Lachmann 2014). Die Phonemwahrnehmung bezieht sich auf die Fähigkeit, Phoneme zu unterscheiden und zu identifizieren und wird u. a. mit Phonemdiskriminationsaufgaben (z. B. /do:/ – /to:/ → gleich oder verschieden?) erfasst.

Warum Diagnostik im Bereich der phonologischen Informationsverarbeitung?

Im Rahmen der Diagnostik im Bereich Schriftsprache kann die Erfassung von Leistungen der phonologischen Informationsverarbeitung unterschiedliche Ziele verfolgen. Phonologische Leistungen stehen bereits im Vorschulalter mit der späteren Entwicklung des Lesens und Schreibens im Zusammenhang (vgl. auch Bowey 2007; Steinbrink/Lachmann 2014). Deshalb kann die Erfassung der phonologischen Informationsverarbeitung im Vorschulalter dazu dienen, Risiken für Lese-Rechtschreibschwierigkeiten frühzeitig zu erkennen. Dies bietet wiederum die Möglichkeit der frühen Unterstützung durch eine vorschulische Förderung. Zu beachten ist aber, dass nicht alle Komponenten der phonologischen Informationsverarbeitung einer Förderung gleichermaßen zugänglich zu sein scheinen. Da sich insbesondere die phonologische Bewusstheit als trainierbar erwiesen hat und zusätzlich einen Transfer auf Lese- und Rechtschreibleistungen verspricht (Metaanalysen von Ehri et al. 2001a und Fischer/Pfost 2015), konzentrieren sich viele phonologische Förderprogramme auf diese Komponente der phonologischen Informationsverarbeitung (für einen Überblick evaluierter Förderprogramme siehe Steinbrink/Lachmann 2014).

Im Schulalter kann die Diagnostik der phonologischen Informationsverarbeitung Erkenntnisse bezüglich der Ursachen bestehender Lese-Rechtschreibschwierigkeiten erbringen und die Förderplanung unterstützen. Zwar scheint bei Vorliegen von Lese-Rechtschreibschwierigkeiten eine reine Förderung phonologischer Leistungen keine optimale Förderstrategie darzustellen (Metaanalysen von Ehri et al. 2001a und Ise et al. 2012), sodass ein phonologisches Training als alleinige Fördermaßnahme bei Kindern mit Lese-Rechtschreibstörung nicht empfohlen wird (siehe die aktuelle Leitlinie zur Diagnostik und Behandlung von Kindern und Jugendlichen mit Lese-Rechtschreibstörung, AWMF 2015, im Folgenden abgekürzt als LRS-Leitlinie). Allerdings gelten bei Kindern mit Lese-Rechtschreibschwierigkeiten Förderansätze, die eine phonologische Förderung mit einer Übertragung auf die Schriftsprache verbinden, als vielversprechend (phonologische Verknüpfungshypothese, Hatcher et al. 1994; Metaanalysen von Ehri et al. 2001b und Galuschka et al. 2014). Auch in der bereits erwähnten LRS-Leitlinie (AWMF 2015) werden derartige Interventionsmaßnahmen empfohlen.

14.2 Kriterien für die Diagnostik der Lese-Rechtschreibstörung

Wie in Kapitel 14.1.2 beschrieben wurde, besteht weder in der Wissenschaft noch in der Praxis Einigkeit über Definition und Ursachen der Lese-Rechtschreibstörung und damit auch nicht über die Kriterien für die Diagnostik. Die klinischen Diagnosemanuale der Weltgesundheitsorganisation (WHO: International Classification of Diseases, ICD) und der nationalen Medizinverbände (z. B. American Psychiatric Association: Diagnostic and Statistical Manual of Mental Disorders, DSM) bieten die einzigen relativ klar formulierten diagnostischen Kriterien, die, zumindest im klinischen Kontext, allgemein und international anerkannt, wenngleich auch nicht unumstritten sind. In Deutschland stellt derzeit (Stand April 2017) die deutsche Modifikation der ICD, 10. Revision (ICD-10-GM) die übliche Klassifikation zur Verschlüsselung medizinischer und damit auch klinisch psychologischer Diagnosen wie der Lese-Rechtschreibstörung dar (Dilling et al. 2015). Zwar ist diese Störung eher ein schulisches als ein medizinisches Problem und Diagnostik und Förderung sind dementsprechend in Richtlinien der Bundesländer mehr oder weniger konkret geregelt (Lachmann 2005). Klare Kriterien finden sich dort jedoch kaum. Damit ist die ICD auch außerhalb klinischer Kontexte von erheblicher Relevanz für die Diagnostik der Lese-Rechtschreibstörung. Im Folgenden sollen deshalb die ICD-Kriterien zunächst beschrieben und anschließend auf der Basis aktueller Forschungsergebnisse und aktueller nationaler Diagnostikleitlinien kritisch diskutiert werden, um dann Empfehlungen für die Diagnostik abzuleiten.

ICD 10-Kriterien

Diagnostische Kriterien in der ICD basieren im Wesentlichen auf der Beschreibung von Symptomen (Stärke, Frequenz, Verlauf, Kombination und Abgrenzung zu anderen Symptomen) und werden auf hierarchischen Ebenen vom Allgemeinen zum Speziellen hin definiert. Die Lese-Rechtschreibstörung ist innerhalb der psychischen Störungen zunächst als Entwicklungsstörung, die entsprechend in der Kindheit oder Jugend beginnt und dauerhaft besteht (persistiert), und folgend als umschriebene Entwicklungsstörung schulischer Fertigkeiten, innerhalb derer beeinträchtigte spezifische Leistungsbereiche festgelegt werden, definiert. Nach der ICD (Kodierung F81.0) handelt es sich um eine bedeutsame, umschriebene und dauerhafte Beeinträchtigung in der Entwicklung der Lesefertigkeiten, die nicht allein durch das Entwicklungsalter, Visusprobleme oder unangemessene Beschulung erklärbar ist. Diese wird durch einen standardisierten Test nachgewiesen, der eine Leseleistung unterhalb von zwei Standardabweichungen des Wertes ergibt, der hinsichtlich des Alters (Populationsdiskrepanz), und der allgemeinen nonverbalen Intelligenz (individuelle Intelligenzdiskrepanz) zu erwarten wäre. Eine Reihe von Studien zeigen jedoch, dass eine individuelle Diskrepanz zwischen Intelligenz und Schriftsprachleistung, die in der ICD zum Nachweis einer hirnbiologisch bedingten umschriebenen Störung gefordert wird, unbegründet ist, da sich Gruppen mit einfacher und doppelter Diskrepanz weder in der kognitiven Verarbeitung oder deren neurophysiologischen Korrelaten, noch hinsichtlich der Therapierbarkeit oder genetischen Kennwerte unterscheiden (z. B. Hoskyn/Swanson 2000; für einen Überblick siehe AWMF 2015 oder Steinbrink/Lachmann 2014). Im neuen DSM-5 und aktuelleren Diagnoseempfehlungen (Schulte-Körne 2014) wird sie folgerichtig aufgegeben. Es gibt jedoch auch Gegenbefunde (z. B. Jimenez et al. 2003; Stuebing et al. 2002). In der LRS-Leitlinie (AWMF 2015) wird allgemein ein differenzierter Umgang mit der Art und Höhe der geforderten Diskrepanz empfohlen.

In der ICD werden als zu messende schriftsprachliche Leistungen Leseverständnis und -genauigkeit genannt. Insbesondere für die transparente deutsche Orthographie stellt jedoch eher die Lesegeschwindigkeit ein kritisches Maß dar (Landerl et al. 1997; Wimmer 1993). In der LRS-Leitlinie (AWMF 2015) und anderen nationalen Diagnostikempfehlungen (z. B. Schulte-Körne 2010) wird für den deutschsprachigen Raum die Erfassung aller drei Leistungsbereiche, Lesegeschwindigkeit, -genauigkeit und –verständnis empfohlen, wobei die Erfassung des Leseverständnisses der Abklärung einer Sekundärsymptomatik dient. Rechtschreibprobleme können, müssen jedoch nach ICD nicht präsent sein (außer bei isolierter Rechtschreibstörung) und treten eher mit zunehmendem Alter in den Vordergrund. Eine Reihe von Studien sprechen hingegen dafür, dass bei Lese-Rechtschreibstörung häufig von Beginn der Beschulung an sowohl Lese- als auch Rechtschreibleistungen beeinträchtigt sind und mit zunehmender Schulzeit die Rechtschreibprobleme sogar an Bedeutung verlieren (Leinonen et al. 2001; für eine Diskussion siehe Steinbrink/Lachmann 2014). Jedoch können beide Bereiche, Lesen und Schreiben, auch isoliert betroffen sein (Fischbach et al. 2013). In der ICD wird eine isolierte Rechtschreibstörung (ohne evidente Leseprobleme) separat kodiert (Kodierung F81.1), eine isolierte Lesestörung jedoch nicht.

Nach ICD sind eine Beeinträchtigung der Schulausbildung in der Grundschulzeit und die damit verbundenen Bildungsnachteile als Folge einer Lese-Rechtschreibstörung in der Diagnostik zu berücksichtigen. Die Schulnoten – primär im Deutsch- und Fremdsprachunterricht und sekundär auch in anderen Fächern – sollten die beeinträchtigten schulischen Leistungen demnach auch spezifisch widerspiegeln. Außerdem liegen nach ICD vor der Einschulung häufig klinisch relevante Störungen in der motorischen und sprachlichen Entwicklung vor. Zudem treten gehäuft weitere (komorbide) Entwicklungsstörungen auf, insbesondere hyperkinetische Störung und Rechenstörung sowie sekundäre emotionale und Verhaltensprobleme.

Eine geistige Behinderung muss ausgeschlossen werden. Die allgemeine Intelligenz darf nach der ICD deshalb nicht mehr als zwei Standardabweichungen unter dem Mittelwert der Vergleichspopulation liegen (IQ ≥ 70).

Empfehlungen für die Diagnostik der Lese-Rechtschreibstörung

Zusammengefasst kann man für die Diagnostik der Lese-Rechtschreibstörung im deutschsprachigen Raum folgende Empfehlungen ableiten:

Bei Verdacht auf Probleme in der Schriftsprachentwicklung sollte möglichst frühzeitig eine Diagnostik des Lesens und Schreibens mit geeigneten Testverfahren durchgeführt werden. Zu beachten ist jedoch, dass diese in der ersten Hälfte der Grundschulzeit zwar Anhaltspunkte für Probleme im Schriftspracherwerb geben kann, aber noch keine gesicherte Diagnose einer Lese-Rechtschreibstörung erlaubt, weil die schriftsprachlichen Fähigkeiten der Kinder in dieser Zeit noch stark durch die gewählte Methode des Lese-Rechtschreibunterrichts beeinflusst sind (Deimel 2002). Um dennoch eine möglichst frühe Intervention auf Basis belastbarer diagnostischer Informationen zu ermöglichen, könnte es deshalb gerade in der frühen Grundschulzeit besonders empfehlenswert sein, die Lese-Rechtschreibdiagnostik durch eine Diagnostik im Bereich der phonologischen Informationsverarbeitung zu ergänzen (vgl. Kapitel 14.1.3).

Um das Vorliegen von Lese-Rechtschreibschwierigkeiten zu prüfen, sollten testdiagnostische Verfahren mit akzeptablen Gütekriterien und aktuellen Normwerten zur Erfassung der Lesegeschwindigkeit und –genauigkeit, des Leseverständnisses sowie der Rechtschreibung zum Einsatz kommen. Die schriftsprachliche Testleistung sollte diskrepant sein, also deutlich vom Mittelwert der Vergleichspopulation abweichen. Die in der ICD geforderte Diskrepanz von 2 Standardabweichungen wird aber von vielen als zu hoch eingeschätzt (vgl. Steinbrink/Lachmann 2014 für einen Überblick), die Mehrheit der an der LRS-Leitlinie (AWMF 2015) beteiligten Experten empfiehlt eine Abweichung von 1,5 Standardabweichungen. Da es sich bei der Schriftsprache um eine schulisch vermittelte Fertigkeit handelt, sollten grundsätzlich Klassennormen – und nicht wie in der ICD angegeben – Altersnormen angewendet werden.

Bei Annahme des doppelten Diskrepanzkriteriums (individuelle Intelligenzdiskrepanz) und in jedem Fall zum Ausschluss einer geistigen Behinderung ist die allgemeine Intelligenz zu messen. Aufgrund der Tatsache, dass die Lese-Rechtschreibstörung häufig mit Problemen im sprachlichen Bereich verbunden ist, ist eine Beschränkung auf die Messung non-verbaler Intelligenzleistungen ratsam. Auch hier stimmen die meisten Experten, z.B. in der LRS-Leitlinie (AWMF 2015), darin überein, dass die im der ICD geforderte Abweichung zwischen Leseleistung und Intelligenz von 2 Standardabweichungen zu streng ist. Mehrheitlich wird in der LRS-Leitlinie (AWMF 2015) stattdessen eine Abweichung von 1,5 Standardabweichungen empfohlen.

Generell sollte laut dieser Leitlinie der Wahl der Art und Höhe der Diskrepanz eine ganzheitliche Betrachtung des Entwicklungsverlaufes unter Einbeziehung sämtlicher diagnostischer Informationen zugrunde liegen. So spricht sich in der

LRS-Leitlinie (AWMF 2015) auch die Mehrheit der Experten dafür aus, dass, abhängig vom diagnostischen Gesamtbild, auch eines der beiden Diskrepanzkriterien ausreichend ist, wobei fraglich bleibt, ob eine Diagnose ohne Populationsdiskrepanz sinnvoll ist. International sehen viele Wissenschaftler in einer Populationsdiskrepanz von 1,0 – 1,5 Standardabweichungen in den jeweiligen schriftsprachlichen Leistungen, ohne Berücksichtigung der Intelligenzdiskrepanz, das Kriterium der Wahl (siehe Klicpera et al. 2007; für einen Überblick Steinbrink/Lachmann 2014).

Eine fachärztliche Prüfung der visuellen und auditiven Funktionen (ausführliche Empfehlungen diesbezüglich finden sich in der LRS-Leitlinie, AWMF 2015) sowie eine Abklärung psychiatrischer, neurologischer und motorischer Störungen ist erforderlich.

Für den Nachweis der schulischen Beeinträchtigung sind eine umfangreiche Lernstandsdiagnose, Zeugniseinsicht sowie Schriftproben unverzichtbar. Für die Einschätzung der Lernbedingungen und des Verlaufes der Symptomatik sind Anamnese und umfangreiche Exploration im schulischen und familiären Umfeld die Methode der Wahl. Dazu gehört auch eine umfangreiche Analyse des schulischen und sozialen Umfeldes sowie die Erfassung der Familiengeschichte, da Studien für eine genetische Prädisposition zur Entwicklung einer Lese-Rechtschreibstörung sprechen.

14.3 Verfahren zur Erfassung der phonologischen Informationsverarbeitung im Kindesalter

Dieses Teilkapitel stellt deutschsprachige Testverfahren zur Erfassung der phonologischen Informationsverarbeitung im Kindesalter vor. Tabelle 11 und Tabelle 12 präsentieren im Überblick (und ohne Anspruch auf Vollständigkeit) Verfahren zur Erfassung von Komponenten der phonologischen Informationsverarbeitung im Vorschul- und Grundschulalter, die im Jahr 2000 oder später erschienen sind. Die dargestellten Komponenten der phonologischen Informationsverarbeitung wurden in Kapitel 14.1.3 eingeführt. Tabelle 11 enthält Verfahren, die ausschließlich Aspekte der phonologischen Informationsverarbeitung erfassen. Tabelle 12 beinhaltet Verfahren, die zusätzlich andere Inhaltsbereiche (z. B. Lesen oder Schreiben) berücksichtigen.

Tab. 11: Tests zur Erfassung der phonologischen Informationsverarbeitung im Vorschul- und Grundschulalter (Erscheinungsjahr: 2000 oder später): Verfahren, die ausschließlich Komponenten der phonologischen Informationsverarbeitung erfassen

Testverfahren	**Jahr der Normierung**	**Erfasste Komponenten der phonologischen Informationsverarbeitung**				**Vorschulalter**[1]	**Klassenstufe**[1]			
		Phonologische Bewusstheit	Phonologisches Arbeitsgedächtnis	Abruf phonologischer Repräsentationen aus dem Langzeitgedächtnis	Phonemwahrnehmung		1	2	3	4
Anlaute hören, Reime finden, Silben klatschen (ARS; Martschinke et al. 2012)	2003	x				x	x			
Basiskompetenzen für Lese-Rechtschreibleistungen (BAKO 1–4; Stock et al. 2017)	2002	x					x	x	x	x
Der Rundgang durch Hörhausen (Martschinke et al. 2016)	2000[2]	x					x			
Gruppentest zur Früherkennung von Lese-Rechtschreibschwierigkeiten: Phonologische Bewusstheit bei Kindergartenkindern und Schulanfängern (PB-LRS; Barth/Gomm 2014)	2002	x				x	x			
Heidelberger Lautdifferenzierungstest (H-LAD; Brunner et al. 2005)	1996				x		x	x	x	x
Heidelberger Vokallängendifferenzierungstest (HVT; Brunner 2012)	2010[2]				x				x	x
Phonematischer Gedächtnistest (PHOG; Gruner et al. 2013)	2010–2011		x			x	x	x	x	x
Test für Phonologische Bewusstheitsfähigkeiten (TPB; Fricke/Schäfer 2011)	2006–2009[2]	x				x	x			
Test zur Erfassung der phonologischen Bewusstheit und Benennungsgeschwindigkeit (TEPHOBE; Mayer, 2016)	2010	x		x		x	x	x		

[1] Anwendungs- bzw. Normierungszeiträume sind individuell unterschiedlich
[2] persönliche Auskunft des Testautors / eines der Testautoren

Tab. 12: Tests zur Erfassung der phonologischen Informationsverarbeitung im Vorschul- und Grundschulalter (Erscheinungsjahr: 2000 oder später): Verfahren, die neben Komponenten der phonologischen Informationsverarbeitung weitere Inhaltsbereiche erfassen

Testverfahren	**Jahr der Normierung**	**Erfasste Komponenten der phonologischen Informationsverarbeitung**				**Vorschulalter**[1]	**Klassenstufe**[1]				**Inhaltsbereiche des Testverfahrens über die phonologische Informationsverarbeitung hinaus**			
		Phonologische Bewusstheit	Phonologisches Arbeitsgedächtnis	Abruf phonologischer Repräsentationen aus dem Langzeitgedächtnis	Phonemwahrnehmung		1	2	3	4	Lesen	Rechtschreiben	Intelligenz	anderes
Arbeitsgedächtnistestbatterie für Kinder von 5 bis 12 Jahren (AGTB 5–12; Hasselhorn et al. 2012)	2008–2009		x			x	x	x	x	x				x
Bielefelder Screening zur Früherkennung von Lese-Rechtschreibschwierigkeiten (BISC; Jansen et al. 2002)	1986/1987	x	x	x		x								x
Fähigkeitsindikatoren Primarschule (FIPS; Bäuerlein et al. 2012)	2009–2010	x					x				x			x
Heidelberger Auditives Screening in der Einschulungsuntersuchung (HASE, Schöler/Brunner 2008)	2004–2006		x			x								x

Testverfahren	Jahr der Normierung	Erfasste Komponenten der phonologischen Informationsverarbeitung				Vorschulalter[1]	Klassenstufe[1]				Inhaltsbereiche des Testverfahrens über die phonologische Informationsverarbeitung hinaus			
		Phonologische Bewusstheit	Phonologisches Arbeitsgedächtnis	Abruf phonologischer Repräsentationen aus dem Langzeitgedächtnis	Phonemwahrnehmung		1	2	3	4	Lesen	Rechtschreiben	Intelligenz	anderes
Heidelberger Vorschulscreening zur auditiv-kinästhetischen Wahrnehmung und Sprachverarbeitung (HVS; Brunner et al. 2001)	1998–2001	x	x		x	x								x
Kompetenzerfassung in Kindergarten und Schule (KEKS; May/Bennöhr 2013)	2011	x				x	x				x	x		x
Münchner Auditiver Screeningtest für Verarbeitungs- und Wahrnehmungsstörungen (MAUS; Nickisch et al. 2004)	2004[2]		x		x		x	x	x	x				x
Münsteraner Screening zur Früherkennung von Lese-Rechtschreibschwierigkeiten (MÜSC; Mannhaupt 2006)	2004	x	x	x			x							x

Fortsetzung Tab.: 12

Testverfahren	Jahr der Normierung	Erfasste Komponenten der phonologischen Informationsverarbeitung				Vorschulalter[1]	Klassenstufe[1]				Inhaltsbereiche des Testverfahrens über die phonologische Informationsverarbeitung hinaus			
		Phonologische Bewusstheit	Phonologisches Arbeitsgedächtnis	Abruf phonologischer Repräsentationen aus dem Langzeitgedächtnis	Phonemwahrnehmung		1	2	3	4	Lesen	Rechtschreiben	Intelligenz	anderes
Phonologie modellorientiert für Kinder vom Vorschulalter bis zum dritten Schuljahr (PhoMo-Kids; Stadie/Schöppe, 2013)	2009–2012[2]	x	x		x	x	x	x	x		x			
Potsdam-Illinois Test für Psycholinguistische Fähigkeiten (P-ITPA; Esser/Wyschkon 2010)	2005–2006	x	x			x	x	x	x	x	x	x	x	x
Würzburger Vorschultest (WVT; Endlich et al. 2016)	2012–2014	x	x	x		x								x
Zürcher Lesetest-II (ZLT-II; Petermann/Daseking 2015)	2010–2011	x	x	x			x	x	x	x	x			

[1] Anwendungs- bzw. Normierungszeiträume sind individuell unterschiedlich
[2] persönliche Auskunft des Testautors / eines der Testautoren

Fortsetzung Tab.: 12

Fünf der Verfahren aus den Tabellen 11 und 12 werden im Folgenden im Rahmen von Verfahrensbeschreibungen näher vorgestellt. Alle vorgestellten Verfahren erfüllen das Kriterium, dass sie mindestens zwei Komponenten der phonologischen Informationsverarbeitung erfassen. Um die Bandbreite der Verfahren zumindest andeuten zu können, wurden sowohl Verfahren für das Vorschulalter als auch für das Grundschulalter ausgewählt. Weiterhin werden Verfahren dargestellt, die ausschließlich als Einzeltests durchgeführt werden können, und solche, die auch eine Gruppentestung erlauben. Schließlich werden zum einen Verfahren vorgestellt, die ausschließlich der Erfassung der phonologischen Informationsverarbeitung dienen, aber zum anderen auch solche, die noch andere Inhaltsbereiche abdecken.

Bielefelder Screening zur Früherkennung von Lese-Rechtschreibschwierigkeiten (BISC); Jansen et al. (2002)

Zielgruppe: Kinder im Vorschulalter, zehn bzw. vier Monate vor Einschulungsbeginn
Ziel: Früherkennung von Lese-Rechtschreibschwierigkeiten durch die Erfassung der drei Komponenten der phonologischen Informationsverarbeitung *phonologische Bewusstheit, phonologisches Arbeitsgedächtnis (*im BISC bezeichnet als *phonetisches Rekodieren im Kurzzeitgedächtnis), schneller Abruf phonologischer Repräsentationen aus dem Langzeitgedächtnis* und – als weiteren Untertest – *der visuellen Aufmerksamkeitssteuerung*
Durchführungsmodus: Einzeltest
Dauer: Keine Angabe zur Dauer, das Verfahren ist aber in einer Sitzung mit Kindern dieser Altersgruppe durchführbar.
Art und Aufbau: Das BISC enthält die folgenden neun Untertests:

- Phonologische Bewusstheit
  - im weiteren Sinne (2 Untertests): Silben segmentieren (verbal expressiv), Reimen (rezeptiv: Erkennen von Reimwörtern)
  - im engeren Sinne (2 Untertests): Laut-zu-Wort-Vergleich (rezeptiv: Erkennen eines silbischen Vokalanlautes in einem Wort), Laute-Assoziieren (fordert expressiv eine Synthese von Phonem und Restwort, unterstützt durch eine Bildauswahl)
- Phonologisches Arbeitsgedächtnis (1 Untertest): Nachsprechen von Pseudowörtern in ansteigender Silbenanzahl
- Farbabfrage (1 Untertest): Benennen von vier Farben als bewertete Vorübung zum Schnellen Benennen
- Schneller Abruf phonologischer Repräsentationen aus dem Langzeitgedächtnis (2 Untertests): Schnelles Benennen Farben (schwarz/weiß-Objekte) sowie Schnelles Benennen farbig inkongruenter Objekte, um die Störanfälligkeit des Abrufprozesses einzubeziehen
- Visuelle Aufmerksamkeitssteuerung (1 Untertest): Wort-Vergleich-Suchaufgabe, bei der ein Wort bestehend aus 4 Graphemen aus einer Auswahl von 4 Wörtern mit je 4 Graphemen wiederzuerkennen ist. Bei dieser Aufgabe wird Wortmaterial eingesetzt, da die kognitive Verarbeitung der visuellen Information *Schrift* im Fokus steht.

Durchführung: Die verbalen Testitems werden durch eine CD präsentiert. Die Untertests werden in einer festgelegten Reihenfolge durchgeführt.
Auswertung: Für jeden durchgeführten Untertest werden Risikopunkte vergeben, wenn die Leistung unter einem definierten Cut-off-Wert liegt. Bei einer definierten Anzahl an Risikopunkten kann die Entwicklung von Lese-Rechtschreibschwierigkeiten als wahrscheinlich angenommen werden. Im Grenzbereich wird eine Risikoklassifikation vorgenommen, wenn mindestens zwei unterschiedliche Leistungsbereiche betroffen sind.
Normierung: Die Datenerhebung zur Normierung wurde in den Jahren 1986/1987 durchgeführt mit folgenden Stichprobengrößen: Normierungszeitpunkt zehn Monate vor der Einschulung: N=1120 aus Bielefeld und Umgebung; Normierungszeitpunkt vier Monate vor der Einschulung: N=186 (davon N=177 als repräsentative Längsschnittstichprobe aus der ersten Normierungsstichprobe plus 9 ergänzte Risikokinder)
Gütekriterien: Angaben zur Retestreliabilität und zur Validität liegen vor (Konstruktvalidität, prognostische Validität, Kreuzvalidierung).
Kommentar: Mit dem BISC kann im Vorschulalter ein Risiko für die Entwicklung einer Lese-Rechtschreibstörung prognostiziert werden. Die Sicherheit der Prognose erhöht sich bei wiederholter Durchführung (Jansen et al. 2002). Insbesondere beim Einsatz zehn Monate vor der Einschulung können Fördermaßnahmen eingeleitet und durch eine erneute Testung vier Monate vor Einschulungsbeginn hinsichtlich ihrer Effektivität überprüft werden.

Potsdam-Illinois Test für Psycholinguistische Fähigkeiten (P-ITPA), Esser/Wyschkon (2010): Inhaltsbereich *Phonologische Informationsverarbeitung*

Zielgruppe: Kinder im Alter von 4;0 bis 11;5 Jahren
Ziel: P-IPTA (gesamt): Erhebung sprachlicher und schriftsprachlicher Fähigkeiten (siehe auch Kapitel 14.5); Inhaltsbereich *Phonologische Informationsverarbeitung*: Erhebung der phonologischen Bewusstheit und des phonologischen Arbeitsgedächtnisses (im P-ITPA bezeichnet als *auditives Kurzzeitgedächtnis*)
Durchführungsmodus: Einzeltest
Dauer: P-ITPA (gesamt) im Vorschulalter 20–35 Min., im Schulalter 40–60 Min., keine Zeitangabe für einzelne Untertests
Art und Aufbau: Phonologische Bewusstheit: Der Untertest besteht aus drei verschiedenen Teilaufgaben, die in Abhängigkeit des Alters einzusetzen sind. Für Kindergartenkinder ist eine Reimerkennungsaufgabe (im P-ITPA: *Reimen*) vorgesehen, die sich mit größeren lautlichen Einheiten befasst. Schulkinder nehmen bei den Aufgaben *Vokale ersetzen* und *Konsonanten auslassen* Manipulationen auf der Phonemebene vor. Phonologisches Arbeitsgedächtnis (im P-ITPA *Reimfolgen*): Nachsprechen von Reimwörtern, die in der Anzahl ansteigen (2–6 Wörter).
Durchführung: Phonologische Bewusstheit: Alle Aufgaben werden verbal vorgegeben und erfordern eine verbale Output-Leistung des Kindes. Die Reimerkennungsaufgabe wird zusätzlich durch eine Bildauswahl unterstützt. Phonologisches

Arbeitsgedächtnis: Die vorgegebene Reimfolge soll in korrekter Reihenfolge nachgesprochen werden. Beide Untertests haben ein Abbruchkriterium.
Auswertung: Die erfassten Rohwerte entsprechen der Anzahl korrekter Antworten. Für beide Untertests stehen altersbezogene T-Werte in Halbjahresabständen (Ausnahme: der Altersbereich von 10;6 bis 11;5 bildet eine Altersgruppe) zur Verfügung.
Normierung: Die Normierung erfolgte im Zeitraum 2005/2006 in Potsdam und Potsdam-Mittelmark. Die Normierungsstichprobe umfasste 3572 Kinder.
Gütekriterien: Angaben zur Reliabilität (Interne Konsistenz [Cronbachs Alpha]) und zur Validität (Konstrukt- und kriterienbezogene Validität, explorative Faktorenanalyse) liegen vor.
Kommentar: Die Untertests zur phonologischen Bewusstheit und zum phonologischen Arbeitsgedächtnis sind für eine breite Altersspanne normiert und damit für eine Eingangs- und Verlaufsdiagnostik besonders geeignet. Ein definiertes Abbruchkriterium verhindert eine Überforderung der Kinder mit Schwächen in der phonologischen Informationsverarbeitung.

Test zur Erfassung der phonologischen Bewusstheit und der Benennungsgeschwindigkeit (TEPHOBE), Mayer (2016)

Zielgruppe: Kinder in den letzten drei Monaten der Vorschulzeit und in den ersten drei Monaten der ersten und zweiten Klasse
Ziel: Erfassung der zwei Komponenten der phonologischen Informationsverarbeitung *phonologische Bewusstheit* und *schneller Abruf phonologischer Repräsentationen aus dem Langzeitgedächtnis* (im TEPHOBE bezeichnet als *Benennungsgeschwindigkeit*)
Durchführungsmodus: Phonologische Bewusstheit als Gruppentest, Benennungsgeschwindigkeit als Einzeltest
Dauer: Phonologische Bewusstheit 45 Min., Benennungsgeschwindigkeit 10 Min.
Art und Aufbau: Das Aufgabenformat zur phonologischen Bewusstheit ist eine Bildauswahlaufgabe, die von den Kindern eine rezeptive Leistung erfordert. In den letzten drei Monaten der Vorschulzeit und zu Beginn der ersten Klasse werden die Untertests *Reimerkennung, Synthese von Onset und Reim, Phonemsynthese* und *Anlautkategorisierung* durchgeführt; zu Beginn der zweiten Klasse *Reimerkennung, Phonemelision, Phonemumkehr, An-* und *Auslautkategorisierung.* Die Benennungsgeschwindigkeit wird im Vorschulalter für das schnelle Benennen von Objekten und Farben, in der ersten und zweiten Klasse für das schnelle Benennen von Farben, Zahlen und Buchstaben erfasst.
Durchführung: Die Items der Untertests zur phonologischen Bewusstheit werden von einer CD präsentiert. Die bildlich dargestellten Antworten sind zu markieren. Das schnelle Benennen erfolgt zu einer Bildvorlage.
Auswertung: Phonologische Bewusstheit: Die Anzahl korrekter Antworten wird für jeden Untertest erfasst und außerdem zu einem Gesamtwert addiert. Schneller Abruf phonologischer Repräsentationen aus dem Langzeitgedächtnis: Für jeden Untertest wird der Wert „Items pro Sekunde“ ermittelt, der sich durch die Divi-

sion der genannten Items durch die Gesamtzeit errechnet. Es stehen T-Werte und Prozentränge für den Gesamtwert *Phonologische Bewusstheit,* die Untertests zur phonologischen Bewusstheit und die Untertests zur Benennungsgeschwindigkeit zur Verfügung.
Normierung: Der TEPHOBE wurde 2010 an einer Stichprobe von 800 Kindern normiert (eine Angabe zum Ort wird nicht gemacht).
Gütekriterien: Angaben zur Reliabilität (Interne Konsistenz [Cronbachs Alpha]) und zur Validität (Kriterienbezogene Validität, prognostische Validität, Regressionsanalysen) liegen vor.
Kommentar: Durch die Erhebung zweier Prädiktoren für einen gelingenden Schriftspracherwerb erreicht der TEPHOBE eine gute bis zufriedenstellende prognostische Validität (Mayer/Motsch 2014). Eine frühzeitige Identifikation von Kindern mit einem Risiko für Lese-Rechtschreibstörungen ist im Vorschulalter und im frühen Grundschulalter möglich. Bei Defiziten können spezifische Fördermaßnahmen rechtzeitig eingeleitet werden.

Würzburger Vorschultest (WVT), Endlich et al. (2016): Modul *Schriftsprachliche Vorläuferfertigkeiten*

Zielgruppe: Kinder im letzten Vorschuljahr zehn bzw. elf und vier Monate vor Einschulungsbeginn
Ziel: WVT (gesamt): Erfassung von schriftsprachlichen und mathematischen Vorläuferfertigkeiten und sprachlichen Kompetenzen (Endlich et al. 2016); Modul *Schriftsprachliche Vorläuferfertigkeiten*: Überprüfung der drei Komponenten der phonologischen Informationsverarbeitung *phonologische Bewusstheit, phonologisches Arbeitsgedächtnis, schneller Abruf phonologischer Repräsentationen aus dem Langzeitgedächtnis* (im WVT als *Benennungsgeschwindigkeit* bezeichnet) und zusätzlich Erfassung der Buchstabenkenntnis
Durchführungsmodus: Einzeltest
Dauer: WVT (gesamt) ca. 60 Min., das Modul *Schriftsprachliche Vorläuferfertigkeiten* ca. 20 Min.
Art und Aufbau: Die schriftsprachlichen Vorläuferfertigkeiten werden durch vier Subskalen mit insgesamt 11 Teilaufgaben erhoben:

- Phonologische Bewusstheit
  - im weiteren Sinne (2 Teilaufgaben): *Silbe-zu-Wort* (Erkennen eines silbischen Vokalanlauts), Reimaufgabe (Erkennen eines Nicht-Reimwortes aus einer Auswahl von vier Wörtern)
  - im engeren Sinne (3 Teilaufgaben): Anlauterkennung, Phonemsynthese, Phonemanalyse
- Phonologisches Arbeitsgedächtnis (2 Teilaufgaben): Nachsprechen von Zahlenfolgen vorwärts (2–6 Zahlen) und rückwärts (2–4 Zahlen)
- Schneller Abruf phonologischer Repräsentationen aus dem Langzeitgedächtnis (2 Teilaufgaben): Schnelles Benennen von Bildern (sechs hochfrequente,

sich wiederholende Begriffe) und schnelles Benennen von wenig geläufigen Bildern
- Buchstabenkenntnis (2 Teilaufgaben): rezeptiv und produktiv

Durchführung: Die Aufgaben zur phonologischen Bewusstheit werden nach verbaler Itemvorgabe gelöst und durch Bildvorlagen unterstützt (Ausnahme: keine Bildvorlagen bei *Silbe-zu-Wort*). Die Vorgabe der Items zur Überprüfung des phonologischen Arbeitsgedächtnisses erfolgt per CD. Zur Erhebung der Benennungsgeschwindigkeit sind die Begriffe nach einer Bildvorlage schnell zu benennen. Die Überprüfung der Buchstabenkenntnis erfordert rezeptiv eine Zuordnung eines genannten Phonems zu einem Graphem aus einer Auswahl von Graphemen und expressiv das Benennen eines Graphems.

Auswertung: Phonologische Bewusstheit und Buchstabenkenntnis: Erfassung korrekter Antworten; Phonologisches Arbeitsgedächtnis: Erfassung der längsten korrekt wiedergegebenen Zahlenspanne; Schneller Abruf phonologischer Repräsentationen aus dem Langzeitgedächtnis: Erhebung der benötigten Zeit in Sekunden. Normwerte stehen für die vier Subskalen und das Gesamtmodul *Schriftsprachliche Vorläuferfähigkeiten*, nicht aber für die einzelnen Teilaufgaben zur Verfügung.

Aufgrund der heterogenen Anzahl der Rohwerte pro Untertest und einer unterschiedlichen Itemanzahl in den Teilaufgaben erfolgt im ersten Auswertungsschritt eine Transformierung der erzielten Ergebnisse in Wertpunkte. Im zweiten Schritt werden die Wertpunkte zu den vier Subskalen und zu einem Gesamtwert für das Modul *Schriftsprachliche Vorläuferfertigkeiten* aufsummiert. Im dritten Schritt erfolgt dann eine Umwandlung dieser Werte in Prozentränge, T-Werte und T-Wertbänder.

Normierung: Die Normierungsstichprobe umfasst für die zwei Normierungszeitpunkte 417 Kinder im letzten Kindergartenjahr aus sieben Bundesländern Deutschlands (durchschnittliches Alter zum ersten Normierungszeitpunkt: 66;5 Monate). Die Datenerhebung wurde in den Jahren 2012 bis 2014 durchgeführt.

Gütekriterien: Angaben zur Reliabilität (Retestreliabilität, Interne Konsistenz [Cronbachs-Alpha]) und zur Validität (kriterienbezogene und prognostische Validität) liegen vor.

Kommentar: Der WVT überprüft mit dem Modul *Schriftsprachliche Vorläuferfertigkeiten* umfassend drei Aspekte der phonologischen Informationsverarbeitung und als zusätzlichen Prädiktor die Buchstabenkenntnis und leistet eine frühzeitige Erfassung von Entwicklungsrisiken im schriftsprachlichen Bereich. Die ebenfalls erhobenen vorschulischen sprachlichen Kompetenzen erweitern die Vorhersage in Bezug auf spätere Leseverständnisleistungen (Endlich et al. 2016). Durch einen ausreichenden Schwierigkeitsgrad der Untertests kann der WVT auch im oberen Leistungsbereich sehr gut differenzieren, damit Entwicklungsvorsprünge (Endlich et al. 2016) aufzeigen und – bei zwei Normierungszeitpunkten – Fördereffekte differenziert darstellen. Der WVT kann im Rahmen der Diagnostik und Beratung zu Schuleingangsfragen eingesetzt werden.

Zürcher Lesetest-II (ZLT-II), Petermann/Daseking (2015): Inhaltsbereich *Phonologische Informationsverarbeitung*

Zielgruppe: Schulkinder ab Ende der ersten bis zur achten Klasse
Ziel: ZLT-II (gesamt): Erfassung der Lesegenauigkeit und -geschwindigkeit (im ZLT-II wird die Lesegeschwindigkeit als *Automatisierungsgrad* bezeichnet) (siehe Kap. 14.4.) sowie kognitiver Grundlagen des Schriftspracherwerbs;

Inhaltsbereich *Phonologische Informationsverarbeitung*: Erfassung der drei Komponenten der phonologischen Informationsverarbeitung *phonologische Bewusstheit, schneller Abruf phonologischer Repräsentationen aus dem Langzeitgedächtnis* (im ZLT-II bezeichnet als *Rekodieren mit Zugriff auf das semantische Gedächtnis*) und *phonologisches Arbeitsgedächtnis* (im ZLT-II bezeichnet als *phonetisches Rekodieren im Arbeitsgedächtnis*)
Durchführungsmodus: Einzeltest
Dauer: ZLT-II (gesamt): 15–35 Min., keine Angabe zur Dauer der Untertests zur phonologischen Informationsverarbeitung
Art und Aufbau: Zur Überprüfung der phonologischen Informationsverarbeitung werden die fünf folgenden Untertests durchgeführt:

- Phonologische Bewusstheit (2 Untertests): Fähigkeit zur *Silbentrennung mündlich* und *Silbentrennung schriftlich*
- Phonologisches Arbeitsgedächtnis (1 Untertest): Nachsprechen von Pseudowörtern
- Schneller Abruf phonologischer Repräsentationen aus dem Langzeitgedächtnis (2 Untertests): *Schnelles Benennen 1* mit fünf verschiedenen, sich wiederholenden Begriffen und *Schnelles Benennen 2* mit unterschiedlichen Begriffen

Durchführung: Phonologische Bewusstheit: Die *Silbentrennung mündlich* erfordert die Angabe der Silbenanzahl von verbal vorgegebenen Wörtern (1 bis 4 Silben). Bei der Aufgabe zur *Silbentrennung schriftlich* müssen auf einem Arbeitsblatt die Silben (bei Wörtern mit 1 bis 4 Silben) durch Trennstriche markiert werden. Phonologisches Arbeitsgedächtnis: Pseudowörter in zunehmender Länge (je 5 Wörter mit 2 bis 6 Silben) sind nachzusprechen. Schneller Abruf phonologischer Repräsentationen aus dem Langzeitgedächtnis: Die Begriffe sind nach Bildvorlage schnell zu benennen.
Auswertung: Phonologische Bewusstheit: Erfassung der Fehleranzahl; Phonologisches Arbeitsgedächtnis: Erfassung der Fehleranzahl sowie der längsten Silbenspanne (alle Pseudowörter dieser Länge werden korrekt wiedergegeben); Schneller Abruf phonologischer Repräsentationen aus dem Langzeitgedächtnis: Erfassung der Bearbeitungszeit in Sekunden und der Fehlbenennungen, die aber nicht in die quantitative Bewertung mit einfließen. Die genannten Kennwerte können in Prozentrangbänder umgewandelt werden. Ab Ende der ersten bis Mitte der vierten Klasse liegen Halbjahresnormen (jeweils Schuljahresmitte und -ende bzw. -anfang), ab der fünften bis zur achten Klasse Jahresnormen vor.
Normierung: Die Normierungsstichprobe in vier Regionen Deutschlands im Zeitraum zwischen 2010 und 2011 umfasste 1145 Schüler. Die dritte Auflage des

ZLT-II (Petermann / Daseking 2015) erweitert die Normierung um 222 Kinder aus dem Kanton Basel (Schweiz). Der genaue Normierungszeitpunkt wird im Manual nicht genannt.
Gütekriterien: Angaben zur Reliabilität (Retestreliabilität, Interne Konsistenz [Cronbachs Alpha]) und zur Validität (sensitiv für Leistungszunahmen zwischen den Altersgruppen) liegen vor.
Kommentar: Der ZLT-II ermöglicht eine Erhebung der drei Komponenten der phonologischen Informationsverarbeitung in einer breiten Altersspanne sowie die Erfassung der Lesegeschwindigkeit und -genauigkeit (siehe Kap. 14.4.). Zu Beginn der Leseentwicklung, in der die Diagnose einer Lesestörung noch mit Unsicherheiten behaftet ist, kann so ein Risiko für die Manifestation einer Störung erfasst werden. Eine Ableitung von Interventionsmaßnahmen, die die Therapie der Lese-Rechtschreibstörung unterstützen, ist möglich.

14.4 Verfahren zur Erfassung der Lesefähigkeit im Kindesalter

Im ersten Teil dieses Teilkapitels werden – ohne Anspruch auf Vollständigkeit – deutschsprachige Lesetests zur Anwendung im Kindesalter in Form einer tabellarischen Übersicht vorgestellt (Tabelle 13 und 14). Dabei werden zum einen Testverfahren dargestellt, die ausschließlich die Leseleistung messen (Tabelle 13), zum anderen Verfahren, die neben dem Lesen auch andere Inhaltsbereiche erfassen (Tabelle 14). Aufgrund der Fülle der im deutschen Sprachraum vorliegenden Verfahren haben wir uns auf Verfahren, die im Jahr 2000 oder später erschienen sind, beschränkt und beziehen ausschließlich Verfahren ein, die (auch) im Grundschulalter (Klassenstufe 1 bis 4) anwendbar sind. In der Tabelle ist jeweils angegeben, welche Aspekte der Lesekompetenz (basale Lesefertigkeit, d. h. Lesegeschwindigkeit und/oder Lesegenauigkeit vs. Leseverständnis) erfasst werden.

Fünf diagnostische Verfahren, die auch in den Tabellen 13 und 14 aufgeführt sind, wurden für eine ausführlichere Vorstellung im Rahmen einer Verfahrensbeschreibung ausgewählt. Auch hier haben wir versucht, die Verfahren so auszuwählen, dass die Bandbreite der verfügbaren Verfahren deutlich wird. So wurden zum einen Verfahren, die als Gruppentest konzipiert sind, ausgewählt, zum anderen aber auch Verfahren, die nur in der Einzeltestung angewendet werden können. Inhaltlich decken die ausgewählten Verfahren verschiedene Teilbereiche des Lesens ab und prüfen zum Teil verschiedene Lesestrategien ab (vgl. Kap. 14.1.1). Die Tests sind zum Teil als reine Lesetests konzipiert, zum Teil entstammen sie Testverfahren, die auch andere Inhalte abdecken.

Tab. 13: Lesetests für das Grundschulalter (Erscheinungsjahr: 2000 oder später): Verfahren, die ausschließlich die Leseleistung erfassen

Testverfahren	Jahr der Normierung	Erfasste Teilbereiche des Lesens		Klassenstufe[2]			
		basale Lesefertigkeit[1]	Leseverständnis	1	2	3	4
Der Frühe-Lesefähigkeiten-Test (FLT I und II, Fischer/Gasteiger-Klicpera 2013)	2006	x		x			
Ein Leseverständnistest für Erst- bis Siebtklässler – Version II (ELFE II; Lenhard et al. 2017)	2015	x	x	x	x	x	x
Hamburger Lesetest für 3. und 4. Klassen (HAMLET 3–4; Lehmann et al. 2006)	1995	x	x			x	x
Inventar zur Erfassung der Lesekompetenz im 1.Schuljahr (IEL-1; Diehl/Hartke 2012)	2006/2007	x	x	x			
Lernfortschrittsdiagnostik Lesen (LDL; Walter 2009)	2007–2009	x		x	x	x	x
Salzburger Lese-Screening für die Schulstufen 2–9 (SLS 2–9; Wimmer/Mayringer 2014)	2007/2008	x			x	x	x
Lernserver Lesetest – Test der Dekodierungs- und Leseleistung (TeDeL 1–2 und TeDeL 3–5; Findeisen/Melenk 2016)	TeDeL 1–2: 2010 TeDeL 3–5: 2012/2013[3]	x (TeDeL 1–2 und TeDeL 3–5)	x (TeDeL 3–5)	x	x	x	x
Verlaufsdiagnostik sinnerfassenden Lesens (VSL; Walter 2013)	2009–2012		x		x	x	x
Würzburger Leise Leseprobe – Revision (WLLP-R; Schneider et al. 2011)	2009	x		x	x	x	x

[1] basale Lesefertigkeit = Lesegeschwindigkeit und/oder Lesegenauigkeit
[2] Anwendungs- bzw. Normierungszeiträume sind individuell unterschiedlich
[3] persönliche Auskunft des Testautors / eines der Testautoren

Tab. 14: Lesetests für das Grundschulalter (Erscheinungsjahr: 2000 oder später): Verfahren, die neben der Leseleistung weitere Inhaltsbereiche erfassen

Testverfahren	**Jahr der Normierung**	**Erfasste Teilbereiche des Lesens**		**Klassenstufe**[2]				**Inhaltsbereiche des Testverfahrens über das Lesen hinaus**			
		basale Lesefertigkeit[1]	Leseverständnis	1	2	3	4	Rechtschreiben	Phonologische Informationsverarbeitung	Intelligenz	anderes
Basisdiagnostik Umschriebener Entwicklungsstörungen im Grundschulalter (BUEGA; Esser et al. 2008)	2005–2006	x		x	x	x	x	x		x	x
Hamburger Schulleistungstest für 4. und 5. Klassen (HST 4/5; Mietzel/Willenberg 2000)	1997		x				x	x			x
Fähigkeitsindikatoren Primarschule (FIPS; Bäuerlein et al. 2012)	2009–2010	x	x	x					x		x
Kombiniertes Leistungsinventar zur allgemeinen Schulleistung und für Schullaufbahnempfehlungen in der vierten Klasse (KLASSE 4; Lenhard et al. 2011)	2010[3]		x				x	x			x
Kompetenzerfassung in Kindergarten und Schule (KEKS; May/Bennöhr 2013)	2011	x		x	x	x	x	x	x		x
Potsdam-Illinois Test für Psycholinguistische Fähigkeiten (P-ITPA; Esser/Wyschkon 2010)	2005–2006	x		x	x	x	x	x	x	x	x
SLRT-II Lese- und Rechtschreibtest (SLRT-II; Moll/Landerl 2014)	2006–2008	x		x	x	x	x	x			
Zürcher Lesetest-II (ZLT-II; Petermann/Daseking 2015)	2010–2011	x		x	x	x	x		x		

[1] basale Lesefertigkeit = Lesegeschwindigkeit und/oder Lesegenauigkeit
[2] Anwendungs- bzw. Normierungszeiträume sind individuell unterschiedlich
[3] persönliche Auskunft des Testautors / eines der Testautoren

Ein Leseverständnistest für Erst- bis Siebtklässler – Version II (ELFE II), Lenhard et al. (2017)

Zielgruppe: Schulkinder ab dem neunten Schulmonat der ersten Klasse bis zu den ersten drei Monaten der siebten Klasse
Ziel: Erfassung des Leseverständnisses sowie des Automatisierungsgrades der Dekodierung, optionale Analysen ermöglichen eine Aussage zur Lesegenauigkeit und Lesegeschwindigkeit
Durchführungsmodus: Als Papier- und Bleistifttest ist der ELFE II in der Gruppen- und Einzeltestung einzusetzen, computerbasiert ist nur eine Durchführung in der Einzelsituation möglich.
Dauer: Langform ca. 20–30 Min., Kurzform ca. 15–25 Min., optional computerbasierte Schwellenmessung ca. 3–4 Min.
Art und Aufbau: Das Leseverständnis wird auf der Wort-, Satz- und Textebene erhoben. Das Antwortformat ist eine Antwort-Auswahlaufgabe. Auf der Wortebene werden die zu einem Bild präsentierten schriftlichen Antwortmöglichkeiten nach graphematischen und phonemischen Ähnlichkeiten kontrolliert. Auf der Satzebene (Auswahl eines in einen Satzrahmen passenden Wortes) werden unterschiedliche Wortarten (Substantive, Adjektive, Verben, Präpositionen und Konjunktionen) berücksichtigt.

Bei der Konstruktion und Auswahl der Texte, zu denen Fragen mit Antwortalternativen angeboten werden, wurden die folgenden drei Aspekte kombiniert und in gleicher Häufigkeit berücksichtigt: das Textgenre *Sach- versus Erzähltext*, die wörtliche versus sinngemäße Informationsentnahme und die lokale versus globale Kohärenz.

Zur Schwellenmessung der Worterkennung in der Computerform ist eine Zuordnungsaufgabe von insgesamt 36 Wörtern zu drei Kategorien vorzunehmen. Die zeitliche Dauer eines präsentierten Wortes wird in Abhängigkeit des Leistungsvermögens (korrekte Zuordnungen) angepasst, bis sich eine durchschnittliche Darbietungszeit einpendelt. Bei einer Schwelle von 200 ms wird von einer automatisierten Worterkennung ausgegangen, die in der Mitte des vierten Schuljahres von 90 % der Schüler erreicht wird (Lenhard et al. 2017).

Eine Kurzversion für die erste bis dritte Klassenstufe enthält nur das Wort- und Satzverständnis, um eine Überforderung in der ersten Klasse und bei schwachen Schülern der zweiten und dritten Klasse zu vermeiden. Eine weitere Kurzversion für die vierte bis siebte Klassenstufe ist für die Erfassung des Leseverständnisses bei besonders leistungsstarken Schülern konzipiert. Hier werden die Bearbeitungszeiten verkürzt, um Deckeneffekte zu vermeiden.
Durchführung: Der ELFE II kann in Papierform mit einem Testheft oder als Computerform durchgeführt werden. In der Computerfassung werden die Instruktionen vom Programm durch die kindgerechten Figuren *Elfe* und *Mathis* vorgegeben. Alle Untertests zum Leseverständnis unterliegen einer zeitlichen Begrenzung (Wort- und Satzverständnis je drei Minuten, Textverständnis sieben Minuten).
Auswertung: Die Testauswertung erfolgt manuell oder computerbasiert. Bei einer Durchführung mit der Papierform können die Ergebnisse in die Software

eingegeben und ausgewertet werden. Der ELFE II ermöglicht eine Erfassung folgender Kennwerte (in Klammern sind die entsprechenden Normwerte aufgeführt):

- korrekt gelöste Aufgaben in jedem Untertest (Prozentrang (PR), T-Wert (TW))
- Gesamttestergebnis für das Wort-, Satz- und Textverständnis (PR, TW und Konfidenzintervalle)
- Diskrepanzen zwischen den Leistungen im Wort-, Satz- und Textverständnis (Absicherung der Signifikanz über eine kritische Differenz und Vergleich der Grundraten)
- insgesamt bearbeitete Aufgaben in jedem Untertest unabhängig von ihrer Korrektheit (PR, TW): Eine Diskrepanz zwischen insgesamt und korrekt bearbeiteten Items kann in Bezug auf die Genauigkeit des Arbeitsstils interpretiert werden.
- Analyse des Arbeitsstils: Differenz zwischen insgesamt und korrekt bearbeiteten Aufgaben in jedem Untertest (statistische Absicherung über den Vergleich der Differenz mit Grundraten)

Für die automatische Worterkennung in der Computerform erfolgt lediglich eine Kategorisierung zu den 15 %, 10 % oder 5 % schwächsten Leistungen der Vergleichsgruppe. In der Computerform ist der ELFE II in monatlichen Abständen normiert. In der Papierform stehen die Normen bis zur vierten Klasse in zweimonatigen, ab der fünften Klasse in dreimonatigen Abständen zur Verfügung. Der exakt zu ermittelnde Beschulungsmonat bildet die Vergleichsreferenz.
Normierung: Die Normierung erfolgte 2015 in 9 Bundesländern Deutschlands. Aus 5073 Datensätzen wurde eine repräsentative Stichprobe für die Papierform mit N=1520 und für die Computerform mit N=1287 erstellt.
Gütekriterien: Angaben zur Reliabilität (Retest-, Odd-Even-Split-Half- und Paralleltestreliabilität) und zur Validität (Konstrukt- und kriterienbezogene Validität) liegen vor.
Kommentar: Der ELFE II ist ein Verfahren zur Erfassung des Leseverständnisses, das eine Differenzierung zwischen den linguistischen Ebenen *Wort, Satz* und *Text* – auch hinsichtlich signifikanter Unterschiede – ermöglicht. Die unterschiedlichen Auswertungskennwerte unterstützen eine systematische Analyse der Lesefähigkeiten und eine genaue Ableitung von Interventionsmaßnahmen. Ein Alleinstellungsmerkmal ist eine Normierung, die in ein- bzw. zwei- bis dreimonatigen Abständen verlässliche Normwerte zur Verfügung stellt.

SLRT-II, Lese- und Rechtschreibtest, Moll/Landerl (2014): Inhaltsbereich *Lesen*

Zielgruppe: Schulkinder ab dem zweiten Halbjahr der ersten Klasse bis zur sechsten Klasse, sowie junge Erwachsene
Ziel: SLRT-II (gesamt): Erfassung von Lese- und Rechtschreibleistungen zur „differenzierten Diagnose von Schwächen des Schriftspracherwerbs“ (Moll/Landerl 2014); Inhaltsbereich *Lesen*: Erfassung der Leseleistung bezüglich der basalen

Lesefertigkeit auf der Wortebene, separate Erfassung von Defiziten im synthetisierenden, lautierenden Lesen und in der automatischen, direkten Worterkennung
Durchführungsmodus: Einzeltest
Dauer: ca. 5 Min.
Art und Aufbau: Der Ein-Minuten-Leseflüssigkeitstest des SLRT-II umfasst ein Leseblatt mit Realwörtern und ein Leseblatt mit Pseudowörtern in jeweils zwei Parallelformen. Die Länge und linguistische Komplexität der Wörter und Pseudowörter nimmt im Testverlauf zu. Anhand des Lesens von Realwörtern soll die direkte Worterkennung beurteilt werden, anhand des Lesens von Pseudowörtern das lautierende Lesen.
Durchführung: Innerhalb eines Zeitraums von je einer Minute sind vom Kind möglichst viele Wörter, bzw. Pseudowörter laut zu lesen. Empfehlenswert ist eine Audioaufnahme, um Lesefehler und das exakte Ende genau erfassen zu können.
Auswertung: Die Anzahl richtig gelesener Items wird ermittelt (insgesamt gelesene Wörter minus falsch gelesener oder ausgelassener Wörter). Dieser Rohwert wird in einen Prozentrang bzw. in ein Prozentrangband transformiert. Ein ermittelter Fehlerprozentwert kann mit den Mittelwerten der entsprechenden Schulstufe verglichen werden.
Normierung: Die Normierungsstichprobe des Ein-Minuten-Leseflüssigkeitstests umfasst 1988 Personen, davon 1423 Kinder im Grundschulalter. Die Daten wurden in zwei Bundesländern Deutschlands und in Salzburg in den Jahren 2006 bis 2008 erhoben. Für die jeweiligen Parallelformen liegen ab dem zweiten Halbjahr der ersten Klasse bis Ende der dritten Klasse Halbjahresnormen, für die vierte bis sechste Klasse Jahresnormen vor. Außerdem steht eine Normtabelle für junge Erwachsene zur Verfügung.
Gütekriterien: Angaben zur Paralleltestreliabilität und zur kriterienbezogenen Validität liegen vor.
Kommentar: Der SLRT-II bietet mit diesem zeitlich sehr ökonomischen Ein-Minuten-Leseflüssigkeitstest eine schnelle Einschätzung der basalen Lesefertigkeit. Die Differenzierung zwischen dem lautierenden Lesen und der direkten Worterkennung ermöglicht eine Ableitung von spezifischen Interventionsmaßnahmen.

Salzburger Lese-Screening für die Schulstufen 2–9 (SLS 2–9), Wimmer/Mayringer (2014)

Zielgruppe: Schulkinder von der zweiten bis zur neunten Klassenstufe
Ziel: Identifizierung von Kindern mit Schwächen in der basalen Lesefertigkeit in einem Screening
Durchführungsmodus: als Gruppen- oder Einzeltest
Dauer: 15 Min.
Art und Aufbau: Bei diesem Papier- und Bleistift-Verfahren werden Sätze gelesen und bezüglich ihrer inhaltlichen Korrektheit beurteilt. Es liegen zwei Parallelformen vor. Zu jeder Parallelform werden noch Pseudo-Parallelformen angeboten, bei denen lediglich die Satzabfolge variiert. Damit kann eine Form für die ganze Klasse eingesetzt werden, ohne dass ein Abschreiben möglich ist.

Durchführung: In 3 Minuten werden möglichst viele inhaltlich relativ einfache Sätze (max. 100 Sätze) leise gelesen und als richtig oder falsch markiert.
Auswertung: Die Auswertung kann ökonomisch und schnell durch Schablonen erfolgen. Der Rohwert (Anzahl korrekt beurteilter Sätze) wird in einen Lesequotienten (Mittelwert 100, Standardabweichung 15) umgewandelt. Zusätzlich kann ein Rückstand in Schuljahren angegeben werden.
Normierung: Die Normierung erfolgte 2007/2008 in Österreich an insgesamt 11900 deutschsprachigen Schülern. Die Anwendung der Normen in Deutschland und der Schweiz ist möglich und wird begründet durch annähernd gleiche Leseergebnisse dieser Länder in PISA-Studien sowie den substanziellen Zusammenhang zwischen PISA-Lesekompetenzergebnissen und den SLS-Testwerten (Wimmer/ Mayringer 2014). Es wurde eine getrennte Normierung für Mädchen und Jungen vorgenommen. Die Normierung erfolgte in der zweiten Hälfte eines Schuljahres. Wird der SLS 2–9 in der ersten Hälfte eines Schuljahres durchgeführt, ist ein Mittelwert aus der entsprechenden und der vorausgehenden Schulstufe zu bilden. In der zweiten Schulstufe entfällt die Möglichkeit, einen Mittelwert zu bilden, und daher stehen Korrekturwerte zur Verfügung.
Gütekriterien: Angaben zur Paralleltestreliabilität und zur kriterienbezogenen Validität liegen vor.
Kommentar: Das normierte Screening-Verfahren ermöglicht eine schnelle Einschätzung der basalen Lesefertigkeit. Unterdurchschnittliche Testergebnisse geben einen Hinweis auf das Vorliegen einer Störung. Als Konsequenz sollte eine weiterführende diagnostische Abklärung veranlasst werden. Die Möglichkeit, den Leserückstand in Schuljahren anzugeben, schafft insbesondere im Schulalltag eine transparente Leistungseinschätzung.

Würzburger Leise Leseprobe- Revision (WLLP-R), Schneider et al. (2011)

Zielgruppe: Schulkinder von der ersten bis zur vierten Klasse
Ziel: Überprüfung der Lesegeschwindigkeit (in der WLLP-R auch als *Dekodiergeschwindigkeit* bezeichnet)
Durchführungsmodus: Gruppen- oder Einzeltest
Dauer: ca. 20 Min.
Art und Aufbau: Das Verfahren beinhaltet zwei altersabhängige Testversionen (für die erste bis dritte Klasse und für die vierte Klasse) mit je einer Pseudo-Parallelform, die im Klassenverband ein Abschreiben verhindern soll. Das Aufgabenformat erfordert die Zuordnung eines gelesenen Wortes (bestehend aus 1–4 Silben) zu einem Bild aus einer Auswahl von vier Bildern. Unter den Ablenkern befinden sich Bildwörter mit phonologisch-orthographischen und semantischen Ähnlichkeiten zum Zielwort.
Durchführung: Zu einem leise zu lesenden Wort wird das passende Bild markiert. Die Testbearbeitung unterliegt einer zeitlichen Begrenzung von 5 Minuten.
Auswertung: Die Auswertung wird durch den Einsatz von Schablonen erleichtert. Der Rohwert ermittelt sich aus der Subtraktion der Fehler bzw. Auslassungen von

der Gesamtzahl der bearbeiteten Aufgaben. Den nach Geschlecht getrennten Normtabellen können Prozentränge und T-Werte entnommen werden.
Normierung: Die Neunormierung 2009 erfolgte in fünf Bundesländern Deutschlands mit insgesamt 2333 Kindern. Die WLLP-R ist zum Schuljahresende von Klasse 1 bis 4 in jährlichem Abstand normiert.
Gütekriterien: Angaben zur Reliabilität (Retest- und Paralleltestreliabilität) und zur kriterienbezogenen Validität liegen vor.
Kommentar: Die WLLP-R ist als ökonomisch einzusetzendes Testverfahren gut geeignet, um Kinder mit Schwächen in der Lesegeschwindigkeit zu identifizieren und eine weiterführende Diagnostik zu veranlassen.

Zürcher Lesetest-II: (ZLT-II), Petermann/Daseking (2015): Inhaltsbereich *Lesen*

Zielgruppe: Schulkinder ab Ende der ersten Klasse bis zur achten Klasse
Ziel: ZLT-II (gesamt): Überprüfung des Leistungsstandes im Lesen durch eine Erfassung der basalen Lesefertigkeit und kognitiver Grundlagen des Schriftspracherwerbs (siehe Kap. 14.3.); Inhaltsbereich *Lesen*: Überprüfung der Lesegenauigkeit und der Lesegeschwindigkeit (im ZLT-II als *Automatisierungsgrad* bezeichnet) auf der Wort- und Textebene und bezüglich Pseudowörtern
Durchführungsmodus: Einzeltest
Dauer: ZLT-II (gesamt) 15–35 Min., keine Angabe zur Dauer der Untertests zum Lesen
Art und Aufbau: Im Inhaltsbereich *Lesen* werden Aufgaben zum Lesen von Wörtern (zwei von insgesamt vier Wortlesetests) und Texten (zwei bis drei von insgesamt sechs Textabschnitten) eingesetzt, die im Schwierigkeitsgrad steigen und in Abhängigkeit der Klassenstufe einzusetzen sind. Außerdem werden in einem Untertest Pseudowörter gelesen, die für alle Klassenstufen identisch sind. Erhoben werden die Lesezeit und die Lesefehler. Die Lesezeit bildet den Kennwert für den Automatisierungsgrad des Lesens, während die Fehleranzahl auf die Lesegenauigkeit fokussiert.
Durchführung: Die Wörter, Pseudowörter bzw. Texte werden laut vorgelesen. Voraussetzung zur Testdurchführung ist die Kenntnis aller Grapheme, die bei Bedarf zusätzlich informell überprüft werden kann.
Auswertung: Für jeden Untertest und für die ermittelten Gesamtwerte auf Wort- bzw. Textebene können die Rohwerte für die benötigte Lesezeit in Prozentränge bzw. Prozentrangbänder und für die Lesefehler in Prozentrangbänder transformiert werden. Für die Gesamtwerte bezüglich der Lesezeit stehen zusätzlich T-Werte zur Verfügung. Der Protokollbogen enthält ein Leistungsprofil, das übersichtlich eine Einordnung der Leistungen bezüglich Automatisierungsgrad und Lesegenauigkeit zwischen unauffälliger, grenzwertiger und auffälliger Leistung nach definierten Kriterien vornimmt. Eine optionale qualitative Analyse der Lesefehler nach der Psycholinguistischen Verlesungsanalyse (Grissemann 1980 und Linder/Grissemann 2000, beide zitiert nach Petermann/Daseking 2015) wird im Manual vorgestellt.
Normierung: Die Normierungsstichprobe aus vier Regionen Deutschlands umfasst 1145 Schüler. Die Datenerhebung erfolgte zwischen 2010 und 2011. Die

dritte aktualisierte Auflage des ZLT-II (Petermann/Daseking, 2015) erweitert die Normierung um 222 Kinder aus dem Kanton Basel (Schweiz). Der genaue Erhebungszeitpunkt wird im Manual nicht genannt.
Gütekriterien: Angaben zur Reliabilität (Retestreliabilität, Interne Konsistenz [Cronbachs Alpha]) und zur Kriteriumsvalidität liegen vor.
Kommentar: Eine genaue Differenzierung zwischen Lesegenauigkeit und -geschwindigkeit auf den unterschiedlichen Ebenen *Wort, Pseudowort* und *Text* ermöglicht eine differenzierte Betrachtung der basalen Lesefertigkeiten und eine Ableitung von spezifischen Interventionsmaßnahmen. Eine anschauliche Profilübersicht erleichtert die Interpretation der Leseleistungen im Zusammenhang mit den Leistungen in der phonologischen Informationsverarbeitung (siehe Kap. 14.3.).

14.5 Verfahren zur Erfassung der Rechtschreibfähigkeit im Kindesalter

Das letzte Teilkapitel ist der Darstellung deutschsprachiger Verfahren zur Erfassung der Rechtschreibfähigkeit im Kindesalter gewidmet. Es werden zunächst deutschsprachige Verfahren zur Erfassung von Rechtschreibleistungen im Überblick vorgestellt. Dabei enthält Tabelle 15 Verfahren, die ausschließlich Rechtschreibleistungen erfassen, Tabelle 16 präsentiert Verfahren, die darüber hinaus andere Inhaltsbereiche abdecken. Auch hier wurde aufgrund der Fülle der vorliegenden Verfahren das Kriterium angelegt, nur Verfahren einzubeziehen, die im Jahr 2000 oder später erschienen sind und die (auch) im Grundschulalter (Klasse 1 bis Klasse 4) anwendbar sind, ohne einen Anspruch auf Vollständigkeit erheben zu wollen. Es wurden ausschließlich Verfahren aufgenommen, die eine quantitative Auswertung erlauben. In den Tabellen ist angegeben, ob die jeweiligen Verfahren zusätzlich eine qualitative Fehleranalyse ermöglichen und in welcher Klassenstufe (von 1 bis 4) sie anwendbar sind.

Wie in den vorhergehenden Teilkapiteln wurden auch hier fünf Tests als Beispiele für vorliegende Verfahren ausgewählt, die jeweils Einblick in die Bandbreite der Verfahren geben sollen. Im Bereich der Rechtschreibtests liegen zum Teil Testverfahren vor, die als mehrere getrennte Tests für unterschiedliche Klassenstufen konzipiert wurden, welche einzeln zu erwerben sind. Andere Testverfahren sind breiter über verschiedene Klassenstufen anwendbar. Die Testverfahren erlauben teilweise die Prüfung oder Betrachtung verwendeter Rechtschreibstrategien. Bei manchen ist neben der quantitativen Auswertung eine qualitative Fehleranalyse möglich, bei anderen nicht. Auch hier wurden zum einen Verfahren ausgewählt, die als reine Rechtschreibtests konzipiert sind, aber zum anderen auch solche, die weitere Inhaltsbereiche abdecken.

Tab. 15: Rechtschreibtests für das Grundschulalter (Erscheinungsjahr: 2000 oder später): Verfahren, die ausschließlich die Rechtschreibleistung erfassen

Testverfahren	Jahr der Normierung	Qualitative Fehleranalyse	Klassenstufe[1]			
			1	2	3	4
Deutscher Rechtschreibtest für das erste und zweite Schuljahr (DERET 1–2+; Stock/Schneider 2008a)	2003–2004	x	x	x	x	
Deutscher Rechtschreibtest für das dritte und vierte Schuljahr (DERET 3–4+; Stock/Schneider 2008b)	2003–2004	x			x	x
Diagnostischer Rechtschreibtest für 1.Klassen (DRT 1; Müller 2004a)	1987	x	x	x		
Diagnostischer Rechtschreibtest für 2. Klassen (DRT 2; Müller 2004b)	1995	x		x	x	
Diagnostischer Rechtschreibtest für 3. Klassen (DRT 3; Müller 2004c)	1996	x			x	x
Diagnostischer Rechtschreibtest für 4. Klassen (DRT 4; Grund et al. 2017)	2015	x				x
Hamburger Schreib-Probe 1–10 (HSP 1–10; May 2012a): HSP 1+ (May 2012b); HSP 2 (May 2012c); HSP 3 (May 2012d); HSP 4–5 (May 2012e)	2012	x	x	x	x	x
Weingartener Grundwortschatz Rechtschreib-Test für erste und zweite Klassen (WRT 1+; Birkel 2007a)	2003–2005	x	x	x		
Weingartener Grundwortschatz Rechtschreib-Test für zweite und dritte Klassen (WRT 2+; Birkel 2007b)	2003–2005	x		x	x	
Weingartener Grundwortschatz Rechtschreib-Test für dritte und vierte Klassen (WRT 3+; Birkel 2007c)	2003–2005	x			x	x
Weingartener Grundwortschatz Rechtschreib-Test für vierte und fünfte Klassen (WRT 4+; Birkel 2007d)	2003–2005	x				x
Würzburger Rechtschreibtest für 1. und 2. Klassen (WÜRT 1–2; Trolldenier 2014)	2006–2011	x	x	x	x	

[1] Anwendungs- bzw. Normierungszeiträume sind individuell unterschiedlich

Tab. 16: Rechtschreibtests für das Grundschulalter (Erscheinungsjahr: 2000 oder später): Verfahren, die neben der Rechtschreibleistung weitere Inhaltsbereiche erfassen

Testverfahren	**Jahr der Normierung**	**Qualitative Fehleranalyse**	**Klassenstufe**[1]				**Inhaltsbereiche des Testverfahrens über das Rechtschreiben hinaus**			
			1	2	3	4	Lesen	Phonologische Informationsverarbeitung	Intelligenz	anderes
Basisdiagnostik Umschriebener Entwicklungsstörungen im Grundschulalter (BUEGA; Esser et al. 2008)	2005–2006		x	x	x	x	x		x	x
Hamburger Schulleistungstest für 4. und 5. Klassen (HST 4/5; Mietzel/Willenberg 2000)	1997					x	x			x
Kombiniertes Leistungsinventar zur allgemeinen Schulleistung und für Schullaufbahnempfehlungen in der vierten Klasse (KLASSE 4; Lenhard et al. 2011)	2010[2]					x	x			x
Kompetenzerfassung in Kindergarten und Schule (KEKS; May/Bennöhr 2013)	2011		x	x	x	x	x	x		x
Potsdam-Illinois Test für Psycholinguistische Fähigkeiten (P-ITPA; Esser/Wyschkon 2010)	2005–2006		x	x	x	x	x	x	x	x
SLRT-II Lese- und Rechtschreibtest (SLRT-II; Moll/Landerl 2014)	2006–2008	x	x	x	x	x	x			

[1] Anwendungs- bzw. Normierungszeiträume sind individuell unterschiedlich
[2] persönliche Auskunft des Testautors / eines der Testautoren

Deutscher Rechtschreibtest für das erste und zweite Schuljahr (DERET 1–2+), Stock/Schneider (2008a) und Deutscher Rechtschreibtest für das dritte und vierte Schuljahr (DERET 3–4+), Stock/Schneider (2008b)

Zielgruppe: DERET 1–2+: einzusetzen am Ende der ersten/Beginn der zweiten Klasse und am Ende der zweiten/Beginn der dritten Klasse; DERET 3–4+: einzusetzen am Ende der dritten/Beginn der vierten Klasse und am Ende der vierten/Beginn der fünften Klasse
Ziel: Überprüfung der Rechtschreibleistungen zur Erhebung des Leistungsstandes eines Kindes oder einer ganzen Klasse und zur Diagnostik einer Rechtschreibstörung
Durchführungsmodus: Gruppen- oder Einzeltest
Dauer: ca. 45 Min. in der Gruppensituation; in der Einzelsituation je nach Leistungsvermögen geringerer Zeitaufwand
Art und Aufbau: Beide DERETs beinhalten für die zwei Testzeitpunkte im Schwierigkeitsgrad ansteigende Testversionen. Dazu stehen Paralleltestformen zur Verfügung, die bei einer erneuten Testung Erinnerungseffekte vermeiden können. Es werden zur quantitativen Analyse Fließtexte (kurze Geschichten) und optional zur qualitativen Analyse Lückenwörter in Sätze geschrieben. Durch das Testformat der Fließtexte können Rechtschreibkompetenzen bezüglich der Großschreibung am Satzanfang, der Setzung von Schlusszeichen und der Berücksichtigung von Wortgrenzen beurteilt werden. Die Auswahl der Wörter orientiert sich an den Lehrplänen und Schulbuchinhalten der Bundesländer Deutschlands.
Durchführung: Die Sätze des Fließtextes und optional die Lückenwörter werden diktiert.
Auswertung: Die quantitative Auswertung ermöglicht für die Anzahl der wortbezogenen Rechtschreibfehler eine Transformation des Rohwertes in einen Prozentrang und ein Prozentrangband. Folgende weitere Fehleranalysen sind möglich:

- quantitativ: z. B. Oberzeichenfehler, Großschreibung am Satzanfang, Zeichensetzung
- qualitativ: elf (DERET 1–2+) bis vierzehn (DERET3–4+) definierte Fehlerkategorien wie z. B. falsche Schreibung von Buchstaben, Konsonantendopplung, Dehnungs-h, Groß-Kleinschreibung, Auslautverhärtung, Unterscheidung von <i> versus <ie>.

Für diese quantitativen und qualitativen Kennwerte wird eine Leistungskategorisierung in vier Kategorien (sehr schwache bis schwache, unterdurchschnittliche, durchschnittliche und überdurchschnittliche bis ausgezeichnete Leistung) vorgenommen. Durch eine farbige Unterlegung der Ergebnisse im Auswertungsbogen und in den Normtabellen wird ein Ergebnisprofil anschaulich visualisiert. Eine Auswertung auf Klassenebene ist möglich (für die wortbezogene Fehleranzahl wird eine Unterteilung in sieben Prozentrangbereiche, für einige qualitative Aspekte die beschriebene Leistungskategorisierung vorgenommen).
Normierung: Die Datenerhebung wurde 2003/2004 in allen deutschen Bundesländern mit einer Stichprobengröße von N=5318 (DERET 1–2+) bzw. N=5019

(DERET 3–4+) durchgeführt. Eine Nachnormierung 2004 mit N=1214 (DERET 1–2+) bzw. N=965 (DERET 3–4+) bildet die Grundlage der qualitativen Normwerte.
Gütekriterien: Angaben zur Reliabilität (Retest-, Paralleltest- und Split-half-Reliabilität, Interne Konsistenz [Cronbachs Alpha]) und zur kriterienbezogenen Validität liegen vor.
Kommentar: Beide DERET-Versionen leisten eine quantitative und qualitative Erfassung der individuellen Rechtschreibleistungen. Durch das Schreiben von Fließtexten können satzübergreifende Rechtschreibfähigkeiten beurteilt werden. Eine Einschätzung der Rechtschreibkompetenzen auf der Grundlage der qualitativen Fehleranalyse ermöglicht eine differenzierte Ableitung von Interventionsmaßnahmen. Der Einsatz in Schulen ist insbesondere durch die Lehrplanorientierung und die Möglichkeit der Quantifizierung der mittleren Klassenleistung empfehlenswert.

Hamburger Schreib-Probe 1–10 (HSP 1–10), May (2012a): HSP 1+ (May 2012b), HSP 2 (May 2012c), HSP 3 (May 2012d), HSP 4–5 (May 2012e)

Zielgruppe: HSP 1–10: Kinder ab Mitte der ersten bis zum Ende der zehnten Klasse; HSP-Versionen für das Grundschulalter:

- HSP 1+: Mitte/Ende der ersten und Mitte der zweiten Klasse
- HSP 2: Ende der zweiten Klasse
- HSP 3: Mitte/Ende der dritten Klasse
- HSP 4–5: Mitte/Ende der vierten und Anfang der fünften Klasse

Ziel: Erfassung der Rechtschreibleistungen unter Berücksichtigung der Erfassung von Kompetenzen in den grundlegenden Rechtschreibstrategien (vgl. Kap. 14.1.1)
Durchführungsmodus: Gruppen- oder Einzeltest
Dauer: max. 45 Min. in der Gruppe, Durchführung in der Einzelsituation in Abhängigkeit des Leistungsvermögens geringer
Art und Aufbau: Zum Manual HSP 1–10 sind unterschiedliche Testversionen erhältlich, die jeweils aus dem Handbuch *Hinweise zur Durchführung* und einem zugehörigen Testheft bestehen. Die folgende Besprechung bezieht sich auf die vier Versionen HSP 1+, HSP 2, HSP 3 und HSP 4–5. Die Rechtschreibkompetenzen werden auf der Wort- und Satzebene erfasst. Der Schwierigkeitsgrad und der Umfang der Schreibproben HSP 1+ bis HSP 4–5 steigen in Abhängigkeit der Rechtschreibentwicklung und des damit verbundenen Erwerbs von orthographischem Regelwissen an. Die Rechtschreibleistungen werden kompetenzorientiert durch eine Erfassung korrekt realisierter Rechtschreibphänomene quantifiziert. Die HSP ist einsetzbar in der Mitte und zum Ende eines Schuljahres, wobei die jeweils gültige Testversion zu beachten ist.
Durchführung: Die Wörter werden im individuellen Tempo zu einer Bildvorlage geschrieben, nachdem der Testleiter die Wörter zuvor benannt hat. Die Sätze werden satzweise diktiert.

Auswertung: Die Auswertung bezieht sich auf die folgenden unterschiedlichen Kennwerte, für die Prozentränge, Prozentrangbänder, T-Werte und T-Wertbänder zur Verfügung stehen:

- richtig geschriebene Wörter zur schnellen und ökonomischen Auswertung
- Graphemtreffer (Auszählung aller korrekt realisierten Grapheme) als eine exaktere Betrachtung der Rechtschreibkompetenz
- alphabetische, orthographische und morphematische Rechtschreibstrategie: Die Strategien werden ökonomisch über sogenannte Lupenstellen erhoben, die bestimmte Rechtschreibphänomene charakterisieren.
- Oberzeichenfehler (ab dem Ende der zweiten Klasse) als Kennwert für kontrolliertes und sorgfältiges Schreiben
- überflüssige orthographische Elemente (Übergeneralisierung von Rechtschreibregeln) als Kennwert für Unsicherheiten in der Anwendung orthographischen Regelwissens
- wortübergreifende Strategie (ab Ende der vierten Klasse), die sich auf die Herleitung von Schreibweisen aufgrund größerer sprachlicher Einheiten bezieht.

Die Auswertung kann manuell im Testheft oder über eine Online-Version erfolgen, die über den Code des erworbenen Testheftes zugänglich ist. Die Online-Auswertung liefert eine übersichtliche Gestaltung der Testergebnisse in einem Strategieprofil.

Ein unausgewogenes Strategieprofil bezüglich der alphabetischen, orthographischen und morphematischen Strategie (bei einer Differenz von >10 T-Wertpunkten zwischen zwei der drei Strategien) ist kennzeichnend für schwache Rechtschreiblerner, die einzelne Rechtschreibstrategien beim Schreiberwerb nicht ausreichend integrieren können (May 2012a, b, c, d, e).

Normierung: Die Neunormierung der HSP-Versionen für das Grundschulalter erfolgte im Jahr 2012 in allen Bundesländern Deutschlands. Es stehen Normen für *Deutschland gesamt* und für *Ballungsgebiete* zur Verfügung, um den schwächeren Rechtschreibleistungen in den bezüglich sozialem Gefälle und Anteil an Kindern mit Migrationshintergrund heterogeneren Großstädten und Stadtstaaten gerecht zu werden. Die Stichprobengröße liegt für jeden Normierungszeitpunkt zwischen N=9668 und N=38078 (Deutschland gesamt) bzw. zwischen N=1482 und N=7988 (Ballungsgebiete).

Gütekriterien: Angaben zur Reliabilität (Interne Konsistenz [Cronbachs Alpha], Wiederholungszuverlässigkeit) und zur kriterienbezogenen Validität liegen vor.

Kommentar: Mit diesen Verfahren können die Rechtschreibleistungen unter der Betrachtung unterschiedlicher Rechtschreibphänomene beurteilt und eine Rechtschreibstörung diagnostiziert werden. Die Erfassung der Rechtschreibstrategien liefert bei unausgeglichenem Profil einen zusätzlichen diagnostischen Hinweis und ermöglicht eine Ableitung spezifischer Interventionsansätze, die bei wiederholter Testung hinsichtlich ihrer Effektivität überprüft werden können.

Potsdam-Illinois Test für Psycholinguistische Fähigkeiten (P-ITPA) Esser/ Wyschkon (2010): Inhaltsbereich *Rechtschreibung*

Zielgruppe: P-ITPA (gesamt): Kinder im Alter von 4;0 bis 11;5; Inhaltsbereich *Rechtschreibung*: Kinder von Klasse 1 bis 5
Ziel: P-IPTA (gesamt): Erhebung sprachlicher und schriftsprachlicher Fähigkeiten (siehe Kapitel 14.3);
Inhaltsbereich *Rechtschreibung*: quantitative Erfassung der Rechtschreibleistungen auf der Wortebene bezüglich realer Wörter und Pseudowörter
Durchführungsmodus: Einzeltest
Dauer: P-ITPA (gesamt) im Vorschulalter 20–35 Min., im Schulalter 40–60 Min., keine Zeitangabe für einzelne Untertests
Art und Aufbau: Die Rechtschreibleistung wird durch das Schreiben realer Wörter (ab erstem Halbjahr der ersten Klasse) und Pseudowörter (ab zweitem Halbjahr der zweiten Klasse) erhoben. Durch den Einsatz von Pseudowörtern kann die phonologische Bewusstheit im Zusammenhang mit der lautgetreuen Umsetzung überprüft werden (Esser/Wyschkon 2010). Der im Verlauf der Grundschulzeit steigende Kompetenz- und damit Schwierigkeitsgrad wird durch klassenstufenabhängige Untertests berücksichtigt. Die Auswahl der Wörter orientiert sich am Grundwortschatz von Brandenburg und Bayern.
Durchführung: Die Wörter bzw. Pseudowörter werden diktiert.
Auswertung: Eine Auswertung erfasst die Fehler auf der Wort- und Graphemebene. Die graphembezogene Auswertung ermöglicht bei einer geringen Anzahl von Wörtern eine differenziertere Leistungsbetrachtung (Esser/Wyschkon 2010). Die Rohwerte können in T-Werte umgewandelt werden. Während der P-ITPA für sprachliche Leistungen und Leistungen zur phonologischen Informationsverarbeitung eine altersbezogene Referenzgruppe angibt, beziehen sich die Normen für den Inhaltsbereich *Rechtschreibung* (und auch für den Inhaltsbereich *Lesen*) auf einen klassenbezogenen Vergleich ab Mitte des ersten bis zum Ende des fünften Schuljahres (in Schulhalbjahresschritten).
Normierung: Die Normierung erfolgte im Zeitraum 2005/2006 in Potsdam und Potsdam-Mittelmark. Die Normierungsstichprobe umfasste insgesamt 3572 Kinder (1251 im Kindergarten, 2331 in Schulen).
Gütekriterien: Angaben zur Reliabilität (Internen Konsistenz [Cronbachs Alpha]) und zur Validität (Konstruktvalidität, kriterienbezogene Validität) liegen vor.
Kommentar: Das Schreiben von Pseudowörtern ist eine Besonderheit des P-ITPA und ermöglicht eine Betrachtung der Fähigkeit zur Anwendung einer alphabetischen Rechtschreibstrategie (siehe Kap. 14.1.1) Der Vergleich der Leistungen in der Rechtschreibung von Pseudowörtern und realen Wörtern im Zusammenhang mit den ebenfalls im P-ITPA erhobenen Ergebnissen zur phonologischen Bewusstheit unterstützt eine differenzierte Therapieableitung.

Weingartener Grundwortschatz Rechtschreib-Test für erste und zweite Klassen (WRT 1+; Birkel 2007a), für zweite und dritte Klassen (WRT 2+; Birkel 2007b), für dritte und vierte Klassen (WRT 3+; Birkel 2007c), für vierte und fünfte Klassen (WRT 4+; Birkel 2007d)

Zielgruppe:

- WRT 1+: Ende der ersten, Anfang und Mitte der zweiten Klasse
- WRT 2+: Ende der zweiten, Anfang und Mitte der dritten Klasse
- WRT 3+: Ende der dritten, Anfang und Mitte der vierten Klasse
- WRT 4+: Ende der vierten Grundschulklasse, Anfang, Mitte und Ende der fünften Hauptschulklasse (oder verwandter Schulformen)

Ziel: Erfassung der Rechtschreibleistungen in Bezug auf einen der Klassenstufe angemessenen Rechtschreib-Grundwortschatzes
Durchführungsmodus: Einzel- oder Gruppentest
Dauer: für die Langformen ca. 45 Min.; für die Kurzformen (nur im WRT 3+ und 4+ enthalten) ca. 15–20 Min.
Art und Aufbau: In den vier WRT-Versionen wird die Rechtschreibleistung durch das Schreiben einzelner Wörter in Lückensätze, die als Geschichte konzipiert sind, erhoben. Es stehen Parallelformen zur Verfügung. Die Auswahl der Wörter, die in den Testversionen in der Anzahl ansteigen, erfolgte nach unterschiedlichen Listen zum Rechtschreib-Grundwortschatz.
Durchführung: Die Lückenwörter werden diktiert. Der Einsatz der Parallelform zu einem späteren Zeitpunkt kann die Möglichkeit der Verfälschung der Ergebnisse durch Test-Erinnerungseffekte verhindern.
Auswertung: Die Anzahl der richtig geschriebenen Wörter bildet den Rohwert. Den Normtabellen ist ein T-Wert, ein T-Wertband, ein Prozentrang, ein Prozentrangband und eine der Leistung entsprechende Schulnote als Notenvorschlag zu entnehmen. Es stehen getrennte Normen für alle Schüler (unabhängig von der Muttersprache) und für Schüler mit anderer Muttersprache zur Verfügung. Der Anhang enthält Kopiervorlagen zu einer deskriptiven graphembezogenen Auswertung und einer qualitativen Betrachtung der Fehlerarten (z. B. Groß/Kleinschreibung, Auslautverhärtung, Probleme auf der Laut-Buchstabenebene, Konsonantendopplung).
Normierung: Die Datenerhebung zur Neunormierung fand im Zeitraum von 2003 bis 2005 in unterschiedlichen Bundesländern Deutschlands statt. Die Normierungsstichproben betragen für die einzelnen WRT-Tests bezogen auf die Normierungszeitpunkte und die Parallelformen für die Langformen zwischen N=1128 und N=4131, für die Kurzformen zwischen N=371 und N=1459.
Gütekriterien: Angaben zur Reliabilität (Retest-, Testhalbierungs- und Paralleltest-Reliabilität, Konsistenzanalyse) und zur kriterienbezogenen Validität liegen vor.
Kommentar: Die WRTs leisten eine quantitative Erfassung der Rechtschreibfähigkeiten bezogen auf einen erworbenen Rechtschreib-Grundwortschatz und können zur Diagnostik von Rechtschreibstörungen eingesetzt werden. Mit einem der quantitativen Leistung entsprechenden Notenvorschlag kann der Test – im

Schulalltag eingesetzt – zur Fairness in der Notengebung beitragen (Birkel 2007a,b,c,d). Die getrennten Normierungen (*alle Schüler* und *Schüler mit anderer Muttersprache*) ermöglichen einen Vergleich der individuellen Leistungen eines Kindes mit nicht-deutscher Muttersprache in Bezug auf zwei Vergleichsgruppen.

Würzburger Rechtschreibtest für 1. und 2. Klassen (WÜRT 1–2), Trolldenier (2014)

Zielgruppe: Schulkinder vom Ende der ersten bis Anfang der dritten Grundschulklasse in Regel- und Förderschulen: WÜRT 1: Ende der ersten Klasse/Anfang der zweiten Klasse; WÜRT 2: Ende der zweiten Klasse/Anfang der dritten Klasse
Ziel: Erhebung der am Lehrplan orientierten Rechtschreibfähigkeit zu Beginn des Rechtschreiberwerbs
Durchführungsmodus: Gruppen- oder Einzeltest
Dauer: in der Gruppensituation 45 Min., in der Einzelsituation 30 Min.
Art und Aufbau: Der WÜRT 1–2 enthält zwei im Schwierigkeitsgrad steigende Testversionen, die in Abhängigkeit der Klassenstufe einzusetzen sind. Die Rechtschreibleistung wird auf der Wortebene als Lückendiktat erhoben. Die zu schreibenden Wörter sind in vier kleine Rahmengeschichten eingebettet. Die Itemauswahl orientiert sich an Lehrplaninhalten und Wortlisten aus sieben repräsentativ ausgewählten Bundesländern Deutschlands. Außerdem werden Wörter berücksichtigt, die unterschiedliche Rechtschreibregeln im Erstschreibunterricht repräsentieren (z. B. lauttreue Wörter, Wörter mit phonologischen Regelhaftigkeiten wie z. B. <ei> und <eu> und ganzheitliche Merkwörter, deren orthographische Regeln erst später erlernt werden).
Durchführung: Die Lückenwörter werden in natürlicher Artikulation diktiert.
Auswertung: Zur quantitativen Auswertung wird die Anzahl richtig geschriebener Wörter erfasst. Die Groß-/Kleinschreibung bleibt beim WÜRT 1 noch unberücksichtigt. Zur Verfügung stehen: T-Werte, T-Wertbänder, Prozentränge. Eine qualitative Betrachtung der Rechtschreibleistungen ist über eine Fehleranalyse möglich. Die Auswertung erfolgt nach neun Fehlerkategorien (Auslassung eines Lautes, Hinzufügung eines Lautes, Lautverwechslung, Umstellung, starke Wortbildveränderung, lautgetreu aber falsch, Auslassung eines ganzen Wortes, Verstöße gegen Groß- und Kleinschreibung, Restfehler), die die in den ersten Grundschuljahren vermittelten Regelkenntnisse im Rechtschreibunterricht berücksichtigen. Die Leistungen können durch Cut-off-Werte als unterdurchschnittlich eingeordnet werden. Für jede Fehlerkategorie wird ein spezifischer Förderansatz genannt.
Normierung: Die Normstichprobe mit der Erhebung in den Jahren 2006/2007 und 2009/2010 umfasste 2742 Kinder der ersten und 2652 Kinder der zweiten Schulklasse in Regelschulen aus 7 Bundesländern. Die Förderschulstichprobe mit der Erhebung in den Jahren 2008 und 2011 bestand aus insgesamt 682 Schüler aus Bayern und Baden-Württemberg.
Gütekriterien: Angaben zur Reliabilität (Interne Konsistenz [Cronbachs Alpha]) und zur Kriteriumsvalidität liegen vor.

Kommentar: Der WÜRT 1–2 ermöglicht eine quantitative und qualitative Betrachtung der Rechtschreibleistungen im Anfangsunterricht. Die curriculare Orientierung bietet im schulischen Einsatz einen direkten Bezug zu den Lerninhalten. Durch die Analyse der Fehlerkategorien ist eine Ableitung von Interventionsansätzen und bei erneuter Testung eine Verlaufskontrolle bezüglich erworbener Rechtschreibregeln möglich. Die Normierung für den Förderschulbereich erweitert die Zielgruppe.

15 Diagnostik im Bereich Unterstützte Kommunikation

Im Bereich der Unterstützten Kommunikation (UK) ist die Diagnostik mit der UK selbst wiederum eng verknüpft: „UK braucht Diagnostik, Diagnostik braucht UK“ (Leber 2009, 1). Diagnostizierende in diesem Bereich müssen deshalb das Spektrum des Einsatzes von UK sehr gut kennen und während der Diagnostik entsprechende Materialien und Methoden anbieten – nur so kann am Ende eine wirkliche, individuelle Rückmeldung und Empfehlung erfolgen (Leber 2009).

Interventionsplanung im Fokus der Diagnostik

Zur spezifischen Unterstützung eines jeden Kindes ist es notwendig, ganz differenziert und kleinschrittig Einzelaspekte, Fähigkeiten und Fertigkeiten sowie Ressourcen zu erfassen und einzuschätzen. Auf der Grundlage der ICF-Richtlinien werden Überprüfungsverfahren vereint, welche die Funktionsebene fokussieren, die Kontextfaktoren in den Blick nehmen und Aussagen zu Aktivität und Partizipation ermöglichen. Boenisch/Sachse (2007) sprechen davon, dass Diagnostik als Teil der Trias *Diagnostik – Beratung – Interventionsplanung* zu verstehen sein soll. Somit steht stets die konkrete Interventionsplanung im Vordergrund (Erdélyi/Mischo 2015).

15.1 Prinzipien des diagnostischen Vorgehens

> *„Der Begriff der Partizipation [steht] im Zentrum der UK-Förderdiagnostik“ (Erdélyi/Mischo 2015, 390).*

Ausgangspunkt in der Diagnostik ist demnach stets das Kind als Individuum mit seinen Interessen, Möglichkeiten der Partizipation und immer eingebettet in das jeweilige Umfeld (Erdélyi/Mischo 2015). Gerade die Umfeldbedingungen sind als entscheidender Faktor für die Möglichkeiten der Unterstützten Kommunikation anzusehen. So gilt es, das Verhalten, Einstellungen und Unterstützungsmöglichkeiten des Umfelds, soziale Netze und Strukturen zu erfassen. Hierfür sind auch situative Bedingungen (z.B. Zugänglichkeit der Kommunikationshilfen, organisatorische Aspekte) zu betrachten. Methodisch wird dieses ICF-basierte Vorgehen primär qualitativ ausgerichtet sein.

Die Prinzipien des diagnostischen Vorgehens werden in dem beispielhaft beschriebenen Diagnostikprozess im Ambulatorium für Rehabilitation der Universität Oldenburg von Erdélyi/Mischo (2015, 391) deutlich:

Diagnostikprozess im Bereich UK

1. **Erstinformation:** Erfassung grundlegender Informationen zu den persönlichen Daten und bisherigen Erfahrungen mit UK
2. **Anamnesegespräch und offene Beobachtung:** Befragung aller Beteiligten (Kind, Bezugspersonen aus dem persönlichen und institutionellen Umfeld) anhand eines fragenden Inventars (vgl. Kap. 15.2); gleichzeitige offene Beobachtung des unterstützt kommunizierenden Kindes

3. **Explorative Diagnostik:** strukturierte Beobachtung des Kindes in vorbereiteten Interaktionssequenzen, teilweise auch mit einer begleitenden Person (inkl. Erprobung möglicher, individuell adaptierter Kommunikationsmittel); ggf. Einsatz des TASP (vgl. Kap. 15.2)
4. **Planungsgespräch:** offenes Gespräch über die Erkenntnisse der bisherigen Diagnostik; Besprechung möglicher Vorgehensweisen bezüglich pädagogischer und organisatorischer Aspekte (u. a. Möglichkeiten der Förderung, Hilfsmittelversorgung, Klärung von Verantwortlichkeiten) mit dem Ziel eines konsensualen Vorgehens; Erkenntnisse werden im Beratungsbericht festgehalten; Angebot zum Evaluationsgespräch wird unterbreitet
5. **Evaluationsgespräch:** offenes Gespräch nach einem festgelegten Erprobungszeitraum zur bisherigen Umsetzung der gemeinsam vereinbarten Vorgehensweisen im häuslichen und institutionellen Alltag (Kita, Schule); u. a. Reflexion der gewählten Kommunikationsformen und –mittel, ggf. Adaption (Erdélyi/Mischo 2015)

Wenn dies möglich ist, wird das beschriebene Vorgehen durch eine Beobachtung des Kindes in seinem täglichen Umfeld ergänzt.

15.2 Inventare und Verfahren in der UK-Diagnostik

Seit den 2000er Jahren wurden vielfältige qualitative Diagnostikmaterialien erstellt, welche die Diagnostik im Rahmen von UK unterstützen. Neben den hier ausführlich dargestellten Verfahren finden u. a. folgende Materialien in der Praxis Verwendung:

- Beobachtungsbogen zu kommunikativen Fähigkeiten – Revision (BKF-R) (Scholz et al. 2016)
- Diagnosebogen zur Abklärung kommunikativer Fähigkeiten (Kristen 2003)
- Soziale Netzwerke (Blackstone/Hunt Berg 2003; dt. Übersetzung Wachsmuth 2006)
- Beobachtungsinventar (Hedderich 2006)
- Triple C – Checklist of Communication Competencies (Bloomberg/West 1999)
- Kommunikation einschätzen und unterstützen (Poster und Begleitheft) (Leber 2015)

Handreichung UK-Diagnostik, Boenisch/Sachse (2007)

Zielgruppe: Kinder und Jugendliche mit körperlichen Beeinträchtigungen und Beeinträchtigungen in der Lautsprache
Ziel: systematische und differenzierte UK-Diagnostik zu Kommunikationsfähigkeiten, kommunikativem Verhalten, Kognition, sensorischen Aspekten, Grob-/Feinmotorik, emotionalen Aspekten und dem sozialen Umfeld
Dauer: keine Angabe, individuell sehr verschieden

Art und Aufbau: Einzelüberprüfung; bestehend aus sieben Bereichen, die als Strukturierung für das differenzierte individuelle diagnostische Vorgehen dienen:

- Aktuelle Kommunikationsfähigkeiten
- Stufen des kommunikativen Verhaltens
- Kognitive Fähigkeiten und Sprachverständnis
- Sensorische Aspekte
- Grob- und feinmotorische Fähigkeiten
- Emotionale und psychosoziale Aspekte
- Umfeld

Zu allen Bereichen liegen in dem ausführlichen Manual konkrete Fragen vor, die ggf. durch einzelne, spezifische Fragen ergänzt werden müssen. Als Ergänzung wird der Einsatz einer „Tagesuhr zur Erfassung kommunikativer Situationen und sozialer Tagesabläufe“ empfohlen. Eine entsprechende Vorlage liegt auch dazu bei.
Durchführung: Den Ablauf der Diagnostik bestimmt die individuelle Fragestellung. Dementsprechend werden einzelne Bereiche der Handreichung gezielt ausgewählt.
Der Bogen sollte, je nach Alter des Kindes, im Team und mit dem unterstützt kommunizierenden Kind ausgefüllt werden.
Auswertung: Relevante Aspekte der verschiedenen, betrachteten Bereiche können in einer Übersichtstabelle zusammengefasst werden. Die Tabelle reduziert gleichzeitig die Informationsfülle der erhobenen qualitativen Informationen und ermöglicht so die Beantwortung der individuellen Fragestellung.
Normierung: nein
Gütekriterien: keine Angaben
Kommentar: Auf der Homepage des von Loeper Literaturverlags sind die Materialien als kostenfreies Downloadmaterial verfügbar: http://www.ariadne.de/media/pdf/Diagnoseb-gen-Boenisch-Sachse546b61c721b9e.pdf, 04.10.2017.

Diagnostiktest TASP: Zur Abklärung des Symbol- und Sprachverständnisses in der Unterstützten Kommunikation, Bruno/Hansen (2009)

Zielgruppe: Kinder, Jugendliche und Erwachsene mit einem fortgeschrittenen Kommunikationsbedürfnis, die von Kommunikationshilfen profitieren würden
Ziel: systematische Erfassung der Spannweite der Fähigkeiten des UK-Anwenders im Bereich des Symbolverständnisses
Dauer: abhängig von den Fähigkeiten des Probanden; je nach Sprach- und Symbolverständnis ca. 30–60 Min. (Aufteilung auf mehrere Termine möglich)
Art und Aufbau: sprachfreies Verfahren mit vier Untertests zur Erfassung der kommunikativen Kompetenz in Bezug auf die folgenden Bereiche: *Symbolgröße und Anzahl* (Überprüfung der Wahrnehmungsfähigkeit und der Verarbeitung von Informationen zur Ermittlung der optimalen Oberfläche einer Kommunikations-

tafel/-hilfe); *Wortarten* (Objekte, Personen und Tätigkeiten müssen für das Kind vorstellbar, als symbolische Handlung gesehen werden können; überprüft werden Objekte, Tätigkeiten, Personen, Adjektive, Orte, Präpositionen, Pronomen und Artikel); *Kategorienverständnis* (Zuordnung von Repräsentanten zu Kategorien; Überprüfung, ob thematische oder grammatische Anordnungen für das Kind günstiger sind); *Syntaxverständnis; Anwendung von Satzbau* (Überprüfung der Stufe der Komplexität des Syntaxverständnisses – von Zwei-Wort-Sätzen bis zu komplexen Sätzen, verschiedene Zeitformen und Konjugationen)
Durchführung: Für alle Aufgabenstellungen ist das Kind aufgefordert, die jeweils korrekte Lösung zu zeigen, weshalb Anwender keine schwerwiegenden motorischen Beeinträchtigungen haben sollten. Abbruchkriterien liegen vor.
Auswertung: Für alle Aufgabenstellungen wird der prozentuale Anteil der richtig gelösten Aufgaben errechnet. Die Ergebnisse liefern detaillierte Informationen über den individuellen Aufbau von Kommunikationsseiten/Seiten auf elektronischen Kommunikationshilfen bzw. helfen bei der Auswahl einer bestimmten Vokabelstrategie. Gleichzeitig kann das Ergebnis zur Bestimmung von Förderzielen herangezogen werden.
Normierung: nein
Gütekriterien: keine Angaben
Kommentar: Sehr gut handhabbares Instrument zur Erfassung des Symbol- und Sprachverständnisses, das allerdings explizit auf Anwender im Bereich der Unterstützten Kommunikation zugeschnitten ist.
Für weiterführende Informationen sei auf Weid-Goldschmidt (2015), Kaiser-Mantel (2012) und Nonn/Päßler-van Rey (2011) verwiesen.

16 Diagnostik kindlicher Stimmstörungen

Von Bettina Achhammer

Die menschliche Stimme gilt als wesentliches Element der Persönlichkeit. Neben Sprache, Sprechen, Hören und Wahrnehmen ist der Funktionskreis Stimme ein integrativer Bestandteil der menschlichen Kommunikation. Mit Hilfe von melodischen und dynamischen Klangparametern ist sie an der Übermittlung von semantischen Informationen und Emotionen maßgeblich beteiligt (Fuchs 2008b).

Definition Stimmstörung

> *„Eine kindliche Stimmstörung kann ganz allgemein definiert werden als eine über längere Zeit bestehende Beeinträchtigung des Stimmklanges eines Kindes oder eine Beeinträchtigung des Phonationsvorganges" (Beushausen/Haug 2011, 12).*

Die Bezeichnung kindliche Stimmstörung (kindliche Dysphonie) wird bis zum Einsetzen der ersten Anzeichen des Stimmwechsels (Prämutation) verwendet. Die Angaben zur Prävalenz kindlicher Stimmstörungen reichen in der internationalen Literatur von 6–25 % (Voigt-Zimmermann et al. 2015a).

Symptomatik

Zu den Hauptsymptomen gehören ein gestörter Stimmklang (Heiserkeit), Einschränkungen der stimmlichen Belastbarkeit und subjektive Missempfindungen (Schneider-Stickler/Bigenzahn 2013). Diese Symptome lassen sich in folgende Auffälligkeiten weiter ausdifferenzieren (Voigt-Zimmermann et al. 2015a):

- Störungen des Stimmklanges:
  - Heiserkeit, Rauigkeit und/oder Behauchtheit
  - Diplophonie
  - Resonanzverlust
  - Hyper- oder Hyponasalität
  - Formantstrukturveränderungen
  - Pathologische Stimmein- und -absätze
  - Abweichungen der Sprechtonhöhe und/oder -lautstärke
- Beeinträchtigung der stimmlichen Leistungsfähigkeit:
  - Einschränkungen der Dynamikbreite
  - Begrenzungen des Tonhöhenumfangs
  - Verminderte oder fehlende stimmliche Belastbarkeit
  - Stimmabbrüche
  - Verringerte Intonationsfähigkeit
- Missempfindungen:
  - Schmerzen
  - Brennen
  - Räusperzwang
  - Hustenreiz
  - Trockenheitsgefühl

> Typische Symptome kindlicher Stimmstörungen sind Veränderungen des Stimmklangs, Einschränkung der Stimmleistung und körperliche Missempfindungen im Kopf-/Halsbereich.

Ätiologie und Folgen

Kindliche Stimmstörungen können sowohl organisch als auch funktionell bedingt sein, wobei die Ätiologie meist multifaktoriell ist. Betroffene Kinder erfahren in der Folge häufig negative Zuschreibungen durch Gleichaltrige und Erwachsene, was signifikanten Einfluss auf ihr soziales Leben hat. Das Störungsbild kann unbehandelt körperliche Schäden, Beeinträchtigungen in der stimmlichen Entwicklung und infolgedessen Einschränkungen bei der Berufswahl nach sich ziehen. Die Auswirkungen auf das psychische Wohlergehen und die eigene Identität unterstreichen die Bedeutung einer frühzeitigen Diagnose zusätzlich (Fuchs et al. 2008; Lallh/Rochet 2000; Rinta/Welch 2008; Voigt-Zimmermann et al. 2015a).

> Jede länger als 3 Wochen anhaltende Veränderung des Stimmklanges ist fachärztlich, stimmtherapeutisch und gegebenenfalls psychologisch abzuklären.

16.1 Prinzipien diagnostischen Vorgehens

Die Diagnosefindung, das Erkennen hintergründiger psychopathologischer und psychosozialer Ursachen ist insbesondere bei kindlichen Stimmstörungen ein längerfristiger Prozess, der im besten Falle interdisziplinär geführt wird. Üblicherweise setzt sich die Diagnostik aus einem phoniatrischen, einem stimmtherapeutischen Befund sowie anamnestisch erhobener Information zusammen und hat die Zielsetzung, die Therapiebedürftigkeit festzustellen (Beushausen/Haug 2011).

Kombination subjektiver und objektiver Verfahren

In der Regel kommen unterschiedliche Untersuchungsmethoden zur Anwendung, die eine Kombination subjektiver und objektiver Verfahren darstellen. Untersucht werden die Funktionsbereiche Respiration, Phonation und Artikulation. Zusätzlich wird die Selbsteinschätzung des Patienten erhoben, um die Auswirkung des strukturellen Defizits auf die Partizipation beurteilen zu können (Brockmann-Bauser/Bohlender 2014; Schneider-Stickler/Bigenzahn 2013).

Zur Vereinheitlichung des diagnostischen Vorgehens sind im Basisprotokoll der European Laryngological Society (Dejonckere et al. 2001) für die funktionelle Stimmbeurteilung fünf Komponenten festgehalten (Brockmann-Bauser/Bohlender 2014):

- Perzeption (Stimmqualität und Resonanz)
- Videolaryngostroboskopie (Struktur, Innervation und Funktion des Kehlkopfes)
- Aerodynamische Untersuchungen (Atemfunktion)
- Akustische Messungen (Tonhöhe, Lautstärke, Spektrum des Stimmsignals, Resonanz)
- Subjektive Bewertung (subjektive Beschwerden, Anstrengung, Kommunikation, Lebensqualität)

Die Diagnostik kindlicher Stimmstörungen ist mit anatomischen und entwicklungsbedingten Besonderheiten verbunden, die sie von der Befunderhebung im Erwachsenenalter unterscheiden. So ist nach Fuchs (2008b, 10) „für die alters- und entwicklungsentsprechende Diagnostik und Therapie von Stimmstörungen im Kindes- und Jugendalter [...] die detaillierte Kenntnis der normalen Stimmentwicklung Voraussetzung."

16.2 Interdisziplinäres Vorgehen

Ein interdisziplinäres Vorgehen ist bei der Diagnostik von Stimmstörungen unerlässlich. So werden invasive Untersuchungstechniken von HNO-Ärzten und Phoniatern durchgeführt. Nichtinvasive Methoden werden in der Regel von Stimmtherapeuten/Logopäden durchgeführt (Schneider-Stickler/Bigenzahn 2013).

Abklärung durch den HNO-Arzt/ Phoniater

Die phoniatrisch-pädaudiologische Abklärung beinhaltet die Beurteilung der Morphologie und der Funktion des Kehlkopfes sowie eine Hörüberprüfung und eine HNO-ärztliche Untersuchung (Beushausen/Haug 2011). Für die Untersuchung bei Kindern stehen nach Fuchs (Fuchs 2008a) hierfür nahezu alle etablierten Methoden zur Verfügung, wobei die anatomischen Gegebenheiten und die Besonderheiten des Entwicklungsalters im Hinblick auf Compliance und die stimmliche Leistungsfähigkeit zu berücksichtigen sind.

Nach der Interdisziplinären Expertengruppe „Stimmstörungen bei Kindern" umfasst die organische Diagnostik folgende Bereiche (Voigt-Zimmermann et al. 2015b):

- HNO-Status
- flexible Videolaryngostroboskopie
- ab ca. 3. Geburtstag starre Endoskopie mit speziellen Kinderoptiken
- ab Schulalter Optiken mit größerem Durchmesser
- direkte Laryngoskopie nur, wenn anders nicht möglich
- Tonaudiogramm
- fakultativ bei Forschungsfragen: Hochgeschwindigkeitsglottografie

Psycho- und familiendynamische Aspekte

Bei kindlichen Stimmstörungen spielen hintergründige psychopathologische und psychosoziale Ursachen eine wichtige Rolle. Deshalb gilt es neben den organischen Ursachen insbesondere mögliche psychische und funktionelle Faktoren zu erheben, um ponogene oder konstitutionelle Ursachen zu erfassen. Die Untersuchung psycho- und familiendynamischer Aspekte erfolgt im besten Falle interdisziplinär (Beushausen/Haug 2011; Voigt-Zimmermann et al. 2015a; 2015b). Beushausen/Haug (2011) betonen, dass eine entwicklungspsychologische und psychotherapeutische Abklärung wichtige Aspekte beobachten können, die in Zusammenhang mit der kindlichen Stimmstörung stehen können. Hierzu zählen sie insbesondere eine mangelnde Durchsetzungsfähigkeit der Kinder in Konfliktsituationen, einen erhöhter Ehrgeiz durch Leistungsanspruch sowie emotional-innerpsychische Konflikte wie Autoaggressionen und/oder erhöhte Angstbereitschaft.

Durch die interdisziplinäre Zusammenarbeit werden unterschiedliche Ebenen der ICF betrachtet. Die phoniatrische Untersuchung betrachtet die Körperstruktur, während die stimmtherapeutische Befunderhebung die Körperfunktion fokussiert. Die Anamnese beschreibt die ICF-Ebenen Aktivität, Partizipation, Umweltfaktoren und personenbezogene Faktoren.

16.3 Methoden

Im Folgenden werden diagnostische Methoden beschrieben, die in den Aufgabenbereich von Stimmtherapeuten/Logopäden fallen. Hierzu zählen neben einer spezifischen Anamnese insbesondere die stimmdiagnostische Untersuchung der Funktionsbereiche Respiration, Phonation und Artikulation. Außerdem werden andere Entwicklungsbereiche analysiert und die Partizipation anhand einer Selbsteinschätzung betrachtet.

16.3.1 Anamnese

Ein zentraler Bestandteil der stimmtherapeutischen Diagnostik ist die Anamnese, bei der Ereignisse im Zusammenhang mit der Stimmstörung, der Zeitpunkt des Auftretens und die Begleitsymptome ebenso erfasst werden wie Entwicklungsauffälligkeiten, stimmauffällige Personen im Umfeld und Kommunikationsgewohnheiten in der Familie.

Bei Beushausen/Haug (2011) finden sich hierzu Anamnesebögen mit fünf unterschiedlichen Schwerpunktsetzungen:

- Aktuelle Stimmproblematik
- Entwicklungsbereiche (Motorik, Sprachentwicklung, habituelle Faktoren, auditive Entwicklung, Feinmotorik, emotionale Entwicklung)
- Familiäre Faktoren (Kommunikationsverhalten/phonatorische Vorbilder, Familiensystem, Erziehungsstil, Leistungsanforderungen)
- Soziale Faktoren (Umfeld, Lärmpegel/Raumangebot)
- Sozial-kommunikative Faktoren

16.3.2 Stimmdiagnostische Untersuchung

Der Anamnese schließt sich die stimmdiagnostische Untersuchung an, welche die drei Funktionsbereiche Respiration, Phonation und Artikulation umfasst. Außerdem werden auch Körpertonus und Haltung betrachtet (Beushausen 2015). Die Stimmfunktionsdiagnostik untersucht die Qualität, Funktion und Leistungsfähigkeit der kindlichen Stimme unter Berücksichtigung der kindlichen Stimmphysiologie (Voigt-Zimmermann et al. 2015b).

Respiration Der Funktionsbereich Respiration spielt bei kindlichen Stimmstörungen eine weniger zentrale Rolle als dies bei Erwachsenen der Fall ist. Erfasst werden hier die Atemfrequenz, Tiefe und Art der Atmung, die Vitalkapazität, sowie der subglottische Druck (Voigt-Zimmermann et al. 2015b; Fuchs 2008b).

Phonation

Zur Beurteilung der Phonation steht im stimmtherapeutischen Alltag die auditive Analyse der Stimme im Vordergrund. Hier werden vor allem die Parameter Rauigkeit, Behauchtheit und Heiserkeit, die mittlere Sprechstimmlage sowie die Stimmgebung betrachtet. Ab dem Vorschulalter erfolgt zusätzlich die Bestimmung des Tonhöhenumfangs (Fuchs et al. 2008).

Von der interdisziplinären Expertengruppe „Stimmstörungen bei Kindern" werden zur Beurteilung der Phonation folgende Inhalte vorgeschlagen (Voigt-Zimmermann et al. 2015b): siehe Tab. 17.

Tab. 17: Untersuchungsbereiche zur Erstellung eines Stimmbefundes mit Referenzwerten für das Kindesalter

Gegenstand der Untersuchung	Normwerte im Kindesalter
Beurteilung des Stimmklanges anhand der RBH-Klassifikation	R:0, B:1, H:1
Stimmein- und -absätze	leicht behaucht
Diplophonie, Aphonie	nicht vorhanden
Mittlere Sprechstimmlage (musikalische Notenangaben)	a–d' Kindergartenalter um c' Schulalter um h
Lautstärke in dB, auch Dynamik der Singstimme	Angaben zu geschulten und ungeschulten Stimmen bei Fuchs et al. 2006
Resonanzhaftigkeit der Stimme/ Stimmfülle	resonanzreich, tragend
Stimmsitz	vorderer bis mittlerer Stimmsitz
Tonhöhenumfang	3-Jährige von h–h' 7-Jährige f–g''
Steigerungsfähigkeit	mittlere Dynamikbreite von 56–95 dB bei Kindergartenkindern und 59–92 dB bei Schulkindern
Tonhaltedauer	3–4 Jahre mittlere Werte von 7,5 s 5–12 Jahre rund 15 s ab Vorschulalter mehr als 10 s

Fakultativ kann außerdem der Phonationsquotient erhoben und eine Stimmfeldmessung durchgeführt werden. Hierzu finden sich Referenzangaben in Fuchs et al. (2006) und Fuchs (2008b).

Methoden zur Stimmerfassung

Die Erstellung eines Stimmbefundes erfolgt anhand von Beobachtungen im freien Spiel, Spontansprachanalysen, Reihensprechen, Zählen, Aufzählen, dem Erzählen von Bildergeschichten oder dem Lesen standardisierter Texte (beispielsweise ‚Der Nordwind und die Sonne', Pompino-Marschall 2009, 269). Dabei empfiehlt sich stets eine Aufnahme (analog oder digital). Für einzelne Aspekte kann eine gezielte Funktionsprüfung z. B. am Klavier erforderlich sein. Anhand instrumenteller akustischer Analysen können definierte akustische Merkmale wie die Tonhöhe, Lautstärke oder Irregularität der Stimme computergestützt berechnet werden. Hierzu stehen Programme unterschiedlicher Anbieter zur Verfügung. Bei Brockmann-Bauser/Bohlender (2014) sind zur instrumentellen akustischen Analyse folgende Programme aufgeführt:

- PRAAT (P. Boersma & J. Weenink Universität Amsterdam, NL)
- VRRRP!! (C. Herbst Universität Wien)
- Speech Tool (J. Hillenbrand Western Michigan University, USA)
- VidiVoice (Firma VidiVoice)
- DIVAS und weitere Programme (Firma XION Medicals)
- lingWaves (Firma Wevosys)
- Multi Dimensional Voice Program (Firma Kay Pentax)

Computergestützt kann für die akustische Stimmklanganalyse bei Kindern anhand eines gehaltenen offenen Vokals /a:/ auch Jitter und Shimmer als Irregularitätsparameter ermittelt werden. Für Erwachsene gelten Werte bei Jitter > 1 und Shimmer > 2 als auffällig (Brockmann-Bauser/Bohlender 2014; Voigt-Zimmermann et al. 2015b).

Artikulation Artikulation und Prosodie werden im Hinblick auf Sprechauffälligkeiten, Sprechtempo, Sprechmelodie, Sprechflüssigkeit und Sprechpausen untersucht (Voigt-Zimmermann et al. 2015b).

16.3.3 Weitere Bereiche

Als Besonderheit kindlicher Stimmstörungen werden neben rein stimmlichen Parametern auch andere assoziierte Entwicklungsbereiche zur Beurteilung einbezogen. Beushausen/Haug (2011) betrachten folgende Aspekte:

- Kommunikations- und Kontaktverhalten (pragmatische Fähigkeiten)
- Sprachentwicklung
- Motorische Entwicklung (Fein- und Grobmotorik)
- Emotionale Entwicklung
- Auditive Diskriminationsfähigkeit

Erweitern lässt sich die Befunderhebung durch eine Blickdiagnostik, anhand derer Mimik, Gestik, Körpersprache, aber auch die Kieferöffnungsweite sowie der Konstitutionstyp und mögliche Stauungen der Halsvenen beim Sprechen beobachtet werden können (Böhme 2003).

Partizipation Für das Erwachsenenalter existieren Fragebögen zur stimmbezogenen Lebensqualität (z. B. VR-QOL (Voice-related quality of life), HR-QOL (Health related quality of life), VHI (Voice-Handicap-Index), anhand derer die stimmlichen Einschränkungen und die daraus resultierenden Auswirkungen auf die Lebensqualität und die Partizipation erhoben werden. Eine Übertragung dieser Verfahren für das Kindesalter ist aufgrund der vorliegenden Entwicklungsdynamik nicht empfehlenswert. Bewährt haben sich hingegen gerichtete Interviews, standardisierte Elternfragebögen, Fragebögen zum Thema Stimme sowie Familiensoziogramme (Beushausen/Haug 2011; Fuchs et al. 2009; Kollbrunner 2006; Voigt-Zimmermann et al. 2015b).

16.3.4 Fazit

Die differenzierte Diagnosestellung bildet die Grundlage für eine Entscheidung über das weitere Vorgehen. Bei einer organischen Stimmstörung erfolgt meist ein mikrophonochirurgischer Eingriff. Des Weiteren stehen zur Behandlung eine Stimmübungstherapie oder auch eine Psychotherapie zur Verfügung. Alternativ kann zunächst eine Beratung der Familie mit anschließender Beobachtung angemessen sein (Voigt-Zimmermann et al. 2015b).

Eine Stimmübungsbehandlung gilt bei Kindern ab 3 Jahren als durchführbar (Beushausen 2015). Bleiben kindliche Stimmstörungen allerdings unbehandelt, so bleiben verursachende Elemente bestehen, die im Erwachsenenalter zu einer erneuten Stimmerkrankung führen können (Voigt-Zimmermann et al. 2015b).

17 Weitere Überprüfungsbereiche

17.1 Mutismus

Definition

Als Mutismus wird das Schweigen einer Person nach abgeschlossener Sprachentwicklung und bei generell vorliegender Sprechfähigkeit beschrieben. Zu unterscheiden ist der totale Mutismus, bei dem in allen Situationen geschwiegen wird, vom selektiven Mutismus, bei dem das Schweigen nur in bestimmten Situationen bzw. gegenüber bestimmten Personen auftritt (für eine Einführung siehe Katz-Bernstein 2015).

Das diagnostische Vorgehen lässt sich als Prozessgeschehen in die *Symptomdiagnostik*, die *Strukturdiagnostik* und die *Systemdiagnostik* aufteilen (Katz-Bernstein 2015, 73ff.). Die Symptomdiagnostik erfasst dabei das vom Kind konstruierte „logische System des Schweigens" (Katz-Bernstein 2015, 73) und somit die „Landkarte des Schweigens und des Sprechens" (Katz-Bernstein 2015, 73), die von der Autorin als tabellarische Darstellung einer „Topographie des Sprechens und des Schweigens" zur Verfügung gestellt wird (Katz-Bernstein 2015, 74f.). Ergänzt wird dies durch eine ebenfalls tabellarisch gestaltete Zusammenstellung von Äußerungsformen, von „Mikroprozessen des Kommunizierens und des Sprechens" (Katz-Bernstein 2015, 76). Die Strukturdiagnostik erfasst innerseelische Prozesse in Wechselwirkung mit externen Auslösern, die das Schweigen des Kindes steuern (Katz-Bernstein 2015). Die Systemdiagnostik versucht darüber hinaus den Einblick in die Lebenswelt des Kindes, sein soziales Netz zu erhalten und fragt u. a., „welche Interaktionsmuster vom Kontext der Familie und der Kultur geprägt werden." (Katz-Bernstein 2015, 82).

Interdisziplinarität

Hartmann/Lange (2017) beschreiben unterschiedliche Diagnostikebenen im Bereich des Mutismus. Dabei wird die notwendige interdisziplinäre Zusammenarbeit herausgestellt: Ausgeschlossen werden sollten zunächst hirnorganische Erkrankungen wie z. B. Aphasien, Tumore oder Hirntraumata. Da bereits minimale Hörstörungen Auswirkungen auf die Kommunikationsbereitschaft haben können, ist auch bei Verdacht auf Mutismus der Bereich HNO entsprechend abzuklären.

Nach der einführenden Anamnese zum Kind und zum Umfeld des Kindes findet der Übergang zur mutismusspezifischen Diagnostik statt. Neben psychologischen Interpretationen ist auch die Sprachdiagnostik bedeutend, da trotz der definitorischen Einschränkung der „Sprechfähigkeit" ca. 30–70 % der mutistischen Kinder auch andere Sprachauffälligkeiten aufweisen.

Differentialdiagnostik

Differentialdiagnostisch ist die Unterscheidung zwischen Sprechangst und selektivem Mutismus notwendig und weiterhin die Abgrenzung zwischen Autismus und selektivem Mutismus.

Diagnostikmaterialien

Zur diagnostischen Erfassung stehen inzwischen vielfältige Materialien mit unterschiedlicher Zielstellung und unterschiedlicher Güte zur Verfügung, u. a.:

- Dortmunder Mutismus-Screening – Schule (DortMus-Schule) (Starke/Subellok 2016)
- Diagnostische Fragebögen zum selektiven Mutismus (DiFraMut) (Kopf 2016)
- Deutscher Mutismus Test (DMT-KoMut) (StillLeben e.V. 2016)
- Kölner Mutismus Anamnesebogen (K-M-A) (Hartmann 2016)
- Evaluationsbogen für das sozialinteraktive Kommunikationsverhalten bei Mutismus (E-S-K-M) (Hartmann/Lange 2016)
- Mutismus-Soziogramm (Hartmann 2009)

Exemplarisch soll an dieser Stelle das open-source-Screening DortMus-Schule (Starke/Subellok 2016) vorgestellt werden.

Dortmunder Mutismus-Screening – Schule (DortMus-Schule), Starke/Subellok (2016)

Zielgruppe: ein- und mehrsprachige Kinder im Alter von 6;0 und 10;11 Jahren, die im Grundschulkontext durch ein konsequentes schweigsames Verhalten auffallen
Ziel: Hinweise auf das (mögliche) Vorliegen eines selektiven Mutismus zusammenstellen
Dauer: ca. 10–15 Min.
Art und Aufbau: Der Fragebogen besteht im Kern aus 17 Items, die sich auf die beiden Subskalen *Schweigen im Unterricht* und Hilfe und *Unterstützung einfordern* verteilen.
Durchführung: Anhand des Fragebogens werden von der Lehrkraft beobachtbare Verhaltensweisen (in Bezug auf die letzten vier Schulwochen) eingeschätzt, die in typischen Unterrichtssituationen (etwa Gruppenarbeit, Morgenkreis, Offener Unterricht) sowie in Pausensituationen sichtbar werden können. Die Bewertung erfolgt anhand einer fünfstufigen Likert-Skala (von *trifft gar nicht zu* bis *trifft genau zu*; respektive *weiß nicht).*
Auswertung: Die Auswertung erfolgt auf einem übersichtlichen Auswertungsraster. Für jedes Item wird entsprechend der Einschätzung der Lehrkraft auf der Ratingskala ein Rohwert ermittelt. Die Rohwerte der Items beider Subskalen werden anschließend addiert. Für diese Rohwertsumme liegt ein Cut-Off-Wert bzgl. der Wahrscheinlichkeit des Vorliegens eines Mutismus vor. Die Autorinnen weisen darauf hin, dass mit diesem Screening nur Risikokinder für den selektiven Mutismus identifiziert werden können. Eine Diagnosestellung „selektiver Mutismus" anhand dieses Screening ist unzulässig.
Normierung: nein
Gütekriterien: Angaben zur Reliabilität und Konstruktvalidität liegen vor.
Kommentar: Das Beobachtungsverfahren kann gut im Schulalltag eingesetzt und schnell ausgewertet werden. DortMuS-Schule steht niederschwellig als open-source-Material zur Verfügung (http://www.sk.tu-dortmund.de/dortmus/DortMuS-Schule.pdf, 4.10.2017). Die Vorschulversion DortMuS-Kita wird derzeit evaluiert und in Kürze publiziert.

Weitere Darstellungen zur Diagnostik im Kontext von Mutismus finden sich in folgenden Publikationen:

Hartmann, B., Lange M. (2017): Mutismus im Kindes-, Jugend- und Erwachsenenalter. Schulz-Kirchner Verlag, Idstein

Katz-Bernstein, N. (2015): Selektiver Mutismus bei Kindern. Erscheinungsbilder, Diagnostik, Therapie. Ernst Reinhardt, München

17.2 Kindliche Aphasien

Innerhalb der sprachsystematischen Störungen ist die kindliche Aphasie als erworbene Sprachstörung im Kindesalter die am wenigsten beschriebene Störung (Heide/Siegmüller 2015). Die Symptomatik bei einer Aphasie im Kindes- oder Jugendalter entspricht grundsätzlich der des Erwachsenenalters (Eichel 2015). Friede/Gröne (2014, 105) weisen darauf hin, dass die Symptomatik bei komplexen Anforderungen zutage tritt, jedoch nicht immer in der Alltagskommunikation bemerkbar ist und dass die sprachlichen Defizite persistieren können und so ggf. die weitere schulische und soziale Entwicklung negativ beeinflussen.

Die insgesamt sehr heterogene Symptomatik macht ein profundes Hintergrundwissen und eine besondere Sorgfalt und Aufmerksamkeit für die Diagnostik notwendig (Friede/Kubandt 2011, 20).

Bedeutung der Anamnese

Als Einstieg in die Diagnostik ist eine differenzierte Anamnese sehr wichtig, da hierbei viele relevante Aspekte erfragt werden können. Diese sind u. a.:

- Ursache, Zeitpunkt, Verlauf, Ausmaß der Hirnschädigung
- Informationen zum sozialen Umfeld des Kindes
- Stand und Verlauf der Sprachentwicklung
- Informationen zum prämorbiden Leistungsniveau
- Interessen des Kindes
- ggf. zu erfassende Medikation

Zur Abklärung der Grunderkrankung ist natürlich die eingehende Untersuchung im Bereich der Neuropädiatrie angezeigt (von Suchodoletz 2013). In der Gesamtschau ist es wichtig, dass alle Ebenen der ICF im Rahmen dieser Zusammenstellung berücksichtigt werden.

Einsatz von Diagnostikmaterialien für Erwachsene

Solange noch kein normierter Aphasie-Test für das Kindesalter vorliegt, muss weiterhin auf Diagnostikmaterialien aus dem Bereich der Sprachentwicklungsstörungen bzw. auf Material zur Aphasiediagnostik aus dem Erwachsenenbereich zurückgegriffen werden (Heide/Siegmüller 2015). So findet beispielsweise der Token-Test ab dem Alter von 5 Jahren Anwendung, der Aachener-Aphasie-Test (AAT) wird komplett ab dem Alter von 11 Jahren eingesetzt (Eichel 2015).

Folgende sprachliche Fähigkeiten/Modalitäten sollten bei Verdacht auf eine Aphasie überprüft werden (in Anlehnung an Lees 2005):

- (gelenkte) Spontansprache
- Benennleistung
- Nachsprechen
- Sprachverständnis
- Lesen/Schreiben
- nonverbale Kommunikation

Umsetzungsmöglichkeiten des diagnostischen Vorgehens bieten u. a. auch publizierte Fallbeschreibungen (Schröder/Stadie 2009).

Friede/Kubandt (2011, 23) resümieren, dass Vorsicht bei der Interpretation von Einzelergebnissen geboten ist – die Symptomatik sollte durch eine Kombination verschiedener Verfahren erfasst werden. Zudem ist ein Vergleich mit prämorbiden Fähigkeiten notwendig wie auch eine Differentialdiagnostik, die kontinuierliche Kontrolle der weiteren Sprachentwicklung Friede/Kubandt (2011, 23) Und: Cave „Restaphasie“ und „illusory recovery“!

Weiterführende Informationen zum Thema „Kindliche Aphasie”:

Friede, S., Kubandt, M. (2011): Diagnostik der Aphasie bei Kindern und Jugendlichen: Überblick, Möglichkeiten und Grenzen. In: Forum Logopädie 25, 6, 18–25

Lees, J.A. (2005): Children with acquired aphasias. Whurr, London

Martins, I. P., Castro-Caldas, A., van Dongen H. R., van Hout, A.. (1991): Acquired aphasia in children. Acquisition and Breakdown of Language in the Developing Brain. Springer Science+Business Media, Dordrecht

17.3 Kindliche Dysarthrie

Der Begriff Dysarthrie beschreibt eine neurogene Sprechstörung mit Beeinträchtigung der Steuerung und Ausführung von Sprechbewegungen. Diese Störung aufgrund einer Schädigung des zentralen oder peripheren Nervensystems kann alle beteiligten Muskelgruppen betreffen: Atemmuskulatur, Kehlkopfmuskulatur und supralaryngeale Muskulatur (Ziegler 2015).

Giel (2009) stellt ein interdisziplinäres und ICF-orientiertes Diagnostikmodell zur Dysarthrie/Dysarthrophonie vor, bei dem Medizin und Sprachtherapie die entsprechenden Ebenen der ICF in den Blick nehmen. So fokussiert die Medizin (Neurologie, Phoniatrie/HNO-Heilkunde) die Körperfunktionen, die Sprachtherapie neben den Körperfunktionen auch Fragen zur Aktivität/Partizipation. Ziegler/Vogel (2010, 66) formulieren treffend: „Diagnostische Fragen – von der Funktion zur Teilhabe“.

Den Ausgangspunkt der sprachtherapeutischen Arbeit bietet wiederum die Anamnese, bei der somatische/organische (Vorbefund, ärztliche Diagnosen), psychische, sozioökonomische, kulturelle und biographische Faktoren erhoben werden (Giel 2009, 274). ICF-orientiert sollten hier vor allem kommunikative und partizipatorische Aspekte erfragt werden. Somit stehen auch Fragen zur Beeinträchtigung im Alltag (Sprechen, Schlucken) und zu Zielen der Therapie im Fokus.

Ergänzt wird dies durch eine Analyse der Spontansprache, durch Nachsprechaufgaben und durch eine aktive Überprüfung von Sprechmotorik und -sensorik, über die eine Beschreibung der Artikulationsfähigkeit sowie der suprasegmentalen Ebene und teilweise auch der Sprechstimme und der Ruheatmung möglich wird (Giel 2009, 282).

Verständlichkeitsbewertung als wichtiges diagnostisches Kriterium

Giel (2009) konstatiert, dass die Bewertung der Verständlichkeit (engl. intelligibility) im Rahmen der detaillierten auditiven Evaluation lautsprachlicher Äußerungen als wichtiger Bestandteil der Einschätzung einer Dysarthrie anzusehen ist, da die Verständlichkeit maßgeblich für das Gelingen der Kommunikation verantwortlich ist (Giel 2009, 285). Als problematisch beschreibt sie die in hohem Maße subjektive Einschätzung des jeweiligen Untersuchers. Unterschiedliche Hörer und Hörerdispositionen bestimmen die jeweilige Bewertung. So kann der Grad der Vertrautheit mit der Sprechstörung („Einhören") ebenso Unterschiede in der subjektiv wahrgenommenen Verständlichkeit erzeugen wie der jeweilige Kontext der Kommunikationssituation, das Vorwissen des Kommunikationspartners und die vorhandene sprachliche Redundanz (Giel 2009, 285). Ein standardisiertes Verfahren für die auditive Evaluation ist das Münchner Verständlichkeitsprofil (MVP) (Ziegler/Hartmann 1993).

Die häufigste Ursache kindlicher Dysarthrien sind cerebrale Bewegungsstörungen (Infantile Zerebralparese, ICP), eher selten sind frühkindlich erworbene Hirnläsionen (Trauma, Entzündung). Dabei werden drei unterschiedliche Syndrome beschrieben: Spastik, Dyskinese, Ataxie. Eichel (2015) legt eine Zusammenstellung auditiver Merkmale bei sprechmotorischen Bewegungsstörungen vor, die sich wiederum an der Art der Bewegungsstörung orientiert und jeweils betroffene Sprechfunktionen beschreibt (vgl. Tab. 18).

Ein standardisiertes Verfahren, das auch schon bei älteren Kindern Verwendung findet, ist das FDA-2 (Großstück et al. 2012).

Frenchay Dysarthria Assessment (FDA-2) Enderby/Palmer (2008), dt. Bearbeitung Großstück et al. (2012)

Zielgruppe: ab 15 Jahren, kann aber für Jüngere adaptiert werden
Ziel: Messung und übersichtliche Darstellung von (Veränderungen der) Leistungen in den drei Funktionskreisen Sprechatmung, Phonation, Artikulation
Dauer: ca. 30 Min.
Art und Aufbau: Einzelüberprüfung mit den Beobachtungsbereichen Reflexe, Respiration, Lippen, Kiefer, Gaumensegel, Stimme, Zunge und Verständlichkeit; der Patient erhält jeweils eine Aufgabe, eine Frage oder wird nur beobachtet.
Durchführung: Die einzelnen (Beobachtungs-)Aufgaben sind im Protokollheft ausführlich dokumentiert. Anhand der Ergebnisse dieser Instruktionen erfolgt die Einschätzung mit Hilfe der vorgegebenen fünfstufigen Skala direkt im Protokollheft.

Tab. 18: Symptomatik von Dysarthrien bei zerebralen Bewegungsstörungen (Zusammenstellung aus Braun 2006, 123 und Eichel 2015, 278)

	Spastische Dysarthrie	**Dyskinetische Dysarthrie**	**Ataktische Dysarthrie**
Sitz der Läsion	Pyramidenbahn Cortex	Stammganglien	Cerebellum
Symptomatik	Erhöhter Muskeltonus, gesteigerte Eigenreflexe, gestörte Feinmotorik	Schwankender Muskeltonus, hypokinetisch oder hyperkinetisch (choreatisch)	Gestörte Bewegungskoordination, über- und unterschießende Bewegungen, Intentionstremor
Atmung	Oberflächlich, kurzphasig, verkürzte Ausatmung, häufiges Einatmen	Unrhythmisch, wechselhaft von oberflächlich schnell zu verzögert tief	Oberflächlich kurzphasig unkoordiniert
Phonation	Gepresst, rau, behaucht, monoton, eingeschränkter Tonumfang, harte Stimmeinsätze, adynamisch	Wechselnd laut/leise Wechselnd hoch/tief Gepresst, kehlig Harte Stimmeinsätze	Rau und gepresst, harte Stimmeinsätze, unwillkürliche übermäßige Lautstärke- und Tonhöhenänderung
Artikulation	Explosiv, verwaschen, rückverlagert, verkrampft, mühsam, übernasaliert	Unregelmäßig, ruckartig bis explosiv, verlangsamt mühsam, von deutlich bis verwaschen	Unkoordiniert, disharmonisch, verzögert verwaschen, unwillkürliche Lautdehnungen
Prosodie	Verlangsamtes Sprechtempo, monoton, monodynamisch	Wechselnde Dynamisierung u. Rhythmisierung, veränderndes Sprechtempo	Wechselndes Sprechtempo, skandierend, monoton

Auswertung: Das FDA-2 besitzt eine Leistungsbewertungsskala mit fünf Leistungsbeschreibungen (von „normale Funktion" bis „keine Funktion"). Es wird jeweils der zweite Versuch des Patienten zur Grundlage der Bewertung gemacht. Anhand der jeweiligen Ergebnisse wird das Diagramm ausgefüllt, wodurch ein individuelles Profil des Patienten als Ausgangspunkt für eine ggf. notwendige Intervention entsteht.
Normierung: nein
Gütekriterien: Angaben zur Interraterreliabilität und zur Konstrukt-Validität liegen vor.
Kommentar: Das FDA-2 bietet eine standardisierte Möglichkeit zur Diagnose von Dysarthrien – ist aber deutlich auf Jugendliche und Erwachsene zugeschnitten.

Im Ergebnis des diagnostischen Prozesses stehen somit zum einen differenzierte Daten hinsichtlich der Körperfunktionen und –strukturen (Schwerpunkt: Artikulationsfähigkeit) und zum anderen Informationen zum Bereich Aktivität und Partizipation. In der Gesamtschau sind daraus mit dem Kind und seinen Eltern konkrete Therapieziele abzuleiten, die im Rahmen der lebensweltlichen Bedingungen des Kindes für die therapeutische Arbeit formuliert werden.

Für weiterführende Informationen sei auf Giel (2009) verwiesen.

17.4 Schluckstörungen

Schluckstörungen (Dysphagien) umfassen den kompletten Vorgang des Schluckens, von der zentralen Planung bis hin zur motorischen Ausführung. Mögliche Störungen können alle Phasen, von der Zerkleinerung der Nahrung bis zum eigentlichen Schluckvorgang, betreffen. Um diese Störung diagnostizieren zu können, ist es notwendig, dass man über differenziertes Basiswissen verfügt: Dies betrifft die Bereiche „Anatomie und Physiologie des Schluckaktes (Phoniatrie)", „zentrale Steuerung des Schluckvorganges (Neurologie)" und „Störungen der Eltern-Kind-Interaktion (Psychologie)" (Lüdtke/Stitzinger 2015, 126). Neben der Erhebung anamnestischer Daten basiert die Diagnostik auf einer klinisch-therapeutischen Diagnostik zur Beurteilung der orofazialen Strukturen sowie videogestützter Endoskopie und Röntgendarstellung des Schluckaktes durch den HNO-Arzt/Phoniater bzw. Radiologen.

Die ersten beiden Termine der ärztlichen Verordnung dienen somit i. d. R. der Diagnostik orofazialer Dysfunktionen (Menzel 2012) (vgl. auch Kap. 17.6). Im Rahmen der sprachtherapeutischen Diagnostik werden sowohl das Kind mit seinen Fähigkeiten untersucht als auch die Eltern hinsichtlich ihrer Beobachtungen befragt (Menzel 2012). Für den Bereich der Sprachtherapie zur Einschätzung von Schluckstörungen liegen Bögen zur Befunderhebung vor. So beispielsweise das *Schluckscreening nach A. Kittel und N. Förster* (Kittel 2014). Mit dem Bogen werden über Foto- und Videoaufnahmen u. a. das Speichelschlucken, das Schlucken beim Trinken und das Schlucken beim Essen sowie das Spontanschlucken (in verschiedenen Situationen: u. a. Lesen, Gespräch) differenziert erfasst und bewertet.

Für weiterführende Informationen zur Diagnostik bei kindlichen Schluckstörungen sei auf folgende Publikationen verwiesen:

Bigenzahn, W. (2003): Orofaziale Dysfunktionen im Kindesalter. Grundlagen, Klinik, Ätiologie, Diagnostik und Therapie. Thieme, Stuttgart

Frey, S. (Ed.). (2011): Pädiatrisches Dysphagiemanagement: Eine multidisziplinäre Herausforderung. Elsevier, München

Prosiegel, M., Weber, S. (2013). Dysphagie: Diagnostik und Therapie: ein Wegweiser für kompetentes Handeln. Springer, Heidelberg

17.5 LKGS-Fehlbildungen

Mit dem Auftreten einer Lippen-Kiefer-Gaumen-Segel-Spalte (LKGS) sind ganz unterschiedliche Störungen verbunden – Folgebeeinträchtigungen können sich von der Beeinträchtigung der Hörfähigkeit, einer Dystonie des Gesamtkörpers, myofunktionellen Dyskinesen, Wahrnehmungsstörungen, kraniofazialen Wachstumshemmungen und Dysphonien bis hin zu Artikulationsverlagerungen erstrecken – dies alles bedingt eine komplexe und vielschichtige Analyse (Neumann 2009, 335). Die Komplexität macht ein interdisziplinäres Vorgehen unumgänglich – i. d. R. sind Mund-Kiefer-Gesichtschirurgie, Hals-Nasen-Ohrenheilkunde (Phoniatrie/Pädaudiologie), Kieferorthopädie und Sprachtherapie beteiligt (Wegener 2014).

Vor dem Hintergrund der ICF rückten in den letzten Jahren vor allem Fragen zur Aktivität und Möglichkeiten zur Partizipation der Kinder in den Vordergrund, die im Rahmen der Diagnostik erfreulicherweise eine stärkere Bedeutung erfahren.

Medizinische Diagnostik

Im Rahmen der medizinischen Diagnostik erfolgt eine HNO-ärztliche Abklärung mit dem Ziel, Aussagen zu anatomischen oder funktionellen Beeinträchtigungen der inneren Nase, des Nasenrachens, der Ohren zu erhalten, die eine vorliegende pathologische Nasalität verursachen (Neumann 2009, 328). Weiterhin werden auch der Gaumen und das Gaumensegel bzgl. anatomischer oder funktioneller Beeinträchtigungen in den Blick genommen (Neumann 2009, 328).

Sprachheilpädagogische/-therapeutische Diagnostik

Hinsichtlich der Diagnostik aus sprachheilpädagogischer und sprachtherapeutischer Sicht skizziert Neumann (2014) die Umsetzung diagnostischer Arbeit auf verschiedenen Ebenen. Die *Mikro-Ebene* beinhaltet die Mikroanalyse der individuell verwendeten Sprache und ihrer Regelhaftigkeiten (Körperfunktionen, ICF-CY) (Neumann 2014, 289f.). Diese wird vor dem Hintergrund einer Sprachhandlungsanalyse (Aktivität/Partizipation, ICF-CY) beschrieben, wobei z. B. kommunikativer Erfolg, Eltern-Kind-Interaktion oder Therapieerfahrung erfasst werden (Neumann 2014, 289f.). Diese bereits weiter gefasste Analyse wird wiederum eingebettet in die Bedingungen der Lebenswelt des Kindes (Kontextfaktoren, ICF-CY) (Neumann 2014, 289f.).

Für eine strukturiertes diagnostisches Vorgehen hat Neumann mit dem *LKGSF-komplex* (Neumann 2011) ein Bausteinsystem zur Diagnostik von LKGSF vom Säuglings- bis zum Erwachsenenalter vorgelegt, das individuell auf das einzelne Kind zugeschnitten werden kann. „Ziel ist dabei, die kommunikativ-relevanten Abweichungen bei Kindern und Erwachsenen mit LKGS-Fehlbildung zu erfassen, zu analysieren und deren Bedingungsgefüge mit Kontextfaktoren im Sinne der ICF/ICF-CY aufzudecken“ (Neumann 2011, 19). Die dabei erfassten Ebenen sind (Neumann 2011, 19):

- velopharyngal-resonatroische Ebene
- orofazial-funktionelle Ebene (inkl. HNO und KFO) und Nahrungsaufnahme
- phonologisch-phonetische Ebene
- kommunikativ-interaktionale Ebene im Sinne der ICF/ICF-CY

Mit diesem Bausteinsystem, für das auch vielfältige Erhebungsmaterialien erstellt wurden, lässt sich das Ziel einer interdisziplinären, ICF-basierten Diagnostik realisieren.

17.6 Myofunktionelle Störungen

Myofunktionelle Störungen werden auch als orofaziale Dysfunktionen (orofazil: lat. os = Mund; facies = Gesicht) oder orofaziale Dyskinesie bezeichnet. Diese angeborenen, vererbten oder erworbenen Störungen des Muskeltonus, der Muskelfunktion und/oder der Bewegungsabläufe im orofazialen Bereich entstehen aufgrund motorischer, sensorischer und/oder auch skelettaler Abweichungen (Giel 2015).

Interdisziplinäre Diagnostik

Die Einschätzung orofazialer Funktionen ist deshalb i. d. R. interdisziplinär angelegt. Neben der sprachtherapeutischen Berufsgruppe sind verschiedene Fachärzte beteiligt (HNO/Phoniatrie; Kieferorthopädie, Zahnmedizin und/oder Neurologie) (Giel 2015).

Ärztliche Diagnostik

Zur Abklärung möglicher Ursachen von Störungen des orofazialen Gleichgewichts (insbesondere Nasenatmung, Mundschluss) sind entsprechende (wiederkehrende) Krankheiten (z. B. Erkältungskrankheiten, Schnupfen, Mandelentzündung), vergrößerte Nasen-/Rachenpolypen, Nasenscheidewandverkrümmungen oder Allergien abzuklären (Giel 2015, 106). Hinzu kommen ggf. eine notwendige kieferorthopädische Abklärung (u. a. Kieferstellung, Zahnfehlstellungen) (Giel 2015, 106), eine neurologische oder auch orthopädische Befundung. „Je umfassender und differenzierter die Kofaktoren der MFS erkannt werden, umso kausaler, ökonomischer und individueller lässt sich die MFT [Myofunktionelle Therapie] gestalten" (Hahn/Hahn 2009, 343). Für die sich anschließende sprachtherapeutische Arbeit ist dann im Sinne des Kindes der Informationsfluss zwischen Arzt und Therapeut entscheidend.

> *„Ziel der ärztlichen Diagnostik ist die Erfassung organischer, pathophysiologischer bzw. neurologischer Bedingungen im orofazialen Komplex, die für die Entstehung, oder Aufrechterhaltung orofazialer Dysfunktionen verantwortlich gemacht werden können"* (Giel 2015, 106).

Sprachtherapeutische Diagnostik

Für die sprachtherapeutische Diagnostik liegen im deutschen Sprachraum bisher nur deskriptive Verfahren vor. Folgende Materialien sind hierfür einsetzbar (einige davon im Anschluss ausführlicher dargestellt):

- Kölner Diagnostikbogen für Myofunktionelle Störungen (Giel/Tillmanns-Karus 2004)
- Orofaziale Diagnostik – als Diagnostik-Baustein der LKGSF komplex (Neumann 2011)
- Diagnostik/Anamnese (MFT 4–8 sTArs) (Kittel 2014)
- Anamnese/Diagnostik MFS (MFT 9–99 sTArs) (Kittel 2014)
- Anamnese- und Befundbogen MyoMot (Ruben/Wittich 2017)
- Anamnese- und Diagnostikbogen zur Erfassung orofazialer Dysfunktionen (Bigenzahn 2003)

Anamnese- und Befundbogen MyoMot, Ruben/Wittich (2017)

Zielgruppe: Kinder mit Verdacht auf myofunktionelle Störungen
Ziel: interdisziplinäre Befunderhebung myofunktioneller Störungen
Dauer: keine Angaben
Art und Aufbau: Der dreiseitige Befundbogen, mit dem die sensomotorischen Fähigkeiten des Kindes erhoben werden, besteht aus folgenden Bereichen: *Anamnestische Angaben der Bezugspersonen zur sensorischen, motorischen und orofazialen Entwicklung des Kindes; Überprüfung der mundmotorischen Fähigkeiten:*

offene Mundhaltung, orale Habits, Zungenfehlfunktionen, Dysgnathien (Gebissanomalien) und Artikulationsstörungen; *Überprüfung auf mögliche Symptome hin, die den ganzen Körper betreffen:* Wahrnehmung, Tonusregulation, Gleichgewicht – Bewegung, Feinmotorik, Konzentration, persistierende frühkindliche Reflexe
Durchführung: Die anamnestischen Angaben werden von den Bezugspersonen des Kindes erfragt. Im Anschluss erfolgt die Überprüfung der auf dem Bogen vermerkten Aufgabenstellungen. Hierfür werden weitere Materialien benötigt.
Auswertung: Die Einschätzung der Ausführungen des Kindes erfolgt direkt auf dem Befundbogen, i.d.R. über verschiedene, vorgegebene Antwortmöglichkeiten.
Normierung: nein
Gütekriterien: keine Angaben
Kommentar: Ergänzung der „klassischen" Überprüfungen der mundmotorischen Fähigkeiten durch Fähigkeiten, die sich auf den gesamten Körper beziehen.

Kölner Diagnostikbogen für Myofunktionelle Störungen, Giel/Tillmanns-Karus (2004)

Zielgruppe: Kinder, Jugendliche und Erwachsene
Ziel: interdisziplinäre Befunderhebung myofunktioneller Störungen
Dauer: keine Angaben, abhängig von der Datenlage
Art und Aufbau: sechsseitiger Bogen mit vorangestellter, ausführlicher Handanweisung
Durchführung: Auf dem Befundbogen werden Daten unterschiedlicher Herkunft zusammengestellt. Dies betrifft bei Kindern Informationen aus der Elternbefragung, z.B. zu Gewohnheiten des Kindes (Daumenlutschen, Lippenbeißen, o.ä.), Informationen aus der interdisziplinären Befunderhebung (durch Fachärzte) sowie Informationen, die die sprachtherapeutische Fachkraft direkt in der Interaktion mit dem Kind erhebt (z.B. Zungenmotorik oder zur oralen Stereognose).
Auswertung: Die Bewertung erfolgt anhand der jeweiligen Skalierung des Items unter Hinzuziehung der Bewertungskriterien der Handanweisung.
Normierung: nein
Gütekriterien: Die Zusammenstellung des Bogens geschah „anhand von Metaanalysen bestehender Behandlungskonzepte und Diagnosebögen" (Giel/Tillmanns-Karus 2004, 7).
Kommentar: Die ausführliche Handanweisung des Bogens bietet eine sehr gute Grundlage für den Einsatz auch durch nicht versierte Kollegen.

Campiche Weber, M. (2006): Therapie der orofazialen Dysfunktionen. In Böhme, G. (Hrsg.): Sprach-, Sprech-, Stimm-, und Schluckstörungen. Band 2: Therapie (S. 67- 80). Urban & Fischer Verlag, München

Hahn, V., Hahn, H. (2009): Myofunktionelle Störungen. In: Grohnfeldt, M. (Hrsg.): Lehrbuch der Sprachheilpädagogik und Logopädie. Kohlhammer, Stuttgart, 338–346

Ruben, L., Wittich, C. (2017): Therapie Myofunktioneller Störungen (MyoMot). Ein ganzheitliches Konzept mit 6 Bausteinen. Ernst Reinhardt, München

17.7 Kindliche Sprechapraxie

Im deutschsprachigen Raum werden für die Sprechapraxie unterschiedliche Termini synonym verwendet. Neben der „kindlichen Sprechapraxie“ (z. B. Lauer/Birner-Janusch 2010) wird auch der von Schulte-Mäter eingeführte Begriff der „verbalen Entwicklungsdyspraxie (VED)“ verwendet (z. B. Schulte-Mäter 2001). Im englischsprachigen Raum werden ebenfalls verschiedene Begrifflichkeiten verwendet. Die ASHA verwendet beispielsweise „Childhood Apraxia of Speech“. Die unterschiedlichen Bezeichnungen bringen entsprechende definitorische Abgrenzungen mit sich (Lauer/Birner-Janusch 2010).

> *„Allen Definitionen ist gemeinsam, dass die willkürliche Planung und Programmierung der Sequenzierung von Sprechbewegungen für die Kinder mit Sprechapraxie das Kardinalsymptom darstellen. Andere Symptome können, müssen aber nicht hinzukommen“* (Lauer/Birner-Janusch 2010, 74).

Für das diagnostische Vorgehen sollte auch hier die Prüfung der Hörfähigkeit an den Anfang der Überprüfung gestellt werden.

Bezüglich anamnestischer Daten geben Schulte-Mäter/Ziegler (2009, 295) an, dass die folgenden Merkmale, wenn auch generell für Kinder mit Sprachentwicklungsstörungen zutreffend, in der Häufung bezeichnender für Kinder mit einer verbalen Entwicklungsdyspraxie sind:

- keine bzw. eingeschränkte Lallproduktion in der Säuglingszeit
- Nahrungsaufnahme problematisch (u. a. Verschlucken, Ablehnung fester Nahrungssubstanzen)
- auffällige fein- und grobmotorische Geschicklichkeit
- extrem später Sprechbeginn
- extrem verzögerte expressive Sprachentwicklung vs. gutes Sprachverständnis (Davis et al. 1998; Schulte-Mäter/Ziegler 2009, 295)

Viele der betroffenen Kinder verfügen weiterhin zunächst nur über eine Vokalsprache (Schulte-Mäter/Ziegler 2009).

Im Vordergrund der Diagnostik steht stets die Differentialdiagnostik zur Abgrenzung phonologischer Störungen und kindlicher Dysarthrien. Die Zusammenstellung von Schulte-Mäter/Ziegler (2009, 296f.) bietet dafür eine gute Grundlage (vgl. Tab. 19).

Bislang existiert kein standardisiertes Testverfahren zur Diagnostik einer kindlichen Sprechapraxie. Die Spontansprachanalyse bleibt somit ein unverzichtbarer Bestandteil der Überprüfung der Fähigkeiten des Kindes (vgl. Kap. 3.6). Dies ist allerdings eher bei älteren Kindern angezeigt, die in Konversationen, Bildbetrachtungen, Erzählungen o. ä. auch Wort- und Satzproduktionen zeigen (Schulte-Mäter/Ziegler 2009). Bei jüngeren Kindern, die vorwiegend über eine Art Vokalsprache kommunizieren, so die Autoren, wird man sich zunächst auf die

Tab. 19: Orientierungshilfe zur Symptomatik im Rahmen der Differentialdiagnostik in Anlehnung an Schulte-Mäter/Ziegler (2009, 296f.)

	Verbale Entwicklungsdyspraxie	**Kindliche Dysarthrie**	**Phonologische Störung**
Sprechmuskulatur: Schwäche, Dyskoordination oder Lähmung	nein	ja	nein
Inkonsistenz der Lautfehlbildungen	ja	nein	möglich, allerdings meist konstante Fehler
Art der Lautbildungsfehler/ Wortformveränderungen	Substitutionen, Elisionen (eher am Wortanfang), Additionen, Reduktion von Konsonantenverbindungen, Lauteinschübe, Vokal-/ Diphtongveränderungen, Laut- und Silbenwiederholungen, Vereinfachungen von Wortformen	Lautentstellungen (Distorsionen) vorherrschend	Substitutionen, Elisionen (eher am Wortende), Additionen, Reduktion von Konsonantenverbindungen
Symptomatik bei zunehmender Wort-/Satzlänge	Anstieg der Fehlerquote	Abnahme der Deutlichkeit	unverändert
Symptomatik bei hochfrequenten, automatisierten Äußerungen	nimmt ab	unverändert	unverändert
Prosodie (u.a. Sprechgeschwindigkeit, Rhythmus, Betonung)	ggf. beeinträchtigt (in der Bemühung um eine korrekte Artikulation	entsprechend der Art der Dysarthrie beeinträchtigt	nicht beeinträchtigt

anamnestischen Daten und Anzeichen einer ggf. vorhandenen oralen Dyspraxie stützen müssen (Schulte-Mäter/Ziegler 2009, 298).

Weiterführende Hinweise zur Diagnostik der kindlichen Sprechapraxie sind in folgenden Publikationen zu finden:

Lauer, N., Birner-Janusch, B. (2010): Sprechapraxie im Kindes-und Erwachsenenalter. Georg Thieme Verlag, Stuttgart

Schulte-Mäter, A., Ziegler, W. (2009): Sprechapraxie. In: Grohnfeldt, M. (Hrsg.): Lehrbuch der Sprachheilpädagogik und Logopädie. Band 3: Diagnostik, Prävention und Evaluation. Kohlhammer, Stuttgart, 291–298

Anhang

Tabellarische Übersicht der diagnostischen Verfahren

Eine differenzierte Suche nach einzelnen Aspekten aller Verfahren ist jederzeit über die Online-Datenbank möglich (s. „Erläuterungen zur Online-Datenbank").

Tab. 20: Tabellarische Übersicht der diagnostischen Verfahren

Kurzname	Name (Autor, Jahr)	Zielgruppe	Kapitel
AAUS	Aachener Analyse unflüssigen Sprechens (Schneider/Zückner 2008)	Kinder	13.2.2
AGTB 5–12	Arbeitsgedächtnistestbatterie für Kinder von 5 bis 12 Jahren (Hasselhorn et al. 2012)	5–12 Jahre	4.6, 14.3
	Anamnesebogen Poltern für Kinder und Jugendliche (Sick 2014)	Kinder, Jugendliche	13.3.1
	Anamnesefragebogen für Stottern bei Kindern und Jugendlichen (Ochsenkühn et al. 2010)	ab 3 Jahren	13.2.1
APP	Ausspracheprüfung für die Praxis (Brunner 2015)	3–6 Jahre	6.3
ARS	Anlaute hören, Reime finden, Silben klatschen (Martschinke et al. 2012)	Vorschule – 1. Kl.	14.3
ASVK	Analyse kindlicher Sprachverstehenskontrollprozesse (Schmitz 2012)	3;6–4;11 Jahre	9.3
AVAK/SVA	Analyseverfahren zur Ausspracheuntersuchung bei Kindern (Hacker/Wilgermein 2001)	ab Vorschulalter	6.3
AWST-R	Aktiver Wortschatztest für 3- bis 5-jährige Kinder (Kiese-Himmel 2005)	3;0–5;5 Jahre	8.3
BAKO 1–4	Basiskompetenzen für Lese-Rechtschreibleistungen (Stock et al. 2017)	Ende 1.–4. Kl.	14.3
BaSiK	Begleitende alltagsintegrierte Sprachentwicklungsbeobachtung in Kindertageseinrichtungen (Zimmer 2014)	1;0–6;11 Jahre	4.7
BFI	Beobachtungsbogen für vorsprachliche Fähigkeiten und Eltern-Kind-Interaktion (Schelten-Cornish/Wirts 2008)	bis 3 Jahre	10.3
BFP	Beobachtungsbogen für Pragmatische Fähigkeiten (Schelten-Cornish et al. 2012)	bis 12 Jahre	10.4
BISC	Bielefelder Screening zur Früherkennung von Lese-Rechtschreibschwierigkeiten (Jansen et al. 2002)	Vorschulkinder	14.3
BUEGA	Basisdiagnostik Umschriebener Entwicklungsstörungen im Grundschulalter (Esser et al. 2008)	1.–4. Klasse	14.4

Kurzname	Name (Autor, Jahr)	Zielgruppe	Kapitel
BUEVA-II	Basisdiagnostik Umschriebener Entwicklungsstörungen im Vorschulalter – Version II (Esser/Wyschkon 2012)	4;0–6;5 Jahre	4.9
CBCL 1 ½-5	Elternfragebogen für Klein- und Vorschulkinder (Achenbach 2012)	1;6–5 Jahre	12.2
CCC	Children's Communication Checklist (Spreen-Rauscher 2003)	7–9 Jahre	10.4
CFT 1-R	Grundintelligenztest Skala 1 (Weiss/Osterland 2013)	5;4–9;11 Jahre	4.5
CFT 20-R (WS/ZF-R)	Grundintelligenztest Skala 2 – Revision mit Wortschatztest und Zahlenfolgentest – Revision (Weiß 2008)	8;6–19 Jahre; ab Kl.3	4.5
	Der Rundgang durch Hörhausen (Martschinke et al. 2016)	Vorschulkinder, Schulanfänger	14.3
DERET 1–2+	Deutscher Rechtschreibtest für das erste und zweite Schuljahr (Stock/Schneider 2008)	Ende Kl. 1–Beginn Kl. 3	14.5
DERET 3–4+	Deutscher Rechtschreibtest für das dritte und vierte Schuljahr (Stock/Schneider 2008)	Ende Kl. 3–Beginn Kl. 5	14.5
DO-BINE	Dortmunder Beobachtungsinstrument zur Interaktion und Narrationsentwicklung (Quasthoff et al. 2011)	4–7 Jahre	10.4
Dort-Mus-Schule	Dortmunder Mutismus-Screening – Schule (Starke/Subellok 2016)	6;0–10;1 Jahre	17.1
DRT 1	Diagnostischer Rechtschreibtest für 1. Klassen (Müller 2004a)	1./2. Kl.	14.5
DRT 2	Diagnostischer Rechtschreibtest für 2. Klassen (Müller 2004b)	2./3. Kl.	14.5
DRT 3	Diagnostischer Rechtschreibtest für 3. Klassen (Müller 2004c)	3./4. Kl.	14.5
DRT 4	Diagnostischer Rechtschreibtest für 4. Klassen (Grund et al. 2017)	4. Kl.	14.5
ELAN-R	Eltern Antworten – Revision (Bockmann/Kiese-Himmel 2012)	1;6–2;2 Jahre	5.2
ELFE II	Ein Leseverständnistest für Erst- bis Siebtklässler (Lenhard et al. 2017)	ab 9. Schulmonat Kl. 1	14.4
ELFRA	Elternfragebogen für die Früherkennung von Risikokindern (Grimm/Doil 2006)	12 bzw. 24 Monate	5.2
	Elternfragebogen und Anamnesebogen für stotternde Kinder und Jugendliche (Sandrieser/Schneider 2015)	ab 2 Jahren	13.2.1
	Elternfragebogen und Gesprächsleitfaden zur Anamnese des Stotterns von Vorschulkindern (Bosshardt 2010)	Vorschulalter	13.2.1
ESGRAF 4–8	Grammatiktest für 4- bis 8-jährige Kinder (Motsch/Rietz 2016)	4;0–8;11 Jahre	7.4
ES-GRAF-MK	Evozierte Diagnostik grammatischer Fähigkeiten für mehrsprachige Kinder (Motsch 2011)	4–10 Jahre	11.4
ESGRAF-R	Modularisierte Diagnostik grammatischer Störungen (Motsch 2009)	4;0–16;0 Jahre	7.4

Kurzname	Name (Autor, Jahr)	Zielgruppe	Kapitel
ETS 4–8	Entwicklungstest Sprache für Kinder von 4 bis 8 Jahren (Angermaier 2007)	4–8 Jahre	4.7
FDA-2	Frenchay Dysarthria Assessment (Enderby/Palmer, 2012) dt. Bearbeitung (Großstück et al. 2012)	ab 15 Jahren	17.3
FIPS	Fähigkeitsindikatoren Primarschule (Bäuerlein et al. 2012)	Beginn und Ende der 1. Kl.	14.3, 14.4
FLT I und FLT II	Der Frühe-Lesefähigkeiten-Test (Fischer/Gasteiger-Klicpera 2013)	ab 1. Kl.	14.4
	Fragebogen zum Sprechen (Cook 2013)	8;0–17;11	13.2.3
FRAKIS	Fragebogen zur frühkindlichen Sprachentwicklung (Szagun et al. 2009)	1;6–2;6	5.2
GraSpGS	Grammatikanalyse der Sprachproduktion bei Kindern im Grundschulalter (König 2015)	Kl. 1–4	7.4
GraWo	Grazer Wortschatztest (Seifert et al. 2017)	Kl. 1–3	8.3
HAMLET 3–4	Hamburger Lesetest für 3. und 4. Klassen (Lehmann et al. 2006)	Kl. 3–4	14.4
	Handreichung UK-Diagnostik (Boenisch/Sachse 2007)	alle Altersgruppen	15.2
HASE	Heidelberger Auditives Screening in der Einschulungsuntersuchung (Schöler/Brunner 2008)	5–6 Jahre	4.6
HAVAS 5	Hamburger Verfahren zur Analyse des Sprachstands bei Fünfjährigen (Roth/Reich 2004)	5–6 Jahre	11.5
H-LAD	Heidelberger Lautdifferenzierungstest (Brunner et al. 2005)	1.–4. Kl.	6.2.3
HSP 1–10	Hamburger Schreibprobe 1–10 (May 2012)	Kl. 1–10	14.5
HST 4/5	Hamburger Schulleistungstest für 4. und 5. Klassen (Mietzel/Willenberg 2000)	Kl. 4–5	14.4 14.5
HVS	Heidelberger Vorschulscreening zur auditiv-kinästhetischen Wahrnehmung und Sprachverarbeitung (Brunner et al. 2001)	5–7 Jahre	6.2.3
HVT	Heidelberger Vokallängendifferenzierungstest (Brunner 2012, Urban 1986)	3.–4. Kl.	4.6, 6.3.2, 14.3
ICS	Intelligibility in Context Scale (Neumann 2012)	ab 4 Jahren	11.5
IEL-1	Inventar zur Erfassung der Lesekompetenz im 1.Schuljahr (Diehl/Hartke 2012)	Kl. 1	14.4
	Informelles Screening der Erzählfertigkeiten (Schelten-Cornish 2015)	Vorschul- und Schulkinder	10.4
IVÜS	Informelles Verfahren zur Überprüfung von Sprachverständnisleistungen (Endres/Bauer 2000)	4–8 Jahre	9.3
KABC-II	Kaufman Assessment Battery for Children – Second Edition (Melchers/Melchers 2015)	3–18 Jahre	4.5
KEKS	Kompetenzerfassung in Kindergarten und Schule (May/Bennöhr 2013)	1.–4. Klasse	14.3
KES	Kinder erleben ihr Stottern (Walther 2009, in Vorbereitung)	4;0–7;11 Jahre	13.2.3

Kurzname	Name (Autor, Jahr)	Zielgruppe	Kapitel
KLASSE 4	Kombiniertes Leistungsinventar zur allgemeinen Schulleistung und für Schullaufbahnempfehlungen in der vierten Klasse (Lenhard et al. 2011)	4. Kl.	14.4, 14.5
	Kölner Diagnostikbogen für Myofunktionelle Störungen (Giel/Tillmanns-Karus 2004)	Kinder, Jugendliche und Erw.	17.6
LDL	Lernfortschrittsdiagnostik Lesen (Walter 2009)	Ende Kl. 1, Anfang Kl. 2 Mitte Kl. 2, 3, 4 sowie Kl. 5, 7, 8 und 9 der Hauptschule; Förderschüler von 10–15 Jahren	14.4
	Leitfaden Befunderhebung Anamnese für stotternde Kinder und Jugendliche (Thum/Mayer 2014)	ab 3;0 Jahre	13.2.1
liseb	Literacy und Sprachentwicklung beobachten (bei Kleinkindern) (Mayr et al. 2014)	2–4 Jahre	4.7
LiSe-DaZ	Linguistische Sprachstandserhebung – Deutsch als Zweitsprache (Tracy/Schulz 2011)	3;0–7;11 Jahre	11.3
	LOGO-Ausspracheprüfung (Wagner 2011)	3–7 Jahre	6.3
	LOGwords™ Pro Plus Version 1.4.0 (LOGMEDIA 2012)	5–18 Jahre	11.5
MAIN	Multilingual Assessment Instrument for Narratives (Gagarina et al. 2012)	3–10 Jahre	11.5
MAUS	Münchner Auditiver Screeningtest für Verarbeitungs- und Wahrnehmungsstörungen (Nickisch et al. 2004)	1.–4. Kl.	12.1.1
MSS	Marburger Sprach-Screening (Holler-Zittlau et al. 2017)	4–6 Jahre	4.8
MSVK	Marburger Sprachverständnistest für Kinder (Elben/Lohaus 2000)	5;0 Jahre und Kl. 1	9.3
MÜSC	Münsteraner Screening zur Früherkennung von Lese-Rechtschreibschwierigkeiten (Mannhaupt 2006)	Beginn Kl. 1	14.3
MuSE-Pro	Morphologische und Syntaktische Entwicklung Produktion (Berg 2015)	5–8 Jahre	7.4
MyoMot	Anamnese- und Befundbogen MyoMot (Ruben/Wittich 2017)	Kinder	17.6
	Niveaubeschreibungen Deutsch als Zweitsprache für die Primarstufe und für die Sekundarstufe 1 (Sächsisches Bildungsinstitut 2013)	Kl. 4–9	11.3
OASES-S	Overall Assessment of the Speaker's Experience of Stuttering – school age (Yaruss et al. 2016)	8;0–12;11 Jahre	13.2.3
PAP	Pyrmonter Aussprache Prüfung (Babbe 2003)	Kinder	6.3
	Passiv & Co. Ein Satzverständnistest für Kinder ab 4 Jahren (Lorenz et al. 2017)	4;0–7;11 Jahre	7.3

Kurzname	Name (Autor, Jahr)	Zielgruppe	Kapitel
PB-LRS	Gruppentest zur Früherkennung von Lese- und Rechtschreibschwierigkeiten: Phonologische Bewusstheit bei Kindergartenkindern und Schulanfängern (Barth/Gomm 2014)	Kindergartenalter – Beginn 1. Kl.	14.3
PCI	Predictive Cluttering Inventory (Daly 2006)	Kinder, Jugendliche und Erwachsene	13.3.2
PDSS	Patholinguistische Diagnostik bei Sprachentwicklungsstörungen (Kauschke/Siegmüller 2009)	2;0–6;11 Jahre	4.7
PHOG	Phonematischer Gedächtnistest (Gruner/Zeller et al. 2013)	ab 5;0 Jahre	4.6
Pho-Mo-Kids	Phonologie Modellorientiert für Kinder vom Vorschulalter bis zum dritten Schuljahr (Stadie/Schöppe 2013)	Vorschulalter–3. Kl.	14.3
P-ITPA	Potsdam-Illinois Test für Psycholinguistische Fähigkeiten (Esser/Wyschkon 2010)	4;0–11;5 Jahre	4.7, 14.3
PLAKSS-II	Psycholinguistische Analyse kindlicher Aussprachestörungen (Fox-Boyer 2014)	ab 2;6 Jahre	6.3
PPVT-4	Peabody Picture Vocabulary Test (Lenhard et al. 2015)	3;0–16;11 Jahre	8.3
	Pragmatisches Profil (Dohmen et al. 2011)	bis 10 Jahre	10.4
	Praxismaterial Förderdiagnostik. Werkzeuge für den Sprachunterricht in der Sekundarstufe I (Junk-Deppenmeier 2015)	Kl. 5–6	11.3
SBE-2-KT	Sprachbeurteilung durch Eltern – Kurztest für die U7 für Kinder mit anderen Muttersprachen (von Suchodoletz/Sachse 2009)	1;9–2;0 Jahre	5.2, 11.5
SCREEMIK 2	Screening der Erstsprachfähigkeit bei Migrantenkindern – Version 2 (Wagner 2008)	4- bis 5-jährige sukzessiv mehrsprachige Kinder	11.4
SCREENIKS	Screening der kindlichen Sprachentwicklung (Wagner 2014)	4;0–7;11 Jahre	11.3, 4.8
SDQ-Deu	Fragebogen zu Stärken und Schwächen (Goodman 1997)	ab 4;0 Jahre	12.2
seldak	Sprachentwicklung und Literacy bei deutschsprachig aufwachsenden Kindern (Ulich/Mayr 2006)	4;0–6;0 Jahre	4.7
selsa	Sprachentwicklung und Literacy bei Kindern im Schulalter (1. bis 4. Kl.) (Ulich et al. 2012)	6;0–10;0 Jahre 1.–4. Kl.	4.8
SET 3–5	Sprachstandserhebungstest für Kinder im Alter zwischen 3 und 5 Jahren (Petermann 2016)	3;0 bis 5;11 Jahre	4.7
SET 5–10	Sprachstandserhebungstest für Kinder im Alter zwischen 5 und 10 Jahren (Petermann 2012)	5;0–10;11 Jahre	4.8
SETK 2	Sprachentwicklungstest für zweijährige Kinder (Grimm 2016)	2;0–2;11 Jahre	5.2
SETK 3–5	Sprachentwicklungstest für drei- bis fünfjährige Kinder (Grimm et al. 2015)	3;0–5;11 Jahre	4.7
SGF 2	Screening grammatischer Fähigkeiten für die 2. Kl. (Mahlau 2016)	Anfang 2. Kl.	7.4

Kurzname	Name (Autor, Jahr)	Zielgruppe	Kapitel
sismik	Sprachverhalten und Interesse an Sprache bei Migrantenkindern in Kindertageseinrichtungen (Ulich/Mayr 2006)	3;6–Schuleintritt	11.3
SLRT-II	Salzburger Lese- und Rechtschreibtest (Moll/Landerl 2014)	Mitte Kl.1–Kl.6 Erwachsene	14.4
SLS	Screening Liste Stottern (Sandrieser/Schneider 2015)	ab 2;0 Jahre	13.1.1
SLS 2–9	Salzburger Lese-Screening für die Schulstufen 2–9 (Wimmer/Mayringer 2014)	2.–9. Kl.	14.4
SON-R 2 ½-7	Snijders-Oomen Non-verbaler Intelligenztest für Kinder von 2 ½-7 (Tellegen et al. 2007)	2;4–7;11 Jahre	4.5
	Sprachstandsüberprüfung und Förderdiagnostik – Testverfahren für Grundschulkinder mit Deutsch als Erst- und Zweitsprache (Hobusch et al. 2016)	Kl. 1–4	11.5
SRUK	Sprachstandstest Russisch für mehrsprachige Kinder (Gagarina et al. 2010)	ab 3;6 Jahre	11.4
SSI-4	Stuttering Severity Instrument 4th edition (Riley 2009)	Kinder–Erwachsene	13.2.2
SSV	Sprachscreening für das Vorschulalter (Grimm 2003)	3;0–5;11 Jahre	4.7
TASP	Diagnostiktest TASP: Zur Abklärung des Symbol- und Sprachverständnisses in der Unterstützten Kommunikation (Bruno/Hansen 2009)	Kinder, Jugendliche, Erwachsene	15.2
TAT	Türkisch-Artikulations-Test (Nas 2010)	3–14 Jahre	11.4
TeDeL 1–2	Test der Dekodierungs- und Leseleistung - Lernserver Lesetest 1–2 (Findeisen/Melenk 2016)	Mitte 1. Kl.; Ende 1./Anfang 2. Kl.	14.4
TeDeL 3–5	Test der Dekodierungs- und Leseleistung - Lernserver Lesetest 3–5 (Findeisen/Melenk 2016)	Ende Kl.3; Ende Kl.4/Anfang Kl. 5	14.4
TEPHOBE	Test zur Erfassung der phonologischen Bewusstheit und der Benennungsgeschwindigkeit (Mayer 2016)	Vorschulalter - 2. Kl.	14.3
	Test-CD für die auditiven Funktionen (AUDIVA 2005)	5–8 Jahre 1.–2. Kl.	12.1.1
TOCS	Test of Childhood Stuttering (Gilham et al. 2009)	4–12 Jahre	13.2.2
TPB	Test für Phonologische Bewusstheitsfähigkeiten (Fricke/Schäfer 2011)	4;0–Ende 1. Kl.	14.3
TROG-D	Test zur Überprüfung des Grammatikverständnisses (Fox-Boyer 2016)	3;0–10;11 Jahre	7.3
TSVK	Test zum Satzverstehen von Kindern (Siegmüller et al. 2011)	2;0–8;11 Jahre	7.3
VSL	Verlaufsdiagnostik sinnerfassenden Lesens (Walter 2013)	2–6 Kl.	14.4
WLLP-R	Würzburger Leise Leseprobe – Revision (Schneider et al. 2011)	6;0–10;0 Jahre Kl.1–4	14.4
WRT 1+	Weingartener Grundwortschatz Rechtschreib-Test für erste und zweite Klassen (Birkel 2007)	Ende Kl.1, Anfang und Mitte Kl. 2	14.5

Kurzname	Name (Autor, Jahr)	Zielgruppe	Kapitel
WRT 2+	Weingartener Grundwortschatz Rechtschreib-Test für zweite und dritte Klassen (Birkel 2007)	Ende Kl.2, Anfang und Mitte Kl. 3	14.5
WRT 3+	Weingartener Grundwortschatz Rechtschreib-Test für dritte und vierte Klassen (Birkel 2007)	Ende 3. Kl., Anfang und Mitte 4. Kl.	14.5
WRT 4+	Weingartener Grundwortschatz Rechtschreib-Test für vierte und fünfte Klassen (Birkel 2007)	Ende Kl.4, Ende Kl.5	14.5
WÜRT 1–2	Würzburger Rechtschreibtest für 1. und 2. Klassen (Trolldenier 2014)	Ende 1. Kl., Anfang 3. Kl.	14.5
WVT	Würzburger Vorschultest (Endlich et al. 2016)	10 bzw. 11 und 4 Monate vor Einschulung	14.3
WWT 6–10	Wortschatz- und Wortfindungstest für 6- bis 10-Jährige (Glück 2011)	5;6–10;11 Jahre	8.3, 11.5
ZLT II	Zürcher Lesetest II (Petermann/Daseking 2015)	Kl. 1–8	14.4

Erläuterungen zur Online-Datenbank

Das vorliegende Buch wird ergänzt durch eine elektronische Verfahrenssammlung, die online nutzbar ist. Diese Datenbank beinhaltet ca. 130 diagnostische Verfahren.

Über die Suchmaske können für eine bestimmte Fragestellung einsetzbare Diagnoseverfahren ermittelt werden (z. B.: „Verfügt der 8-jährige Tim über altersentsprechende rezeptive Wortschatzleistungen?“, s. Abb. 11, oder „Über welche pragmatisch-kommunikativen Fähigkeiten verfügt die 5-jährige Johanna?“). So kann u. a. nach Überprüfungsbereichen oder nach der Einsatzmöglichkeit in bestimmten Altersgruppen recherchiert werden.

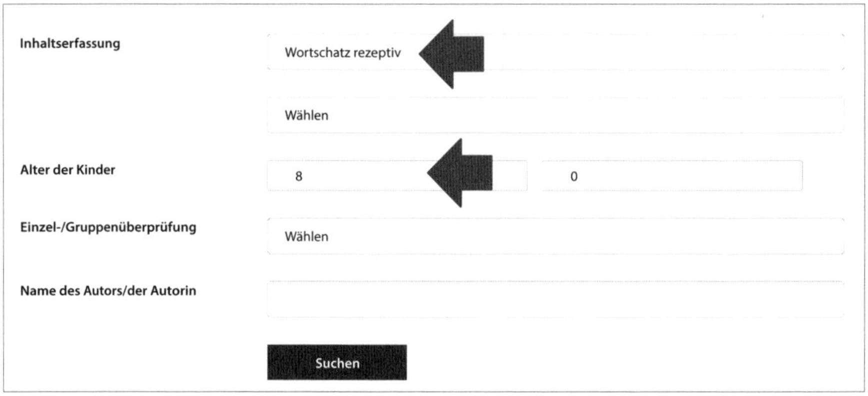

Abb. 11: Screenshot einer Suche nach einem Diagnoseverfahren, das die rezeptiven Wortschatzleistungen eines 8-Jährigen ermittelt

Für den Entwicklungsbereich Sprache liegen folgende Überprüfungsschwerpunkte vor:

- allgemeine Sprachentwicklung
- allgemeine Sprachentwicklung eines mehrsprachig aufwachsenden Kindes
- Auditive Merkfähigkeit/Informationsverarbeitung
- Auditive Wahrnehmung
- Aussprache
- Früherfassung sprachlicher Fähigkeiten
- Grammatik produktiv

- Grammatik rezeptiv
- Kommunikation/Pragmatik
- Lesen
- Literacy
- Mutismus
- Myofunktion
- Phonologische Bewusstheit
- Rechtschreibung
- Redefluss
- Sprachverständnis
- Wortschatz produktiv
- Wortschatz rezeptiv

Die Datenbank kann aufgerufen werden unter:
db.reinhardt-verlag.de

Jeder Nutzer kann sich einen individuellen Zugang anlegen, indem er sich mit folgendem Zugangscode registriert: Hkd13k5!

Literatur

Achenbach, T. M., Arbeitsgruppe Deutsche Child Behavior Checklist (2002): Elternfragebogen für Klein- und Vorschulkinder (CBCL/1 ½-5). Arbeitsgruppe Kinder-, Jugend- und Familiendiagnostik (KJFD), Köln

Achenbach, T. M., Arbeitsgruppe Deutsche Child Behavior Checklist (2000): Fragebogen für ErzieherInnen von Klein- und Vorschulkindern (C-TRF 1½-5). Arbeitsgruppe Kinder-, Jugend- und Familiendiagnostik (KJFD), Köln

Achhammer, B. (2014): Pragmatisch-kommunikative Fähigkeiten fördern. Grundlagen und Anleitungen für die Sprachtherapie in der Gruppe. Ernst Reinhardt, München

Achhammer, B., Büttner, J., Sallat, S., Spreer, M. (2016): Pragmatische Störungen im Kindes- und Erwachsenenalter. Thieme, Stuttgart

Adams, C. (2002): Practitioner Review: The Assessment of Language Pragmatics. In: Journal of Child Psychology & Psychiatry & Allied Disciplines 43 (8), 973–987

Aitchison, J. (1997): Wörter im Kopf. Eine Einführung in das mentale Lexikon. Konzepte der Sprach- und Literaturwissenschaft Bd. 56. Niemeyer, Tübingen

Aktas, M. (2015): Entwicklungsorientierte Sprachdiagnostik bei Kindern mit Down-Syndrom. Sprachförderung und Sprachtherapie 4/2015, 214–224

Aktas, M. (Hrsg.) (2012): Entwicklungsorientierte Sprachdiagnostik und -förderung bei Kindern mit geistiger Behinderung. Elsevier, Urban & Fischer, München

Albers, T. (2009): Linguistische Prinzipien beim Wortschatzerwerb. LOGOS Interdisziplinär 17 (3), 164–171

Ambrose, N. G., Yairi, E. (1999): Normative disfluency data for early childhood stuttering. In: Journal of Speech, Language, and Hearing Research 42 (4), 895–909

Angermeier, J. W. (2007): Entwicklungstest Sprache für Kinder von 4 bis 8 Jahren (ETS 4–8). Harcourt Test Service, Frankfurt a.M.

Armon-Lotem, S., Meir, N. (2016): Diagnostic accuracy of repetition tasks for the identification of specific language impairment (SLI) in bilingual children: evidence from Russian and Hebrew. In: International Journal of Language and Communication Disorders 51 (6), 715–731

Armon-Lotem, S., De Jong, J., Meir, N. (Hrsg.) (2015): Assessing multilingual children. Disentangling bilingualism from language impairment. Communication disorders across languages Bd. 13. Multilingual Matters, Bristol, Buffalo, Toronto

Asbrock, D., Ferguson, C., Hoheiser-Thiel, N. (2011a): Sprachdiagnostik bei mehrsprachigen Vorschulkindern. Ein Praxisleitfaden. ProLog, Köln

Asbrock, D., Ferguson, C., Hoheiser-Thiel, N. (2011b): Sprachdiagnostik bei mehrsprachigen Vorschulkindern. Ein Praxisleitfaden. ProLog, Köln

ASHA (2016): Code of Ethics. American Speech-Language-Hearing Association

AUDIVA (2005): AUDIVA-Test-CD für die auditiven Funktionen. AUDIVA, Kandern

AWMF (2015): Diagnostik und Behandlung von Kindern und Jugendlichen mit Lese- und/oder Rechtschreibstörung. Evidenz- und konsensbasierte Leitlinie (S3). AWMF-Registernummer 028–044. In: http://www.awmf.org/leitlinien/detail/ll/028-044.html, 03.10.16

AWMF (2011): Diagnostik von Sprachentwicklungsstörungen (SES), unter Berücksichtigung umschriebener Sprachentwicklungsstörungen (USES). Interdisziplinäre S2k-Leitlinie. AWMF-Registernr 049/006. In: http://www.awmf.org/leitlinien/detail/ll/049-006.html, 23.06.2017

Babbe, T. (2003): PAP. Pyrmonter Aussprache Prüfung; Diagnostik von Aussprachestörungen bei Kindern. ProLog, Köln

Barth, K. (2012): Die diagnostischen Einschätzskalen (DES) zur Beurteilung des Entwicklungsstandes und der Schulfähigkeit. 6. Aufl. Ernst Reinhardt, München

Barth, K., Gomm, B. (2014): Gruppentest zur Früherkennung von Lese- und Rechtschreibschwierigkeiten: Phonologische Bewusstheit bei Kindergartenkindern und Schulanfängern (PB-LRS). Ernst Reinhardt, München

Bäuerlein, K., Beinicke, A., Berger, N., Faust, G., Jost, M., Schneider, W. (2012): Fähigkeitsindikatoren Primarschule (FIPS). Hogrefe, Göttingen

Baumann, T. (2007): Atlas der Entwicklungsdiagnostik. Vorsorgeuntersuchungen U1 bis U10/J1. Thieme, Stuttgart

Bayley, N., Reuner, G., Rosenkranz, J. (2014): BAYLEY-III. Bayley Scales of Infant and Toddler Development. Third Edition. Hogrefe, Göttingen

Becker, C., Elliott, M. A., Lachmann, T. (2005): Evidence for impaired visuoperceptual organisation in developmental dyslexics and its relation to temporal processes. Cognitive Neuropsychology 22 (5), 499–522

Bedore, L. M., Peña, E. D., Joyner, D., Macken, C. (2011): Parent and teacher rating of bilingual language proficiency and language development concerns. In: International Journal of Bilingual Education and Bilingualism 14 (5), 489–511

Berg, M. (2015): MuSE-Pro – Überprüfung grammatischer Fähigkeiten bei 5- bis 8-jährigen Kindern. Auswertungsbogen. Ernst Reinhardt, München

Berg, M. (2007): Diagnostik. In: Grohnfeldt, M. (Hrsg.): Lexikon der Sprachtherapie. Kohlhammer, Stuttgart, 66–71

Bergeest, H., Boenisch, J., Daut, V. (2015): Körperbehindertenpädagogik. Grundlagen – Förderung – Inklusion. Klinkhardt, Bad Heilbrunn

Berufsverband der Kinder- und Jugendärzte e.V. (2017): Vorsorgeuntersuchungen für Kinder und Jugendliche. In: https://www.kinderaerzte-im-netz.de/vorsorge/

Beushausen, U. (2015): Kindliche funktionelle Dysphonien. In: Sprache – Stimme – Gehör 39 (02), 68

Beushausen, U. (2013): Von der Anfängerin zur Expertin. In: Beushausen, U. (Hrsg.): Therapeutische Entscheidungsfindung in der Sprachtherapie. Grundlagen und 14 Fallbeispiele. Elsevier Health Sciences Germany, London, 29–38

Beushausen, U., Grötzbach, H. (2011): Evidenzbasierte Sprachtherapie. Grundlagen und Praxis. Elsevier, München

Beushausen, U., Haug, C. (2011): Stimmstörungen bei Kindern. Ernst Reinhardt, München

Bigenzahn, W. (2003): Orofaziale Dysfunktionen im Kindesalter. Grundlagen, Klinik, Ätiologie, Diagnostik und Therapie. Forum Logopädie. 2. Aufl. Thieme, Stuttgart/New York

Birkel, P. (2007a): Weingartener Grundwortschatz Rechtschreib-Test für erste und zweite Klassen (WRT 1+). 2. Aufl. Hogrefe, Göttingen

Birkel, P. (2007b): Weingartener Grundwortschatz Rechtschreib-Test für zweite und dritte Klassen (WRT 2+). 2. Aufl. Hogrefe, Göttingen

Birkel, P. (2007c): Weingartener Grundwortschatz Rechtschreib-Test für dritte und vierte Klassen (WRT 3+). 2. Aufl. Hogrefe, Göttingen

Birkel, P. (2007d): Weingartener Grundwortschatz Rechtschreib-Test für vierte und fünfte Klassen (WRT 4+). 2. Aufl. Hogrefe, Göttingen

Bishop, D. V. M. (2014): Ten questions about terminology for children with unexplained language problems. International journal of language & communication disorders. In: Royal College of Speech & Language Therapists 49 (4), 381–415

Bishop, D. V. M. (2003): The Children's Communication Checklist: CCC-2. Harcourt Assessment, London

Bishop, D. V. M. (1998): Developement of the Children's Communication Checklist (CCC): A Method for assessing qualitative aspects of communicative impairment in children. In: Journal of child psychology psychiatrics 39 (6), 879–891

Bishop, D. V. M., Snowling, M. J., Thompson, P. A., Greenhalgh, T. (2017): Phase 2 of CATALISE. A multinational and multidisciplinary Delphi consensus study of problems with language development: Terminology. In: Journal of Child Psychology and Psychiatry, and Allied Disciplines 58 (10), 1068–1080

Bloodstein, O. (1995): A handbook on stuttering. 5. Aufl. Singular Publ, San Diego Calif.

Bloomberg, K., West, D. (1999): The triple C. Checklist of communication competencies. Communication Resource Centre SCOPE, Box Hill Vic

Bockmann, A. K., Kiese-Himmel, C. (2012): ELAN-R. Eltern antworten-Revision. Elternfragebogen zur Wortschatzentwicklung im frühen Kindesalter. Hogrefe, Göttingen

Boenisch, J., Sachse, S. (2007): Diagnostik und Beratung in der unterstützten Kommunikation. Theorie, Forschung und Praxis. Von-Loeper-Literaturverlag, Karlsruhe

Boerma, T., Chiat, S., Leseman, P., Timmermeister, M., Wijnen, F., Blom, E. (2015): A quasi-universal nonword repetition task as a diagnostic tool for bilingual children learning Dutch as a second language. In: Journal of Speech, Language, and Hearing Research 58 (6), 1747–1760

Boerma, T., Leseman, P., Timmermeister, M., Wijnen, F., Blom, E. (2016): Narrative abilities of monolingual and bilingual children with and without language impairment: implications for clinical practice. In: International Journal of Language and Communication Disorders 51 (6), 626–638

Boersma, P., Weenink, D. (2017): Praat: Doing Phonetics by Computer. In: http://www.fon.hum.uva.nl/praat/, 25.11.2016

Böhme, G. (2003): Sprach-, Sprech-, Stimm- und Schluckstörungen. Bd. 1: Klinik. 4. Aufl. Urban & Fischer, München

Bölte, S., Rühl, D., Schmötzer, G., Poustka, F. (2006): Diagnostisches Interview für Autismus-revidiert (ADI-R). Huber, Bern

Bortz, J., Döring, N. (2006): Forschungsmethoden und Evaluation. Für Human- und Sozialwissenschaftler. Springer-Medizin-Verlag, Heidelberg

Bös, K. (2017): Handbuch motorische Tests. Sportmotorische Tests, motorische Funktionstests, Fragebögen zur körperlich-sportlichen Aktivität und sportpsychologische Diagnoseverfahren. 3. Aufl. Hogrefe, Göttingen

Bosshardt, H.-G. (2010): Frühintervention bei Stottern. Behandlungsansätze für Kinder im Vorschulalter. Hogrefe, Göttingen

Bowey, J. (2007): Predicting individual differences in learning to read. In: Snowling, M. J., Hulme, C. (Hrsg.): The science of reading. Blackwell, Oxford, 155–172

Braun, O. (2006): Sprachstörungen bei Kindern und Jugendlichen. Diagnostik – Therapie – Förderung. Kohlhammer, Stuttgart

Brockmann-Bauser, M., Bohlender, J. E. (2014): Praktische Stimmdiagnostik. Theoretischer und praktischer Leitfaden. Thieme, Stuttgart

Brunner, E. (2015): Ausspracheprüfung für die Praxis (APP) – Österreich. Neuroth Medical Division GmbH, Wien

Brunner, M. (2012): Heidelberger Vokallängendifferenzierungstest. Westra, Binswangen

Brunner, M., Seibert, A., Dierks, A., Körkel, B. (2005): Heidelberger Lautdifferenzierungstest (H-LAD). Westra Elektroakustik, Wertingen

Brunner, M., Troost, J., Pfeiffer, B., Heinrich, C., Pröschel, U. (2001): HVS – Heidelberger Vorschulscreening zur auditiv-kinästhetischen Wahrnehmung und Sprachverarbeitung. Westra Elektroakustik, Wertingen

Bruno, J., Hansen, F. (2009): TASP. Diagnostiktest zur Abklärung des Symbol- und Sprachverständnisses in der Unterstützten Kommunikation. Test of Aided-Communication Symbol Performance. REHAVISTA, Berlin

Budde-Spengler, N., Schuler, S., Sachse, S. (in Vorb.): Einschätzung der Deutschsprachkenntnisse mehrsprachiger Kinder durch ErzieherInnen und Eltern.

Bulheller, S., Häcker, H. O. (Hrsg.) (2002): Coloured Progressive Matrices (CPM). (Deutsche Bearbeitung und Normierung nach J. C. Raven.) Pearson Assessment, Frankfurt

Bundschuh, K., Winkler, C. (2014): Einführung in die sonderpädagogische Diagnostik. Ernst Reinhardt, München

Buschmann, A. (2017): Heidelberger Elterntraining frühe Sprachförderung. HET Late Talkers. Elsevier, München

Buschmann, A., Sachse, S. (2017): Frühdiagnostik von Sprachentwicklungsstörungen – differenzialdiagnostisches Vorgehen und Methoden. Frühförderung interdisziplinär 36 (2), 82–92

Buschmann, A., Jooss, B. (2012): Heidelberger Elterntraining zur Kommunikations- und Sprachanbahnung bei Kindern mit globaler Entwicklungsstörung. Trainermanual. Elsevier, Urban & Fischer, München

Buschmann, A., Jooss, B., Rupp, A., Feldhusen, F., Pietz, J., Philippi, H. (2009): Parent based language intervention for 2-year-old children with specific expressive language delay: a randomised controlled trial. Archives of disease in childhood 94 (2), 110–116

Buschmann, A., Jooss, B., Rupp, A., Dockter, S., Blaschtikowitz, H., Heggen, I., Pietz, J. (2008): Children with developmental language delay at 24 months of age: results of a diagnostic work-up. Developmental medicine and child neurology 50 (3), 223–229

Büttner, G., Dacheneder, W., Schneider, W., Weyer, K. (2008): Frostigs Entwicklungstest zur visuellen Wahrnehmung 2 (FEW 2), deutsche Bearbeitung. Hogrefe, Göttingen

Camilleri, B., Law, J. (2014): Dynamic assessment of word learning skills of pre-school children with primary language impairment. In: International Journal of Speech-Language Pathology 16 (5), 507–516

Campbell, W. N., Skarakis-Doyle, E. (2007): School-aged children with SLI: the ICF as a framework for collaborative service delivery. In: Journal of Communication Disorders 40 (6), 513–535

Caplan, G. (1964): Principles of preventive psychiatry. Basic Books, New York

Cattani, A., Abbot-Smith, K., Farag, R., Krott, A., Arreckx, F., Dennis, I., Floccia, C. (2014): How much exposure to English is necessary for a bilingual toddler to perform like a monolingual peer in language tests? In: International Journal of Language and Communication Disorders 49 (6), 649–671

Cattell, R. B. (1968): Are IQ-Tests intelligent? Psychology Today 2, 56–62

Chiat, S. (2015): Non-word repetition. In: Armon-Lotem, S., De Jong, J., Meir, N. (Hrsg.): Assessing multilingual children. Disentangling bilingualism from language impairment. Communication disorders across languages Bd. 13. Multilingual Matters, Bristol, Buffalo, Toronto, 125–150

Chilla, S. (2015): Sprachbehindertenpädagogische Intervention bei mehrsprachigen Kindern und Jugendlichen. In: Praxis Sprache (2), 95–101

Chilla, S. (2014): Grundfragen der Diagnostik im Kontext von Mehrsprachigkeit und Synopse diagnostischer Verfahren. In: Chilla, S., Haberzettl, S. (Hrsg.): Handbuch Spracherwerb und Sprachentwicklungsstörungen. Mehrsprachigkeit. Elsevier, Urban & Fischer, München, 57–71

Chilla, S., Fox-Boyer, A. (2016): Zweisprachigkeit/Bilingualität. Ein Ratgeber für Eltern. Ratgeber für Angehörige, Betroffene und Fachleute. 2. Aufl. Schulz-Kirchner Verlag, Idstein

Chilla, S., Rothweiler, M., Babur, E. (2010): Kindliche Mehrsprachigkeit. Grundlagen, Störungen, Diagnostik. Ernst Reinhardt, München

Cito Deutschland (2004, 2013): Cito-Sprachtest. Version 2, 3. Cito Deutschland GmbH, Butzbach

Clahsen, H. (1988): Normale und gerstörte Kindersprache. Benjamins, Amsterdam

Clahsen, H. (1986): Die Profilanalyse. Ein linguistisches Verfahren für die Sprachdiagnose im Vorschulalter. Logotherapia: Materialien und Methoden der Sprachtherapie Bd. 3. Marhold, Berlin

Clahsen, H. (1982): Spracherwerb in der Kindheit. Eine Untersuchung zur Entwicklung der Syntax bei Kleinkindern. Series A. Language development Bd. 4. Gunter Narr Verlag, Tübingen

Clahsen, H., Hansen, D. (1991): COPROF – Computerunterstützte Profilanalyse. Ein linguistisches Untersuchungsverfahren für die sprachdiagnostische Praxis. Focus, Köln

Colmant, C., Eysholdt, U., Rosanowski, F. (2008): Diagnostik der taktil-kinasthetischen Wahrnehmung bei Vorschulkindern. Ein Methodenvergleich. Folia Phoniatrica et Logopaedica 60 (3), 128–133

Coltheart, M. (2007): Modeling reading: The Dual-Route approach. In: Snowling, M. J., Hulme, C. (Hrsg.): The science of reading. Blackwell, Oxford, 6–23

Coltheart, M., Rastle, K., Perry, C., Langdon, R., Ziegler, J. (2001): DRC: a dual route cascaded model of visual word recognition and reading aloud. Psychological Review 108 (1), 204–256

Conti-Ramsden, G., Botting, N. (2004): Social Difficulties and Victimization in Children With SLI at 11 Years of Age. In: Journal of Speech Language and Hearing Research 47 (1), 145

Conti-Ramsden, G., Botting, N., Faragher, B. (2001): Psycholinguistic markers for specific language impairment (SLI). In: Journal of Child Psychology and Psychiatry 42 (6), 741–748

Cook, S. (2013): Fragebogen zur psychosozialen Belastung durch das Stottern für Kinder und Jugendliche. In: Logos 21 (2), 97–105

CPLOL: Questionnaire on speech and language development. 18-20, 30, 54 months of age. In: http://www.cplol.eu/documents/category/14-questionnaire-on-speech-and-language-development.html, 28.02.2017

Daly, D. (2006): Predictive Cluttering Inventory (PCI). Deutsche Übersetzung. In: http://associations.missouristate.edu/ica/Translations/PCI/Checkliste%20Poltern.pdf, 12.11.2016, 05.10.2017

Dannenbauer, F. M. (2007): Spezifische Sprachentwicklungsstörung (SLI). In: Grohnfeldt, M. (Hrsg.): Lexikon der Sprachtherapie. Kohlhammer, Stuttgart, 292–299

Dannenbauer, F. M. (2004): Spezifische Sprachentwicklungsstörung als pädagogische Aufgabe. In: Baumgartner, S., Dannenbauer Friedrich Michael, Homburg, G., Maihack, V. (Hrsg.): Standort: Sprachheilpädagogik. Verlag modernes lernen, Dortmund, 277–307

Daseking, M., Petermann, F. (2015): Diagnostische Erhebungsverfahren. Bachelorstudium Psychologie. Hogrefe, Göttingen

David, A., Wei, L. (2008): Individual differences in the lexical development of French–English bilingual children. In: International Journal of Bilingual Education and Bilingualism 11 (5), 598–618

Davis, B., Jakielski, K., Marquardt, T. (1998): Developmental apraxia of speech: determiners of differential diagnosis. In: Clinical Linguistics and Phonetics 12, 25–45

dbl (2014): Logopädischer Diagnostikstandard bei Kindern. In: https://www.dbl-ev.de/fileadmin/Inhalte/Dokumente/der_dbl/QM/diagn_stand_kinder.pdf, 05.10.2017

Debuschewitz, A., Winkler, U., Günther, T., Kiese-Himmel, C. (2004): Die Bedeutung der taktil-kinästhetischen Wahrnehmung bei Kindern mit Aussprachestörungen. In: Sprache – Stimme – Gehör 28 (4), 171–177

De Houwer, A. (2017): Input, context and early child bilingualism: implications for clinical practice. In: Bar-On, A., Ravid, D. (Hrsg.): Handbook of Communications Disorders. Theoretical, Empirical, and Applied Linguistic Perspectives. Mouton De Gruyter, Berlin

De Houwer, A. (2010): Assessing lexical development in bilingual first language acquisition: What can we learn from monolingual norms. In: Cruz-Ferreira, M. (Hrsg.): Multilingual Norms. Peter Lang, Frankfurt, 279–322

De Houwer, A. (2009): Bilingual first language acquisition. MM textbooks. Multilingual Matters, Bristol, Buffalo, Toronto

Deimel, W. (2002): Diagnostik der Lese-Rechtschreibstörung. In: Schulte-Körne, G. (Hrsg.): Legasthenie: Zum aktuellen Stand der Ursachenforschung, der diagnostischen Methoden und der Förderkonzepte; Winkler, Bochum, 115–130

Dejonckere, P. H., Bradley, P., Clemente, P., Cornut, G., Crevier-Buchmann, L., Friedrich, G. et al. (2001): A basic protocol for functional assessment of voice pathology, especially for investigating the efficacy of (phonosurgical) treatments and evaluating new assessment techniques. Guideline elaborated by the Committee on Phoniatrics of the European Laryngological Society (ELS). In: Eur Arch Otorinolayngol 258 (2), 77–82

De Jong, J. (2015): Elicitation task for subject-verb agreement. In: Armon-Lotem, S., De Jong, J., Meir, N. (Hrsg.): Assessing multilingual children. Disentangling bilingualism from language impairment. Communication disorders across languages Bd. 13. Multilingual Matters, Bristol, Buffalo, Toronto, 25–37

De Lamo White, C., Jin, L. (2011): Evaluation of speech and language assessment approaches with bilingual children. In: International Journal of Language and Communication Disorders 46 (6), 613–627

de Langen-Müller, U., Hielscher-Fastabend, M. (2007): retro quant – retrospektive Erfassung quantitativer Daten der Sprachtherapie mit Kindern in Deutschland. Die Sprachheilarbeit 52 (2), 48–62

de Langen-Müller, U., Kauschke, C., Kiesel-Himmel, C., Neumann, K., Noterdaeme, M. (Hrsg.) (2012): Diagnostik von (umschriebenen) Sprachentwicklungsstörungen. Eine interdisziplinäre Leitlinie. Sprachentwicklung: Verlauf, Störung, Intervention Bd. 7

de Sonneville-Koedoot, C., Stolk, E., Rietveld, T., Franken, M. C. (2015): Direct versus indirect treatment for preschool children who stutter: The RESTART randomized trial. In: PloS One, 10 (7), e0133758. doi: 10.1371/journal.pone.0133758

DGPP (2015): Leitlinie Auditive Verarbeitungs- und Wahrnehmungsstörungen. S1-Leitlinie – Herausgegeben von der Deutschen Gesellschaft für Phoniatrie und Pädaudiologie. In: http://www.dgpp.de/cms/media/download_gallery/DGPP-Leitlinie-AVWS-2015.pdf, 05.10.2017

Dickmann, C., Flossman, I., Klasen, R., Schrey-Dern, D., Stiller, U., Tockuss, C. (Hrsg.) (1994): Logopädische Diagnostik von Sprachenentwicklungsstörungen. Sprachsystematisch konzipierte Prüfverfahren. Forum Logopädie. Thieme, Stuttgart

Dickmann, C., Klasen, R. (1994): Semantisch-lexikalische Analyse. In: Dickmann, C., Flossman, I., Klasen, R., Schrey-Dern, D., Stiller, U., Tockuss, C. (Hrsg.): Logopädische Diagnostik von Sprachenentwicklungsstörungen. Sprachsystematisch konzipierte Prüfverfahren. Forum Logopädie. Thieme, Stuttgart, 36–51

Diehl, K., Hartke, B. (2012): Inventar zur Erfassung der Lesekompetenz im 1. Schuljahr (IEL 1): Ein curriculumbasiertes Verfahren zur Abbildung des Lernfortschritts. Hogrefe, Göttingen

Dietz, S., Lisker, A. (2008): Sprachstandsfeststellung und Sprachförderung im Kindergarten. Expertise im Auftrag des Deutschen Jugendinstituts. In: https://www.dji.de/fileadmin/user_upload/bibs/Expertise_Sprachstandserhebung_Lisker_2010.pdf, 20.05.2017

Dilling, H., Freyberger, H. J. (Hrsg.) (2014): ICD-10. Taschenführer zur ICD-10-Klassifikation psychischer Störungen. 8. Aufl. Huber, Bern

Dilling, H., Mombour, W., Schmidt, M. H. (2015): Internationale Klassifikation psychischer Störungen. ICD–10 Kapitel V (F): klinisch–diagnostische Leitlinien. 10. Aufl. Hogrefe, Göttingen

DIMDI (2005): Internationale Klassifikation der Funktionsfähigkeit (ICF), Behinderung und Gesundheit. In: http://www.dimdi.de/dynamic/de/klassi/downloadcenter/icf/stand2005/, 10.10.2015

Dodd, B. (2005): Differential Diagnosis and Treatment of Children with Speech Disorder. John Wiley & Sons, New York

Dohmen, A., Dewart, H., Summers, S. (2009): Das Pragmatische Profil. Analyse kommunikativer Fähigkeiten von Kindern. Elsevier, Urban & Fischer, München

Dohmen, A., Vogt, S. (2004): Kommunikationsstrategien als Ansatzpunkt zur Förderung semantisch-lexikalischer Fähigkeiten. In: Forum Logopädie 18 (6), 14–19

Döpfner, M., Petermann, F. (2012): Diagnostik psychischer Störungen im Kindes- und Jugendalter. Leitfaden Kinder- und Jugendpsychotherapie Bd. 2. Hogrefe, Göttingen

Duindam, T., Konak, Ö. A., Kamphuis, F. (2010): Cito-Sprachtest. Wissenschaftlicher Bericht. Cito Deutschland, Butzbach

Dürrstein, B. (2013): Konzeption eines C-Tests als Screening. In: Jeuk, S. (Hrsg.): Sprachförderung und Förderdiagnostik in der Sekundarstufe I. Fillibach bei Klett, Stuttgart, 53–72

Ebbels, S. (2014): Introducing the SLI debate. International journal of language & communication disorders. In: Royal College of Speech & Language Therapists 49 (4), 377–380

Ebert, K. D., Kohnert, K. (2016): Language learning impairment in sequential bilingual children. Language Teaching 49 (03), 301–338

Ebert, K. D., Pham, G., Kohnert, K. (2014): Lexical profiles of bilingual children with primary language impairment. Bilingualism 17 (4), 766–783

Eggert, D., Reichenbach, C. (2005): DIAS – Diagnostisches Inventar auditiver Alltagshandlungen. Borgmann, Dortmund

Ehl, B., Schrey-Dern, D., Willmes, K. (2013): Einsatz des AWST-R bei sukzessiv mehrsprachigen Kindern. In: Sprache – Stimme – Gehör 37 (S 01), e37–e38

Ehlich, K., Rehbein, J. (1976): Halbinterpretative Arbeitstranskriptionen (HIAT). Linguistische Berichte 45, 21–41

Ehrhardt, C., Heringer, H. J. (2011): Pragmatik. LIBAC Bd. 3480. Fink, Paderborn

Ehri, L. C. (2007): Development of sight word reading: Phases and findings. In: Snowling, M. J., Hulme, C. (Hrsg.): The science of reading. Blackwell, Oxford, 135–154

Ehri, L. C., Nunes, S. R., Willows, D. M., Schuster, B. V., Yaghoub-Zadeh, Z. Shanahan, T. (2001a): Phonemic awareness instruction helps children learn to read: Evidence from the National Reading Panel's meta-analysis. In: Reading Research Quarterly, 36 (3), 250–287

Ehri, L. C., Nunes, S. R., Stahl, S. A. Willows, D. M. (2001b): Systematic phonics instruction helps students learn to read: Evidence from the National Reading Panel's meta-analysis. In: Review of Educational Research 71 (3), 393–447

Eichel, H. W. (2015): HNO-Heilkunde, Phoniatrie und Pädaudiologie für Sprachtherapeuten. Für Sprachtherapeuten. Elsevier, Urban & Fischer, München

Elben, C., Lohaus, A. (2000): Marburger Sprachverständnistest für Kinder (MSVK). Hogrefe, Göttingen

Endlich, D., Berger, N., Küspert, P., Lenhard, W., Marx, P., Weber, J., Schneider, W. (2016): Würzburger Vorschultest (WVT). Hogrefe, Göttingen

Endres, R., Baur, S. (2000): Informelles Verfahren zur Überprüfung von Sprachverständnisleistungen (IVÜS). Die Sprachheilarbeit 45 (2), 64–71

Erdélyi, A., Mischo, S. (2015): Förderdiagnostik in der Unterstützten Kommunikation. In: Schäfer, H., Rittmeyer, C. (Hrsg.): Handbuch inklusive Diagnostik. Beltz, Weinheim/Basel, 384–403

Esser, G., Petermann, F. (2010): Entwicklungsdiagnostik. Kompendien psychologische Diagnostik Bd. 13. Hogrefe, Göttingen

Esser, G., Wyschkon, A. (2012): Basisdiagnostik Umschriebener Entwicklungsstörungen im Vorschulalter – Version II (BUEVA-II). Hogrefe, Göttingen

Esser, G., Wyschkon, A. (2010): Potsdam-Illinois Test für psycholinguistische Fähigkeiten (P-ITPA). Hogrefe, Göttingen

Esser, G., Wyschkon, A., Balaschk, A. (2008): Basisdiagnostik Umschriebener Entwicklungsstörungen im Grundschulalter (BUEGA). Hogrefe, Göttingen

Falkai, P. (Hrsg.) (2015): Diagnostisches und statistisches Manual psychischer Störungen. DSM-5. Hogrefe, Göttingen

Fawcett, A. J. (2002): Dyslexia, the Cerebellum and Phonological Skill. In: Witruk, E., Friederici, A. D., Lachmann, T. (Hrsg.): Basic Functions of Language, Reading and Reading Disability. Neuropsychology and Cognition Bd. 20. Kluwer Academic Publishers/ Springer, Dordrecht [u. a.], 265–279

Feldman, H. M., Dale, P. S., Campbell, T. F., Colborn, D. K., Kurs-Lasky, M., Rockette, H. E., Paradise, J. L. (2005): Concurrent and predictive validity of parent reports of child language at ages 2 and 3 years. Child Development 76 (4), 856–868

Fenson, L., Dale, P. S., Reznick, J. S., Thal, D. J., Bates, E., Hartung, J. P., Pethick, S., Reilly, J. S. (1993): The MacArthur Communicative Development Inventories. User's guide and technical manual. Paul H. Brokes Publishing Co, Baltimore

Findeisen, U., Melenk, G. (2016): Manual Lernserver-Lesetest – Test der Dekodierungs- und Leseleistung: TeDeL 1-2 – Anwendung für 1.-2. Klasse; TeDeL 3-5 – Anwendung für 3.-5. Klasse. Lernserver-Institut- Verlag für Bildungsmedien GmbH, Münster

Fischbach, A., Schuchardt, K., Brandenburg, J., Klesczewski, J., Balke-Melcher, C., Schmidt, C. et al. (2013): Prävalenz von Lernschwächen und Lernstörungen. Zur Bedeutung der Diagnosekriterien. Lernen und Lernstörungen 2 (2), 65–76

Fischer, M. Y., Pfost, M. (2015): Wie effektiv sind Maßnahmen zur Förderung der phonologischen Bewusstheit? In: Zeitschrift für Entwicklungspsychologie und Pädagogische Psychologie 47 (1), 35–51

Fischer, U., Gasteiger-Klicpera, B. (2013): Der Frühe-Lesefähigkeiten-Test (FLT I und II): Ein Einzeltest für die differenzierte Diagnose der frühen Lesefähigkeiten, mit Vorschlägen für die Leseförderung. Universitätsverlag Rhein-Ruhr, Duisburg

Fisseni, H.-J. (2004): Lehrbuch der psychologischen Diagnostik. Hogrefe, Göttingen

Fleckstein, A., Prévost, P., Tuller, L., Sizaret, E., Zebib, R. (2016): How to identify SLI in bilingual children. A study on sentence repetition in French. In: Language Acquisition, 1–17. In: https://doi.org/10.1080/10489223.2016.1192635

Flossmann, I., Tockuss, C. (1994): Logopädische Diagnostik bei kindlichen Sprach- und Sprechstörungen. In: Dickmann, C., Flossman, I., Klasen, R., Schrey-Dern, D., Stiller, U., Tockuss, C. (Hrsg.): Logopädische Diagnostik von Sprachenentwicklungsstörungen. Sprachsystematisch konzipierte Prüfverfahren. Thieme, Stuttgart, 1–18

Fox-Boyer, A. (2016a): Kindliche Aussprachestörungen. Phonologischer Erwerb, Differenzialdiagnostik, Therapie. Schulz-Kirchner-Verlag, Idstein

Fox-Boyer, A. (2016b): TROG-D. Test zur Überprüfung des Grammatikverständnisses. Schulz-Kirchner-Verlag, Idstein

Fox-Boyer, A. (2014a): Aussprachestörungen im Deutschen. In: Fox-Boyer, A. (Hrsg.): Handbuch Spracherwerb und Sprachentwicklungsstörungen. Kindergartenphase. Elsevier, Urban & Fischer, München, 41–54

Fox-Boyer, A. (2014b): Phonologie-Erwerb. In: Fox-Boyer, A. (Hrsg.): Handbuch Spracherwerb und Sprachentwicklungsstörungen Kindergartenphase. Elsevier, Urban & Fischer, München, 9–15

Fox-Boyer, A. (2014c): Psycholinguistische Analyse kindlicher Aussprachestörungen (PLAKSS-II). Pearson, Frankfurt a.M.

Fox-Boyer, A., Salgert, K., Clausen, M. (2016): Diagnostik von kindlichen Aussprachestörungen unklarer Genese. In: Sprache – Stimme – Gehör 40 (02), 61–67

Fox-Boyer, A., Salgert, K. (2014): Erwerb und Störungen der Aussprache bei mehrsprachigen Kindern. In: Chilla, S., Haberzettl, S. (Hrsg.): Handbuch Spracherwerb und Sprachentwicklungsstörungen. Mehrsprachigkeit. Elsevier, Urban & Fischer, München, 109–121

Fox-Boyer, A., Schäfer, B. (2015): Die phonetisch-phonologische Entwicklung von Kleinkindern (0-3 Jahre). In: Sachse, S. (Hrsg.), 39–62

Francis, N. (2011): Imbalances in bilingual development: a key to understanding the faculty of language. Language Sciences 33 (1), 76–89

Franic, D. M., Bothe, A. K. (2008): Psychometric Evaluation of Condition-Specific Instruments Used to Assess Health-Related Quality of Life, Attitudes, and Related Constructs in Stuttering. In: American Journal of Speech-Language Pathology 17 (1), 60–80

Franke, U. (2012): Sprachstörungen bei Kindern mit Autismus. In: Niebuhr-Siebert, S., Wiecha, U., Chilla, S. (Hrsg.): Kindliche Sprach-, Sprech-, Stimm- und Schluckstörungen. Gezielte Elternberatung. Elsevier, Urban & Fischer, München, 239–250

Freund, H. (1966): Psychopathology and the Problems of Stuttering. Charles C. Thomas, Springfield, IL

Frey, A., Duhm, E., Althaus, D., Heinz, P., Mengelkamp, C. (2008): BBK3-6. Beobachtungsbogen für 3- bis 6-jährige Kinder. Hogrefe, Göttingen

Fricke, S., Schäfer, B. (2011): Test für phonologische Bewusstheitsfähigkeiten (TPB). Schulz-Kirchner, Idstein

Friede, S., Gröne, B. (2014): ICF-CY bei Kindern und Jugendlichen mit Aphasie. In: Grötzbach, H., Hollenweger Haskell, J., Iven, C. (Hrsg.): ICF und ICF-CY in der Sprachtherapie. Umsetzung und Anwendung in der logopädischen Praxis. Schulz-Kirchner Verlag, Idstein

Friede, S., Kubandt, M. (2011): Diagnostik der Aphasie bei Kindern und Jugendlichen: Überblick, Möglichkeiten und Grenzen. Forum Logopädie 25 (6), 18–25

Friedrich, G. (1998): Teddy-Test. Hogrefe, Göttingen

Frith, U. (1986): A developmental framework for developmental dyslexia. Annals of dyslexia 36 (1), 67–81

Frith, U. (1985): Beneath the surface of developmental dyslexia. In: Patterson, K., Marshall, J., Coltheart M. (Hrsg.): Surface dyslexia. Erlbaum, London, 301–330

Fuchs, M. (2008a): Alters- und entwicklungsentsprechende Diagnostik und Therapie von Stimmstörungen bei Kindern und Jugendlichen (Teil 2). Laryngo-rhino-otologie 87 (2), 86–91

Fuchs, M. (2008b): Landmarken der physiologischen Entwicklung der Stimme bei Kindern und Jugendlichen (Teil 1). Laryngo-rhino-otologie 87 (1), 10–16

Fuchs, M., Meuret, S., Stuhrmann, N.C., Schade, G. (2009): Stimmstörungen bei Kindern und Jugendlichen. HNO 57 (6), 603–614

Fuchs, M., Meuret, S., Stuhrmann, N.C., Schade, G. (2008): Stimmstörungen bei Kindern und Jugendlichen. Monatsschrift Kinderheilkunde 156 (9), 849–859

Fuchs, M., Heide, S., Hentschel, B., Gelbrich, G., Makuch, A., Thiel, S. et al.(2006): Stimmleistungsparameter bei Kindern und Jugendlichen: Einfluss der körperlichen Entwicklung und der sängerischen Aktivität. HNO 54 (12), 971–980

Fujiki, M., Brinton, B., Todd, C. M. (1996): Social Skills of Children With Specific Language Impairment. Language Speech and Hearing Services in Schools 27 (3), 195

Gagarina, N. (2014): Diagnostik von Erstsprachkompetenzen im Migrationskontext. In: Chilla, S., Haberzettl, S. (Hrsg.): Handbuch Spracherwerb und Sprachentwicklungsstörungen. Mehrsprachigkeit. Elsevier, München, 73–84

Gagarina, N., Klop, D., Kunnari, S., Tantele, K., Välimaa, T., Balčiūnienė, I. et al. (2015): Assessment of narrative abilities in bilingual children. In: Armon-Lotem, S., De Jong, J., Meir, N. (Hrsg.): Assessing multilingual children. Disentangling bilingualism from language impairment. Communication disorders across languages Bd. 13. Multilingual Matters, Bristol, Buffalo, Toronto, 243–276

Gagarina, N., Klop, D., Kunnari, S., Tantele, K., Välimaa, T., Balčiūnienė, I. et al. (2012): MAIN: Multilingual assessment instrument for narratives. ZAS Papers in Linguistics Bd. 56. ZAS, Berlin

Gagarina, N. V., Klassert, A., Topaj, N. (2010): Sprachstandstest Russisch für mehrsprachige Kinder. ZAS Papers in Linguistics Bd. 54. ZAS, Berlin

Galuschka, K., Ise, E., Krick, K., Schulte-Körne, G. (2014): Effectiveness of treatment approaches for children and adolescents with reading disabilities: a meta-analysis of randomized controlled trials. PloS one 9 (2), e89900

Gatt, D., O'Toole, C., Haman, E. (2015): Using parental report to assess early lexical production in children exposed to more than one language. In: Armon-Lotem, S., De Jong, J., Meir, N. (Hrsg.): Assessing multilingual children. Disentangling bilingualism from language impairment. Communication disorders across languages Bd. 13. Multilingual Matters, Bristol, Buffalo, Toronto, 151–195

GBA (2011a): Heilmittelkatalog. Zweiter Teil: Zuordnung der Heilmittel zu Indikationen. In: https://www.g-ba.de/downloads/17-98-3064/HeilM-RL_2017-03-16_iK-2017-05-30_Heilmittelkatalog.pdf, 05.10.2017

GBA (2011b): Richtlinie über die Verordnung von Heilmitteln in der vertragsärztlichen Versorgung (Heilmittel-Richtlinie/HeilM-RL). In: https://www.g-ba.de/downloads/62-492-1399/HeilM-RL_2017-03-16_iK-2017-05-30.pdf, 05.10.2017

Gebhard, W. (2001): Entwicklungsbedingte Sprachverständnisstörungen bei Kindern im Grundschulalter. Status und Diagnostik im klinischen Kontext. Münchner Beiträge zur Psychologie. Utz, München

Gemeinsamer Bundesausschuss (2017): Richtlinie des Gemeinsamen Bundesauschusses über die Früherkennung von Krankheiten bei Kindern. In: https://www.g-ba.de/downloads/62-492-1427/RL_Kinder_2017-05-18_iK-2017-07-25.pdf, 05.10.2017

Gibson, T. A., Summers, C., Peña, E. D., Bedore, L. M., Gillam, R. B., Bohman, T. M. (2015): The role of phonological structure and experience in bilingual children's nonword repetition performance. Bilingualism: Language and Cognition 18 (03), 551–560

Giel, B. (2015): Orofaziale Dysfunktionen. In: Siegmüller, J., Bartels, H. (Hrsg.): Leitfaden Sprache – Sprechen – Stimme – Schlucken. Elsevier, Urban & Fischer, München, 102–108

Giel, B. (2009): Zur Diagnostik bei Dysarthrie/Dysarthrophonie. In: Grohnfeldt, M. (Hrsg.), 270–289

Giel, B., Tillmanns-Karus, M. (2004): Kölner Diagnostikbogen für myofunktionelle Störungen. Verlag odernes lernen, Dortmund

Gillam, R. B., Logan, K. J., Pearson, N. A. (2009): TOCS: Test of childhood stuttering. Pro-Ed., Austin, TX

Glück, C. W. (2013a): Mit Diagnostik zur Indikationsentscheidung. In: Hellbrügge, T., Schneeweiß, B. (Hrsg.): Sprache, Kommunikation und soziale Entwicklung. Frühe Diagnostik und Therapie. Sozialpädiatrie aktuell. Klett-Cotta, Stuttgart, 106–119

Glück, C. W. (2013b): SemLexKrit – Semantisch-lexikalische Kriterien zur Analyse von Sprachproben. In: https://www.sprachdiagnostik.de/diagnostik/semlexkrit-kriterienkatalog-zur-semantisch-lexikalischen-analyse/, 05.10.2017

Glück, C. W. (2011): Wortschatz- und Wortfindungstest für 6- bis 10-Jährige. WWT 6 – 10. Elsevier, Urban & Fischer, München

Glück, C. W. (2009): Diagnostik semantisch-lexikalischer Störungen. In: Grohnfeldt, M. (Hrsg.), 182–189

Glück, C. W. (2005): Kindliche Wortfindungsstörungen. Ein Bericht des aktuellen Erkenntnisstandes zu Grundlagen, Diagnostik und Therapie. Peter Lang, Frankfurt a. M.

Glück, C. W. (2001): TASB – Test zur automatisierten Schnellbenennung. unveröffentlichte Experimentalversion, München

Glück, C., Spreer, M. (2015): Zur Bildungsrelevanz semantisch-lexikalischer Störungen. In: Sprache – Stimme – Gehör 39 (02), 81–85

Glück, C. W., Elsing, C. (2014a): Lexikonentwicklung nach dem Wortschatzspurt. In: Fox-Boyer, A. (Hrsg.): Handbuch Spracherwerb und Sprachentwicklungsstörungen. Kindergartenphase. Elsevier Urban & Fischer, München, 3–9

Glück, C. W., Elsing, C. (2014b): Lexikontherapie. In: Fox-Boyer, A. (Hrsg.): Handbuch Spracherwerb und Sprachentwicklungsstörungen. Kindergartenphase. Elsevier, Urban & Fischer, München, 173–187

Goldstein, B. A., Fabiano, L. (2007): Assessment and intervention for bilingual children with phonological disorders. The ASHA Leader 12, 6–31

Goodman, R. (1997): The Strengths and Difficulties Questionnaire: A research note. In: Journal of Child Psychology and Psychiatry 38, 581–586

Gordon, R. S. (1983): An operational classification of disease prevention. Public health reports (Washington, D.C. : 1974) 98 (2), 107–109

Gorman, B. K. (2015): Dynamic assessment with bilinguals. A focus on increasing clinicians' confidence. Perspectives on Communication Disorders and Sciences in Culturally and Linguistically Diverse Populations 22 (3), 112–121

Goswami, U., Thomson, J., Richardson, U., Stainthorp, R., Hughes, D., Rosen, S., Scott, S. K. (2002): Amplitude envelope onsets and developmental dyslexia: A new hypothesis. Proceedings of the National Academy of Sciences 99 (16), 10911–10916

Graf Estes, K., Evans, J. L., Else-Quest, N. M. (2007): Differences in the Nonword Repetition Performance of Children With and Without Specific Language Impairment. A Meta-Analysis. In: Journal of Speech Language and Hearing Research 50 (1), 177

Grimm, H. (2017): Sprachscreening für das Vorschulalter – SSV. Kurzform des SETK 3-5. Hogrefe, Göttingen

Grimm, H. (2016): Sprachentwicklungstest für zweijährige Kinder (SETK-2). Hogrefe, Göttingen

Grimm, H., Aktas, M., Frevert, S. (2015): SETK 3-5: Sprachentwicklungstest für drei-bis fünfjährige Kinder. Hogrefe, Göttingen

Grimm, H., Doil, H. (2006): ELFRA: Elternfragebögen für die Früherkennung von Risikokindern. Hogrefe, Göttingen

Grimm, H., Schöler, H. (1991): Heidelberger Sprachentwicklungstest (H-S-E-T). Hogrefe, Göttingen

Grimm, H., Weinert, S. (2008): Sprachentwicklung. In: Oerter, R., Montada, L. (Hrsg.): Entwicklungspsychologie. 6. Aufl. Lehrbuch. Beltz PVU, Weinheim/Basel, 502–534

Grob, A., Meyer, C. S., Hagmann-von Arx, P. (2009): Intelligence and Development Scales (IDS). Intelligenz- und Entwicklungsskalen für Kinder von 5-10 Jahren. Verlag Hans Huber, Bern

Grohnfeldt, M. (Hrsg.) (2016): Kompendium der akademischen Sprachtherapie und Logopädie. Band 1:

Sprachtherapeutische Handlungskompetenzen. Kohlhammer, Stuttgart
Grohnfeldt, M. (Hrsg.) (2009): Lehrbuch der Sprachheilpädagogik und Logopädie. Kohlhammer, Stuttgart
Grosjean, F. (2001): The bilingual's language modes. In: Nicol, J. L. (Hrsg.): One mind, two languages. Bilingual language processing. Explaining linguistics Bd. 2. Blackwell, Malden, Mass., 1–22
Gross, M., Buac, M., Kaushanskaya, M. (2014): Conceptual scoring of receptive and expressive vocabulary measures in simultaneous and sequential bilingual children. In: American Journal of Speech-Language Pathology 23 (4), 574–586
Großstück, K., Grün, H. D., Oelrich, R. (2012): Frenchay Dysarthrie Assessment – 2. FDA-2. Materialien zur Therapie. Schulz-Kirchner, Idstein
Grötzbach, H., Hollenweger Haskell, J., Iven, C. (Hrsg.) (2014): ICF und ICF-CY in der Sprachtherapie. Umsetzung und Anwendung in der logopädischen Praxis. 2. Aufl. Schulz-Kirchner , Idstein
Grötzbach, H., Iven, C. (2009): ICF in der Sprachtherapie. Umsetzung und Anwendung in der logopädischen Praxis. Das Gesundheitsforum. Schulz-Kirchner, Idstein
Grund, M., Leonhart, R., Naumann, C. L. (2017): Diagnostischer Rechtschreibtest für 4. Klassen (DRT 4). Hogrefe, Göttingen
Gruner, E., Zeller, M. S., Fleck, C. (2013): Phonematischer Gedächtnistest (PHOG). Huber, Bern
Gumpert, M. (2014): Zusatzmodul Anamnese bei mehrsprachigen Kindern. In: Korntheuer, P., Gumpert, M., Vogt, S. (Hrsg.): Anamnese in der Sprachtherapie. Ernst Reinhardt, München, 50–55
Gumpert, M., Vogt, S. (2014): Störungen im Grammatikerwerb und ICF-CY. In: Grötzbach, H., Hollenweger Haskell, J., Iven, C. (Hrsg.): ICF und ICF-CY in der Sprachtherapie. Umsetzung und Anwendung in der logopädischen Praxis. 2. Aufl. Schulz-Kirchner, Idstein, 57–69
Günther, H. (2003): Sprachförderung: die Fitness-Probe. Bausteine für einen erfolgreichen Schulanfang. Beltz Praxis. Beltz, Weinheim
Haberzettl, S. (2014): Zweitspracherwerb und Mehrsprachigkeit bei Kindern und Jugendlichen in der Migrationsgesellschaft. In: Chilla, S., Haberzettl, S. (Hrsg.): Handbuch Spracherwerb und Sprachentwicklungsstörungen. Mehrsprachigkeit. Elsevier, Urban & Fischer, München, 3–18
Hachul, C. (2015): Frühe Auffälligkeiten der Sprachentwicklung. In: Sachse, S. (Hrsg.), 81–99
Hachul, C., Schönauer-Schneider, W. (2012): Sprachverstehen bei Kindern. Grundlagen, Diagnostik und Therapie. Elsevier, München
Hacker, D. (2002): Phonologie. In: Baumgartner, S., Füssenich, I. (Hrsg.): Sprachtherapie mit Kindern. Grundlagen und Verfahren. Ernst Reinhardt, München, 13–62
Hacker, D., Wilgermein, H. (2001): Aussprachestörungen bei Kindern. Ein Arbeitsbuch für Logopäden und Sprachtherapeuten. 2. Aufl. Ernst Reinhardt, München
Hahn, V., Hahn, H. (2009): Myofunktionelle Störungen. In: Grohnfeldt, M. (Hrsg.), 338–346
Haid, A., Löffler, C. (2015): Kindlicher Spracherwerb. In: Löffler, C., Vogt, F. (Hrsg.): Strategien der Sprachförderung im Kita-Alltag. Ernst Reinhardt, München, 18–41
Haman, E., Luniewska, M., Pomiechowska, B. (2015): Designing cross-linguistic lexical tasks (CLTs) for bilingual preschool children. In: Armon-Lotem, S., De Jong, J., Meir, N. (Hrsg.): Assessing multilingual children. Disentangling bilingualism from language impairment. Communication disorders across languages Bd. 13. Multilingual Matters, Bristol, Buffalo, Toronto, 196–260
Hartke, B., Diehl, K. (2013): Schulische Prävention im Bereich Lernen. Fördern lernen – Prävention Band 18. Kohlhammer, Stuttgart
Hartmann, B. (2016): Kölner Mutismus Anamnesebogen (K-M-A). In: http://boris-hartmann.de/_Resources/Persistent/f648a7773361c13f6c28f1d085d5de1e137387d7/K-M-A%202.0.pdf, 05.10.2017
Hartmann, B. (2009): Mutismus-Soziogramm. In: http://boris-hartmann.de/_Resources/Persistent/104eee792bb7613696523f179f7faaf824e1e521/Mutismus-Soziogramm4.pdf, 05.10.2017
Hartmann, B., Lange, M. (2017): Mutismus im Kindes-, Jugend- und Erwachsenenalter. Für Angehörige, Betroffene sowie therapeutische und pädagogische Berufe. 7., überarb. Aufl. Schulz-Kirchner, Idstein
Hartmann, B., Lange, M. (2016): E-S-K-M. Evaluationsbogen für das sozialinteraktive Kommunikationsverhalten bei Mutismus. In: http://boris-hartmann.de/_Resources/Persistent/8d9bf9e7687d55693a7d-b4a8f191fbdffec60b2e/E-S-K-M.pdf, 05.10.2017
Hasselhorn, M., Schumann-Hengsteler, R., Gronauer, J., Grube, D., Mähler, C., Schmid, I. et al. (2012): Arbeitsgedächtnistestbatterie für Kinder von 5 bis 12 Jahren (AGTB 5-12). Hogrefe, Göttingen
Hasson, N., Camilleri, B., Jones, C., Smith, J., Dodd, B. (2013): Discriminating disorder from difference using dynamic assessment with bilingual children. Child Language Teaching and Therapy 29 (1), 57–75
Hatcher, P. J., Hulme, C., Ellis, A. W. (1994): Ameliorating Early Reading Failure by Integrating the Teaching of Reading and Phonological Skills. The Phonological Linkage Hypothesis. Child Development 65 (1), 41–57
Hedderich, I. (2006): Unterstützte Kommunikation in der Frühförderung. Grundlagen, Diagnostik, Beispiele [mit Begleit-DVD]. Klinkhardt, Bad Heilbrunn
Heide, J., Siegmüller, J. (2015): Erworbene Sprachstörungen bei Kindern. In: Siegmüller, J., Bartels, H. (Hrsg.): Leitfaden Sprache – Sprechen – Stimme – Schlucken. 4. Aufl. Elsevier, Urban & Fischer, München, 251–257
Heidtmann, H. (1988): Neue Wege der Sprachdiagnostik. Analyse freier Sprachproben. Edition Marhold, Berlin
Heilmann, B. (2016): Diagnostik & Förderung – leicht gemacht. Deutsch als Zweitsprache. Ein Praxishandbuch. 3. Aufl. Ernst Klett Sprachen, Stuttgart

Heimlich, U., Lutz, S., Wilfert de Icaza, K. (2013): Ratgeber Förderdiagnostik. Feststellung des sonderpädagogischen Förderbedarfs im Förderschwerpunkt Lernen: 1.–9. Klasse. Persen, Hamburg

Hesse, I., Latzko, B. (2017): Diagnostik für Lehrkräfte. Verlag Barbara Budrich, Opladen/Toronto

Heuer, G. U. (2008): Beurteilen, beraten, fördern. Materialien zur Diagnose, Therapie und Bericht-/Gutachtenerstellung bei Lern-, Sprach- und Verhaltensauffälligkeiten in Vor-, Grund- und Sonderschule. Verlag modernes lernen, Dortmund

Hildeschmidt, A., Sander, A. (1993): Kind-Umfeld-Diagnose – ein ökosystematischer Ansatz. Mit Anregungen für die diagnostische Praxis; eine Information aus der Projektgruppe IBS, „Integration behinderter Schülerinnen und Schüler". Röhrig, St. Ingbert

Hobusch, A., Lutz, N., Wiest, U. (2016): Sprachstandsüberprüfung und Förderdiagnostik (SFD). Testverfahren für Grundschulkinder mit Deutsch als Erst- und Zweitsprache. Bergedorfer Unterrichtsideen. Persen, Hamburg

Hoff, E., Rumiche, R., Burridge, A., Ribot, K. M., Welsh, S. N. (2014): Expressive vocabulary development in children from bilingual and monolingual homes: A longitudinal study from two to four years. Early childhood research quarterly 29 (4), 433–444

Hoffmann, L., Böhme, K. (2017): Wird sprachlicher Förderbedarf in der Grundschule sicher erkannt? Zur Klassifikationsgüte von diagnostischen Entscheidungen. In: Zeitschrift für Pädagogische Psychologie 31 (2), 137–147

Höhle, B. (2002): Der Einstieg in die Grammatik: Die Rolle der Phonologie/Syntax-Schnittstelle für Sprachverarbeitung und Spracherwerb. Habilitationsschrift. Freie Universität Berlin. In: http://www.uni-potsdam.de/fileadmin01/projects/babylab/PDF/Hoehle_2002.pdf, 05.10.2017

Hollenweger, J., Kraus de Camargo, O. (2012): ICF-CY. Internationale Klassifikation der Funktionsfähigkeit, Behinderung und Gesundheit bei Kindern und Jugendlichen. Huber, Bern

Holler-Zittlau, I., Dux, W., Berger, R. (2017): Marburger Sprach-Screening (MSS). Ein Sprachprüfverfahren für Kindergarten und Schule (1. Klasse/Vorschule). Persen Verlag in der AAP Lehrerfachverlage GmbH, Hamburg

Holmström, K., Salameh, E.-K., Nettelbladt, U., Dahlgren-Sandberg, A. (2016): Conceptual scoring of lexical organization in bilingual children with language impairment. Communication Disorders Quarterly 38 (1), 24–34

Hölscher, P. (2002): Kenntnisse in Deutsch als Zweitsprache erfassen. Screening-Modell für Schulanfänger. Ernst Klett, Stuttgart

Hoskyn, M., Swanson, H. L. (2000): Cognitive processing of low achievers and children with reading disabilities: A selective meta-analytic review of the published literature. School Psychology Review 29 (1), 102–119

IQWiG (2009): Abschlussbericht zur „Früherkennung auf Entwicklungsstörung des Sprechens und der Sprache". In: https://www.iqwig.de/download/S06-01_Abschlussbericht_Frueherkennung_umschriebener_Stoerungen_des_Sprechens_und_der_Sprache.pdf, 05.10.2017

Ise, E., Engel, R. R., Schulte-Körne, G. (2012): Was hilft bei der Lese-Rechtschreibstörung? Ergebnisse einer Metaanalyse zur Wirksamkeit deutschsprachiger Förderansätze. Kindheit und Entwicklung 21 (2), 122–136

Interdiszipinäre Vereinigung der Stottertherapeuten (ivs) (2014): Empfehlungen für die Diagnostik bei Stottern (Flyer). Köln

Jahn, T. (2007): Phonologische Störungen bei Kindern. Diagnostik und Therapie. Forum Logopädie. Thieme, Stuttgart/New York

Jansen, H., G., Mannhaupt, G., Marx, H., Skowronek, H. (2002): Bielefelder Screening zur Früherkennung von Lese-Rechtschreibschwierigkeiten (BISC). Hogrefe, Göttingen

Jedik, L. (2006a): Anamnesebogen für zweisprachige Kinder. Mappe A; Sprachen: Russisch – Deutsch, Polnisch – Deutsch, Griechisch – Deutsch, Serbokroatisch – Deutsch, Englisch – Deutsch. edition von Freisleben, Rimpar

Jedik, L. (2006b): Anamnesebogen für zweisprachige Kinder. Mappe B; Sprachen: Türkisch – Deutsch, Italienisch – Deutsch, Spanisch – Deutsch, Arabisch – Deutsch, Französisch – Deutsch. edition von Freisleben, Rimpar

Jeuk, S. (2015): Deutsch als Zweitsprache in der Schule. Grundlagen – Diagnose – Förderung. Lehren und Lernen. 3. Aufl. Kohlhammer, Stuttgart

Jimenez, J. E., del Rosario Ortiz, M., Rodrigo, M., Hernandez-Valle, I., Ramirez, G., Estevez, A. et al. (2003): Do the effects of computer-assisted practice differ for children with reading disabilities with and without IQ-achievement discrepancy? In: Journal of Learning Disabilities 36 (1), 34–47

Junk-Deppenmeier, A., Jeuk, S. (Hrsg.) (2015): Praxismaterial Förderdiagnostik. Werkzeuge für den Sprachunterricht in der Sekundarstufe I. Fillibach bei Klett, Stuttgart

Kaiser-Mantel, H. (2012): Unterstützte Kommunikation in der Sprachtherapie. Bausteine für die Arbeit mit Kindern und Jugendlichen. Ernst Reinhardt, München

Kannengieser, S. (2015): Sprachentwicklungsstörungen. Grundlagen, Diagnostik und Therapie. 3. Aufl. Elsevier, Urban & Fischer, München

Kany, W., Schöler, H. (2014a): Merkmale und Ausschlusskriterien einer spezifischen Sprachentwicklungsstörung (SSES). In: Fox-Boyer, A. (Hrsg.): Handbuch Spracherwerb und Sprachentwicklungsstörungen. Kindergartenphase. Elsevier, Urban & Fischer, München, 89–100

Kany, W., Schöler, H. (2014b): Ursachen einer spezifischen Sprachentwicklungsstörung. In: Fox-Boyer, A. (Hrsg.): Kindergartenphase. Handbuch Spracherwerb und Sprachentwicklungsstörungen Elsevier, München, 101–116

Kany, W., Schöler, H. (2009): Diagnostik schulischer Lern- und Leistungsschwierigkeiten. Ein Leitfaden mit einer Anleitung zur Gutachtenerstellung. Heil- und Sonderpädagogik. Kohlhammer, Stuttgart

Kany, W., Schöler, H. (2007): Fokus: Sprachdiagnostik. Leifaden zur Sprachstandsbestimmung im Kindergarten. Sprache & Literacy. Cornelsen Scriptor, Berlin

Kapantzoglou, M., Restrepo, M. A., Thompson, M. S. (2012): Dynamic assessment of word learning skills: Identifying language impairment. Language Speech and Hearing Services in Schools 43 (1), 81–96

Kastner-Koller, U., Deimann, P. (2012): Wiener Entwicklungstest (WET). Ein Verfahren zur Erfassung des allgemeinen Entwicklungsstandes bei Kindern von 3 bis 6 Jahren. Hogrefe, Göttingen

Katz-Bernstein, N. (2015): Selektiver Mutismus bei Kindern. Erscheinungsbilder, Diagnostik, Therapie. Ernst Reinhardt, München

Kauschke, C. (2012): Kindlicher Spracherwerb im Deutschen. Verläufe, Forschungsmethoden, Erklärungsansätze. Germanistische Arbeitshefte Bd. 45. De Gruyter, Berlin

Kauschke, C. (1998): Zur Terminologie und Klassifikation bei Sprachentwicklungsstörungen. Die Sprachheilarbeit 43 (4), 183–189

Kauschke, C., Siegmüller, J. (2010): Patholinguistische Diagnostik bei Sprachentwicklungsstörungen (PDSS). 2. Aufl. Urban& Fischer, München

Kehbel, S., Leonhard, M., Quehl, T., Röhner-Münch, K., Rösch, H., Senff, D. (2011): Deutsch als Zweitsprache – Sprache gezielt fördern. Einstufungshilfen. Schroedel, Braunschweig

Keller, K., Grob, A. (2013): Elternfragebogen zu den Deutschkenntnissen mehrsprachiger Kinder. In: Zeitschrift für Pädagogische Psychologie 27 (3), 169–180

Kelman, E., Nicholas, A. (2014): Der Palin PCI-Ansatz. Eine Konzeption zur Therapie frühkindlichen Stotterns. Das Gesundheitsforum. Schulz-Kirchner, Idstein

Kiese-Himmel, C. (2005): Aktiver Wortschatztest für 3- bis 5-jährige Kinder. Revision (AWST-R). Hogrefe, Göttingen

Kim, J.-H., Ballard, E., McCann, C. M. (2016): Parent-rated measures of bilingual children's speech accuracy: Implications for a universal speech screen. In: International Journal of Speech-Language Pathology 18 (2), 202–211

Kittel, A. M. (2014): Myofunktionelle Therapie. Das Gesundheitsforum. Schulz-Kirchner, Idstein

Klann-Delius, G. (2016): Spracherwerb. J.B. Metzler, Stuttgart

Klassert, A., Kauschke, C. (2014): Semantisch-lexikalische Entwicklungsstörungen bei mehrsprachigen Kindern. In: Chilla, S., Haberzettl, S. (Hrsg.): Handbuch Spracherwerb und Sprachentwicklungsstörungen. Mehrsprachigkeit. Elsevier, Urban & Fischer, München, 121–133

Klicpera, C., Schabmann, A., Gasteiger-Klicpera, B. (2007): Legasthenie. Ernst Reinhardt, München

Klose, M., Kritzer, C., Pretzsch, S. (2009): Aussprachestörungen bei Kindern. Sprachentwicklung, Diagnostik, Therapie. Schulz-Kirchner, Idstein

KMK (2011): Inklusive Bildung von Kindern und Jugendlichen mit Behinderungen in Schulen

KMK (2004): Bildungsstandards im Fach Deutsch für den Primarbereich. In: http://www.kmk.org/fileadmin/veroeffentlichungen_beschluesse/2004/2004_10_15-Bildungsstandards-Deutsch-Primar.pdf, 31.03.2015

KMK (1998): Empfehlungen zum Förderschwerpunkt Sprache, Bonn

Knapp, W. (2001): Diagnostische Leitfragen. Sprachschwierigkeiten bei Kindern aus sprachlichen Minderheiten. Praxis Grundschule 24 (3), 4–6

Knebel, U. von (2015): Sprachdiagnostik und Sprachförderung. In: Schäfer, H., Rittmeyer, C. (Hrsg.): Handbuch inklusive Diagnostik. Pädagogik. Beltz, Weinheim/Basel, 371–383

Knebel, U. von (2012): Interdisziplinäre Diagnostik. In: Braun, O., Lüdtke, U. (Hrsg.): Sprache und Kommunikation. Behinderung, Bildung, Partizipation Bd. 8. Kohlhammer, Stuttgart, 523–528

Knebel, U. von (2007): Sprachförderung im Unterricht als diagnosegeleiteter Prozess. In: Schöler, H., Welling, A. (Hrsg.): Sonderpädagogik der Sprache. Handbuch Sonderpädagogik. Hogrefe, Göttingen, 1082–1103

Knebel, U. von, Schuck, K. D. (2007): Allgemeine Fragestellungen. In: Schöler, H., Welling, A. (Hrsg.): Sonderpädagogik der Sprache. Handbuch Sonderpädagogik. Hogrefe, Göttingen, 475–505

Kniffka, G., Siebert-Ott, G. (2009): Deutsch als Zweitsprache. Lehren und Lernen. Schöningh, Paderborn

Koglin, U., Petermann, F., Petermann, U. (2015): Entwicklungsbeobachtung und -dokumentation (EBD)/48-72 Monate. Eine Arbeitshilfe für pädagogische Fachkräfte in Kindergärten und Kindertagesstätten. Buch mit CD-ROM. Entwicklungsbeobachtung und -dokumentation (EBD). 3. Aufl. Cornelsen Scriptor, Berlin

Kohler, J. (2016): Zur Bedeutung qualitativer Studien. In: Grohnfeldt, M. (Hrsg.), 77–95

Kohnert, K. (2010): Bilingual children with primary language impairment: Issues, evidence and implications for clinical actions. In: Journal of Communication Disorders 43 (6), 456–473

Kollbrunner, J. (2006): Funktionelle Dysphonien bei Kindern. Ein psycho- und familiendynamischer Therapieansatz. Schulz-Kirchner, Idstein

Kölliker-Funk, M. (2009): ICF bei spezifischen Sprachentwicklungsstörungen. Forum Logopädie 23 (4), 8–15

Komeili, M., Marshall, C. R. (2013): Sentence repetition as a measure of morphosyntax in monolingual and bilingual children. Clinical Linguistics and Phonetics 27 (2), 152–162

König, S. (2015): GraSpGS – Grammatikanalyse der Sprachproduktion bei Kindern im Grundschulalter. Verlag am Sprachheilzentrum, Ravensburg

Konopatsch, S. (2015): Phonologische Störungen. In: Siegmüller, J., Bartels, H. (Hrsg.): Leitfaden Sprache – Sprechen – Stimme – Schlucken. Elsevier, München, 114–124

Kopf, A. (2016): DiFraMut. Diagnostische Fragebögen zum selektiven Mutismus. ProLog, Köln

Korntheuer, P., Gumpert, M., Vogt, S. (Hrsg.) (2014): Anamnese in der Sprachtherapie. Ernst Reinhardt, München

Kristen, U. (2003): Diagnosebogen zur Abklärung kommunikativer Fähigkeiten. In: ISAAC (Hrsg.):

Handbuch der Unterstützten Kommunikation. Von Loeper, Karlsruhe, 14.023.001–14.032.001

Krohne, H. W., Hock, M. (2015): Psychologische Diagnostik. Grundlagen und Anwendungsfelder. Kohlhammer, Stuttgart

Kruse, S. (2007): Kindlicher Grammatikerwerb und Dysgrammatismus. Verstehen – Erkennen – Behandeln. Haupt, Bern

Kühn, P., Suchodoletz, W. von (2009): Ist ein verzögerter Sprachbeginn ein Risiko für Sprachstörungen im Einschulungsalter? Kinderärztliche Praxis 80, 343–348

Kupersmitt, J., Yifat, R., Blum-Kulka, S. (2014): The development of coherence and cohesion in monolingual and sequential bilingual children's narratives. Same or different? In: Narrative Inquiry 24 (1), 40–76

Lachmann, T. (Hrsg.) (2005): Bildungspolitische Grundlagen für die Diagnose und die Förderung von Kindern mit Lese- und Rechtschreibstörung. Leipziger Universitätsverlag, Leipzig

Lachmann, T., van Leeuwen, C. (2014): Reading as functional coordination: not recycling but a novel synthesis. In: Frontiers in psychology 5, 1046

Lallh, A. K., Rochet, A. (2000): The Effect of Information on Listeners' Attitudes Toward Speakers With Voice or Resonance Disorders. In: Journal of Speech Language and Hearing Research 43, 782–795

Lammer, V., Kalmár, M. (2009): WIELAU-T. Wiener Lautprüfverfahren für Türkisch sprechende Kinder. 2. Aufl. Verlag Lernen mit Pfiff, Wien

Landerl, K., Wimmer, H., Frith, U. (1997): The impact of orthographic consistency on dyslexia: A German-English comparison. In: Cognition 63, 315–334

Lanza, E. (1997): Language mixing in infant bilingualism. A sociolinguistic perspective. Oxford studies in language contact. Clarendon Press, Oxford u. a.

Lauer, N., Birner-Janusch, B. (2010): Sprechapraxie im Kindes- und Erwachsenenalter. Thieme, Stuttgart

Lauer, N. (2006): Zentral-auditive Verarbeitungsstörungen im Kindesalter. Grundlagen – Klinik – Diagnostik – Therapie. 3. Aufl. Thieme, Stuttgart

Leber, I. (2015): Kommunikation einschätzen und unterstützen. Poster und Begleitheft zu den Fördermöglichkeiten in der Unterstützten Kommunikation. 6. Aufl. Von-Loeper-Literaturverlag, Karlsruhe

Leber, I. (2009): Hinweise zum Gebrauch der Förderdiagnostik Unterstützte Kommunikation. In: https://www.cluks-forum-bw.de/unterstuetzte-kommunikation/uk-diagnostik.html?tx_cforum_listpost%5Bfilename%5D=attachment_6acf089ba456a0ef412c36227bdd98ac.pdf&tx_cforum_listpost%5Baction%5D=downLoadPostFiles&tx_cforum_listpost%5Bcontroller%5D=Post&cHash=8d332d52ed3616eb21ab7504af897ab9, 05.10.2017

Lees, J. (2005): Children with acquired aphasias. 2. Aufl. Whurr, London/Philadelphia

Lehmann, R. H., Peek, R., Poerschke, J. (2006): Hamburger Lesetest für 3. und 4. Klassen (HAMLET 3-4). Hogrefe, Göttingen

Leinonen, S., Müller, K., Leppänen, P. H., Aro, M., Ahonen, T., Lyytinen, H. (2001): Heterogeneity in adult dyslexic readers: Relating processing skills to the speed and accuracy of oral text reading. In: Reading and Writing 14 (3–4), 265–296

Lein, T., Hamann, C., Rothweiler, M., Ibrahim, L. A., Chilla, S., San, H. (2016): SLI in bilinguals: Testing complex syntax and semantics in German. In: Stringer, D., Garrett, J., Halloran, B., Mossman, S. (Hrsg.): Proceedings of the 13th Generative Approaches to Second Language Acquisition Conference (GASLA 2015). Cascadilla Proceedings Project, Somerville, MA, 124–135

Lenhard, A., Lenhard, W., Segerer, R., Suggate, S. P. (2015): Peabody Picture Vocabulary Test (PPVT-4). Deutsche Fassung. Pearson, Frankfurt

Lenhard, W., Hasselhorn, M., Schneider, W. (2011): Kombiniertes Leistungsinventar zur allgemeinen Schulleistung und für Schullaufbahnempfehlungen in der vierten Klasse (KLASSE 4). Hogrefe, Göttingen

Lenhard, W., Lenhard, A., Schneider, W. (2017): ELFE II. Ein Leseverständnistest für Erst- bis Siebtklässler. Hogrefe, Göttingen

Leonard, L. B. (2014a): Children with specific language impairment. Language, speech, and communication. The MIT Press, Cambridge/Massachusetts/London

Leonard, L. B. (2014b): Specific language impairment across languages. In: Child Development Perspectives 8 (1), 1–5

Leonhardt, A. (Hrsg.) (2012): Frühes Hören. Hörschädigungen ab dem ersten Lebenstag erkennen und therapieren. Ernst Reinhardt, München

Levelt, W. J. M. (1989): Speaking. From Intention to Articulation. MIT Press, Massachusetts

Linder, M. (1951): Über Legasthenie (spezielle Leseschwäche). 50 Fälle, ihr Erscheinungsbild, und Möglichkeiten ihrer Behandlung. In: Zeitschrift für Kinderpsychiatrie 18, 97–143

Lisker, A. (2010): Sprachstandsfeststellung und Sprachförderung im Kindergarten und beim Übergang in die Schule. Expertise im Auftrag des Deutschen Jugendinstituts. In: https://www.dji.de/fileadmin/user_upload/bibs/Expertise_Sprachstandserhebung_Lisker_2010.pdf, 21.05.2017

List, G. (2010): Frühpädagogik als Sprachförderung. Qualitätsanforderungen für die Aus-und Weiterbildung der Fachkräfte. In: http://www.weiterbildungsinitiative.de/uploads/media/List.pdf, 05.10.2017

LOGMEDIA (2012): LOGwordsTM Pro Plus. Multilinguale Diagnostik zur Erfassung des Sprachstandes bei Kindern und Jugendlichen. Decision Products, Fröndenberg/Ruhr

LOGMEDIA (2010): PiccoLOGTM. Sprachstandserfassung im Kindergarten. Decision Products, Fröndenberg/Ruhr

Lorenz, A., Schwytay, J., Burchert, F. (2017): Passiv & Co. Ein Satzverständnistest für Kinder ab 4 Jahren. Materialien zur Therapie. Schulz-Kirchner, Idstein

Lüdtke, U., Stitzinger, U. (2015): Pädagogik bei Beeinträchtigungen der Sprache. Ernst Reinhardt, München

Lugo-Neris, M. J., Peña, E. D., Bedore, L. M., Gillam, R. B. (2015): Utility of a language screening measure for predicting risk for language impairment in bilinguals. In: American Journal of Speech-Language Pathology 24 (3), 426–437

Lüke, T., Ritterfeld, U., Tröster, H. (2016): Erprobung eines Gruppentests zur Überprüfung des Grammatikverständnisses auf der Basis des TROG-D. In: Diagnostica 62 (4), 242–254

Lukesch, H. (1998): Einführung in die pädagogisch-psychologische Diagnostik. Psychologie in der Lehrerausbildung Bd. 3. 2. Aufl. Roderer, Regensburg

Mac Whinney, B. (2010): Computational models of child language learning: an introduction. In: Journal of Child Language 37 (3), 477–485

Mahlau, K. (2016): Screening grammatischer Fähigkeiten für die 2. Klasse (SGF 2) – Manual. Ernst Reinhardt, München

Mähler, C., Cartschau, F., Rohleder, K. (2016): FREDI 0-3. Frühkindliche Entwicklungsdiagnostik für Kinder von 0-3 Jahren. Hogrefe, Göttingen

Mannhaupt, G. (2006): Münsteraner Screening zur Früherkennung von Lese-Rechtschreibschwierigkeiten (MÜSC). Cornelsen, Berlin

Marchman, V. A., Martinez-Sussmann, C., Dale, P. S. (2004): The language-specific nature of grammatical development. Evidence from bilingual language learners. In: Developmental Science 7 (2), 212–224

Marinis, T., Armon-Lotem, S. (2015): Sentence Repetition. In: Armon-Lotem, S., De Jong, J., Meir, N. (Hrsg.): Assessing multilingual children. Disentangling bilingualism from language impairment. Communication disorders across languages Bd. 13. Multilingual Matters, Bristol, Buffalo, Toronto

Martschinke, S., Kammermeyer, G., King, M., Forster, M. (2012): Anlaute hören, Reime finden, Silben klatschen (ARS). Auer, Donauwörth

Martschinke, S., Kirschhock, E.-M., Frank, A. (2016): Der Rundgang durch Hörhausen. Auer, Donauwörth

Marx, P. (2004): Intelligenz und Lese-Rechtschreibschwierigkeiten. Macht es Sinn, Legasthenie und allgemeine Lese-Rechtschreibschwäche zu unterscheiden? Schriften zur pädagogischen Psychologie Bd. 15. Kovač, Hamburg

Marx, U., Schulz, B., Steffen, G. (2006): Sprachkompetenz fördern in Kindergarten, Vorschule und Schuleingangsklassen. Nina und Andi. Persen, Horneburg

Mathieu, S. (2000): Entwicklung und Abklärung des Sprachverständnisses. In: Zollinger, B. (Hrsg.): Kinder im Vorschulalter. Erkenntnisse, Beobachtungen und Ideen zur Welt der Drei- bis Siebenjährigen. Haupt, Bern, 81–132

May, P. (2012a): Hamburger Schreib-Probe 1-10 (HSP 1-10). Manual/Handbuch. 6. Aufl. VPM, Verlag für Pädagogische Medien; Klett, Stuttgart

May, P. (2012b): Hamburger Schreib-Probe 1+ (HSP 1+). Hinweise zur Durchführung und Auswertung. VPM, Verlag für Pädagogische Medien; Klett, Stuttgart

May, P. (2012c): Hamburger Schreib-Probe 2 (HSP 2). Hinweise zur Durchführung und Auswertung. VPM, Verlag für Pädagogische Medien; Klett, Stuttgart

May, P. (2012d): Hamburger Schreib-Probe 3 (HSP 3). Hinweise zur Durchführung und Auswertung. VPM, Verlag für Pädagogische Medien; Klett, Stuttgart

May, P. (2012e): Hamburger Schreib-Probe 4-5 (HSP 4-5). Hinweise zur Durchführung und Auswertung. VPM, Verlag für Pädagogische Medien; Klett, Stuttgart

May, P., Bennöhr, J. (2013): Kompetenzerfassung in Kindergarten und Schule (KEKS). Cornelsen, Berlin

Mayer, A. (2016): Test zur Erfassung der phonologischen Bewusstheit und der Benennungsgeschwindigkeit (TEPHOBE) – Manual. 3. Aufl. Ernst Reinhardt, München

Mayer, A., Motsch, H.-J. (2014): Früherkennung von Schriftspracherwerbsstörung – Zur prognostischen Validität des TEPHOBE. Praxis Sprache 59 (4), 218–227

Mayr, T., Kieferle, C., Schauland, N. (2014): liseb. Literacy- und Sprachentwicklung beobachten (bei Kleinkindern); Beobachtungsbogen. Herder, Freiburg im Breisgau

Mayr, T., Hofbauer, C., Simic, M., Ulich, M. (2012): Selsa. Sprachentwicklung und Literacy bei Kindern im Schulalter (1. bis 4. Klasse) (Beobachtungsbogen und Begleitheft). Herder, Freiburg im Breisgau

McLeod, S., Crowe, K., Shahaeian, A. (2015): Intelligibility in Context Scale: Normative and validation data for English-speaking preschoolers. In: Language, Speech, and Hearing Services in Schools 46 (3), 266–276

McLeod, S., Harrison, L. J., McCormack, J. (2012): The Intelligibility in Context Scale. Validity and reliability of a subjective rating measure. In: Journal of Speech Language and Hearing Research 55 (2), 648

McLeod, S., Verdon, S., Bowen, C. (2013): International aspirations for speech-language pathologists' practice with multilingual children with speech sound disorders. Development of a position paper. In: Journal of Communication Disorders 46 (4), 375–387

Meibauer, J. (2014): Pragmatik: Grundlagen, Entwicklung, Störung. In: Glück, C. W. (Hrsg.): Fokus: Pragmatik. Grundlagen – Diagnostik – Intervention. Interdisziplinäre und angewandte Beiträge zu Sprache und Kommunikation Bd. 1. ProLog, Köln, 20–44

Melby-Lervag, M., Lyster, S.-A. H., Hulme, C. (2012): Phonological skills and their role in learning to read: a meta-analytic review. In: Psychological Bulletin 138 (2), 322–352

Melchers, P., Melchers, M. (2016): Die Anwendung der K-ABC in der Diagnostik sprech- und sprachgestörter Kinder und der Übergang zur KABC-II. In: Sprache – Stimme – Gehör 40 (01), 29—3

Melchers, P., Melchers, M. (2015): Kaufman Assessment Battery for Children – II (KABC-II). Deutschsprachige Fassung. Pearson Assessment and Information GmbH, Frankfurt am Main

Menzel, F. (2012): Abweichende Entwicklung kindlicher Schluckmuster. In: Niebuhr-Siebert, S., Wiecha, U., Chilla, S. (Hrsg.): Kindliche Sprach-, Sprech-, Stimm- und Schluckstörungen. Gezielte Elternberatung. Urban & Fischer in Elsevier, München, 119–137

Michalske, M. (2012): Artikulationsstörungen. In: Niebuhr-Siebert, S., Wiecha, U., Chilla, S. (Hrsg.): Kindliche Sprach-, Sprech-, Stimm- und Schluckstörungen. Gezielte Elternberatung. Elsevier, München, 97–118

Mietzel, G., Willenberg, H. (2000): Hamburger Schulleistungstest für 4. und 5. Klassen (HST 4/5). Hogrefe, Göttingen

Miller, L., Peña, E. D., Gillam, R. B. (2001): Dynamic assessment and intervention. Improving children's narrative skills. Pro-Ed., Austin, TX

Mischo, C., Weltzien, D., Fröhlich-Gildhoff, K. (2011): Beobachtungs- und Diagnoseverfahren in der Frühpädagogik. Grundlagen der Frühpädagogik Bd. 4. Carl Link, Köln/Kronach

Möller, D., Spreen-Rauscher, M. (2009): Frühe Sprachintervention mit Eltern. Schritte in den Dialog. Thieme, Stuttgart

Möller, D., Furche, G., Slabon-Lieberz, S., Gaumert, G., Breitfuss, A., Licht, A. K. (2008): Blickdiagnose Sprachverständnisstörungen – Die diagnostische Güte von Experten- und Elternurteilen. Sprache – Stimme – Gehör 32 (03), 129–135

Moll, K., Landerl, K. (2014): SLRT-II. Lese- und Rechtschreibtest. Weiterentwicklung des Salzburger Lese- und Rechtschreibtests (SLRT). 2. Aufl. Huber Hogrefe, Bern

Montgomery, J. W. (2003): Working memory and comprehension in children with specific language impairment. What we know so far. In: Journal of Communication Disorders 36 (3), 221–231

Motsch, H.-J. (2017): Kontextoptimierung. Evidenzbasierte Intervention bei grammatischen Störungen in Therapie und Unterricht. Ernst Reinhardt, München

Motsch, H.-J. (2011): ESGRAF-MK. Evozierte Diagnostik grammatischer Fähigkeiten für mehrsprachige Kinder. Ernst Reinhardt, München

Motsch, H.-J. (2010): Kontextoptimierung. 3. Aufl. Ernst Reinhardt, München

Motsch, H.-J. (2009a): ESGRAF-R. Modularisierte Diagnostik grammatischer Störungen. Ernst Reinhardt, München

Motsch, H.-J. (2009b): ESGRAF-R. Modularisierte Diagnostik grammatischer Störungen – Testmanual. Ernst Reinhardt, München

Motsch, H.-J. (2008): ESGRAF-R. Modularisierte Diagnostik grammatischer Störungen – Testmanual. Ernst Reinhardt, München

Motsch, H.-J. (2004): Kontextoptimierung. Förderung grammatischer Fähigkeiten in Therapie und Unterricht. Ernst Reinhardt, München

Motsch, H.-J. (2000): ESGRAF-Testmanual. Evozierte Sprachdiagnose grammatischer Fähigkeiten. 2. Aufl. Ernst Reinhardt, München

Motsch, H.-J., Rietz, C. (2016): ESGRAF 4-8. Grammatiktest für vier- bis achtjährige Kinder. Ernst Reinhardt, München

Motsch, H.-J., Becker, L. (2014): Grammatikerwerb deutschsprachiger Kinder zwischen vier und neun Jahren (GED 4-9). In: Vierteljahreszeitschrift für Heilpädagogik und ihrer Nachbargebiete (VHN) 83, 72–74

Mottier, G. (1951): Über Untersuchungen der Sprache lesegestörter Kinder. In: Folia Phoniatrica et Logopaedica 3 (3), 170–177

Müller, C. (2012): Im Fokus: Kinder mit Autismus-Spektrum-Störung und geistiger Behinderung. In: Aktas, M. (Hrsg.), 191–222

Müller, R. (2004a): Diagnostischer Rechtschreibtest für 1. Klassen (DRT 1). Beltz Test GmbH, Göttingen

Müller, R. (2004b): Diagnostischer Rechtschreibtest für 2. Klassen (DRT 2). Beltz Test GmbH, Göttingen

Müller, R. (2004c): Diagnostischer Rechtschreibtest für 3. Klassen: (DRT 3). Beltz Test GmbH, Göttingen

Nas, V. (2010): Türkisch-Artikulations-Test (TAT). Springer, Heidelberg

Neugebauer, U., Becker-Mrotzek, M. (2013): Die Qualität von Sprachstandsverfahren im Elementarbereich. Eine Analyse und Bewertung. Mercator-Institut für Sprachförderung und Deutsch als Zweitsprache, Köln

Neumann, K., Euler, H. A., Bosshardt, H. G., Cook, S., Sandrieser, P., Schneider, P. et al. (2016): Pathogenese, Diagnostik und Behandlung von Redeflussstörungen. Evidenz- und konsensbasierte S3-Leitlinie. AWMF-Registernummer 049-013. In: http://www.awmf.org/leitlinien/detail/ll/049-013.html, 13.11.2016

Neumann, K., Euler, H. A., Schneider, P. (2014): Identifikation von Stottern im Vorschulalter. Projekt. Demosthenes-Verlag, Köln

Neumann, S. (2014): Rhinophonie/LKGS-Fehlbildung. In: Grohnfeldt, M. (Hrsg.): Grundwissen der Sprachheilpädagogik und Sprachtherapie. Kohlhammer, Stuttgart, 286–293

Neumann, S. (2012): Intelligibility in Context Scale (ICS): German. Skala zur Verständlichkeit im Kontext: Deutsch. In: https://www.csu.edu.au/__data/assets/pdf_file/0008/399977/ICS-German.pdf, 05.10.2017

Neumann, S. (2011): LKGSF komplex. Sprachtherapeutische Diagnostik bei Lippen-Kiefer-Gaumen-Segel-Fehlbildung. Ernst Reinhardt, München

Neumann, S. (2009): Rhinophonie und Lippen-, Kiefer-, Gaumen-, Segel-Fehlbildungen. In: Grohnfeldt, M. (Hrsg.), 327–337

Neumann, S., Salm, S., Rietz, C., Stenneken, P. (2017): The German Focus on the Outcomes of Communication Under Six (FOCUS-G): Reliability and Validity of a Novel Assessment of Communicative Participation. In: Journal of Speech Language and Hearing Research 60 (3), 675–681

Nickisch, A., Heber, D., Burger-Gartner, J. (2016): Auditive Verarbeitungs- und Wahrnehmungsstörungen (AVWS) bei Schulkindern. Diagnostik und Therapie. 5. Aufl. Verlag modernes lernen, Dortmund

Nickisch, A., Heuckmann, C., Burger, T. (2004): MAUS. Münchner Auditiver Screeningtest für Verarbeitungs- und Wahrnehmungsstörungen. Westra Elektroakustik, Wertingen

Nicolson, R. I., Fawcett, A. J. (1990): Automaticity: a new framework for dyslexia research? In: Cognition 35 (2), 159–182

Niebuhr-Siebert, S. (2014): Elternberatung. In: Chilla, S., Haberzettl, S. (Hrsg.): Handbuch Spracherwerb und Sprachentwicklungsstörungen. Mehrsprachigkeit. Elsevier, Urban & Fischer, München, 183–193

Niedersächsisches Kultusministerium (2006): Fit in Deutsch Feststellung des Sprachstandes. In: https://www.mk.niedersachsen.de/download/4612/_Fit_in_Deutsch_-_Feststellung_des_Sprachstandes.pdf, 30.11.2017

Nonn, K., Päßler-van Rey, D. (2011): Unterstützte Kommunikation in der Logopädie. Thieme, Stuttgart

Noterdaeme, M. (2011): Autismus-Spektrum-Störungen – ein Überblick zum aktuellen Forschungsstand. In: Klinische Pädiatrie 223 Suppl. 1, E1–15

Noterdaeme, M. (2008): Psychische Auffälligkeiten bei sprachentwicklungsgestörten Kindern. In: Forum für Kinder- und Jugendpsychiatrie, Psychosomatik und Psychotherapie 18 (3), 38–49

Ochsenkühn, C., Frauer, C., Thiel, M. M. (2015): Stottern bei Kindern und Jugendlichen. Bausteine einer mehrdimensionalen Therapie. Springer, Berlin

Ochsenstein, J. von (2017): Sprache beobachten, Sprache dokumentieren, Sprache fördern – der Einsatz eines Sprachlerntagebuches in der Kita. In: Praxis Sprache 62 (2), 98

O'Toole, C., Gatt, D., Hickey, T. M., Miękisz, A., Haman, E., Armon-Lotem, S., Rinker, T., Ohana, O., Dos Santos, C., Kern, S. (2016): Parent report of early lexical production in bilingual children. A cross-linguistic CDI comparison. In: International Journal of Bilingual Education and Bilingualism 20 (2), 124–145

Paradis, J. (2016): The development of English as a second language with and without Specific Language Impairment: clinical implications. In: Journal of Speech, Language, and Hearing Research 59 (1), 171–182

Paradis, J. (2011): Individual differences in child English second language acquisition. Comparing child-internal and child-external factors. In: Linguistic Approaches to Bilingualism 1 (3), 213–237

Paradis, J., Emmerzael, K., Duncan, T. S. (2010): Assessment of English language learners: using parent report on first language development. In: Journal of Communication Disorders 43 (6), 474–497

Paradis, J., Genesee, F., Crago, M. (Hrsg.) (2011): Dual language development and disorders. A handbook on bilingualism and second language learning. 2. Aufl. Communication and language intervention series Bd. 11. Brookes, Baltimore

Paradis, J., Schneider, P., Duncan, T. S. (2013): Discriminating children with language impairment among English-language learners from diverse first-language backgrounds. In: Journal of Speech Language and Hearing Research 56 (3), 971

Patterson, J. L., Rodríguez, B. L., Dale, P. S. (2013): Response to dynamic language tasks among typically developing Latino preschool children with bilingual experience. In: American Journal of Speech-Language Pathology 22 (1), 103

Paul, R., Looney, S. S., Dahm, P. S. (1991): Communication and socialization skills at ages 2 and 3 in "late-talking" young children. In: Journal of Speech Language and Hearing Research 34 (4), 858–865

Pearson, B. Z., Fernández, S. C., Oller, D. K. (1993): Lexical development in bilingual infants and toddlers. Comparison to monolingual norms. In: Language Learning 43 (1), 93–120

Peña, E. D., Bedore, L. M., Kester, E. S. (2015b): Discriminant accuracy of a semantics measure with Latino English-speaking, Spanish-speaking, and English-Spanish bilingual children. In: Journal of Communication Disorders 53, 30–41

Peña, E. D., Gillam, R. B., Bedore, L. M. (2014): Dynamic assessment of narrative ability in English accurately identifies language impairment in English language learners. In: Journal of Speech, Language, and Hearing Research 57 (6), 2208–2220

Perkins, M. (2007): Pragmatic impairment. Cambridge University Press

Petermann, F. (2016): Sprachstandserhebungstest für Kinder im Alter zwischen 3 und 5 Jahren (SET 3-5). Hogrefe, Göttingen

Petermann, F. (2014): Wechsler Nonverbal Scale of Ability (WNV). Deutsche Bearbeitung. Pearson Assessment, Frankfurt/M.

Petermann, F. (2012): SET 5 – 10: Sprachstandserhebungstest für Kinder im Alter zwischen 5 und 10 Jahren. Hogrefe, Göttingen

Petermann, F., Daseking, M. (2015): Zürcher Lesetest-II (ZLT-II). Weiterentwicklung des Zürcher Lesetests (ZLT) von Maria Linder und Hans Grissemann. 3. Aufl. Huber, Bern

Petermann, F., Macha, T. (2013): Entwicklungstest für Kinder von 6 Monaten bis 6 Jahren – Revision (ET 6-6 R). Person, Frankfurt am Main

Petermann, F., Melzer, J., Rißling, J.-K. (2016): Sprachdiagnostik im Kindesalter. Hogrefe, Göttingen

Petersen, D. B., Gillam, R. B. (2015): Predicting reading ability for bilingual Latino children using dynamic assessment. In: Journal of Learning Disabilities 48 (1), 3–21

Peuser, G. (2000): Sprachstörungen. Einführung in die Patholinguistik. Fink, München

Pompino-Marschall, B. (2009): Einführung in die Phonetik. de Gruyter, Mouton

Prévost, P. (2015): Elicited production of object clitics. In: Armon-Lotem, S., De Jong, J., Meir, N. (Hrsg.): Assessing multilingual children. Disentangling bilingualism from language impairment. Communication disorders across languages Bd. 13. Multilingual Matters, Bristol, Buffalo, Toronto, 55–75

Quasthoff, U., Fried, L., Katz-Bernstein, N., Lengning, A., Schröder, A., Stude, J. (2011): (Vor)Schulkinder erzählen im Gespräch. Kompetenzunterschiede systematisch erkennen und fördern; (inklusive DVD); [das Dortmunder Beobachtungsinstrumennt zur Interaktions- und Narrationsentwicklung (DO-BINE) und der Dortmunder Förderansatz (DO-FINE)]. Schneider Hohengehren, Baltmannsweiler

Quasthoff, U. M. (2006): Erzählkompetenz zwischen Mündlichkeit und Schriftlichkeit. In: Grundschule 12, 32–33

Ramus, F., Rosen, S., Dakin, S. C., Day, B. L., Castellote, J. M., White, S., Frith, U. (2003): Theories of developmental dyslexia: insights from a multiple case study of dyslexic adults. In: Brain 126 (4), 841–865

Rapp, M. (2007): Stottern im Spiegel der ICF: Ein neuer Rahmen für Diagnostik, Therapie und Evaluation.

In: Forum Logopädie 21 (1), 14–19

Rauer, W., Schuck, K.-D. (2004): FEESS 1-2. Fragebogen zur Erfassung emotionaler und sozialer Schulerfahrungen von Grundschulkindern erster und zweiter Klassen. Beltz, Göttingen

Rauer, W., Schuck, K.-D. (2003): FEESS 3-4. Fragebogen zur Erfassung emotionaler und sozialer Schulerfahrungen von Grundschulkindern dritter und vierter Klassen. Beltz, Göttingen

Reber, K. (2012): Sprachheilpädagogik und Sprachtherapie in inklusiven Settings. In: Logos 20 (4), 264–275

Reber, K., Schönauer-Schneider, W. (2014): Bausteine sprachheilpädagogischen Unterrichts. Praxis der Sprachtherapie und Sprachheilpädagogik Bd. 2. 3. Aufl. Ernst Reinhardt, München

Redmond, S. M., Thompson, H. L., Goldstein, S. (2011): Psycholinguistic Profiling Differentiates Specific Language Impairment From Typical Development and From Attention-Deficit/Hyperactivity Disorder. In: Journal of Speech Language and Hearing Research 54 (1), 99

Rehbein, J., Schmidt, T., Meyer, B., Watzke, F., Herkenrath, A. (2004): Handbuch für das computergestützte Transkribieren nach HIAT. Arbeiten zur Mehrsprachigkeit Folge B 56

Reich, H. H., Roth, H.-J. (2014): HAVAS 5 – Hamburger Verfahren zur Analyse des Sprachstandes bei 5-Jährigen. 2. Aufl. Institut für Bildungsmonitoring und Qualitätsentwicklung, Hamburg

Reich, H. H., Roth, H.-J., Döll, M. (2009): Fast Catch Bumerang. Deutsche Sprachversion. Auswertungsbogen und Auswertungshinweise. In: Lengyel, D., Reich, H. H., Roth, H.-J., Döll, M. (Hrsg.): Von der Sprachdiagnose zur Sprachförderung. Waxmann, Münster u. a., 209–241

Reich, H. H., Roth, H.-J., Gantefort, C. (2008): Der Sturz ins Tulpenbeet. Deutsche Sprachversion. Auswertungsbogen und Auswertungshinweise. In: Klinger, T. (Hrsg.): Evaluation im Modellprogramm FörMig. Planung und Realisierung eines Evaluationskonzepts. FörMig-Edition Bd. 4. Waxmann, Münster u. a., 209–237

Reichenbach, C. (2016): Bewegungsdiagnostik in Theorie und Praxis. Bewegungsdiagnostische Verfahren und Modelle, Bedeutung für Praxis und Qualifizierung. modernes lernen, Dortmund

Reilly, S., Tomblin, B., Law, J., McKean, C., Mensah, F. K., Morgan, A., Goldfeld, S., Nicholson, J. M., Wake, M. (2014): Specific language impairment. A convenient label for whom? International journal of language & communication disorders. In: Royal College of Speech & Language Therapists 49 (4), 416–451

Renner, G. (2016): Sprachfreie Intelligenzdiagnostik. Die nonverbalen Intelligenztests SON-R 21/2-7 und SON-R 6-40. In: Sprache – Stimme – Gehör 40 (01), 21–24

Rescorla, L. (2015): Entwicklungswege von Late-Talkern. In: Sachse, S. (Hrsg.), 101–119

Rescorla, L. (2002): Language and Reading Outcomes to Age 9 in Late-Talking Toddlers. In: Journal of Speech Language and Hearing Research 45 (2), 360–371

Rescorla, L. (1989): The Language Development Survey: A screening tool for delayed language in toddlers. In: Journal of Speech and Hearing Disorders 54 (4), 587–599

Rezzonico, S., Chen, X., Cleave, P. L., Greenberg, J., Hipfner-Boucher, K., Johnson, C. J., Milburn, T., Pelletier, J., Weitzman, E., Girolametto, L. (2015): Oral narratives in monolingual and bilingual preschoolers with SLI. In: International Journal of Language and Communication Disorders 50 (6), 830–841

Riley, G. D. (2009): SSI-4: Stuttering severity instrument. 4th ed. Pro-Ed., Austin, TX

Riley, G. D., Riley, J. (1989): Physician's screening procedure for children who may stutter. In: Journal of Fluency Disorders 14 (1), 57–66

Rinker, T., Budde-Spengler, N., Sachse, S. (2016): The relationship between first language (L1) and second language (L2) lexical development in young Turkish-German children. In: International Journal of Bilingual Education and Bilingualism 20 (2), 218–233

Rinker, T., Sachse, S. (2009): Multilingual Specific Language Impairment: Directions for Research. In: Reed, M. A. (Hrsg.): Children and Language: Development, Impairment and Training. Nova Science Publishers Incorporated, 279–284

Rinta, T., Welch, G. F. (2008): Should singing activities be included in speech and voice therapy for prepubertal children? In: Journal of Voice 22 (1), 100–112

Ritterfeld, U., Lüke, C. (2013): Mehrsprachen-Kontexte 2.0. Erfassung der Inputbedingungen von mehrsprachig aufwachsenden Kindern. Technische Universität Dortmund

Roberts, M. Y., Kaiser, A. P. (2011): The Effectiveness of Parent-Implemented Language Interventions. A Meta-Analysis. In: American Journal of Speech-Language Pathology 20 (3), 180–199

Roche, J., Jessen, M., Weidinger, N., Behrens, H., Haberzettl, S., Hasselhorn, M. et al. (2016): Zur Entwicklung eines interaktiven Verfahrens der Sprachstandsermittlung bei mehrsprachig aufwachsenden Kindern – von der Idee zu ersten Umsetzungsschritten. In: Zeitschrift für Interkulturellen Fremdsprachenunterricht 21 (2), 127–142

Ronniger, P., Melzer, J., Petermann, F., Rißling, J.-K. (2016): Klassifikation von Sprachentwicklungsstörungen. In: Kindheit und Entwicklung 25 (3), 135–144

Rosenfeld, J., Kiese-Himmel, C. (2011): Vergleichende Analyse aktueller Untersuchungsinstrumente zur Früherkennung von Sprachentwicklungsretardationen in den pädiatrischen Vorsorgeuntersuchungen U7/U7A. In: Gesundheitswesen 73 (10), 668–679

Rosenkötter, H. (2013): Motorik und Wahrnehmung im Kindesalter. Eine neuropädagogische Einführung. Entwicklung und Bildung in der Frühen Kindheit. Kohlhammer, Stuttgart

Rothweiler, M. (2001): Wortschatz und Störungen des lexikalischen Erwerbs bei spezifisch sprachentwicklungsgestörten Kindern. Winter, Heidelberg

Rothweiler, M., Chilla, S., Clahsen, H. (2012): Subject–verb agreement in Specific Language Impairment. A study of monolingual and bilingual German-speaking children. In: Bilingualism: Language and Cognition 15 (1), 39–57

Ruben, L., Wittich, C. (2017): Therapie Myofunktioneller Störungen (MyoMot). Ein ganzheitliches Konzept mit 6 Bausteinen. Ernst Reinhardt, München

Ruigendijk, E. (2015): Contrastive elicitation task for testing case marking. In: Armon-Lotem, S., De Jong, J., Meir, N. (Hrsg.): Assessing multilingual children. Disentangling bilingualism from language impairment. Communication disorders across languages Bd. 13. Multilingual Matters, Bristol, Buffalo, Toronto, 38–54

Rupp, S. (2013): Semantisch-lexikalische Störungen bei Kindern. Sprachentwicklung: Blickrichtung Wortschatz. Praxiswissen Logopädie. Springer, Berlin/Heidelberg

Sachse, S. (Hrsg.) (2015): Handbuch Spracherwerb und Sprachentwicklungssörungen. Kleinkindphase. Elsevier, Urban & Fischer, München

Sachse, S. (2015a): Vorhersage der weiteren Entwicklung von Late-Talkern mit besonderer Berücksichtigung von deutschsprachigen Studien. In: Sachse, S. (Hrsg.), 119–128

Sachse, S., Budde-Spengler, N., Rinker, T. (in Vorb.): Türkischsprachiges Instrument zur frühen Wortschatzerfassung – Türkce Ifade ve Lisan Dizelges araştırması TILDA

Sachse, S., Buschmann, A. (2016): (Sprach-)Diagnostische Möglichkeiten bei 2-Jährigen. In: Sprache – Stimme – Gehör 40 (02), 68–75

Sachse, S., von Suchodoletz, W. (2013): Sprachverständnis bei Late Talkers. In: HNO 61 (11), 937–943

Sachse, S., von Suchodoletz, W. (2011): Möglichkeiten der Früherkennung von Sprachentwicklungsstörungen im Säuglingsalter und zum Zeitpunkt der U6. In: Hellbrügge, T., Schneeweiß, B. (Hrsg.): Frühe Störungen behandeln – Elternkompetenz stärken. Grundlagen der Früh-Rehabilitation. Sozialpädiatrie aktuell. Klett-Cotta, Stuttgart, 187–203

Sachse, S., von Suchodoletz, W. (2009): Prognose und Möglichkeiten der Vorhersage der Sprachentwicklung bei Late Talkers. In: Kinderärztliche Praxis 80 (5), 318–328

Sachse, S., von Suchodoletz, W. (2008): Early identification of language delay by direct language assessment or parent report? In: Journal of developmental and behavioral pediatrics: JDBP 29 (1), 34–41

Sächsisches Bildungsinstitut (2013): Niveaubeschreibungen Deutsch als Zweitsprache für die Sekundarstufe I. In: https://publikationen.sachsen.de/bdb/artikel/19713, 05.10.2017

Sallat, S., Siegmüller, J. (2016): Interdisziplinäre Kooperation zwischen Institutionen und Professionen. In: Grohnfeldt, M. (Hrsg.), 247–265

Sallat, S., Spreer, M. (2014b): Förderung kommunikativ-pragmatischer Fähigkeiten in Unterricht und therapeutischer Praxis. In: Sprachförderung und Sprachtherapie 3 (3), 156–166

Sallat, S., Spreer, M. (2014c): Möglichkeiten der diagnostischen Erfassung pragmatischer Fähigkeiten. In: Glück, C. W. (Hrsg.): Fokus: Pragmatik. Grundlagen – Diagnostik – Intervention. Interdisziplinäre und angewandte Beiträge zu Sprache und Kommunikation Bd. 1. ProLog, Köln, 143–157

Sandrieser, P., Schneider, P. (2015): Stottern im Kindesalter. Forum Logopädie. Thieme, Stuttgart

Sarimski, K. (2007): Beurteilungsschema für vorsprachliche Kommunikationsformen (PVCS-Kurzform; Kiernan & Reid, 1987). In: Sarimski, K., Steinhausen H-C.: KIDS Kinder-Diagnostik-System Band 2. Hogrefe, Göttingen

Sarimski, K., Möller, J. (1991): Zur Beurteilung früher kommunikativer Fähigkeiten bei entwicklungsverzögerten Kindern. In: Frühförderung interdisziplinär 10, 151–159

Schäfer, H. (1986): Die Bildwortserie zur Lautagnosieprüfung und zur Schulung des phonematischen Gehörs: Manual. Beltz-Test-Gesellschaft, Weinheim

Schäfer, H., Rittmeyer, C. (2015): Inklusive Diagnostik. In: Schäfer, H., Rittmeyer, C. (Hrsg.): Handbuch inklusive Diagnostik. Pädagogik. Beltz, Weinheim/Basel, 103–130

Scharff Rethfeldt, W. (2016): Kultursensible logopädische Versorgung in der Krise – zur Relevanz sozialer Evidenz. Eine kritische Reflexion evidenzbasierten Vorgehens am Beispiel der kindlichen Sprachentwicklung bei Mehrsprachigkeit. In: Forum Logopädie 5 (30), 38–43

Scharff Rethfeldt, W. (2013): Kindliche Mehrsprachigkeit. Grundlagen und Praxis der sprachtherapeutischen Intervention. Thieme, Stuttgart

Scharff Rethfeldt, W. (2012a): Fragebogen zum Erhalt von Informationen zum Bilingualen Patientenprofil. Kinder. In: http://www.logo-com.net/logo-com.net/Veroffentlichungen.html, 28.02.2017

Scharff Rethfeldt, W. (2012b): Multilingual und Interkulturell orientierte Anamnese (MIA). Kinder. In: http://www.logo-com.net/logo-com.net/Veroffentlichungen.html, 28.02.2017

Schauß-Golecki, K. (2014): ICF-CY in der Diagnostik und Therapie von kindlichen Aussprachestörungen unklarer Genese. In: Grötzbach, H., Hollenweger Haskell, J., Iven, C. (Hrsg.): ICF und ICF-CY in der Sprachtherapie. Umsetzung und Anwendung in der logopädischen Praxis. 2. Aufl. Schulz-Kirchner, Idstein, 43–56

Schecker, Michael, Henninghausen, K., Christmann, G., Kohls, G., Maas, V., Rinter, T., Zauchau, S. (2007): Spezifische Sprachentwicklungsstörungen. In: Schöler, H., Welling, A. (Hrsg.): Sonderpädagogik der Sprache. Handbuch Sonderpädagogik. Hogrefe, Göttingen, 190–212

Schelten-Cornish, S. (2015): Förderung der kindlichen Erzählfähigkeit. Geschichten erzählen mit Übungen und Spielen. Schulz-Kirchner, Idstein

Schelten-Cornish, S. (2006): CSBS-DP. Säugling/Kleinkind Checkliste. In: http://firstwords.fsu.edu/pdf/CSBSDPI-TChcklstGerm.pdf, 10.10.2012

Schelten-Cornish, S., Hofbauer, C., Wirts, C. (2012): Beobachtungsbogen für pragmatische Fähigkeiten (BFP). In: http://www.sprachtherapie-sc.de/g_pragmatik.htm, 04.01.2015

Schelten-Cornish, S., Wirts, C. (2008): Beobachtungsbogen für vorsprachliche Fähigkeiten und Eltern-Kind-Interaktion (BFI). In: LOGOS Interdisziplinär 16 (4), 262–270

Schmidt-Atzert, L., Amelang, M. (2012): Psychologische Diagnostik. Springer-Lehrbuch. Springer, Berlin/Heidelberg

Schmitz, P. (2012): Analyse kindlicher Sprachverstehens-kontrollprozesse (ASVK). Schulz-Kirchner, Idstein

Schneider, P., Zückner, H. (2005): Aachener Analyse unflüssigen Sprechens. AAUS. Natke, Neuss

Schneider, S., Unnewehr, S., Margraf, J. (Hrsg.) (2008): Kinder-DIPS. Diagnostisches Interview bei psychischen Störungen im Kindes- und Jugendalter. 2. Aufl. Springer, Heidelberg

Schneider-Stickler, B., Bigenzahn, W. (2013): Stimmdiagnostik. Ein Leitfaden für die Praxis. 2. Aufl. Springer, Wien

Schneider, W., Blanke, I., Faust, V., Küspert, P. (2011): Würzburger Leise Leseprobe-Revision (WLLP-R). Hogrefe, Göttingen

Schnitzler, C.D. (2008): Phonologische Bewusstheit und Schriftspracherwerb. Forum Logopädie. Thieme, Stuttgart

Schöler, H. (2008): Vom Unsinn der Förderdiagnostik. Vortrag anl. Kongress der Deutschen Gesellschaft für Sprachheilpädagogik (dgs) Cottbus, 25.–27.9.2008. In: http://djaco.bildung.hessen.de/schule/allgemeines/begabung/Individuelle_Foerderung/cottbus-2008_vom_unsinn_der_foerderdiagnostik_27-09-2008_3_.pdf, 05.10.2017

Schöler, H. (1999): IDIS – Inventar diagnostischer Informationen bei Sprachentwicklungsauffälligkeiten. Edition S, Heidelberg

Schöler, H. (1992): Wirkt sich die (Sonder-) Schulzeit negativ auf die Intelligenzleistung aus? Anmerkungen zu empirischen Beobachtungen an Schulen für Sprachbehinderte. In: Sonderpädagogik 22, 144–146

Schöler, H., Brunner, M. (2008): Heidelberger Auditives Screening in der Einschulungsuntersuchung (HASE). 2. Aufl. Westra, Binswangen

Schöler, H., Scheib, K. (2004): Desiderate und Thesen zur Diagnostik bei Sprachentwicklungsstörungen. In: Sprache – Stimme - Gehör 28, 37–41

Schöler, H., Spohn, B. (1998): Hören-Behalten-Nutzen:. Die sprachunspezifischen Leistungen der SSES-Kinder. In: Schöler, H., Fromm, W., Kany, W. (Hrsg.): Spezifische Sprachentwicklungsstörung und Sprachlernen. Erscheinungsformen, Verlauf, Folgerungen für Diagnostik und Therapie. Edition Schindele, Heidelberg, 177–205

Scholz, M., Wagner, M., Haag, K., Herale, P. (2016): Beobachtungsbogen zu kommunikativen Fähigkeiten – Revision. (BKF-R Version 1.04). In: https://www.bkf-r.de/, 20.05.2017

Schoor, U. (2009): Möglichkeiten der Gutachtenstellung. In: Grohnfeldt, M. (Hrsg), 64–77

Schrey-Dern, D. (2006): Sprachentwicklungsstörungen. Logopädische Diagnostik und Therapieplanung. Forum Logopädie. Thieme, Stuttgart/New York

Schröder, C., Stadie, N. (2009): Kindliche Aphasie: Eine Fallbeschreibung. In: Sprachheilarbeit 54 (4), 146–157

Schulte-Körne, G. (2014): Spezifische Lernstörungen. Vom DSM-IV zum DSM-5. In: Zeitschrift für Kinder- und Jugendpsychiatrie und Psychotherapie 42, 369–374

Schulte-Körne, G. (2010): Diagnostik und Therapie der Lese-Rechtschreib-Störung. In: Deutsches Ärzteblatt 107, 718–727

Schulte-Mäter, A. (2001): Verbale Entwicklungsdyspraxie. In: Grohnfeldt, M. (Hrsg.): Lehrbuch der Sprachheilpädagogik und Logopädie. Band 2: Erscheinungsformen und Störungsbilder. Kohlhammer, Stuttgart, 254–261

Schulte-Mäter, A., Ziegler, W. (2009): Sprechapraxie. In: Grohnfeldt, M. (Hrsg.), 291–298

Schulz, K. (2011): Ethik in der Sprachtherapie. Das Gesundheitsforum Bd. 1. Schulz-Kirchner, Idstein

Schulz, P. (2015): Comprehension of exhaustive Wh-questions. In: Armon-Lotem, S., De Jong, J., Meir, N. (Hrsg.): Assessing multilingual children. Disentangling bilingualism from language impairment. Communication disorders across languages Bd. 13. Multilingual Matters, Bristol [u. a.], 76–94

Schulz, P. (2007): Verzögerte Sprachentwicklung: Zum Zusammenhang zwischen Late Talker, Late Bloomer und Spezifischer Sprachentwicklungsstörung. In: Schöler, H., Welling, A. (Hrsg.): Sonderpädagogik der Sprache. Handbuch Sonderpädagogik. Hogrefe, Göttingen, 178–190

Schulz, P., Tracy, R. (2011): LiSe-DaZ. Linguistische Sprachstandserhebung – Deutsch als Zweitsprache. Hogrefe, Göttingen

Seifert, S., Paleczek, L., Schwab, S., Gasteiger-Klicpera, B. (2017): Grazer Wortschatztest (GRAWO). Hogrefe, Göttingen

Selting, M., Auer , P., Barth-Weingarten, D. et al. (2009): Gesprächsanalytisches Transkriptionssystem 2 (GAT 2). Gesprächsforschung – Online-Zeitschrift zur verbalen Interaktion 10, 353–402

Selting, M., Auer, P., Barden, B., Bergmann, J., Couper-Kuhlen, E., Günthner, S. et al. (1998): Gesprächsanalytisches Transkriptionssystem (GAT). In: Linguistische Berichte 173, 91–122

Sharp, K. M., Gathercole, V. C. M. (2013): Can a novel word repetition task be a language-neutral assessment tool? Evidence from Welsh-English bilingual children. In: Child Language Teaching and Therapy 29 (1), 77–89

Sick, U. (2014): Poltern. Theoretische Grundlagen, Diagnostik, Therapie. Forum Logopädie. Thieme, Stuttgart/New York

Siegmüller, J. (2015a): Frühe Sprachentwicklung und Therapie bei Kindern mit genetischen Syndromen. In: Sachse, S. (Hrsg.), 207–221

Siegmüller, J. (2015b): Kindliche Wortfindungsstörungen. In: Siegmüller, J., Bartels, H. (Hrsg.): Leitfaden Sprache – Sprechen – Stimme – Schlucken. 4. Aufl. Elsevier, Urban & Fischer, München, 67–72

Siegmüller, J. (2014): Entwicklung der Grammatik. In: Fox-Boyer, A. (Hrsg.): Handbuch Spracherwerb und Sprachentwicklungsstörungen. Kindergartenphase. Elsevier, Urban & Fischer, München, 17–23

Siegmüller, J., Bartels, H. (Hrsg.) (2015): Leitfaden Sprache – Sprechen – Stimme – Schlucken. 4. Aufl. Elsevier, Urban & Fischer, München

Siegmüller, J., Beier, J. (2016): Logopädische Diagnostik der Wortverarbeitung bei Kindern mit umschriebener Sprachentwicklungsstörung. In: Sprache – Stimme – Gehör 40 (02), 76–81

Siegmüller, J., Kauschke, C., van Minnen, S., Bittner, D. (2011): Test zum Satzverstehen von Kindern (TSVK). Eine profilorientierte Diagnostik der Syntax. Urban & Fischer, München

Skowronek, H., Marx, H. (1989): Die Bielefelder Längsschnittstudie zur Früherkennung von Risiken der Lese-Rechtschreibschwäche: Theoretischer Hintergrund und erste Befunde. In: Heilpädagogische Forschung 15, 38–49

SLI Consortium (2004): Highly significant linkage to the SLI1 locus in an expanded sample of individuals affected by specific language impairment. In: American journal of human genetics 74 (6), 1225–1238

SLI Consortium (2002): A genomewide scan identifies two novel loci involved in specific language impairment. In: American journal of human genetics 70 (2), 384–398

SMK (2005): Handbuch zur Förderdiagnostik in Sachsen. Handlungs- und Arbeitsgrundlage zum Verfahren zur Feststellung des Sonderpädagogischen Förderbedarfs. Handreichung für Lehrerinnen und Lehrer an den allgemein bildenden Förderschulen, Grund- und Mittelschulen sowie Gymnasien und berufsbildenden Schulen. In: https://www.schule.sachsen.de/download/download_bildung/foerderdiagnostik.pdf, 05.10.2017

Snowling, M. J. (2000): Dyslexia. Blackwell, Oxford

Snyder, L. S., Godley, D. (1992): Assessment of word-finding disorders in children and adolescents. In: Topics in Language Disorders 13 (1), 15–32

Spreen-Rauscher, M. (2007): Pragmatik. In: Schöler, H., Welling, A. (Hrsg.): Sonderpädagogik der Sprache. Handbuch Sonderpädagogik. Hogrefe, Göttingen, 588–602

Spreen-Rauscher, M. (2003a): Die „Childrens Communication Checklist" (Bishop 1998) – ein orientierendes Verfahren zur Erfassung kommunikativer Fähigkeiten von Kindern. Teil 1: Hintergrund und Darstellung der Entwicklungsstudie. In: Die Sprachheilarbeit 48 (3), 91–97

Spreen-Rauscher, M. (2003b): Die „Children's Communication Checklist" (Bishop 1998) – ein orientierendes Verfahren zur Erfassung kommunikativer Fähigkeiten von Kindern. Teil 2: Durchführungshinweise und Formulare. Die Sprachheilarbeit 48 (3), 98–104

Spreer, M. (2016): Überblick zu störungsspezifischen Verfahren bei Kindern. In: Grohnfeldt, M. (Hrsg.), Kompendium der akademischen Sprachtherapie und Logopädie. Band 1: Sprachtherapeutische Handlungskompetenzen. Kohlhammer, Stuttgart, 126–143

Spreer, M. (2013): Erfassung sprachlicher Fähigkeiten in inklusiven schulischen Settings – Beobachtungsmaterialien und Diagnoseverfahren im Überblick. In: Praxis Sprache 58 (4), 241–246

Spreer, M., Sallat, S. (2011): Prosodie – diagnostische Möglichkeiten. In: Sprache – Stimme – Gehör 35 (03), e112–e117

St Clair, M. C., Pickles, A., Durkin, K., Conti-Ramsden, G. (2011): A longitudinal study of behavioral, emotional and social difficulties in individuals with a history of specific language impairment (SLI). In: Journal of Communication Disorders 44 (2), 186–199

St. Louis, K. O., Schulte, K. (2011): Defining Cluttering: the lowest common denominator. In: Ward, D., Scott, K. S. (Hrsg.): Cluttering. A handbook of research, intervention, and education. Psychology Press, Hove, East Sussex, 233–253

St. Louis, K. O., Myers, F. L., Bakker, K., Raphael, L. J. (2007): Understanding and treating cluttering. In: Conture, E. G., Curlee, R. F. (Hrsg.): Stuttering and related disorders of fluency. 3. Aufl. Thieme, New York, NY, 297–325

Stadie, N., Schöppe, D. (2013): Phonologie modellorientiert für Kinder vom Vorschulalter bis zum dritten Schuljahr (PhoMo-Kids). ProLog Therapie und Lernmittel, Köln

Stanovich, K. E. (1994): Annotation: does dyslexia exist? In: Journal of Child Psychology and Psychiatry, and Allied Disciplines 35 (4), 579–595

Starke, A., Subellok, K. (2016): Dortmunder Mutismus Screening – Schule. DortMuS. In: http://www.sk.tu-dortmund.de/dortmus/DortMuS-Schule.pdf, 05.10.2017

Stein, J. F. (2001): The magnocellular theory of developmental dyslexia. In: Dyslexia 7 (1), 12–36

Steinbrink, C., Lachmann, T. (2014): Lese-Rechtschreibstörung. Grundlagen – Diagnostik – Intervention. Springer, Berlin

Stiller, U., Tockuss, C. (2000): ADD – Aachener Dyslalie Diagnostik. Schubi Lernmedien, BraunschweigStill-Leben e.V. (2016): Deutscher Mutismus Test (DMT-KoMut). In: http://www.selektiver-mutismus.de/deutscher-mutismus-test/, 05.10.2017

Stock, C., Marx, P., Schneider, W. (2017): Basiskompetenzen für Lese-Rechtschreibleistungen (BAKO 1-4): Ein Test zur Erfassung der phonologischen Bewusstheit vom ersten bis vierten Grundschuljahr. Hogrefe, Göttingen

Stock, C., Schneider, W. (2008a): Deutscher Rechtschreibtest für das erste und zweite Schuljahr (DERET 1-2+). Hogrefe, Göttingen

Stock, C., Schneider, W. (2008b): Deutscher Rechtschreibtest für das dritte und vierte Schuljahr (DERET 3-4+). Hogrefe, Göttingen

Stokes, S. F., Wong, A. M.-Y., Fletcher, P., Leonard, L. B. (2006): Nonword Repetition and Sentence Repetition as Clinical Markers of Specific Language Impairment. The Case of Cantonese. In: Journal of Speech Language and Hearing Research 49 (2), 219

Stuebing, K. K., Fletcher, J. M., LeDoux, J. M., Lyon, G. R., Shaywitz, S. E., Shaywitz, B. A. (2002): Validity of IQ-Discrepancy Classifications of Reading Disabilities. A Meta-Analysis. In: American Educational Research Journal 39 (2), 469–518

Summers, C., Bohman, T. M., Gillam, R. B., Peña, E. D., Bedore, L. M. (2010): Bilingual performance on nonword repetition in Spanish and English. In: International Journal of Language and Communication Disorders 45 (4), 480–493

Sundara, M., Polka, L., Genesee, F. (2006): Language-experience facilitates discrimination of /d-th/ in monolingual and bilingual acquisition of English. In: Cognition 100 (2), 369–388

Szagun, G., Stumper, B., Schramm, S. A. (2009): FRAKIS. Fragebogen zur frühkindlichen Sprachentwicklung: FRAKIS (Standardform), FRAKIS-K (Kurzform). Pearson, Frankfurt a.M.

Szagun, G. (1999): Rules for transcribing and analyzing German child language. Institut für Kognitionsforschung, University of Oldenburg, Oldenburg, Germany

Talcott, J. B., Witton, C. (2002): A sensory-linguistic approach to normal and impaired reading development. In: Witruk, E., Friederici, A. D., Lachmann, T. (Hrsg.): Basic Functions of Language, Reading and Reading Disability. Neuropsychology and Cognition Bd. 20. Kluwer Academic Publishers/Springer, Dordrecht [u. a.], 213–240

Tallal, P. (1980): Auditory temporal perception, phonics, and reading disabilities in children. In: Brain and Language 9 (2), 182–198

Tellegen, P. J., Laros, J. A., Petermann, F. (2012): Nonverbaler Intelligenztest (SON-R 6-40). Hogrefe, Göttingen

Tellegen, P. J., Winkel, M., Wijnberg-Williams, B. J. (2007): Snijders-Oomen Non-verbaler Intelligenztest (SON-R 2 ½-7). Hogrefe, Göttingen

Thelen, K. (2014): Störungen der Grammatik zwischen 3;0 und 5;0 Jahren. In: Fox-Boyer, A. (Hrsg.): Handbuch Spracherwerb und Sprachentwicklungsstörungen. Kindergartenphase. Elsevier, Urban & Fischer, München, 55–72

Thordardottir, E. (2015): Proposed diagnostic procedures for use in bilingual and cross-linguistic contexts. In: Armon-Lotem, S., De Jong, J., Meir, N. (Hrsg.): Assessing multilingual children. Disentangling bilingualism from language impairment. Communication disorders across languages Bd. 13. Multilingual Matters, Bristol [u. a.], 331–358

Thordardottir, E. (2011): The relationship between bilingual exposure and vocabulary development. In: International Journal of Bilingualism 15 (4), 426–445

Thordardottir, E., Brandeker, M. (2013): The effect of bilingual exposure versus language impairment on nonword repetition and sentence imitation scores. In: Journal of Communication Disorders 46 (1), 1–16

Thum, G., Mayer, I. (2014): Stottertherapie bei Kindern und Jugendlichen. Ein methodenkombinierter Ansatz. Ernst Reinhardt, München

Tollkühn, S., Spreer, M. (2005): Diagnostische Verfahren für die pädagogische und sprachheilpädagogische Arbeit. Leipziger Universitätsverlag, Leipzig

Trolldenier, H.-P. (2014): Würzburger Rechtschreibtest für 1. und 2. Klassen (WÜRT 1-2). Hogrefe, Göttingen

Tsybina, I., Eriks-Brophy, A. (2010): Bilingual dialogic book-reading intervention for preschoolers with slow expressive vocabulary development. In: Journal of Communication Disorders 43 (6), 538–556

Tuller, L. (2015): Clinical use of parental questionnaires in multilingual contexts. In: Armon-Lotem, S., De Jong, J., Meir, N. (Hrsg.): Assessing multilingual children. Disentangling bilingualism from language impairment. Communication disorders across languages Bd. 13. Multilingual Matters, Bristol [u. a.], 301–330

Ulber, D., Imhof, M. (2014): Beobachtung in der Frühpädagogik. Theoretische Grundlagen, Methoden, Anwendung. Kohlhammer, Stuttgart

Ulich, M., Mayr, T. (2006): Seldak – Sprachentwicklung und Literacy bei deutschsprachig aufwachsenden Kindern. Herder, Freiburg

Ulich, M., Mayr, T. (2003): sismik – Sprachverhalten und Interesse an Sprache bei Migrantenkindern in Kindertageseinrichtungen. Herder, Freiburg

Uljarevic, M., Katsos, N., Hudry, K., Gibson, J. L. (2016): Practitioner Review: Multilingualism and neurodevelopmental disorders – an overview of recent research and discussion of clinical implications. In: Journal of Child Psychology and Psychiatry, and Allied Disciplines 57 (11), 1205–1217

Ullrich, K., von Suchodoletz, W. (2011): Möglichkeiten und Grenzen der Früherkennung von Sprachentwicklungsstörungen. In: HNO 59 (1), 55–60

Urban, K. K. (1986): Hörverstehenstest für die 4. bis 7. Klassen (HVT 4-7). Hogrefe, Göttingen

Valtin, R. (2001): Von der klassischen Legasthenie zu LRS – notwendige Klarstellungen. In: Naegele, I. M., Valtin, R. (Hrsg.): LRS – Legasthenie in den Klassen 1 – 10. Handbuch der Lese-Rechtschreib-Schwierigkeiten. 5. Aufl. Beltz, Weinheim/Basel, 16–35

van Zaalen, Y., Reichel, I. (2015): Cluttering: Current views on its nature, diagnosis, and treatment. iUniverse

Vellutino, F. R., Fletcher, J. M. (2007): Developmental Dyslexia. In: Snowling, M. J., Hulme, C. (Hrsg.): The science of reading. Blackwell, Oxford, 362–378

Viernickel, S., Völkel, P. (2013): Beobachten und Dokumentieren im pädagogischen Alltag. Herder Verlag, Freiburg

Voigt-Zimmermann, S., Schönweiler, R., Fuchs, M., Beushausen, U., Kollbrunner, J., Ribeiro von Wersch, A., Keilmann, A. (2015a): Dysphonien bei Kindern – Teil 1. In: Sprache – Stimme – Gehör 39 (01), 38–43

Voigt-Zimmermann, S., Schönweiler, R., Fuchs, M., Beushausen, U., Kollbrunner, J., Ribeiro von Wersch, A., Keilmann, A. (2015b): Dysphonien bei Kindern – Teil 2. In: Sprache – Stimme – Gehör 39 (01), 44–51

von Suchodoletz, W. (2015): Elternfragebögen zur Früherkennung von Sprachentwicklungsstörungen. In: Sachse, S. (Hrsg.), 131–145

von Suchodoletz, W. (2013): Sprech- und Sprachstörungen. Leitfaden Kinder- und Jugendpsychotherapie Bd. 18. Hogrefe, Göttingen

von Suchodoletz, W. (Hrsg.) (2005): Früherkennung von Entwicklungsstörungen. Frühdiagnostik bei motorischen, kognitiven, sensorischen, emotionalen und sozialen Entwicklungsauffälligkeiten. Hogrefe, Göttingen

von Suchodoletz, W. , Kühn, P., Sachse, S. (2016): Sprachentwicklung bei Late Talkern. In: LOGOS Interdisziplinär 24, 256–264

von Suchodoletz, W., Sachse, S. (2012): Früherkennung von Sprachentwicklungsstörungen. Der SBE-2-KT und SBE-3-KT für zwei- bzw. dreijährige Kinder. Kohlhammer, Stuttgart

von Suchodoletz, W., Sachse, S. (2009): Sprachbeurteilung durch Eltern. Kurztest für die U7 (SBE-2-KT). In: www.ph-heidelberg.de/sachse-steffi/professur-fuer-entwicklungspsychologie/elternfrageboegen-sbe-2-kt-sbe-3-kt.html, 05.02.2017

Wachsmuth, S. (2006): Kommunikative Begegnungen. Aufbau und Erhalt sozialer Nähe durch Dialoge mit unterstützter Kommunikation. Edition Bentheim, Würzburg

Wagner, I. (2011): LOGO-Ausspracheprüfung zur differenzierten Analyse von Dyslalien. LOGO Verl. für Sprachtherapie, Wildeshausen

Wagner, L. (2014a): SCREENIKS. Screening der kindlichen Sprachentwicklung. Wagner, München

Wagner, L. (2014b): SCREENIKS – Screening der kindlichen Sprachentwicklung. Computergestütztes Verfahren zur Feststellung des Sprachstandes im Deutschen bei ein- und mehrsprachigen Kindern. Wagner, München

Wagner, L. (2008): SCREEMIK 2. Screening der Erstsprachfähigkeit bei Migrantenkindern (Russisch-Deutsch, Türkisch-Deutsch). Wagner, München

Wagner, R. K., Torgesen, J. K. (1987): The nature of phonological processing and its causal role in the acquisition of reading skills. In: Psychological Bulletin 101 (2), 192–212

Walter, J. (2013): Verlaufsdiagnostik sinnerfassenden Lesens (VSL) Hogrefe, Göttingen

Walter, J. (2009): Lernfortschrittsdiagnostik Lesen (LDL). Hogrefe, Göttingen

Walther, C. (2009): Wie erleben stotternde Kinder ihr Sprechen? Eine empirische Untersuchung. In: Forum Logopädie 23 (2), 24–28

Walther, C., Richter, R. (2016): Stottern: Ein Leitfaden für die kinder- und jugendärztliche Praxis, Köln

Walther, E., Mecklenbräuker, S., Preckel, F. (Hrsg.) (2010): Befragung von Kindern und Jugendlichen. Grundlagen, Methoden und Anwendungsfelder. Hogrefe, Göttingen

Ward, D. (2006): Stuttering and cluttering. Frameworks for understanding and treatment. Psychology Press, Hove

Wegener, C. (2014): Lippen-Kiefer-Gaumen-Segel-Spalten im Licht der ICF. In: Grötzbach, H., Hollenweger Haskell, J., Iven, C. (Hrsg.): ICF und ICF-CY in der Sprachtherapie. Umsetzung und Anwendung in der logopädischen Praxis. 2. Aufl. Schulz-Kirchner, Idstein, 93–102

Weid-Goldschmidt, B. (2015): Zielgruppen Unterstützter Kommunikation. Fähigkeiten einschätzen–Unterstützung gestalten. Von Loeper Fachbuch Unterstützte Kommunikation. 2. Aufl. von Loeper Literaturverlag, Karlsruhe

Weinert, S. (2004): Wortschatzerwerb und kognitive Entwicklung. In: Sprache – Stimme – Gehör 28, 20–28

Weinert, S. (2003): Entwicklungsproximale Sprachförderung aus entwicklungspsychologischer Sicht. In: Grohnfeldt, M. (Hrsg.): Spezifische Sprachentwicklungsstörungen. Festschrift zum 60. Geburtstag von F. M. Dannenbauer. Ed. von Freisleben, Rimpar, 30–53

Weinrich, M., Zehner, H. (2017): Phonetische und phonologische Störungen bei Kindern. Aussprachetherapie in Bewegung. Praxiswissen Logopädie. Springer, Berlin

Weismer, S. E., Hesketh, L. J. (1993): The Influence of Prosodic and Gestural Cues on Novel Word Acquisition by Children With Specific Language Impairment. In: Journal of Speech Language and Hearing Research 36 (5), 1013

Weiss, D. A. (1964): Cluttering. Prentice Hall, Englewood Cliffs/New York

Weiß, R. H. (2008): Grundintelligenz Skala 2 – Revision (CFT 20-R) mit Wortschatztest und Zahlenfolgentest – Revision (WS/ZF-R). Hogrefe, Göttingen

Weiß, R. H., Osterland, J. (2013): Grundintelligenztest Skala 1 (CFT 1-R). Hogrefe, Göttingen

Welling, A. (2007): Unterricht und Therapie – die didaktische Frage im Förderschwerpunkt Sprache. In: Schöler, H., Welling, A. (Hrsg.): Sonderpädagogik der Sprache. Handbuch Sonderpädagogik. Hogrefe, Göttingen, 955–981

Wettstein, P. (1997): Psycholinguistischer Sprachverständnis- und Sprachentwicklungstest (PSST). 3. Aufl., Verlag BSSI, Uste

Wettstein, P. (1983): Logopädischer Sprachverständnistest (LSVT). Heilpädagogisches Seminar, Zürich

White, S., Milne, E., Rosen, S., Hansen, P., Swettenham, J., Frith, U., Ramus, F. (2006): The role of sensorimotor impairments in dyslexia: a multiple case study of dyslexic children. In: Developmental Science 9 (3), 237–255

Wild, N., Fleck, C. (2013): Neunormierung des Mottier-Tests für 5- bis 17-jährige Kinder mit Deutsch als Erst- oder als Zweitsprache. In: Praxis Sprache 3, 152–157

Willikonsky, A. (2006): Schubi Artikulationstest – Screening zur Ermittlung von Lautbildungsstörungen. Schubi, Schaffhausen

Wimmer, H. (1993): Characteristics of developmental dyslexia in a regular writing system. In: Applied Psycholinguistics 14, 1–33

Wimmer, H., Mayringer, H. (2014): Salzburger Lese-Screening für die Schulstufen 2-9 (SLS 2-9). Manual. Huber Hogrefe, Bern

Woerner, W., Becker, A., Friedrich, C., Klasen, H., Goodman, R., Rothenberger, A. (2002): Normierung und Evaluation der deutschen Elternversion des Strengths and Difficulties Questionnaire (SDQ): Ergebnisse einer repräsentativen Felderhebung. In: Zeitschrift fur Kinder- und Jugendpsychiatrie und Psychotherapie 30 (2), 105–112

Wojtecka, M., Schwarze, R., Grimm, A., Schulz, P. (2013): Finiteness and verb placement in German: A challenge for early second language learners? In: Proceedings of the 12th Generative Approaches to Second Language Acquisition Conference (GASLA 2013), 211–221

Wollschläger, R., Preckel, F. (2016): Sprachfreie Intelligenztests für Kinder und Jugendliche. Darstellung und vergleichende Betrachtung von CFT 1–R, CFT 20–R, SPM, CPM, WMT-2, BOMAT – Standard. In: Sprache – Stimme – Gehör 40 (01), 25–28

World Health Organization (2001): The international classification of functioning, disability and health: A new tool for understanding disability and health. Geneva.

Yaruss, J. S., Coleman, C., Quesal, R. W. (2010): Overall Assessment of the Speaker's Experience of Stuttering: Ages 7-12 (OASES-S). Pearson Assessments, Response form. Bloomington (MN). In: https://www.stutteringtherapyresources.com/store/product/oases-s-german, 29.11.2017

Yaruss, J. S., Quesal, R. W. (2004): Stuttering and the International Classification of Functioning, Disability, and Health: an update. In: Journal of Communication Disorders 37 (1), 35–52

Yew, S. G. K., O'Kearney, R. (2013): Emotional and behavioural outcomes later in childhood and adolescence for children with specific language impairments: meta-analyses of controlled prospective studies. In: Journal of Child Psychology and Psychiatry, and Allied Disciplines 54 (5), 516–524

van Zaalen, Y., Winkelman, C. (2009): Broddelen. Een (on)begrepen stoornis. Uitgeverij Coutinho, Bussum

Ziegler, J. C., Perry, C., Ma-Wyatt, A., Ladner, D., Schulte-Körne, G. (2003): Developmental dyslexia in different languages: language-specific or universal? In: Journal of experimental child psychology 86 (3), 169–193

Ziegler, M., Bühner, M. (2012): Grundlagen der Psychologischen Diagnostik. Basiswissen Psychologie. VS Verlag für Sozialwissenschaften, Wiesbaden

Ziegler, W. (2015): Dysarthrie. In: Siegmüller, J., Bartels, H. (Hrsg.): Leitfaden Sprache – Sprechen – Stimme – Schlucken. Elsevier, Urban & Fischer, München, 264–271

Ziegler, W., Hartmann, E. (1993): Das Münchner Verständlichkeits-Profil (MVP). Untersuchungen zur Reliabilität und Validität. Der Nervenarzt 64, 653–658

Ziegler, W., Vogel, M. (2010): Dysarthrie verstehen – untersuchen – behandeln. Thieme, Stuttgart

Ziemen, K. (2016): Inklusion und diagnostische Handeln. In: Amrhein, B. (Hrsg.): Diagnostik im Kontext inklusiver Bildung. Theorien, Ambivalenzen, Akteure, Konzepte. Klinkhardt, Bad Heilbrunn, 39–48

Ziethe, A., Eysholdt, U., Doellinger, M. (2013): Sentence repetition and digit span: potential markers of bilingual children with suspected SLI? In: Logopedics, Phoniatrics, Vocology 38 (1), 1–10

Zimmer, R. (2014): BaSiK. Begleitende alltagsintegrierte Sprachentwicklungsbeobachtung in Kindertageseinrichtungen. Herder, Freiburg [u. a.]

Zollinger, B. (Hrsg.) (2000): Kinder im Vorschulalter. Erkenntnisse, Beobachtungen und Ideen zur Welt der Drei- bis Siebenjährigen. 2. Aufl. Haupt, Bern

Zollinger, B. (1995): Die Entdeckung der Sprache. Haupt, Bern

Sachregister